U0284308

神 经 内 科 重症护理手册

第 2 版

主 编 刘 芳
副主编 苗凤茹 高 岚 张未迟
编 者（以姓氏笔画为序）

王召锋（首都医科大学宣武医院）　　　杨倩倩（北京和睦家医院）

王宇娇（吉林大学白求恩第一医院）　　张 雪（首都医科大学宣武医院）

王晓英（首都医科大学宣武医院）　　　张 鑫（首都医科大学宣武医院）

邓秋霞（吉林大学白求恩第一医院）　　张未迟（首都医科大学宣武医院）

刘 芳（首都医科大学宣武医院）　　　张晓梅（南方医科大学南方医院）

刘光维（重庆医科大学附属第一医院）　苗凤茹（航天中心医院）

刘雪芳（航天中心医院）　　　　　　　周佳琦（首都医科大学宣武医院）

孙 蕊（首都医科大学宣武医院）　　　高 岚（吉林大学白求恩第一医院）

李 苗（首都医科大学宣武医院）　　　陶子荣（中南大学湘雅医院）

李 艳（广东三九脑科医院）　　　　　曹闻亚（首都医科大学宣武医院）

杨 亭（首都医科大学宣武医院）

人民卫生出版社
·北京·

图书在版编目（CIP）数据

神经内科重症护理手册 / 刘芳主编 . —2 版 . —北京：人民卫生出版社，2022.11
ISBN 978-7-117-33947-6

Ⅰ.①神… Ⅱ.①刘… Ⅲ.①神经系统疾病 —险症 —护理 —手册 Ⅳ.①R473.74-62

中国版本图书馆 CIP 数据核字（2022）第 201228 号

| 人卫智网 | www.ipmph.com | 医学教育、学术、考试、健康，购书智慧智能综合服务平台 |
| 人卫官网 | www.pmph.com | 人卫官方资讯发布平台 |

神经内科重症护理手册
Shenjing Neike Zhongzheng Huli Shouce
第 2 版

主　　编：刘　芳
出版发行：人民卫生出版社（中继线 010-59780011）
地　　址：北京市朝阳区潘家园南里 19 号
邮　　编：100021
E - mail：pmph @ pmph.com
购书热线：010-59787592　010-59787584　010-65264830
印　　刷：北京汇林印务有限公司
经　　销：新华书店
开　　本：787×1092　1/16　印张：35　插页：8
字　　数：852 千字
版　　次：2017 年 2 月第 1 版　2022 年 11 月第 2 版
印　　次：2022 年 11 月第 1 次印刷
标准书号：ISBN 978-7-117-33947-6
定　　价：148.00 元

打击盗版举报电话：010-59787491　E-mail：WQ @ pmph.com
质量问题联系电话：010-59787234　E-mail：zhiliang @ pmph.com
数字融合服务电话：4001118166　E-mail：zengzhi @ pmph.com

中国神经重症监护病房(neurological critical care unit,NCU)护理专业起步于20世纪末,经过20多年的发展,神经重症护理专业知识、技能、教学、研究和管理有了长足的进步。首都医科大学宣武医院NCU在国内最早组建神经重症专业护理团队,不仅为神经重症护理专业做出了突出贡献,而且推动着全国神经重症护理专业砥砺前行。

神经重症护理人员不仅需要了解重度意识障碍、严重精神障碍、难治性癫痫持续状态、难治性颅内压增高和持续不自主多动躁动的护理知识;还要熟练掌握有创颅内压监测、脑脊液脑室内穿刺引流、部分颅骨切除减压、微创血肿清除、血浆置换和治疗性低温等护理技术,因而具有不同于其他重症监护病房(intensive care unit,ICU)或普通病房的专业护理特性,其决定了NCU护理工作的特殊性、科学性和重要性。

第2版《神经内科重症护理手册》的编者以积极向上、勇于精进的职业精神,完成了使本书更加系统、完整和严谨的撰写任务。希冀这一专业性极强的手册能够成为护理人员的手中书、案头卷,指导神经重症护理专业快速、有序发展,使神经重症患者最大获益。

全球神经重症学会合作伙伴中国负责人

宿英英

2022年7月

前　言

随着 NCU 医学诊疗和技术的不断提升,神经重症护理人员始终秉承努力向上、积极进取、持续创新的理念,在不断攀升。《神经内科重症护理手册》第 1 版在 2017 年面市,它代表着 NCU 护理规范化的开始,相信在过去的时间里,NCU 护理人员都从中有所收获。首都医科大学宣武医院 NCU 护理团队,在近 5 年的工作中进行了大量的护理临床实践,更新了护理理念,改变了护理工作现状,促进了重症患者的早期康复。作为一线护士长,对这些护理措施的改变带来的护理成效,有着深刻的体验和直接的理解。因此把这几年工作中积累的经验和创新的内容,以及新的理念加以梳理与总结,凝结在手册中与广大同仁分享,让我们的护理水平得到共同的提高。

《神经内科重症护理手册》第 2 版,增设了护理新技术、新业务进展的内容;完善了护士长的质量控制、疫情、导管感染防控等策略;增添了 NCU 患者俯卧位技术的护理细节,以及新版脑死亡、压力性损伤、血管内热交换等新指南或共识在临床的实施技术;细化了常规性护理措施,提升了 NCU 的护理水平。本书共分十二章,分别从护士人力资源管理、护理质量管理、护理工作制度、护理感染控制的管理、护理评估、疾病症状的护理、疾病的护理分析、并发症护理、基本护理技术、专科急救技术、医护配合技术、相关共识或指南的文献指引等方面进行了编写。每一章从护理依据、护理评估、护理干预、护理经验与文献分享等环节进行了撰写,体现了 NCU 最新的进展。本书图文并茂,内容充实,符合最新阶段 NCU 救治护理技术发展的需求,适用于神经重症护理人员。

作为长期奋斗在一线的护理工作者,感谢首都医科大学宣武医院神经内科医学平台,是医疗技术的不断提升,才促使护理工作的艰辛跟进、持续发展,带动我们不断研究新的护理措施、尝试新的护理方法、提出新的护理理念。同时在此衷心感谢各大医院的护理专家们给予本书的大力支持,希望本书能给 NCU 护理者带来更多的收获。

本书在修订过程中得到了全国多家医院护理专家的指导,但难免有不妥和错误之处,希望广大读者提出宝贵意见和建议。

首都医科大学宣武医院

刘　芳

2022 年 7 月

目 录

第一章　NCU护士人力资源管理 ……………………………………………………… 1

第一节　NCU护士人力组织架构 ……………………………………………………… 1

一、NCU护士人员结构 ………………………………………………………………… 1

二、NCU护士的职责 …………………………………………………………………… 1

第二节　NCU护士的准入 ……………………………………………………………… 2

一、岗位准入护士 ……………………………………………………………………… 2

二、专科护士培养 ……………………………………………………………………… 5

三、护士长的培养 ……………………………………………………………………… 6

四、进修护士培养 ……………………………………………………………………… 7

五、低年资护士规范化培养 …………………………………………………………… 11

六、高年资轮转护士培养 ……………………………………………………………… 13

第三节　NCU绩效管理 ………………………………………………………………… 14

一、个人绩效的评价 …………………………………………………………………… 14

二、团队绩效的评价 …………………………………………………………………… 14

第四节　人力调配 ……………………………………………………………………… 14

一、护士替代原则 ……………………………………………………………………… 14

二、护士请假制度 ……………………………………………………………………… 15

三、护士排班 …………………………………………………………………………… 15

第二章　NCU护理质量管理 …………………………………………………………… 17

第一节　NCU护理质量控制小组的建立 ……………………………………………… 18

一、护理质控小组 ……………………………………………………………………… 18

二、感染控制小组 ……………………………………………………………………… 19

三、信息小组 …………………………………………………………………………… 21

四、药品安全质控小组 ………………………………………………………………… 21

五、营养支持小组 ……………………………………………………………………… 23

六、血液净化小组 ……………………………………………………………………… 24

七、皮肤护理小组 ……………………………………………………………………… 26

八、静脉输液小组 ……………………………………………………………………… 28

九、护理教学小组 ·· 30

十、护理科研小组 ·· 32

第二节 护士长质量管理 ··· 33

一、各岗位职责的管理 ·· 33

二、护士长手册 ·· 44

三、护理记录单的设立 ·· 50

四、不良事件报告单 ·· 53

第三章 NCU 护理工作制度 ··· 63

第一节 NCU 护理规章制度 ··· 63

一、护理安全制度 ·· 63

二、护理评估制度 ·· 63

三、护理查房制度 ·· 64

四、健康教育制度 ·· 64

五、不良事件管理制度 ·· 64

六、负压隔离病房的管理及出入制度 ··· 65

七、危重症患者转入转出制度 ··· 66

八、医嘱的执行制度 ·· 67

九、交接班制度 ·· 67

十、危急值项目护理观察内容 ··· 69

十一、标识使用制度 ·· 70

第二节 设施与设备的管理 ··· 71

一、仪器设备小组的工作职责 ··· 71

二、医疗设备紧急调配制度 ··· 71

第三节 应急预案 ··· 72

一、仪器使用故障应急预案 ··· 72

二、患者救治相关应急预案 ··· 78

三、护理操作相关预案 ·· 83

四、传染性疾病相关应急预案 ··· 85

第四章 NCU 护理感染控制的管理 ··· 88

第一节 NCU 的感染控制制度 ··· 88

一、管理依据 ·· 88

二、感染控制策略 ·· 88

第二节 隔离患者的管理制度 ··· 90

一、管理依据 ·· 90

二、管理措施 ·· 90

三、知识链接 ·· 91

第三节 多重耐药菌感染的管理 ·· 92

一、管理依据 ………………………………………………………… 92

二、多重耐药菌感染预防措施 …………………………………… 93

三、知识链接 ………………………………………………………… 94

第四节　新型冠状病毒肺炎常态化防控感染方案 …………… 94

一、科室感染防控总要求 ………………………………………… 94

二、医务人员防护要求 …………………………………………… 95

三、环境清洁消毒要求 …………………………………………… 95

四、疑似/确诊病例隔离病区(室)的管理要求 ……………… 96

五、新型冠状病毒肺炎疑似/确诊病例隔离病区(室)终末消毒方案 … 97

第五节　患者床单位终末消毒 ………………………………… 98

一、护理依据 ………………………………………………………… 98

二、消毒措施 ………………………………………………………… 98

三、知识链接 ………………………………………………………… 99

第六节　呼吸机相关性肺炎的防控 …………………………… 99

一、护理依据 ………………………………………………………… 99

二、护理评估 ……………………………………………………… 100

三、护理干预 ……………………………………………………… 100

四、护理评价 ……………………………………………………… 101

第七节　呼吸机外管路的管理 ………………………………… 102

一、管理的依据 …………………………………………………… 102

二、护理干预 ……………………………………………………… 102

三、知识链接 ……………………………………………………… 105

第八节　导尿管相关性感染的防控 …………………………… 105

一、护理依据 ……………………………………………………… 105

二、护理评估 ……………………………………………………… 106

三、护理干预 ……………………………………………………… 106

四、护理评价 ……………………………………………………… 108

第九节　中心静脉导管相关性血流感染的防控 …………… 108

一、护理依据 ……………………………………………………… 108

二、护理评估 ……………………………………………………… 109

三、护理干预 ……………………………………………………… 110

四、护理评价 ……………………………………………………… 116

第五章　NCU 疾病护理评估 …………………………………… 117

第一节　NCU 基础护理评估 …………………………………… 117

一、体温的评估 …………………………………………………… 117

二、心率/律的评估 ……………………………………………… 120

三、呼吸与血氧饱和度的评估 ………………………………… 123

四、血压的评估 …………………………………………………… 126

　　五、瞳孔的评估 130

　　六、压力性损伤的评估 131

　　七、疼痛的评估 139

　　八、跌倒/坠床的评估 142

　　九、营养的评估 144

　　十、患者的体位与活动 148

　第二节　专科护理评估 150

　　一、美国国立卫生研究院卒中量表 150

　　二、意识障碍的评估量表 153

　　三、吞咽障碍的评估 157

　　四、肌力的评估 160

　　五、言语障碍的评估 161

　　六、认知障碍的评估 163

　　七、镇静的评估 166

　　八、人工气道护理的评估 167

第六章　NCU 疾病症状的护理 171

　第一节　意识障碍 171

　　一、常伴有意识障碍的疾病 171

　　二、病例分析与干预 171

　　三、链接相关护理知识 172

　第二节　颅内压增高 175

　　一、常伴有颅内压增高的疾病 176

　　二、病例分析与干预 176

　　三、链接相关护理知识 177

　第三节　中枢性高热 179

　　一、常见导致中枢性高热的疾病 179

　　二、病例分析与干预 180

　　三、链接相关护理知识 181

　第四节　呼吸泵衰竭 183

　　一、导致呼吸泵衰竭的常见原因 184

　　二、病例分析与干预 184

　　三、链接相关护理知识 185

　第五节　心率变异 187

　　一、常见伴心率变异的疾病 187

　　二、病例分析与干预 187

　　三、链接相关护理知识 188

　第六节　胃肠动力障碍 190

　　一、常伴胃肠动力障碍的神经疾病 190

　　二、病例分析与干预 ……………………………………………………………… 190
　　三、链接相关护理知识 …………………………………………………………… 192
第七节　吞咽障碍 ………………………………………………………………………… 193
　　一、常伴吞咽障碍的疾病 ………………………………………………………… 194
　　二、病例分析与干预 ……………………………………………………………… 194
　　三、链接相关护理知识 …………………………………………………………… 195
第八节　运动障碍 ………………………………………………………………………… 196
　　一、常见的运动障碍疾病 ………………………………………………………… 197
　　二、病例分析与干预 ……………………………………………………………… 197
　　三、链接相关护理知识 …………………………………………………………… 198
第九节　言语障碍 ………………………………………………………………………… 201
　　一、常见言语障碍类型及临床特点 ……………………………………………… 201
　　二、病例分析与干预 ……………………………………………………………… 202
　　三、链接相关护理知识 …………………………………………………………… 202
第十节　认知障碍 ………………………………………………………………………… 204
　　一、常伴认知障碍的疾病 ………………………………………………………… 205
　　二、病例分析与干预 ……………………………………………………………… 205
　　三、链接相关护理知识 …………………………………………………………… 206
第十一节　自主神经功能障碍 …………………………………………………………… 207
　　一、常见自主神经功能障碍疾病 ………………………………………………… 208
　　二、病例分析与干预 ……………………………………………………………… 208
　　三、链接相关护理知识 …………………………………………………………… 209

第七章　NCU 常见疾病的护理分析 …………………………………………………… 211
第一节　缺血性脑卒中患者的护理 ……………………………………………………… 211
　　一、前循环脑梗死患者的护理 …………………………………………………… 211
　　二、后循环脑梗死患者的护理 …………………………………………………… 220
　　三、急性缺血性脑卒中患者血管再通治疗的护理 ……………………………… 226
　　四、急性脑栓塞患者的护理 ……………………………………………………… 232
第二节　出血性脑卒中患者的护理 ……………………………………………………… 236
　　一、基底节脑出血患者的护理 …………………………………………………… 238
　　二、小脑出血患者的护理 ………………………………………………………… 244
　　三、脑干出血患者的护理 ………………………………………………………… 247
　　四、蛛网膜下腔出血患者的护理 ………………………………………………… 248
第三节　癫痫持续状态患者的护理 ……………………………………………………… 251
　　一、疾病发生的机制与临床症状 ………………………………………………… 251
　　二、文献与经验分享 ……………………………………………………………… 261
第四节　脑炎患者的护理 ………………………………………………………………… 262
　　一、重症病毒性脑炎患者的护理 ………………………………………………… 262

　　二、重症隐球菌性脑膜炎患者的护理 ··· 269

　　三、重症抗 N- 甲基 -D 天冬氨酸受体脑炎患者的护理 ··· 276

　第五节　延髓病变患者的护理 ··· 283

　　一、疾病发生的机制与临床症状 ··· 283

　　二、护理病例的分析 ··· 284

　　三、文献或经验分享 ··· 287

　第六节　吉兰 - 巴雷综合征患者的护理 ·· 288

　　一、疾病发生的机制与临床症状 ··· 288

　　二、护理病例的分析 ··· 289

　　三、文献或经验分享 ··· 292

　第七节　重症肌无力危象的护理 ·· 293

　　一、疾病发生的机制与临床症状 ··· 293

　　二、护理病例的分析 ··· 294

　　三、文献或经验分享 ··· 298

　第八节　急性脊髓炎患者的护理 ·· 298

　　一、疾病发生的机制与临床症状 ··· 298

　　二、护理病例的分析 ··· 299

　　三、文献或经验分享 ··· 302

　第九节　缺血缺氧性脑病患者的护理 ··· 302

　　一、疾病发生的机制与临床症状 ··· 303

　　二、护理病例分析 ··· 303

　　三、文献或经验分享 ··· 307

　第十节　代谢性脑病患者的护理 ·· 307

　　一、低血糖昏迷 ·· 307

　　二、低钠性脑病患者的护理 ··· 310

第八章　NCU 疾病并发症的护理 ·· 315

　第一节　误吸 ·· 315

　　一、护理依据 ··· 315

　　二、护理评估 ··· 315

　　三、护理干预 ··· 316

　　四、护理评价 ··· 317

　第二节　低蛋白血症 ·· 317

　　一、护理依据 ··· 317

　　二、护理评估 ··· 318

　　三、护理干预 ··· 318

　　四、护理评价 ··· 320

　第三节　失用综合征 ·· 320

　　一、护理依据 ··· 320

二、护理评估 …………………………………………………………………………321

三、护理干预 …………………………………………………………………………321

四、护理评价 …………………………………………………………………………324

第四节　深静脉血栓形成 …………………………………………………………………324

一、护理依据 …………………………………………………………………………324

二、护理评估 …………………………………………………………………………325

三、护理干预 …………………………………………………………………………327

四、护理评价 …………………………………………………………………………330

第五节　便秘 ………………………………………………………………………………330

一、护理依据 …………………………………………………………………………330

二、护理评估 …………………………………………………………………………331

三、护理干预 …………………………………………………………………………332

四、护理评价 …………………………………………………………………………333

第六节　腹泻 ………………………………………………………………………………333

一、护理依据 …………………………………………………………………………333

二、护理评估 …………………………………………………………………………333

三、护理干预 …………………………………………………………………………334

四、护理评价 …………………………………………………………………………336

第七节　腹内压增高 ………………………………………………………………………336

一、护理依据 …………………………………………………………………………336

二、护理评估 …………………………………………………………………………336

三、护理干预 …………………………………………………………………………337

四、护理评价 …………………………………………………………………………338

第八节　应激性高血糖 ……………………………………………………………………339

一、护理依据 …………………………………………………………………………339

二、护理评估 …………………………………………………………………………339

三、护理干预 …………………………………………………………………………340

四、护理评价 …………………………………………………………………………343

第九节　急性胃黏膜病变 …………………………………………………………………343

一、护理依据 …………………………………………………………………………343

二、护理评估 …………………………………………………………………………343

三、护理干预 …………………………………………………………………………344

四、护理评价 …………………………………………………………………………345

第十节　失禁性皮炎 ………………………………………………………………………346

一、护理依据 …………………………………………………………………………346

二、护理评估 …………………………………………………………………………346

三、护理干预 …………………………………………………………………………348

四、护理评价 …………………………………………………………………………350

第九章　NCU 基本护理技术 ………………………………………………… 351

第一节　护理安全技术 ……………………………………………… 351
一、NCU 接诊技术 ……………………………………………………… 351
二、外出转运技术 ……………………………………………………… 353
三、翻身技术 …………………………………………………………… 357
四、良肢位摆放技术 …………………………………………………… 360
五、振动排痰技术 ……………………………………………………… 362
六、气道吸引技术 ……………………………………………………… 365
七、气道湿化技术 ……………………………………………………… 370
八、身体约束护理技术 ………………………………………………… 375
九、外周静脉输液技术 ………………………………………………… 378
十、俯卧位摆放技术 …………………………………………………… 382
十一、鼻胃管置入技术 ………………………………………………… 386
十二、鼻肠管置入技术 ………………………………………………… 389
十三、经皮内镜下胃造瘘技术 ………………………………………… 393

第二节　仪器使用技术 ……………………………………………… 397
一、气垫床使用技术 …………………………………………………… 397
二、过床易应用技术 …………………………………………………… 399
三、间歇充气加压泵的使用技术 ……………………………………… 401
四、输液泵使用技术 …………………………………………………… 403
五、微量泵使用技术 …………………………………………………… 406
六、肠内营养泵使用技术 ……………………………………………… 408
七、静息能量代谢测定仪使用技术 …………………………………… 410
八、空气压缩雾化泵使用技术 ………………………………………… 414

第三节　NCU 常见标本采集技术 …………………………………… 416
一、静脉血标本的采集技术 …………………………………………… 416
二、动脉血标本的采集技术 …………………………………………… 419
三、尿标本的采集技术 ………………………………………………… 421
四、粪便标本的采集技术 ……………………………………………… 422
五、痰标本的采集技术 ………………………………………………… 423

第十章　NCU 专科急救技术 …………………………………………… 425

第一节　心肺复苏技术 ……………………………………………… 425
一、心肺复苏演变历程 ………………………………………………… 425
二、心肺复苏实施方法 ………………………………………………… 425
三、心肺复苏步骤 ……………………………………………………… 427
四、关键环节提示 ……………………………………………………… 428
五、文献或经验分享 …………………………………………………… 431

第二节　颅内压监测技术 ·· 432
　　一、监测依据 ·· 432
　　二、监测方法 ·· 432
　　三、监测步骤 ·· 433
　　四、关键环节提示 ·· 437
　　五、文献或经验分享 ·· 439

第三节　脑疝急救技术 ·· 439
　　一、急救依据 ·· 439
　　二、脑疝的急救方法 ·· 439
　　三、脑疝急救流程 ·· 439
　　四、关键环节提示 ·· 440
　　五、文献或经验分享 ·· 441

第四节　脱水治疗技术 ·· 442
　　一、治疗依据 ·· 442
　　二、常用脱水药物治疗方法 ··· 442
　　三、脱水治疗步骤 ·· 443
　　四、关键环节提示 ·· 443
　　五、文献或经验分享 ·· 444

第五节　肌力评定技术 ·· 445
　　一、评定依据 ·· 445
　　二、评估方法 ·· 445
　　三、评估步骤 ·· 445
　　四、关键环节提示 ·· 448
　　五、经验或文献分享 ·· 449

第六节　外周中心静脉导管置入技术 ··· 450
　　一、置入依据 ·· 450
　　二、置入的方法 ··· 450
　　三、置入的步骤 ··· 450
　　四、关键环节的提示 ·· 453
　　五、文献或经验分享 ·· 455

第七节　中心静脉压监测技术 ·· 455
　　一、监测依据 ·· 455
　　二、监测方法 ·· 455
　　三、操作步骤 ·· 456
　　四、关键环节的提示 ·· 458
　　五、经验或文献分享 ·· 459

第八节　有创动脉压监测技术 ·· 459
　　一、监测依据 ·· 459
　　二、监测方法 ·· 460

三、监测步骤 ··460

四、关键环节的提示 ································462

五、文献或经验分享 ································464

第九节 血浆置换技术 ································464

一、治疗依据 ··464

二、治疗方法 ··464

三、治疗步骤 ··465

四、关键环节的提示 ································465

五、文献或经验分享 ································468

第十节 血管内热交换技术 ························469

一、治疗依据 ··469

二、热交换原理及方法 ····························469

三、血管内热交换技术实施步骤 ················469

四、关键环节的提示 ································471

五、文献或经验分享 ································474

第十一节 急性缺血性脑卒中溶栓技术 ··········475

一、静脉溶栓技术 ··································475

二、血管内治疗 ····································478

第十二节 数字减影血管造影术 ··················481

一、数字减影血管造影术的原理 ················481

二、数字减影血管造影实施方法 ················481

三、数字减影血管造影实施步骤 ················481

四、关键环节的提示 ································482

五、文献或经验分享 ································484

第十三节 颅内血肿微创穿刺技术 ················484

一、颅内血肿微创穿刺技术依据 ················484

二、颅内血肿微创穿刺术的方法 ················484

三、穿刺的步骤 ····································484

四、关键环节的提示 ································486

五、文献或经验分享 ································487

第十四节 脑室穿刺引流技术 ······················487

一、脑室穿刺引流技术的依据 ··················487

二、脑室穿刺引流技术的方法 ··················487

三、颅骨钻孔穿刺、引流 ························488

四、关键环节的提示 ································490

五、文献或经验分享 ································491

第十五节 去骨瓣减压技术 ························492

一、去骨瓣减压术实施依据 ····················492

二、去骨瓣减压术实施的方法 ··················492

　　三、去骨瓣减压术后护理实施的步骤 ································ 492

　　四、关键环节的提示 ··· 493

　　五、文献或经验分享 ·· 495

第十六节　机械通气技术 ··· 495

　　一、机械通气依据 ··· 495

　　二、机械通气类型 ··· 495

　　三、机械通气操作 ··· 496

　　四、关键环节的提示 ·· 497

　　五、文献或经验分享 ·· 498

第十七节　呼气末二氧化碳分压监测技术 ·································· 499

　　一、使用依据 ·· 499

　　二、监测方法 ·· 499

　　三、操作步骤 ·· 499

　　四、关键环节的提示 ·· 500

　　五、文献或经验分享 ·· 502

第十八节　呼吸机撤离技术 ··· 502

　　一、撤离依据 ·· 502

　　二、撤机的方法 ··· 503

　　三、撤机步骤 ·· 503

　　四、关键环节的提示 ·· 504

　　五、文献或经验分享 ·· 505

第十一章　NCU 常见医护配合技术 ··· 507

第一节　腰椎穿刺技术 ·· 507

　　一、穿刺依据 ·· 507

　　二、穿刺方法 ·· 507

　　三、护士配合的步骤 ·· 507

　　四、关键环节提示 ··· 510

　　五、文献或经验分享 ·· 511

第二节　中心静脉导管置入技术 ·· 511

　　一、置管依据 ·· 511

　　二、置管的方法 ··· 511

　　三、锁骨下中心静脉导管置入步骤 ······································· 511

　　四、关键环节的提示 ·· 513

　　五、文献或经验分享 ·· 514

第三节　脑电图监测技术 ·· 514

　　一、脑电图监测依据 ·· 514

　　二、脑电图监测方法 ·· 514

　　三、脑电监测步骤 ··· 514

四、关键环节提示 ………………………………………………………516

五、文献或经验分享 ……………………………………………………518

第四节　脑死亡评估技术 ………………………………………………518

一、评估依据 ……………………………………………………………518

二、判定方法 ……………………………………………………………519

三、判定步骤 ……………………………………………………………519

四、判定次数 ……………………………………………………………519

五、关键环节的提示 ……………………………………………………520

六、文献或经验分享 ……………………………………………………520

第五节　支气管镜吸引技术 ……………………………………………520

一、应用依据 ……………………………………………………………520

二、应用方法 ……………………………………………………………520

三、关键环节的提示 ……………………………………………………523

四、文献或经验分享 ……………………………………………………523

第六节　人工气道撤离技术 ……………………………………………524

一、人工气道撤离的依据 ………………………………………………524

二、撤离方法 ……………………………………………………………524

三、撤离步骤 ……………………………………………………………524

四、关键环节提示 ………………………………………………………526

五、文献或经验分享 ……………………………………………………529

第十二章　NCU 相关共识或指南的文献指引 ……………………………530

第一节　国内相关共识或指南的文献指引 …………………………………530

第二节　国外相关共识或指南的文献指引 …………………………………533

参考文献 …………………………………………………………………………536

第一章

NCU 护士人力资源管理

第一节　NCU 护士人力组织架构

一、NCU 护士人员结构

NCU 护士人员结构见图 1-1-1。

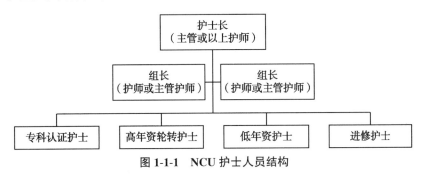

图 1-1-1　NCU 护士人员结构

二、NCU 护士的职责

（一）NCU 护士的要求

NCU 护士必须获得护士资格证书,接受至少 2 年神经科护理专业知识和操作技能的培训,接受至少半年 NCU 护理专业知识和专业护理技能的培训。通过 ICU 专科护士资格认证,并具有 NCU 准入资格。

1. **护士长**　由经验丰富的神经重症专科护士担任,全面负责护理工作的运行和护理质量的监督。护士长必须精通医疗卫生质量与风险管理,负责护理人力资源的分配和基本设施的维护,实施护理业务考评与评估,安排护士接受继续教育,确保护士重症监护工作的准确,创造多学科团队合作氛围,参与 NCU 管理政策的制定,掌握 NCU 学术进展。

2. **护理组长**　NCU 至少配备护理组长 1~2 名(每 4 张床 1 名),协助护士长进行护理质量的监控和日常工作的协调与管理。根据危重症患者的安全问题和潜在的并发症对下级护士提出病情观察和技术的指导,定时检查患者的护理效果,发现并能及时解决监护过程中出现的各种问题。提出预见性护理措施,并制订行之有效的护理方案。协助护士长检查各班责任落实情况,保证护理质量。

3. **NCU 责任护士**　需要掌握重症患者的基础与专科护理内容，能够胜任与医师配合，完成神经重症的监护与急救。需要不断用理论知识培训、技能培训、管理培训、伦理知识和医疗人文关怀的培训与考核来完善自己，以保证先进专业监护与治疗技术的实施。

4. **床护比及护患比**

(1)重症医学科床护比

定义：单位时间内，重症医学科实际开放床位与所配备的执业护士人数的比。

计算公式：重症医学科床护比$(1:X)=1$：执业护士人数 / 同期重症医学科实际开放床位数。

意义：重症医学科指独立设置的收治危重患者的科室或病区，其人员管理和使用应当独立于其他科室或病区。包含：综合重症监护病房(综合 ICU)、独立专科重症监护病房等。

排除：科室内部设立的重症监护病床与其他科室或病区存在人员交叉管理使用的监护病区。

(2)NCU 护患比：最好达到$(1\sim1.5)$(直接接触患者的责任护士)：1，并根据患者的病情严重程度进行护理能级的调配。尤其当患者格拉斯哥评分(Glasgow coma scale，GCS)$\leqslant 8$分、住院时间较长同时并发症较多时，可以采用急性生理与慢性健康状况评分 Ⅱ(acute physiology and chronic health evaluation Ⅱ，APACHE-Ⅱ)进行人力资源的测算，护士长应从实际护理工作量出发，合理调配护士比例，保证 NCU 护理质量。

(二) NCU 护士的职责

1. **基本职责**　了解神经重症专科诊断治疗的方案，负责患者病情监护与评估，辅助医疗操作技术实施，做好重症患者基础与专科护理。

2. **专科实践能力要求**　能够针对 NCU 患者进行护理评估、诊断、异常指标分析、护理计划制订、护理实施和评价。达到 NCU 护理过程中护理质量控制、个人实践评价、人际沟通交流以及协作能力、应对能力、研究能力和资源运用等高素质水平的发挥。

第二节　NCU 护士的准入

护士准入标准是保证 NCU 护理质量与护理运行的关键，根据护士的准入制度进行不同岗位管理是护士长应尽的职责。根据准入制度进行护士层级管理与类别管理，便于有针对性护士的培养。

一、岗位准入护士

(一) 护士长准入标准

1. 大专及以上学历，或六级(N3 级)以上的护师。

2. 大专学历至少 5 年 NCU 护理工作经历；本科生学历至少 3 年 NCU 护理工作经历。

3. 具有护理部培训 6 个月的培训经历。

4. 代理护士长至少 6 个月以上。

5. 准护士长测评合格、科室内医护的评价、院内竞聘合格，公示一周。

(二) 层级护士的标准与要求

NCU 护士岗位的管理目前已经有了许多方案和管理模式，为了提高 NCU 护士岗位的胜任力，提升护士的整体素质，促进 NCU 护士积极、努力工作与晋升职称，本章介绍三种护理岗位的管理模式,以供不同医院 NCU 有更多的、更适合的护理管理模式的选择。

1. 四层九级护士

(1)不同层级护士的标准以及要求

1)一层护士(1~3 级):①标准:护理 NCU 病情趋于稳定的患者,以提升基础护理能力为标准;②要求:积极完成院内、科内以及 NCU 患者的护理小时数,完成三级管理所设置的基础、专科知识与操作技术学习,完成 2 年规范化培训。

2)二层护士(4~5 级):①标准:护理 NCU 患者需要动态监测、随时急救。以提升 NCU 患者的监测、急救能力为标准,参与危重、个案的护理与研究;②要求:能够根据专科特点使用多种评估工具,具有预见性,能发现患者潜在的问题,能从被动的执行变为主动的干预,组织或落实护理查房。

3)三层护士(6~7 级):①标准:护理 NCU 急危重症、疑难、病情随时变化的重症患者,参与护理质量的管理,以提升对重症患者有创性操作技术的实施与创新。提高授课、护理教学以及护理科研的能力。②要求:具有监管重症患者护理质量的能力,能够胜任高风险护理操作技术,能够根据患者的需求进行不断的创新,针对疑难危重患者的案例深入研究,具备协助护士长进行专项管理的能力。

4)四层护士(8~9 级):①标准:护理 NCU 疑难杂症的患者,起到指导、督查、管理的作用,参与行政的管理,以提升救治、管理、教学、科研等全方位的能力;②要求:针对疑难杂症的重症患者具有发现问题与解决问题的能力,具有自己的护理思维模式,引导护士并进行深入研究,具有提升 NCU 护理团队的护理水平、教学水平以及科研水平的能力,能够发挥护理工作良好运行以及护理质量持续提高的作用。

(2)晋级方案

1)参与全院拟晋级考核。

2)考核的方法:科室考核及护理部考核(专业知识及临床实践能力)。

3)评价标准及权重:见表 1-2-1。

4)考核人员的组成:主要由护理部 + 科护士长组成。

表 1-2-1 评价标准及权重

评价项目	考核形式	权重
科室评价	护士自我能力评价	30%
专业知识考核	网上在线答题	30%
临床实践能力考核	观察客观结构临床考试(objective structured clinical examination,OSCE)多站考核	40%
	拟晋一级护士	技能操作 + 基础评估
	拟晋二级护士	技能操作 + 专科评估
	拟晋三级护士	技能操作 + 基础评估 + 专科评估
	拟晋四级护士	问诊 + 病历书写
	拟晋五级护士	健康教育
	拟晋六级及以上护士	5 分钟讲课 + 情境问题的应急及处理 + 不良事件分析
	拟晋六级及以上护士	5 分钟讲课 + 质量专项 + 不良事件分析

2. 临床护理人员的五级八层评价标准　见表 1-2-2。

表 1-2-2　临床护理人员五级八层评价标准

级别	岗位	职责	准入标准
0 级	护理员	能够提供基本生活照顾,协助为患者进行擦洗、擦浴、处理大小便、参加整理床单位	初中及以上文化、2~3 个月培训考核合格
Ⅰ级	助理护士	负责患者基本护理(生活护理、基本护理操作、评估、静脉输入以及消毒隔离等)和基础操作	护理大专及以上,工作时间<1 年、未获取护士资质
Ⅱ级	初级责任护士	管理患者、实施健康宣教、胜任基础和侵入性护理操作、具有观察能力等	具备 Ⅰ级能力,获取护士资质、通过专科培训及考核,能担任基本护理治疗
Ⅲ级-a	中级责任护士	能够胜任专科护理技术的评估、实施,能够执行医嘱,并自行撰写护理记录、胜任重症患者的护理,具有处理医嘱的能力、掌握质量控制的方法、掌握护理科研及论文的撰写方法	具备 Ⅰ级能力,获取护师资质、在护理岗位的注册护士,3 年以上临床工作经验,在本院进行过专业技能培训
Ⅲ级-b	责任组长	具有熟悉Ⅲ-a 级岗位工作并能对Ⅲ-a 级岗位护士进行有效指导。较好的组织、沟通协调及决断能力,负责病区的业务讲座,参与护理研究与成本效益的管理,担任护理质控骨干,指导下级护士的临床实践,处理突发事件的应急管理,负责本病区的安全以及护理秩序,负责本病区的常用仪器、药品的督查工作	护理专业大专或以上文化程度,获得护师资格证书并在护理岗位的注册护士,大专及本科学历 5 年以上,硕士学历 4 年以上临床护理工作经验
Ⅳ级-a	高级责任护士或专科护士	熟悉Ⅲ-b 级岗位工作并能对Ⅲ-b 级岗位护士进行有效指导。从事负责专科护理技术操作,呼吸机的管理、床旁血滤等,完成复杂侵入性操作,组织高难度患者抢救,参加科室主任查房,实施专科理论和技能培训,协助护士长进行日常管理,开展专科护理科研活动,参与制定和修改本专科护理常规和质量标准,有一定的科研能力,并有一定的学术论文或科研成果,能指导下一级护士进行课题研究	护理专业大专或以上文化程度,取得主管护师资格证书并在护理岗位的注册护士,大专学历 8 年以上、本科学历 6 年以上、硕士学历 5 年以上临床护理工作经验
Ⅳ级-b	高级专科护士	熟悉Ⅳ-a 级岗位工作并能对Ⅳ-a 级护士进行有效指导,熟练掌握专科护理技术,经培训取得高级专科护士资质,能胜任复杂的专科护理及相应的并发症处理,处于改善专科护理质量的前沿。有良好的科研能力,并取得科研成果。指导下一级开展护理科研工作	护理专业大专或以上文化程度,取得主管护师资格证书并在护理岗位的注册护士,大专学历 11 年以上、本科学历 10 年以上、硕士学历 8 年以上临床护理工作经验
Ⅴ级	护理专家	熟悉Ⅳ-b 级岗位工作并能对Ⅳ-b 级护士有效指导,熟悉护理路径的设计、实施和检测方法,指导和培养护理专业研究生的能力,具备相应的管理知识与技能,能策划和管理专科护理工作,指导和实施专科护理发展计划,具有组织、指导全面工作、培养专科人才和协调跨学科团队的合作能力,即有独立处理复杂重大技术问题和多科室协作的能力。全面了解本专业的新技术、新业务的开展,并能将成果落实在实践中。熟练运用科研方法,发表、出版较高水平的论文著作及组织学术交流活动的能力	护理专业大专或以上学历,取得副主任护师以上资格证书并在护理岗位的注册护士,大专学历 15 年以上、本科 12 年以上、硕士学历 10 年以上临床护理工作经验

0级护理员,Ⅰ级助理护士,Ⅱ级初级责任护士,Ⅲ-a级中级责任护士,Ⅲ-b级责任组长,Ⅳ-a级高级责任护士或专科护士,Ⅳ-b级高级专科护士,Ⅴ级护理专家。该分级明确了护理人员的职业发展和晋升方向,拓宽了其职业发展前景,同时界定了各级护理人员任职资格及条件,加入临床实践技能的设置与管理,使护理人员的临床护理能力与层级相匹配,真正做到知人善用、人尽其才,职岗统一。

3. **阶梯式护士核心胜任力的分级管理**　N1级,着重于基础护理能力;N2级着重于护理重症患者所需要的能力的提升;N3级着重于整体护理实施能力和教学能力的提高;N4级着重于承担科学研究和专科护理的能力。按照N1~N4相应的专业核心能力要求对ICU护士进行培养,使其核心胜任能力、专业护理能力逐年上升。

二、专科护士培养

ICU专科护士的认证是NCU团队的一个素质水平的提升,它反映了团队的凝聚力、学术力以及影响力。具有NCU专科护士的人员越多,相对护士的整体素质会更高,有了高素质的护理人员、同时具备高品质的护理团队,将是NCU发展的最佳状态。

（一）专科护士培养的目的

1. 提高NCU专科护理质控、护理技术、护理科研的水平。

2. 胜任护理小讲课、护理查房以及护理问题的分析、总结,撰写论文,便于指导临床护理方法、措施、理念的变革。

3. 锻炼临床护理思维的模式,为NCU人才培养奠定基础。

（二）专科护士培养的方式

1. **重症ICU资格认证护士**　选派骨干护士参加中华危重症资格认证培训班或者省级直辖市危重症资格认证培训班,进行为期1~3个月的理论、临床实践的学习,最终通过理论考核、操作考核以及论文撰写等考核方式,取得ICU资格认证证书。

2. **连续性肾脏替代治疗（CRRT）专科护士**　因CRRT在重症监护室多见,其操作技术较为复杂,需要ICU护士进行系统的学习与培训。每年参与全国、省级或市级CRRT的培训认证,并由有资质的护士进行CRRT操作的实施与管理,保证CRRT实践的安全性。院内考核可以通过理论培训学习、考核以及CRRT临床实践的考核(考核前独立完成上、下机10例次方可申请考核),审核通过后可获取院内CRRT专科护士证书。

3. **ICU呼吸治疗师**　呼吸系统管理在NCU显得格外重要。由于NCU患者意识障碍、吞咽障碍、咳嗽反射减弱或消失等特点,下呼吸道的感染控制显得最为重要,故护士可以通过3~6个月专项的培训与考核,获取专科呼吸治疗师的资质,将NCU患者的胸肺部的评估、护理以及机械通气患者的撤机管理等进行细化管理,促进NCU护理水平的提升。

4. **外周中心静脉导管（PICC）资质认证护士**　NCU患者全身静脉血管条件较差,因此中心静脉导管的置入在重症患者入NCU时即可实施,便于对患者进行有效的救治。培养PICC专科护士可对重症患者进行早期、及时的静脉通道的开放,便于急救与用药。

5. **营养专科认证护士**　推荐NCU工作5年或以上的护师参与中华护理学会营养专科认证,为NCU更深一步开展营养护理支持及规范临床营养方案的实施起到促进作用。最终将NCU营养支持与医生进行统一管理,无论从理论、操作都需要承担评估、实施、评价、改进等营养工作的落实。

（三）专科护士作用的发挥

在 NCU 的各个专科护士应发挥其最大作用，促进 NCU 发展。因此各专科护士应该承担相应的职责、制订每年的护理工作计划、解决 NCU 疑难的问题，最终制定出 NCU 专科护理路径与共识，以每个专科为中心，发挥向周围辐射的作用，大幅度提升 NCU 整体护理的水平。

三、护士长的培养

NCU 护理管理过程中，护士长培养与作用的发挥极为重要，包含有效的领导决策与创新。

（一）护士长培养的重要性

NCU 工作繁重、患者基本生理需求多，护理质量要求高，为此能够在基础管理的同时，提升专科护士的专业水平和技能，能够在临床中为患者提供每周 7 天、每天 24 小时的安全不间断的护理，需要有经验丰富的护士长和高年资护士的把控，需要具有领导力的护士长持续引领团队创新与变革，才能让护理人员意识到并且愿意履行自己的角色职责，并持续探索、研究，来改变临床现状。

（二）护士长所具备的能力

护士长应具有以下能力，方可塑造卓越的护理团队。

1. 能够清晰地表述个人的远见和期望。

2. 作为变革的催化剂，持续不断地去创新。

3. 建立和实施组织标准。

4. 通过改变流程和固定模式的护理来塑造有效的领导力行为。

5. 通过标准来监控服务，必要时采取纠正措施。

6. 识别个人的特点和优势，激励个人的发展。

7. 授权员工独立或协同行动。

8. 激励团队成员追求卓越。

（三）NCU 护士长的工作安排

1. **护理环境设计** NCU 患者床位的设置、物品的摆放、合理化的格局以及相关监控设备的更换及维护，都需要护士长定时、定点去梳理与完善，防止隐患发生。

2. **护理人员的管理**

（1）NCU 护士的配置对于患者极为重要，重症护理世界联合会声明护理 ICU 重症患者护患比为 1∶1，高依赖性患者的比例为 1∶2；通过研究，NCU 护士护患比（直接接触患者的人员）最高应达（1~1.5）∶1。

（2）专科护士比例：澳大利亚重症监护护士学会（ACCCN）建议，重症监护单位有资质的 ICU 护士应占到 75%，目前宣武医院 NCU 具有 ICU 专科资质的护士人员达到了 55%，还不能达到 ACCCN 的标准，还需继续培养。专科护士可担任组长工作、带教任务以及护理专项管理。

3. **风险管理** 护士长需要对影响质量、安全和风险的行为进行督查，设立目标和策略以改善护理质量、制定质量标准、参与质量改进、建立质量文化，通过管理措施抵制不良行为。以确保 NCU 患者得到可持续和适当的医疗护理。同时要让所有护理人员明确每日的职责与重要工作。

4. **应对突发事件**　突发事件的出现,需要护士长镇定并拿出一定的解决措施。为此需要针对员工进行不定期的培训,应急设备及用物需要定期督查与检测,确保处于备用状态、同时为应急事件制定策略等,便于第一时间从人、仪器以及技能管理等方面给予最快的处理。

四、进修护士培养

为了提高护理专业水平,掌握最新的技术与业务,科室会派出或接收进修护理人员,NCU 作为重症单元部门应做好相应的管理,需要有计划、有序地完成进修人员的培训、考核、学习的过程。

(一) 进修学习的制度

1. **派出进修**

(1)NCU 提出进修计划,确定进修人员名单,上报科内、护理部,并得到护理部许可。

(2)派出进修的护士必须与医院签署《外出进修学习的协议书》一式三份,护理部、科室、当事人各一份。

(3)护士外出进修必须按照申请程序进行:个人填写进修审批表、科室签字、护理部审批、教育处审批、财务处办理相应手续。

(4)进修结束后,将进修期间鉴定表、考勤表、学分证明交回护理部,同时汇报进修学习收获与感想。

2. **接收进修**

(1)对 NCU 的要求

1)严格遵守医院进修护士准入制度,进修护士人数不超过 NCU 护士总数的 20%~30%。

2)对进修人员进行专科知识及操作技术考核并记录,合格者方有资格进修。

3)NCU 制订培养计划,设有专人负责带教,进修护士不得独立从事技术上的操作。

(2)对进修人员的要求

1)严格遵守医院、科室及组内规章制度,即换班、调班必须经过 NCU 护士长批准,请假<3 天,由科护士长批准,请假>3 天,需经过护理部批准。

2)进修护士必须了解进修目标,即掌握 ICU 专科护理知识、护理常规、技能及急救知识,掌握优质护理服务的模式。熟悉 NCU 护士长的护理质控管理,完成进修学习的内容。

3)出科考评合格者方可颁发结业证书。

(二) 进修护士培训内容

1. **进修护士入科自评表**　进修护士入科自评表(表 1-2-3)包括基本资料、教学经验、仪器使用、理论知识、操作技能、医护配合、抢救配合 7 方面,该表的填写有利于了解每一位进修护士的理论知识和操作水平。

2. **进修护士出科考评**

(1)技术操作考核:①必考:心肺复苏技术(单人);②抽考 5 项:即输液泵/注射泵/肠内营养泵、呼吸机管路更换、振动排痰技术、标本采集技术、气管插管患者口腔护理、基础评估(Braden 评分、跌倒评分)、专业评估[格拉斯哥昏迷评分(GCS)、肌力评估]、呼吸机吸痰技术、病情掌握。

（2）每人撰写综述一份。

（3）小讲课（PPT 制作）。

（4）主管护师及以上职称人员进行护理查房一次。

（5）考核标准：进修人员需按照医院制定的护理常规、技术操作作为考核标准；技术操作 10 项抽考 5 项，成绩>80 分为合格。不合格项目需进行再次考核直至达标；综述撰写评分：根据综述文章评价标准进行综述评分，可分为：优、良、合格、不合格，考核成绩需达到合格以上；小讲课：根据小讲课评分标准进行评定，可分为：优、良、合格、不合格，考核成绩需达到合格以上；主管师以上完成护理查房一次：内容来源于 NCU 临床护理实际，观点新颖，重点突出，结合文献搜集且查房过程中每位组员需发表自己的见解。考核等级可分为：优、良、合格、不合格，考核成绩需达到合格以上。

3. 进修护士对带教老师的反馈评价表　见表 1-2-4。

4. 进修人员对 NCU 满意度调查表　见表 1-2-5。

表 1-2-3　进修护士入科自评表

基本资料				
姓名：	年龄：	工作年限：	ICU 工作年限：	单位级别：
工作单位：		科室：	职称：	职务：
通信地址：		邮编：	联系电话：	
共发表文章篇数（核心期刊篇）：			科研课题：有　（次）　无	
参与临床教学工作：是（进修护士、本科室护士、实习学生）　　否				
教学经验				
	熟练	基本熟练	不熟练	无
多媒体课件制作				
仪器使用				
	熟练	基本熟练	不熟练	未使用过
呼吸机				
输液泵				
注射泵				
肠内营养泵				
血糖仪				
监护仪				
低温				
振动排痰机				

理论知识			
	熟悉	基本熟悉	不熟悉
消毒隔离管理知识			
急救知识			
专科理论知识			

操作技能		
	操作规范	操作不规范
信息（PDA）使用		
气管插管口腔护理		
失禁性皮炎的护理		
鼻饲		
导尿		
中心静脉导管维护		
PICC 导管维护		
留置针穿刺		

医护配合			
	熟练	基本熟练	不熟练	未做过
腰穿				
深静脉置管				
血肿穿刺				
脑室引流				
气管插管				
气管切开				
血管内降温仪				

抢救配合			
	熟练	基本熟练	不熟练	未做过
初级心肺复苏				
高级心肺复苏				
除颤				
请写出此次进修的目的：				

表 1-2-4 带教老师的反馈评价表

姓名＿＿＿＿＿＿＿＿ 进修时间＿＿＿＿＿＿＿＿ 带教老师＿＿＿＿＿＿＿＿

评价指标	5 好	4 较好	3 一般	2 较差	1 差
及时介绍科室特点与环境,便于顺利工作					
重视带教工作,教学意识强					
注重言传身教,工作严谨					
关心进修护士生活,积极交流					
带教要求严格,注意能力的培养					
严格执行进修计划内容					
能积极为进修护士创造实践机会					
做到放手不放眼					
带教过程能适时讲解,并耐心解答					
讲解明了,通俗易懂					
带教认真,一丝不苟					
对护理工作热情,精神饱满					
仪表着装符合要求					
行为得体,稳重大方					
语言文明,态度和蔼					
对待患者耐心,有责任心,护患关系融洽					
专业知识扎实					
严格正规操作					
专业技术水平高					
注重业务水平的提高					
请你对带教老师提出改进意见或建议:					

表 1-2-5 进修人员对 NCU 满意度调查表

姓名＿＿＿＿＿＿＿＿ 进修时间＿＿＿＿＿＿＿＿＿＿

评价指标	5 好	4 较好	3 一般	2 较差	1 差
教学氛围浓郁,实习环境良好,可满足进修学习要求					
ICU 内仪器设备齐备、先进,利于学习					
ICU 收治的患者数、病种能满足进修学习的需求					
带教老师重视带教工作,有较强的责任心					
带教老师教学意识强,思路清晰,有较好的语言表达能力					

评价指标	5 好	4 较好	3 一般	2 较差	1 差
带教老师态度谦和、沟通能力强，与您的关系融洽					
带教老师业务能力强，能够指导临床实践					
带教老师能够示范正规的临床操作，并指导临床实践					
带教老师能够结合临床，讲解相关专业知识					
科室能够及时解决您提出的合理的困难和要求					
其他工作人员对进修教学工作的支持					
您认为 NCU 班次的安排是否合理					
经过半年的学习，您认为自己的业务水平是否有提高					
您认为经过半年的学习，是否能够促进自己科室发展					
您对 NCU 的整体感觉评价					
您认为本科室最值得推荐的教学或管理人员是：					
您的意见或建议：					

五、低年资护士规范化培养

（一）培训目标

NCU 轮转是护士基础培训阶段的重要一环，同时也突出体现了对护士神经专科护理及重症护理能力的培养。通过培训，护士除应具备院、科两级要求外，还应熟悉 NCU 基本护理理论、技能，熟悉常见疾病的监测和护理常规，熟悉 NCU 布局及护理工作模式，达到自行管理患者的目标。

（二）培训时间

3 个月，严格按照培训内容及要求进行，并对低年资护士进行考核。

（三）培训内容及要求

见表 1-2-6。

表 1-2-6　低年资护士规范化培训内容表

培训项目	培训地点	学习内容	学习形式
基本培训	院内 + 科内	ICU 概况、规章制度、岗位职责、工作流程、应急预案、护理常规等	导读 + 自学
专科评估	院内 + 科内 NCU	意识障碍的评估及护理、惊厥的评估及护理 洼田饮水试验、GCS 评分、Braden 评分、瞳孔观察	实际操作 自学 + 示范 + 实际操作
专科技能	院内 + 科内 NCU	动、静脉采血、口腔护理、输液泵、注射泵 吸痰(经口鼻、经气管插管、经气管切开)、更换呼吸机管路	实际操作 自学 + 示范 + 实际操作

（四）推进计划及考核时间

见表1-2-7。

表1-2-7 低年资护士规范化培训推进计划表

培训项目		学习内容	培训时间	考核时间
基本培训	院内＋科内	NCU概况、规章制度、岗位职责、工作流程、应急预案、护理常规等	第一天导读	第1个月第4周
症状评估	院内＋科内	意识障碍的评估及护理	统一培训	第2个月第4周
专科评估	院内＋科内	惊厥的评估及护理	统一培训	第3个月第4周
	NCU	洼田饮水试验	第3个月	第3个月第4周
		GCS评分	第2个月	第2个月第4周
		Braden评分	第2个月	第2个月第4周
		瞳孔观察	第2个月	第2个月第4周
操作技能	院内＋科内	静脉采血	第1个月	第1个月第4周
		动脉采血	第2个月	第2个月第4周
		口腔护理	第3个月	第3个月第4周
		输液泵/注射泵	第3个月	第3个月第4周
	NCU	吸痰(经口鼻、经气管插管、经气管切开)		
		更换呼吸机管路	第1个月	第1个月第4周

（五）培训考核流程

见图1-2-1。

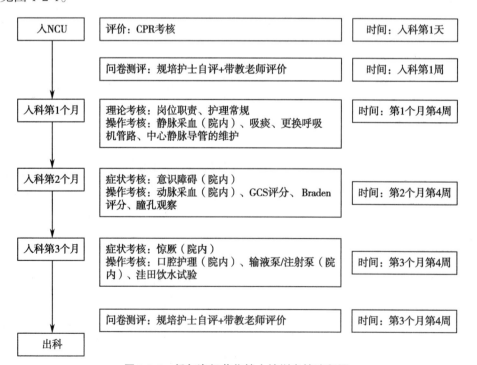

图1-2-1 低年资规范化护士培训考核流程图

1. **考核方式**　理论考核采取口试和 / 或笔试的方式；操作考核采取现场操作方式，症状考核按照医院规定方式。

2. **考核频次**　首先按照医院 / 科内规定操作频次进行；NCU 规定项目原则上在每一个考核周期（一个月）进行一次考核，如不能达标，则继续加考，直至达标。

3. **达标标准**　理论考核和操作考核每一项满分均为 100 分，单项 85 分及以上视为达标，所有单项考核达标，视为每一个考核周期内的项目考核达标。

六、高年资轮转护士培养

（一）培训对象

参加院内及科内轮转的四级或拟晋升主管护师及以上的护士。

（二）培训目标

高年资护士是神经内科的骨干，NCU 轮转是进行护士培养的重要过程。护士在轮转 NCU 时，需要遵守 NCU 各种规章制度，熟悉工作流程；掌握重症患者常用评估及抢救技能，为患者提供安全有效的护理措施；熟练应用各种抢救设备，能处理各种突发情况；能够准确描述病情并正确书写危重症护理记录；参加院内晋级考试并考试合格。

（三）培训要求

计划为期 3 个月，实行组长带教，3 个月后应具备独立在 NCU 工作的能力。

（四）培训计划实施表

通过此表内容将完善高年资护士的所有 NCU 的实践，并最终达到掌握、实施与处理的目的（表 1-2-8）。

表 1-2-8　高年资护士培训计划实施表

项目	内容
制度及流程	掌握监护室各岗位工作职责及流程、监护室护理常规、交接班制度、移动护理的规范使用、手卫生及物品消毒方法、出入院护理、护理记录的书写、标准预防与隔离、危重患者安全转运、多重耐药隔离管理、危急值报告制度、职业防护、探视制度、深静脉置管维护、安全输血制度、异常化验值意义、癫痫持续状态护理、突发颅内压升高、低血压、心律失常、低血氧处理、危重症患者的护理实践等
药品应用	明确基数、高危药品管理制度、抢救、毒麻药物、药物配伍禁忌等安全给药管理
护理评估	对基础评估（各种量表的应用）、专科评估（GCS、肌力分级、瞳孔观察、洼田饮水试验、失语、镇静评估）、痰液分级、湿化判断、肺部听诊、异常心电图的识别、肠内营养评估（肠鸣音、胃残留）等可正确评估
仪器使用	学习监护仪、抗血栓压力泵使用、振动排痰仪、呼吸机及报警识别、呼吸机吸痰、呼吸机管路更换、CVP 监测、气囊监测、控温毯等仪器的使用
技术操作	掌握各种标本采集、静脉输液及原则、心肺复苏（双人、三人）、除颤仪插管口护、气切换药、PETCO$_2$ 监测、PICC 维护及换药技术、脑室引流护理、颅内压（ICP）监测、气管插管、气管切开配合、去骨瓣减压术后护理、拔除气管插管的配合、低温护理程序、核心体温监测等技术

第三节　NCU绩效管理

为调动NCU护士的积极性,提高护理工作效率、护理质量,在院级绩效评价的基础上,进行NCU的专科绩效管理,利于提升NCU护理人员的凝聚力和团队的氛围。NCU绩效管理主要以临床护士的工作量、高风险操作技能的实施为分配原则,促使NCU护士不断努力学习,提高自己的工作能力。

一、个人绩效的评价

(一)护士基本绩效

每月保证工作日≥15天;获得护理学会专科护士资格证书并在NCU发挥作用的护士可增加绩效的幅度;岗位绩效(病区护士的绩效、病区夜间的管理)、工作质量(技术水平及患者和同行的评价)等,由护士长负责落实。

(二)护士长评价

以NCU绩效成绩为依据,体现NCU护理质量运营效率能力。

二、团队绩效的评价

(一)按照基本绩效(占30%)、工作量(占60%)、奖惩(占10%)三部分进行分配

1. **基本绩效**(30%)　按照护士的层级不同进行分值递增。

2. **工作量统计**(60%)　按照工作量的项目/次、日间特级护理人数、夜间特级护理人数与每月入院、出院、呼吸机应用、抢救及血浆置换、低温、去骨瓣手术等高风险技术的实施,进行分值的累计,最终将整月累计的综合数字定为工作量。

3. **奖惩部分**(10%)

(1)奖励标准:组长、小讲课与护理查房者,组内大事记奖励,接受各种检查并表现出色者。

(2)惩罚标准:质控考核不合格者,依据对患者影响程度给予不同的惩罚。

(二)团队绩效

1. 根据工作量和工作质量进行分配。

2. 按工作量从高到低进行排序,按档给予分配。

第四节　人　力　调　配

为了保障NCU危重症患者的安全,在人力缺乏或出现应急突发事件时,需要合理安排人力资源,保障日常工作的正常运行。

一、护士替代原则

(一)明确替代制度

护士要明确替代制度,速度要快,通知的人员必须做到无条件执行。

（二）具体实施的流程

按照护士长制订的应急梯队以及当班护士呼叫梯队进行通知,再通知到相关护士,或者是建立微信群,从微信中即刻通知到所有人员。

（三）实施的顺序

见表 1-4-1。

表 1-4-1　护士应急梯队联系表

姓名	通知顺序	家庭电话	手机电话
护士长	1	×××	×××
距医院<4km 的护士	2	×××	×××
	3	×××	×××

（四）日常工作中的替班原则

1. **夜班护士生病请假替班安排**　护士长安排由相对固定白班护士、休息护士、护士长依次替代。

2. **假日护士生病请假替班安排**　护士长根据情况安排替班。

3. 白班出现 1~2 名护士同时临时请假,护士长可根据在班护士的能级管理能力进行区域性分管患者,一旦超过 2 名护士请假,护士长需要进行替班。

4. NCU 有病假护士时,需要护士长进行内部人员的调整,一旦病假护士超过本组总数的 10%,护士长可根据需求向科内进行申请,进行护理人员的补充。

二、护士请假制度

1. 在医院人事制度指导下,根据 NCU 护理工作实际情况进行护士请假制度的落实。

2. 根据护理部要求,护士长在每周四下班前公布下周的班次并完成上传,班次排好后,护士如遇节假日及夜班临时休息,必须有门诊或急诊病假条,并以病假计算,每月累计两次节假日及夜班临时交假条休息,需按天扣除绩效。日间临时休息在有寒暑休假的情况下,扣寒暑休假,否则按病假处理。

3. 每年年初护士可预约本年度休假时段,休假时间按照院内的规定进行实施,护士长以病房工作能够正常运转为原则,除外国庆节、春节两大节日,尊重护士意愿,最大限度安排。但如遇国家、医院、科室有突发事件或科室病产假人数增多时,科室护理工作不能正常运转时,预约休假取消。

4. 护士休婚假、探亲假需提前 1 个月向护士长请假,护士长根据病房情况安排休息。如休息时有院级以上重大事件发生,个人服从科室安排暂停休假,过后另行安排休息。

5. 护士怀孕后,可在孕期休假 15 天,产后休假 113 天。按照国家规定,怀孕满 7 个月至产后满 12 个月之间免夜班。

三、护士排班

（一）护士排班的原则

1. 根据 NCU 的床位及环境进行区域性的划分,固定白班责任护士的区域性管理。

2. 为保障患者安全,减少护士之间交接班的频次,NCU护士的排班主要以白8-8、夜8-8为主,固定白班责任护士和白8-8班护士相互重叠,起到督查与管理自己区域患者作用。

3. 根据护士意愿、护士层级高低进行配班,夜班组合时,护士长充分征求护士意见,再分析护士的性格、能级等,以最佳搭配分组。

4. 弹性排班

(1)每天护士长与固定白班责任护士提前10分钟到岗,查询患者情况,根据当班护士能级及患者危重程度进行分配患者,保证护士持续地看护患者,使患者得到最佳的护理服务。

(2)如果出现呼吸机使用增多、大中抢救时,根据在班护士情况进行调配,并做好重症患者安全的护理。

(3)节假日期间,需要有护士长、高年资护士进行备班,且需24小时保持通讯设备畅通,随时准备补充护士的力量。

(4)NCU可根据患者的床位使用情况进行弹性排班,如若空床率达到25%,可根据护士年假的情况进行弹性休假。但是患者较重、需要人员加班时,先从弹性休假的人员中选取。

(5)遇到有特殊疫情状态下,需要严格深入管理消毒、擦拭工作时,可单独排出1~2人(低年资护士),认真完成消毒管理措施中的擦拭与消毒工作。

(二)护士备班的原则

在午休、节假日工作量相对少的状况下,如若临时当班护士病休时,为了减少对NCU患者的影响、应对突发事件发生,需要设置备班,补足人力资源来保证NCU的正常运转。

1. 备班的要求 每天中午主要由当班护士进行备班,节假日全天主要由固定长白班护士及护士长备班。

2. 备班护士来院补充人力的原则 如遇到NCU多名患者病情变化、加收病床导致工作量突然增大时,备班护士及时加入,保证NCU患者安全,提高护理质量。

3. 凡是备班护士中午不得离开病房区域,节假日备班护士备班期间保持电话通畅、不能离开本地,接到上班通知后能保证在2小时之内到达医院。

4. 护士长或当班组长给备班护士安排工作,备班护士按所安排班次的岗位职责完成工作。

(刘 芳)

第二章

NCU 护理质量管理

神经疾病患者由于病情危重,需在 NCU 进行救治,护理管理、护理质控、护理技术等对于患者的病情稳定显得尤为重要。从患者刚刚进入 NCU 开始,就需要立即准备床单位及急救物品,实施监测与评估,即刻按照流程给予监护与处理,根据救治与对策实施基础、专科护理策略,动态进行护理效果评价,具体整体实施框架流程见图 2-0-1。通过临床更好的救治与监护,患者才能早期康复。

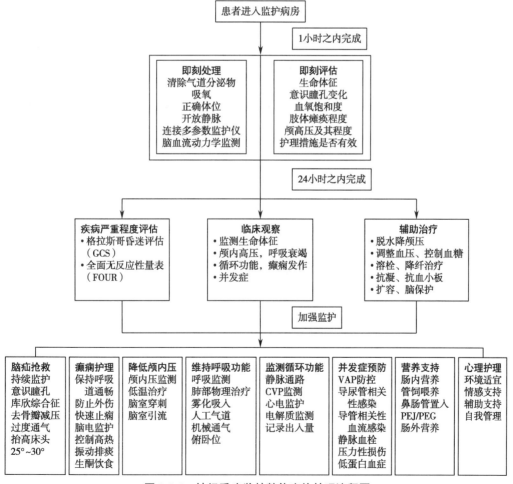

图 2-0-1 神经重症监护整体实施护理流程图

第一节 NCU 护理质量控制小组的建立

NCU 收治患者病情危重、复杂、多变,患者常合并多个器官功能障碍,涉及多个学科和领域。专业的重症护理技术与规范的质量管理,关系到神经危重症患者救治成功与否。因此,通过建立质量控制小组以及专项护理小组可以发挥其全面的专业作用。为从事神经危重症护理提供专业培训、制定专科护理指引,从而提高神经危重症专科技术水平和神经危重症患者的护理质量。

护理质量控制是 NCU 团队护理管理的核心,代表了护理团队的中心力量,有了护理质量控制及专项小组的管理,可促进整个团队的护理技术、护理水平、护理素质等整体逐步提高。目前,NCU 应具有护理质控小组、院内感染控制小组、信息管理小组、压力性损伤小组、血浆置换小组、静脉输液小组、营养小组、教学小组、护理科研小组等。由于专业的分工,使得护士具备了自身强势的护理专业技术能力,发现问题和解决问题的能力,同时能够感受到在这样一个团队内所赋予的责任,也是 NCU 护士价值的体现。

一、护理质控小组

(一) 小组成立的背景及意义

质控小组是护理质量控制的实施者。如果临床护理工作的安全有序进行缺乏有效的监管,护理团队容易出现松懈、懈怠现象,降低护理质量。为加强监督力度,实施无缝隙护理管理,可进一步建立健全护理工作的监督管理机制,在原有层级管理基础上加设护理质控护士岗位,并由责任护士兼职,建立护士长 - 兼职质控护士 - 护理组长 - 责任护士四级质控体系,对医院科室感染管理、药品及仪器管理、基础护理管理、护理技术操作、护理文书书写等环节进行质量控制,加强对护理工作的监督、管理,提高管理效能。同时促进对护理质量的有效控制与持续改进,避免一线护理人员在护理工作中出现盲区,有效封堵一线护理人员在护理工作中出现的疏忽与遗漏,全面提高临床护理安全与质量。

(二) 小组的目标

1. 质控工作的开展,提升医护人员感控意识,预防院内感染。

2. 对临床护理操作的质控,保证护理安全,提升护理服务水平。

3. 加强护理质量控制管理,落实护理质量的持续改进。

4. 通过对科室护理不良事件的统计分析,达到减少护理隐患的发生,降低护理不良事件的发生率的目的。

5. 建立护理质控体系和制定完善的质控标准,达到科学规范提升科室护理质量的目标。

(三) 小组的组建

建立护士长 - 兼职质控护士 - 护理组长 - 责任护士四级质控体系,分级负责,逐级管理,质控小组成员即为科室的护理质量管理委员会成员。质控护士由日常工作中工作严谨、认真、负责的优秀护理骨干人员担任。每一个护理工作组内设置质控护士 1 名,质控护士均需经过统一规范的质量控制标准、质控指标、质量管理工具的使用等方面的培训,以更好地发挥质控护士的作用。

（四）小组的职责

1. 负责制定、修改和完善各项质量检查标准，负责定期组织检查落实护理质量管理的执行情况，发现问题及时反馈。

2. 护理质量管理委员会成员每季度召开会议，采用科学的管理工具，总结质量检查中存在的问题，分析原因，提出改进措施并反馈到护士长及全体护士。

3. 实行科室垂直管理，科室质检小组质控护士每天检查，病区内每月汇总，每季度全面分析，每半年总结整改，并有记录、有跟踪、有反馈。

4. 将质量检查结果及时反馈给当事人，并以护理质量记录表的形式反馈到病区内。运用 PDCA 工具针对突出问题进行整改。

5. 护理工作质量检查结果作为 NCU 进一步质量改进的参考，及护士长、病区负责人管理考核重点。

6. 对检查中存在问题的改进措施进行跟踪检查，并做效果评价，其评价结果作为绩效考核的重要指标。

（五）小组工作的开展

1. **日质控**　按照科室的质控标准体系，质控护士每天对负责护理工作的全体护理人员进行日常质控，要求质控护士每天上报问题指标数 ≥ 3 个，并在 NCU 公示当天指标并记录在护士长手册上。

2. **周管理**　为保证质控工作的连续性，质控护士填写周交接记录，每周病区护士长 / 组长对质控护士工作完成情况进行检查。

3. **月管理**　每月病区内自行汇总质控问题指标，总结前一个月存在最多的问题进行分析整改，病区负责人及质控护士对月质控指标进行管理。

4. **季度管理**　每季度召开 NCU 护理管理小组会议，参加人员为护士长、各小组负责人、质控护士、教学组长等。由病区护士长 / 组长根据科学的质量管理办法，依据二八定律，绘制质控问题柏拉图，找到改善重点，完成每季度 PDCA 持续质量改进报告。

5. **年度管理**　每半年对质控问题进行汇总分析，要求全体护士参加半年质控总结会议，对质控问题排名结果进行公布，按照科室奖惩制度要求处理。护理管理小组成员对半年持续质量改进问题进行汇总分析，明确下半年重点改进项目，制定相应措施。每半年和年终展开质控工作总结会议，并制订进一步工作计划。

二、感染控制小组

（一）小组成立的背景及意义

NCU 是危重症患者集中监护与治疗的场所，具有医护人员多、操作多、医疗仪器多；患者基础疾病严重、免疫力低下、并发症多；患者接受侵入性监护与治疗操作多等特点，因此 NCU 常成为医院内感染的高风险科室。为了有效地预防和控制医院内感染的发生，感染控制小组的建立非常重要，尤其随着新型冠状病毒肺炎疫情发生，疫情防控将是感染控制小组最为重要的工作之一。

（二）小组的目标

1. 严格按照重症医学科管理及医院感染控制要求进行 NCU 的感控管理。

2. 提高全体医务人员感控意识，将感染控制管理常态化。

3. 提高全体医务人员的感控知识水平,将感染控制管理科学化。

4. 提高全体医务人员操作的规范性,将感染控制管理规范化。

5. 预防医院感染的发生,提高患者的救治效果。

6. 对于突发疫情给予预防性的培训、督查与实施,需按照标准,执行相关条例,并形成常态化防控管理。

（三）小组的组建

以 NCU 小组为单位,选择并确定组员,感染控制小组组长必须由本科及以上学历或者临床经验丰富的高年资临床护理骨干（NCU 工作年限>5 年）来担任,根据 NCU 的床位以及医护人员的数量确定感染控制小组组长人数（NCU 床位<15 张,医护人员<50 人,设立 1 名感染控制组长;床位>15 张,医护人员>50 人,设立 2 名感染控制组长）,统一由护士长进行督导,同时根据护理工作分组情况确定小组成员数量,保证每一个护理工作组有 1~2 名组员配合进行感染控制管理。

（四）小组的职责

1. 认真落实医院感染管理的有关规章制度标准,根据本科室特点,制定具体管理细则,并组织实施。

2. 配合医院感染管理部门进行 NCU 的医院感染监测并做好登记记录,如三管感染监测（呼吸机相关性肺炎、导尿管相关尿路感染、导管相关血流感染）,并定期根据监测结果进行分析整改,以达到持续质量改进的目的。同时增加护理干预策略,早期预防感染、撤除导管,保障患者安全。

3. 结合 NCU 多重耐药菌感染及细菌耐药情况,落实医院药物管理相关规定。

4. 接受医院对 NCU 感染管理工作的监督、检查和指导,落实医院感染管理相关改进措施,评价改进效果,做好相应记录。

5. 负责对医务人员、患者或家属进行医院感染知识的宣传教育,制订感控相关知识培训考核计划,并组织实施。

6. 督促本病区医务人员严格执行无菌操作规程、消毒隔离制度、手卫生规范、医疗废物的规范化管理等。

（五）小组工作的开展

1. 每天有专职质控护士针对病区感染控制措施的执行情况进行监督检查和指导,并将督查结果进行公开反馈,违规人员给予相应告知与提示。

2. 每月定期召开感控会议,针对 NCU 现有感控问题,结合最新文献指南及感染控制相关制度规范进行有效整改。

3. 每季度依据 NCU 感染控制监测结果,确定高风险水平的感控问题,选择合理的风险防控方案进行有效的防控和整改。

4. 定期对科室外来进修人员、实习生、轮转医生等进行岗前感控培训,考核合格后入岗进行工作。

5. 不定期整理上一级下发的感控文件,组织科室所有人员进行学习。

6. 每年第四季度根据实际需求,依据指南及行业标准对科室现有感控文件进行修订。

7. 每年年末对本年度的工作进行总结及分析,并根据当年工作的完成情况及存在的不足,以及 NCU 实际工作需要及学习需求制订下一年的工作计划。

8. 在疫情常态化防控期间,对院内、科室内进行的督查项目,例如通风、擦拭和紫外线照射等项目进行质控督查。

三、信息小组

(一) 小组成立的背景与意义

随着护理技术水平提升,信息化管理在临床护理质量过程中发挥了至关重要的作用,为了保障客观数据能够有效达到改善临床质量的效果,对于所有使用中的信息化物品的维护将是 NCU 的工作重点,需要设置相关小组进行定期的管理和维护,保持信息化仪器使用的安全与畅通。

(二) 小组的目标

1. 保证与信息相关的设备能够正常运转使用。
2. 针对设备的使用与维护需要定期进行管理。
3. 增加新的功能时做到及时培训并督查。

(三) 小组的组建

以 NCU 小组为单位,选择并确定组员 2 人(组长与组员),组长必须由具有本科及以上学历或者临床经验丰富的 5 级以上高年资临床护理骨干(NCU 工作年限>5 年)的主管护师来担任。统一由护士长进行督导,1 名组员配合组长进行质控维护与管理。

(四) 小组的职责

1. 完善 NCU 信息设备使用与维护制度。
2. 每周完成重点工作内容。
3. 汇总各组信息问题并每月公示一次。
4. 新更新的信息内容做到及时培训并考核(全员)。
5. 对新入职人员进行系统培训(入职第一个月完成)。
6. 每半年做一次信息质控小组总结。

(五) 小组工作的开展

1. 每天进行 PDA、移动护理车的清点、核对并擦拭,如有问题及时反馈给信息技术部门。
2. NCU 所有电脑设备每月进行一次文档清理,保证设备的正常运转。
3. 针对用药、化验留取等需要质控的内容进行督查。

(1) 用药、化验:检查患者的输液、肌注、静推、皮下、口服、化验等治疗扫码正确执行情况(包括用药超时、未结束、提前结束、遗漏扫码等)。

(2) 时限质控内容:125ml 甘露醇(6~30 分钟)、依达拉奉注射液(小于 30 分钟)、0.9% 氯化钠溶液 100ml+ 抗炎药(>60 分钟)、脂肪乳氨基酸(17)葡萄糖(11%)注射液(<24 小时)、化验检查(血气分析<15 分钟送至检验科,痰培养<60 分钟送至检验科)。

四、药品安全质控小组

(一) 小组成立的背景及意义

NCU 药品的应用与患者生命息息相关,因 NCU 患者具有意识障碍、语言障碍,不能进行有效沟通,药物的应用全部凭借医护人员的安全应用与管理,因此出现不良反应和药物相互作用的概率较普通患者多。因此,危重症患者安全用药的监护与管理显得非常重要,这也是直接关系到医疗护理质量的问题。虽然在临床中药物的应用由医生开启,但是药物应用过程中使用的方法、时间、剂量、配伍禁忌与不良反应的观察均是由护士进行,护士参与患者用药的全过程,既是各种药物的实施者,又是用药前后的监护者。因此建立药品安全的护理小组,可以第一时间给医生提供患者的用药效果及不良反应,为临床药师提供了一线资料,为患者安全用药提供有效的监护与管理的途径。

（二）小组的目标

1. 严格按照重症医学科药品安全管理的督查内容以及院内药品安全管理制度进行管理。

2. 促进医护人员用药安全,提高患者的救治效果。

3. 全组人员掌握基数药品、贵重药品、毒麻药品、自备药等药品的管理制度,并正确地给予开启与实施。

4. 提高 NCU 全体医护人员安全准确应用药物的意识。

（三）小组的组建

以 NCU 小组为单位,选择并确定组员,小组组长必须由具有本科及以上学历或者临床经验丰富的 5 级以上高年资临床护理骨干(NCU 工作年限>5 年)的责任护师来担任。统一由护士长进行督导,组长下可设有 1 名组员配合质控管理。

（四）小组的职责

1. 严格按照上级制定的《用药安全管理制度》进行 NCU 药品管理督查工作。

2. 每月定期检查基数药品、高危药品、冷藏药品、急救药品等安全管理的符合率。

3. 督查辅助班护士每天及时退药,保证药品数量充足、安全应用、药品记录、补充及时。

4. 定期抽检,保证药品在有效期内使用,对近效期(1 个月)药品给予标识并联系药房;发现药品有质量问题及时上报并联系药房。

5. 药品按规定的保存条件放置,定期抽查。如:冷藏、避光等。

6. 负责监督药物配伍禁忌并进行提示。

7. 负责并监督药品标识管理,各类药品严格分类放置。

8. 负责新药及特殊药品的相关知识培训,负责配合药剂科进行药品相关检查。

9. 根据 NCU 患者需求,每年与主治医师进行基数药品更新,保证患者及时、准确地应用。

10. 每季度针对药品管理进行理论知识考核一次。

11. 进行年终的总结与年初计划的制订。

（五）小组工作的开展

1. 根据制订的药品管理小组目标以及护理工作职责,开展每一年的小组安全用药护理工作。小组组长需要按照 NCU 年计划在每年的 1 月 15 日前制订,制订计划时需要由病房组主治医师、护士长与组长从上一年出现的药物应用、药物开立以及药物使用的问题、患者不良反应等方面进行探讨,促进医生更为规范地开立医嘱,护士能够正确实施。

2. 护士长每月给药品管理组长排出一天的监督时间,促进小组工作的实施。

3. 每月月底进行药品质控小组的分析,向护士长汇报督查结果,并给予针对性的改进,同时向 NCU 所有医护人员进行提示。

五、营养支持小组

(一) 小组成立的背景及意义

神经危重症患者由于意识障碍和吞咽功能障碍以及机体处于应激状态,分解代谢>合成代谢,出现负氮平衡和低蛋白血症,免疫功能下降,体重也迅速下降。营养支持可以使危重症患者获取充足的营养,保持危重症患者机体组织、器官的结构,维持细胞代谢,改善危重症患者机体免疫功能。危重症患者营养支持治疗(nutrition support therapy)是多年来危重病医学发展的重要方面,而临床营养支持工作需要经过专业培训,掌握营养支持的理论知识并实践于临床。成立营养支持小组(nutrition support team,NST),团队成员对患者给予合理规范的营养支持可减少营养不良的发生率,从而改善危重症患者的免疫功能,明显降低应激性高血糖、降低感染发生率及机体在损伤时的分解代谢反应,并有利于患者伤口的愈合,从而改善胃肠道功能,达到减少合并症的发生率和患者的病死率,改善患者预后的目标。

(二) 小组的目标

1. 早期识别患者发生营养不良的风险。

2. 对患者进行科学的营养评价,制订合理的营养支持方案。

3. 按照营养支持方案为患者提供安全规范、合理有效的营养支持并定期评价营养支持效果,监测并发症,降低住院患者的医疗费用。

4. 通过开展新技术,进行营养课题、研究的开发,使更多重症患者受益。

(三) 小组的组建

正规而标准的营养支持小组成员应该是多学科的,主要由医师、营养师、药剂师和营养专科护士组成,协同完成对患者营养支持的管理和护理。营养支持小组成员包括组长2~3名,承担不同任务分工的组员若干名。组长需由有一定的临床营养知识或临床经验丰富的高年资护理骨干(工作年限>3年,首选具有营养专科护士资质的护士)担任,由临床医师作为督导,组员为对营养支持工作感兴趣的护士,以推动营养支持工作在病区顺利地开展,促进营养支持工作落实,提高护理质量。

(四) 小组的职责

1. 营养小组组内及科室开展营养支持培训,参加国内营养交流会议。

2. 通过工作流程即评估、诊断、计划、实施、评价,指导临床营养支持工作。

3. 实施临床营养支持质控工作。

4. 编写营养支持小组手册,奠定营养支持理论基础。

5. 开展临床营养支持小组新技术,开展床旁盲插鼻肠管培训。

6. 收集临床资料,结合国内外指南,将临床护理疑难病例结合营养支持护理运用循证方法完成护理科研工作。

7. 规范营养支持护理的监测、培训以及管理工作。

(五) 小组工作的开展

1. **培训工作**　对小组成员进行营养支持的操作规范及流程、营养实施评估步骤、营养支持质控体系、营养支持小组新技术开展、疑难病例的个案营养支持实施的讨论分析等培训,进一步提高营养小组成员的知识及技术能力;对责任护士培训营养风险筛查评估工具的使用、吞咽功能评估、营养途径选择、营养能量需求计算、营养支持常见并发症及处理等,提升责任护士的营养支持理论知识,进一步提高患者实施营养支持治疗质量,降低营养不良的发生。营养支持小组通过在临床遇到的护理个案分析,根据神经系统疾病的特点,总结营养支持的经验,达到营养支持能力的提升。

2. 按照工作流程,指导临床营养支持工作

(1)评估:患者营养状况;意识状态;吞咽功能;胃肠道功能;确定营养支持的指征。

(2)诊断:病史;人体测量指标;实验室指标。

(3)计划:根据患者的营养状况,制订营养计划,选择营养配方和输注途径。

(4)实施:制订并组织实施营养支持方案;配制营养制剂;监测指标,随时调整。

(5)监测:监测患者营养支持效果及并发症,通过患者临床表现和实验室指标,评价营养支持效果,及时调整营养支持方案。

3. 建立营养支持小组沟通平台　成立营养护理小组信息群,将营养相关知识、最新文献指南、特殊疑难病例、营养支持护理标准流程及营养支持临床观察记录单等上传于信息群,便于组内成员进行交流学习和讨论、组内成员之间的沟通以及文件的存档。

4. 对营养支持进行质控　营养小组成员按照《营养小组质量控制检查指标体系》实施临床质控工作,包括是否为患者进行营养风险筛查、营养途径及营养能量供给是否合适、接受营养支持患者的实验室指标是否达标、是否有营养支持的并发症发生等,通过质控工作,发现问题并及时调整营养支持的方案,及时处理营养支持过程中出现的各种问题和并发症。

5. 编写营养支持小组手册　手册详细地介绍了危重症患者营养需求、入院患者营养风险筛查评估、营养支持途径的选择、营养制剂的选择、肠内营养常见并发症及护理个案分析,为 NST 小组成员奠定了理论基础。

6. 开展临床营养支持小组新技术,学习床旁盲插鼻肠管方法　脑卒中、重症脑炎等重症患者常留置鼻肠管,这解决了临床危重症患者胃动力功能障碍、胃瘫时营养需求问题,降低反流误吸导致吸入性肺炎的发生率。营养支持小组成员需掌握留置鼻肠管后通过 X 线片对鼻肠管位置的判断。

7. 将临床护理疑难病例结合营养支持护理运用循证方法完成护理科研　将临床护理疑难病例制订的合理化营养支持方案进行总结。NST 成员查阅国内外营养支持的最新指南,制定营养指南手册,其内容包含糖尿病患者的营养、成人肥胖患者的营养、神经系统机械通气、低温患者的营养支持等相关指南。收集包括营养支持患者的饮食史、发病史、原发病治疗、实验室检查、营养状况评价、营养支持方案和持续日期、治疗效果、并发症、住院日期及各项费用等的资料,定期分析,改进提高。并结合患者资料运用循证方法完成论文发表。

8. 规范营养支持工作　包括制定营养支持的规章制度、营养状况记录单和鼻胃管患者观察记录表、鼻肠管患者观察记录表、吞咽功能评估表等。制订营养支持健康宣教内容及模板,使患者及家属明确肠内营养支持的意义及如何有效进行肠内营养支持。

六、血液净化小组

(一) 小组成立的背景及意义

连续性肾脏替代治疗(continuous renal replacement therapy,CRRT)技术是在血液透析基础上发展起来的,可最大限度地清除体内废物和过多的水分,现已广泛用于肾脏替代治疗及非肾脏疾病,它包括所有缓慢、连续性清除溶质的血液净化技术,所以确切命名应为连续性血液净化(continuous blood purification,CBP)。CBP 具有清除炎症介质、改善组织氧代谢、维持内环境及血流动力学稳定、减轻水肿等作用,为危重症患者提供了新的有效的治疗选择。目前常用的 CBP 模式有血液滤过、血浆吸附、血液灌流、血浆置换、双重血浆置换等。由于急性脑卒中、脑炎、癫痫等神经危重患者常合并严重的并发症,如全身炎症反应综合征、多器官功能不全、弥散性血管内凝血(DIC)、电解质紊乱等,需要采取血液滤过治疗。近年血浆置换或双重血浆置换技术也逐渐应用于重症肌无力、格林 - 巴利综合征、抗 N- 甲基 -D- 天冬氨酸(NMDA)受体脑炎等自身免疫性神经系统疾病,以清除体内致病的免疫复合物。CBP 是一种体外循环技术,治疗过程中需严密监测患者的生命体征变化,预防出血、管路凝血、低血压、过敏反应等并发症的发生,保证体外循环的安全及连续性是完成此项治疗的必要条件。而目前,在国内血液净化技术的人员培训、质量管理、技术标准化等方面仍存在诸多安全隐患,成立血液净化专科护理小组,全面负责 ICU 患者 CBP 的治疗,使这一高技术含量、高危险性、高频率操作的护理项目得以高质量的完成,保证了体外循环的安全和连续运转,减少了护理安全隐患。

(二) 小组的目标

1. 保证 CBP 治疗的安全及连续性,减少 CBP 治疗相关并发症或不良反应的发生。

2. 把握 CBP 治疗护理技术发展动态,提高科室整体 CBP 治疗及护理水平。

3. 规范 CBP 工作流程。

(三) 小组的组建

以科室为单位成立血液净化小组,选择和确定小组成员:选择从事 ICU 临床护理工作 3 年以上,具有床旁 CBP 治疗经验或完成科室血液净化技术培训的人员,要求组员具有高度责任心和慎独精神。由护士长为督导,获得血液净化专业资格证书的护士为组长,实行三级管理,即护士长 - 组长 - 小组成员,全面负责 NCU 床旁 CBP 治疗的护理工作。

(四) 小组的职责

1. 编写血液净化小组手册,奠定血液净化小组成员理论基础。

2. 建立血液净化小组成员沟通交流及学习平台。

3. 全面负责本科室患者的 CBP 治疗,保证该治疗高质量的完成。

4. 承担科内 CBP 知识和技术的培训,以及该技术的新进展学习和知识更新。

5. 规范和细化 CBP 工作流程,建立操作规范。

6. 为 CBP 患者提供计划性的、个体化的治疗。

7. 定期组织特殊病例分析及讨论以总结 CBP 治疗及护理经验。

(五) 小组工作的开展

1. 编写血液净化小组手册,奠定血液净化治疗理论基础 结合血液净化治疗的临床经验、血液净化专业培训的经验并查阅大量文献编写手册,包括血液净化治疗发展概况、血液净化治疗原理、血液净化技术常用模式、血液滤过治疗的监测与评估、血浆置换治疗的评估、不同抗凝剂使用的注意事项、各项表单的记录规范等,以奠定血液净化小组成员的理论知识基础。

2. 建立血液净化小组成员沟通交流及学习平台 成立血液净化小组信息群,将血液净化相关知识、特殊疑难病例、总结的护理经验或完善的护理标准流程等上传于信息平台,便于组内成员进行交流学习和讨论,以及文件的存档。建立微信讨论群,便于组内成员进行及时沟通交流及反馈等。

3. 全面负责本科室患者的 CBP 治疗,保证该治疗高质量的完成　包括治疗前患者的评估、仪器管路的准备、安装及预冲,同医生一起制订个性化的治疗方案,治疗中的严密配合及观察,包括管路连接、模式选择、参数设置、报警处理、抗凝治疗的监测、并发症的观察及对症处理和详细记录等,治疗后的总结、计量、仪器保养、资料收集整理等,治疗间歇期的导管维护等。

4. 承担科内 CBP 知识和技术的培训,以及该技术的新进展学习和知识更新　负责科室新入职人员血液净化治疗基础、原理及临床应用等的培训,包括肾脏解剖及生理、血液净化治疗原理、血液净化技术常用模式的临床应用、血液净化技术治疗的监测与评估等。并定期组织组内人员进行 CBP 技术新进展和新知识的学习,对特殊病例的治疗经验及不足进行分析讨论及总结,制定整改措施并在组内进行推广。

5. 规范和细化 CBP 治疗工作流程,建立操作规范　分别建立血液滤过、血浆置换、双重血浆置换等上机操作规范、下机操作规范、操作注意事项,以及治疗中突发事件处理规范,抗凝剂的种类及使用规范,并制订统一规范的血液滤过及双重血浆置换观察记录表格,规范制订后组织血液净化小组成员进行统一学习及考核。

6. 为 CBP 患者提供计划性的、个体化的治疗　小组成员在 CBP 治疗前、治疗过程中、治疗后与医生密切沟通,强调护士的主动性,通过严密的观察和及时的反馈,为患者提供个体化的治疗方案。CBP 治疗护士通过充分的评估,了解患者的生命体征、用药情况、导管通畅情况、上次治疗情况、当前各项化验指标,与医生讨论后共同决定其治疗模式、治疗剂量、预期达到的治疗效果、抗凝方式和调整方案,使整个治疗更加有计划性和条理性,旨在避免其盲目性和忙乱性。

7. 定期组织特殊病例分析及讨论以总结 CBP 治疗及护理经验　针对 CBP 治疗过程中出现的各种并发症或意外事件以及特殊疑难病例或典型的成功案例,及时组织小组成员与医生一起进行分析讨论,总结治疗及护理经验,不断改进或规范工作流程。

七、皮肤护理小组

(一) 小组成立的背景及意义

皮肤压力性损伤是皮肤或皮下组织由于压力、复合剪切力、摩擦力作用而发生在骨隆突处的局限性损伤。压力性损伤的发生不仅增加了患者的痛苦和经济负担,也延长了康复时间,严重时可因继发感染引起败血症危及患者生命,因此预防压力性损伤被认为是最经济、最高效的压疮护理手段。神经内科患者大多具有意识不清、肢体活动障碍、长期卧床、大小便失禁、不能进食致营养状况差等特点,极易引起皮肤压力性损伤。因此,以科室为单位成立皮肤护理小组,培养护士压力性损伤专科理论和相关技能,能够及早发现高危患者,对其进行全程监控,及时有针对性地采取有效措施是防止住院患者发生压力性损伤的关键。皮肤护理小组对一些难治性皮肤问题给予及时正确指导,通过规范的护理换药,能够缩短伤口愈合时间,减低患者伤口感染、减少住院费用。

(二) 小组的目标

1. 及早发现压力性损伤高危患者,采取预防措施,防止院内压疮的发生。

2. 正确处理压力性损伤、缩短患者因压力性损伤而导致住院时间的延长、住院费用增加。

3. 皮肤管理规范化、制度化。

（三）小组的组建

以病区为单位成立皮肤护理小组，选择和确定小组成员，组成成员包括组长1名，组员若干名，组长由经过伤口护理培训班并获得伤口护理资质的护士担任，由护士长为督导，组员由责任心强、3年以上工作经历、对皮肤护理工作感兴趣的人员参与。实行三级管理，即护士长-组长-小组成员，全面负责本科室皮肤护理管理中疑难问题的查找、汇报和皮肤管理处理对策拟定及实施。

（四）小组职责

1. 掌握最新的伤口护理理念，学习伤口护理措施，负责皮肤护理小组知识技能培训。

2. 制定皮肤护理小组工作管理流程。

3. 规范小组工作制度。

4. 收集临床资料，运用循证护理方法，提升科研业务能力。

5. 对患者及其家属进行压力性损伤高危因素及预防措施的健康宣教。

（五）小组工作的开展

1. 皮肤护理小组知识技能培训　学习内容包括压力性损伤高危因素评估、压力性损伤患者照片正确采集、护理干预措施、患者及家属的健康教育、护理评估、湿性愈合理论、新型敷料在压力性损伤治疗中的应用。通过专科培训，小组成员业务技能有较大提高。定期组织全体护理人员业务学习，由小组成员讲授压力性损伤预防及治疗新进展。邀请伤口护理专家讲课指导，通过伤口造口护理学术活动，帮助护理人员拓展思路，力求解决伤口护理中碰到的难题，提高皮肤护理质量。

2. 皮肤护理小组工作管理流程

（1）入院筛查：在入院评估单中进行压力性损伤高危因素评估。在患者入院、转科、病情变化时及时评估。护士进行压力性损伤风险评估后，对于存在压力性损伤风险的患者实施正确的干预。对评估压力性损伤高危的患者，使用气垫床，给予2小时翻身，对于瘦弱患者缩短翻身时间，骨突明显部位或因特殊情况暂不能翻身者，预先使用减压贴保护受压部位；做好皮肤护理，特别是大小便浸渍时，用温水清洗皮肤，保持局部皮肤清洁干燥，加强患者营养支持，坚持动态评估，如有病情变化随时评估。

（2）压力性损伤上报及处理办法：针对院外带入和院内发生压力性损伤要求责任护士24小时内上报。对难治性伤口提出护理措施：护理小组根据病区分工进行小组负责制，达到各个病区都有专人进行皮肤护理的患者管理。建立微信群实行责任制，保证科室收治的压力性损伤及其他皮肤问题的患者及时给予相应护理措施，皮肤护理小组成员能够第一时间针对压力性损伤患者提出护理措施及换药方法。小组成员通过微信群上传图片并进行探讨，针对不同类型及分期的压力性损伤实施规范正确的护理措施。针对压力性损伤的进展正确收集图片及患者资料，进行皮肤护理小组成员个案学习。针对难治性伤口，科室护士长、皮肤护理小组组长及组员进行集体会诊，提出护理意见，针对伤口类型寻找最有效的换药方法，做到既能为患者节省费用，也能起到促进伤口愈合最合适的护理措施。

（3）护理会诊：皮肤护理小组成员对压力性损伤类型评估，进行科间会诊，给予规范处理。伤口愈合进程未达到预期效果时请烧伤科、院内伤口小组专家会诊，共同修改治疗方案,直至压力性损伤愈合或好转。

3. 规范皮肤护理小组工作　定期召开皮肤护理小组会议,制定压力性损伤管理制度并予以完善,制定会诊制度,进行压力性损伤护理干预新进展交流,对科室内发生的压力性损伤患者进行病例讨论,制订较为全面、合理的压力性损伤护理治疗方案。

4. 运用循证方法完成科研论文写作　皮肤护理小组将临床收治的压力性损伤患者病例进行收集,按照压力性损伤护理个案形式小组内集体讨论学习,总结临床经验,结合循证护理方法,完成护理论文书写。

5. 健康宣教　组织健康宣教讲课,讲课内容应浅显易懂,针对压力性损伤高危人群、压力性损伤患者及患者家属进行压力性损伤预防护理措施的健康宣教,由皮肤护理小组成员讲课,通过健康宣教使患者和家属提高预防压力性损伤的意识,掌握压力性损伤发生机制与危害、预防压力性损伤的方法,能主动配合并参与压力性损伤的治疗和护理。

八、静脉输液小组

(一) 小组成立的背景及意义

静脉输液是临床治疗中最常用的治疗方法,住院患者在接受静脉输液治疗的同时存在静脉炎、药物外渗、感染等风险。由于神经危重症患者病情危重,血管刺激性药物应用的种类多、液体量大、输液时间长等特点,常需留置中心静脉导管(central venous catheter,CVC)或外周中心静脉导管(peripherally inserted central catheter,PICC)以减轻药物对外周血管的刺激,满足长期留置、多通道快速给药、监测血流动力学的要求。置入的中心静脉导管 CVC、PICC 的前端位于上下腔静脉,一旦发生感染会导致导管相关血流感染(catheter related blood stream infection,CRBSI)的发生,同时增加了堵管、意外脱管、血栓形成等静脉输液的风险。因此中心静脉导管的置入、使用及维护极为关键。研究显示引发 CRBSI 的各种危险因素中,操作者的操作经验不足是主要原因,故中心静脉导管的置入及维护均需要经验丰富且经过统一培训和考核的专业人员负责。所以,目前国内外各级医院纷纷通过成立全院范围的静脉输液小组(也称 IV team)实现安全输液,及持续质量改进。由于院级静脉输液小组面向全院患者,输液小组存在涉及面广、管理复杂、患者疾病状况及静脉条件差异大等问题。针对此现状,有必要以科室为单位成立静脉输液小组,在科室层面构建安全静脉输液管理模式。

(二) 小组的目标

1. 保证 CVC、PICC 安全留置、正确维护及安全使用。

2. 保障静脉输液患者的安全,减少静脉输液治疗相关并发症或不良反应的发生。

3. 掌握静脉输液治疗护理技术发展动态,提高科室静脉输液技术护理水平。

4. 规范静脉输液工作流程。

(三) 小组的组建

以科室为单位成立静脉输液小组,选择和确定小组成员。组成成员包括组长 2~3 名、承担不同任务分工的组员若干名。要求组长由具备 PICC 专科护士资格认证人员担任,要求小组成员对静脉治疗方面感兴趣,具有高度责任心和慎独精神,通过静脉输液相关理论知识及操作培训,并考核合格者。由护士长为督导,实行三级管理,即护士长 - 组长 - 小组成员,全面负责科室静脉输液相关护理管理及知识培训等工作,由 PICC 专科护士负责科室 PICC 导管的置入以及 CVC 导管置入的护理配合,并由小组成员全面负责科室中心静脉导管的日常维护换药等。

(四) 小组职责

1. 负责科室静脉输液相关操作技能及理论知识的培训工作。

2. **制定并完善静脉输液相关操作规范及流程** 包括外周静脉留置针、外周中心静脉导管(PICC)、中心静脉导管,总结经验教训,不断完善操作流程。

3. 指导科室静脉输液工作的开展并负责质量监督。

4. **专人负责科室 PICC 置入、中心静脉导管维护等工作** PICC 专科护士负责科室 PICC 导管的置入以及 CVC 导管置入的护理配合,小组成员全面负责科室中心静脉导管的日常维护换药等。

5. 建立并完善中心静脉置管患者档案。

6. 把握静脉输液专业领域的护理发展前沿,定期参加关于静脉输液理论和技能等方面的培训讲座或会议交流。

7. 围绕临床实际需要开展研究工作,对输液技术、质量和产品不断改进与完善。

(五) 小组工作的开展

1. **科室静脉输液相关操作技能及理论知识培训工作的开展** 负责科室新入职人员、实习生、进修生等静脉输液相关基础知识的培训;对全体护士进行静脉输液相关操作技能及理论知识的培训及考核,以提高科室静脉输液治疗技术的整体实力及规范性;对小组成员进行中心静脉导管维护、并发症的预防等相关新技术及理念的专业培训。

2. **制定并完善静脉输液相关操作规范及流程** 参照最新文献指南及行业标准,结合临床工作经验及患者实际情况,由小组成员共同制定静脉输液相关操作规范及流程,包括:外周静脉留置针操作规范及流程、使用及维护注意事项,PICC 置入操作规范及流程,PICC、CVC 换药操作标准,中心静脉导管日常使用要求及注意事项,并不断总结经验教训,不断完善操作规范及流程。

3. **指导科室静脉输液工作的开展并负责质量监督** 小组成员平均分配在各护理工作小组,在组内负责指导并监督静脉输液工作的开展;专人负责获取及整理科室常用静脉用药相关知识,以保障静脉输液工作的安全开展,具体内容包括药物作用、副作用、配伍禁忌、存放要求及滴注速度要求等,并及时对科室新用药物加以补充。

4. **专人负责科室 PICC 置入、中心静脉导管维护等工作** 每周一、周四专门安排静脉输液组 PICC 专科护士负责科室 PICC 导管的置入、CVC 导管置入的护理配合。具体工作包括:患者置管前的评估、与医生沟通根据患者病情合理选择导管类型(PICC 或 CVC)、PICC 导管的置入、CVC 导管置入的配合、PICC 导管位置的判定与调整。此外,小组成员全面负责科室中心静脉导管的日常维护换药等,每周一、周四专门安排静脉输液组 PICC 专科护士负责科室中心静脉导管的常规换药,小组成员在工作之余(下夜班时)分别另外排班检查及评估科室所有中心静脉导管敷料情况,负责中心静脉导管的非常规换药,换药时间视为加班。

5. **建立并完善中心静脉置管患者档案** 分别针对 PICC、CVC 患者建立置管档案,具体内容包括:中心静脉置管前评估单、中心静脉置管患者知情同意单、中心静脉置管过程记录单、中心静脉置管核查表(check list)、中心静脉导管维护记录单、中心静脉导管并发症记录单等。

6. **把握静脉输液专业领域的护理发展前沿** 定期参加院级、省级、国家级等组织的关于静脉输液理论和技能等方面的培训讲座或会议,以把握静脉输液治疗方面的发展动向,及时了解及掌握相关理论或技能方面的新理念、新技术,并将其在全科范围内推广。

7. 围绕临床实际需要开展研究工作,对输液技术、质量和产品不断进行研究、实践和评估,针对科室静脉输液治疗的特殊案例或疑难问题进行讨论分析,如如何降低 PowerPICC 堵管的发生率、PICC 相关静脉血栓的发生率、中心静脉导管相关血流感染的发生率,并进行总结研究,制定改善措施、流程或建立相关质量控制体系,并将其在科室内进行实践评估及不断改进。

九、护理教学小组

(一) 小组成立的背景及意义

护理教学是保证临床护士具备专业能力和素质、培养护理专业学生顺利完成毕业实习的重要一环,是保障护理质量的基础。针对护理专业的特点和对护士知识、技术和能力的要求,护理教学工作需要规范,形成体系。近年来,医院规模急剧扩张,病床数激增,导致护士需求量增加,因此临床工作中年轻护士所占比例高。随着护理专科的快速发展和危重患者日益增多,对护理技能提出更严格要求。低年资、低水平的护理人员会严重影响护理安全。故需加大护理教育培训的力度,教学组长一人很难完成如此繁重的教学管理任务,应以科室为单位成立教学小组。教学小组负责建立和完善包括新入职护士培训、实习生教学、临床技能培训、专科护士培训在内的教学工作,形成适合护理工作发展需求的人才培养模式。

(二) 小组的目标

1. 规范临床科室教学工作。
2. 提高带教老师的带教能力。
3. 提升科室新入职护士及临床护士业务能力水平。
4. 提升临床实习和进修学生的专业知识和临床技能。
5. 提升专科护士业务能力水平和护理操作技能。

(三) 小组的组建

以科室为单位成立教学小组,选择和确定小组成员。组成成员:15 张床配置 1 名教学组长、30 张床再配置 2 名教学副组长及若干名教学老师。教学组长由科室工作>5 年并且教学经验丰富的有资质护士担任,要求小组成员从事临床护理工作>3 年,有丰富的临床带教经验,具有清晰、明确、流畅的表达能力,热爱教学和临床工作,重视护士和学生的全面发展,精于本专业学科知识体系,了解学科的发展,同时承担教学和临床工作。教学组长负责召集本小组成员研究、开展工作,制订教学计划,并组织落实。教学副组长负责操作培训,教学老师分别负责临床护士分层培训、进修护士培训、实习生培训、危重症专科技术督导培训。小组成员教学职责明确,共同完成科室教学工作。

(四) 小组的职责

1. 制订科室各层次护士培训要求和培训计划。
2. 落实新入职护士培训,将新入职护士考核结果列入评价指标。
3. 负责实习学生临床带教。
4. 负责进修生学习带教。

5. 负责科室危重症专科知识技术督导培训,使护理人员临床技能水平专业化、规范化。

6. 落实每年操作技能培训和考核。

7. 作为临床教学基地,负责专科护士培训。

8. 通过科室疑难病例以护理查房的形式,解决临床护理问题。

9. 通过健康宣教及授课大赛的组织举办,提升护士宣教能力及授课能力。

（五）小组工作的开展

1. **分层级培训**　制订及实施科室护士培训计划,并保证护士接受培训。科室按照护士层级即设定分层护理培训计划,1~3 级新入职护士注重临床基础知识及护理思维的培养,4~5 级护士注重专业技能的提升和护理科研意识培养。对护士进行分层级培训能够提高临床护士培训效率和效果。教学小组同时督查科室不同层次护士培训情况,发现问题,及时反馈商讨并提出改进意见。

2. **新入职护士培训**　为新入职护士制订系统的培训计划,包括科室新入职护士管理规定、科室规章制度、医护人员出入重症病房要求、病房感染控制、专科疾病护理常规、仪器设备的使用、临床护理操作等,进行全面的培训后,专人临床带教,将理论与实践结合。考核形式包括理论及操作,并将考核成绩列入新入职护士评价指标中。

3. **实习学生带教**　将学生理论知识与临床实践相结合,以专业知识培训为重点,重视实习学生无菌观念的树立及慎独精神的培养,提高实习学生临床实践能力。完成实习学生出科考核,包括理论及临床护理操作的考核,注重学生护理患者时的护理思维培养。通过带教实习学生,督促护理人员学习相关的业务知识内容,加强护理人员语言表达能力和责任心。

4. **进修生培训**　面对层次参差不齐的进修生,在保证医疗质量的前提下,提高其临床护理水平,是临床教学的重点。教学小组负责针对进修生学习的方向和重点制订个性化的教学计划,由临床工作五年以上高年资护士负责临床带教,系统培训及带教一个月后,在保证护理安全的前提下,给予进修生实践操作机会,负责对患者进行整体护理,从护理问题的提出到护理措施的实施给予临床指导,从临床实践中提升护理专业水平。

5. **技术督导培训**　危重症专科护理小组建立技术督导的梯队,开展全院范围内危重症护理专科知识及业务技能的统一培训。技术督导作为教学小组成员,教学工作方面主要负责危重症专科知识培训,其中包括危重症护理专业中人工气道的管理、血流动力学监测、血液净化治疗、危重症患者营养支持及院内感染控制等。护理教学小组在护士长的指导下,协助制定临床护理质量控制指标体系,规范危重症监护病房临床护理工作及统一质量管理检查指标。

6. **操作技能培训**　教学小组负责临床护理操作技能培训,为提升培训效果及护理操作的规范性,教学小组通过护理专项活动的开展,组员运用各种工具的评估,分析临床护理操作时存在的问题,通过多种方法确定需要集中培训的临床护理操作,集中改善主要问题,规范护理操作流程,以教学小组分组培训方式,将理论结合实践,达到全员的规范培训。为了使护理操作技术科学、规范并适用于临床,通过理论讲解及操作培训相结合的形式进行培训,让护士在掌握理论知识的基础上,增加对操作的认识与理解,使培训内容既具有实践性与可操作性,同时又具有充分的理论支持。规范和修正临床实际工作中存在的问题,指导临床实践工作,将理论知识强化与升华。

7. **专科护士培训**　根据临床专科护理发展和专科护理岗位的需要,开展对护士的专科护理培训。危重症病房作为专科护士培训基地,负责危重症专科护士、PICC专科护士的临床实践教学工作,教学小组有专人负责专科护士临床实践的教学计划制订及督促教学工作落实情况,努力培养专业知识扎实、临床操作能力强且具有创新精神和实践能力的专科护士。

8. **疑难病例讨论学习**　教学小组成员负责对科室疑难病例提出会诊,全院根据会诊病例的提出,共同探讨,各监护室护士长及护理技术督导积极思考、深入探讨,借助循证证据,针对性地给出规范、合理的会诊建议,帮助临床解决了疑难护理问题。护理疑难病例讨论,不仅能发挥护士主观能动性,同时在培养护士临床思维、运用多学科合作模式解决护理问题等方面具有重要意义。教学小组在提升专业能力的培训形式及内容方面进行更为积极、深入的探索,以激发护理人员的学习热情,进一步提升护理人员的临床服务能力及水平。

9. **人才培养**　负责组织科室三年以下护士进行护理健康宣教讲课,提升年轻护士健康宣教能力、解决问题能力、与患者或家属的沟通技巧;高年资护士进行授课大赛,提升及培养护士授课能力水平、临床带教能力,为培养临床带教老师打下基础。

十、护理科研小组

(一) 小组成立背景及意义

护理科研工作是一项复杂、系统、全面的工作,个人的力量难以保证其顺利实施,成立护理科研小组,明确分工和职责,发挥团队成员的优势,结合临床经验与循证证据构建合理的知识互补体系,是贯彻循证护理理念的一种具体实践模式,对提高护理质量、促进护理科研的发展有着重要的现实意义。护理科研小组以促进科室护理人员整体科研水平发展为目标,鼓励并不断培养具有科研意识护理人员的科研能力,并为有进阶或晋级需求的人员提供帮助为工作导向。

(二) 小组的目标

1. 承担护理科研的培训工作。
2. 运用科学的护理方法指导临床护理工作,提高护理质量。
3. 提高科室全体护理人员科研意识、能力及科研水平。
4. 推动全科护理科研工作的开展。

(三) 小组的组建

以科室为单位成立护理科研小组,选择和确定小组成员。组成成员包括组长2~3名、承担不同任务分工的组员若干名。要求组长由完成循证护理专业培训及认证的护理研究生担任,要求小组成员具有本科及以上学历(有一定的科研基础如文献检索能力及英文文献的阅读能力)或临床经验丰富的高年资临床护理骨干。由护士长为督导,实行三级管理,即护士长 - 组长 - 小组成员,全面负责科室护理科研工作的开展,推动循证护理理念及方法在各专科护理小组的传播与巩固,促进护理科研成果向临床实践转化,科学地指导临床工作。

(四) 小组的职责

1. 科研小组本着为科室服务及提升全科护理科研水平的理念在全科范围内积极开展护理科研工作,要求科研小组人员具有奉献精神。

2. 科研小组人员需具有科研意识,在工作中善于发现护理科研问题,并不断培养护理科研思维及能力。

3. 承担护理科研的培训工作，培训内容主要包括文献检索、文献评价、护理科研设计、护理论文写作等，逐步提升护理人员的科研水平及能力。

4. 运用科学的护理方法指导临床护理工作，解决临床实际问题。依据循证护理内涵，把最新最有价值最可信的科研成果与临床实践相结合，以患者为中心，在护理活动过程中以实证为依据为患者提供最佳的护理，解决临床疑难护理问题。

5. 带动全科护理科研工作的有序开展，协助有科研意向的护理人员完成护理科研选题、设计、文献检索及论文写作指导等工作，将临床护理实践转化为科研成果。

（五）小组工作的开展

1. **发挥突出人才优势，进一步提升护理科研水平**　组织护理研究生、全日制本科生，及科研意识强的护理人员组成科研种子队伍，发挥优势、重点培养。定期进行集体的科研学习和讨论会，互相交流经验和特长，寻找科研思路、完善科研设计、督促科研方案的实施及论文撰写等。

2. **全面进行护理科研能力培养，从会找文章到会读文章再到会写文章**　针对全体护士，开展护理科研能力写作系列培训，从数据库注册使用，到文献检索，再到各种类型文献评读能力的培训，逐步实施。让每一名护士都会使用常用的中英文数据库，利用图书馆提供的便利条件使用专用账号免费获取文献；掌握如何快速获取最新的高质量的自己想要的文献的技巧；会读文献，了解写作主题、主要内容、写作结构、创新之处；从文献中获得收获和启发，产生自己的科研思路和设计。

3. **全体进行文献阅读报告，通过实践促进能力提升**　通过 2~3 个月时间，组织全体护士完成文献阅读报告，每周每人完成一篇（近五年核心期刊文章），由护士长及科研组长逐个亲自审核，在审核过程中，共同学习文章的科研选题、研究方法、写作技巧等，并寻找科研思路。每两周把值得学习的优秀文章汇总后发给全体人员学习和借鉴。

4. 根据层级晋升条件，以需求为导向促进科研成果产出，统计近 2 年内有保级或晋升层级需求人员，深挖她们的科研潜力和意向，针对性地给予帮助和指导，以促使其在 2 年内能够有科研成果产出，以达到其拟晋升层级的要求。

5. 定期组织有发表论文经验的护士进行护理科研选题、设计及写作经验的交流分享。

6. 每年年末对本年度的工作进行总结及分析，并根据当年工作的完成情况及存在的不足，以及科室实际工作需要及学习需求制订下一年的工作计划。

第二节　护士长质量管理

一、各岗位职责的管理

岗位职责是在岗护士一天工作检查的标准，制定临床护士每一岗位的工作细则，能够让年轻护士准确、安全地进行一天工作，同时也是护士长进行检验、核查自身护理工作的标准，因此岗位细则的制定需要护士长持续不断地进行改进与规范。

（一）护士长岗位

1. 岗位基本信息

（1）工作地点：神经内科 NCU。

(2)工作性质:NCU 的护理管理。

(3)工作范围:护理工作质量的监督检查;病区护理员工的管理考核和奖、罚、升、降、调动等。

(4)直属上级:科护士长或护理部(副)主任。

2. 工作概述 在科护士长和病区主任的领导下,全面负责本病区的护理管理工作。对本病区患者全面护理过程负责,为第一责任人;负责人力资源调配;负责质量管理;负责物资管理;负责护士绩效管理;负责各级人员的培养。并协助科护士长负责科室的组织、管理工作,确保科室工作顺利进行。

3. 护士长工作职责

(1)每年 1 月 15 日之前制订本组年度工作计划草案;90% 以上的护士对病区计划认可,通过并组织实施,完成率达到 90%。每半年进行一次中期计划汇报。

(2)每年 1 月完成上一年度护士年终考评,将每位护士的考评结果告知护士本人。

(3)每年 7 月完成本年新员工岗位的规范化培训方案修订,参加医院入职培训率达到 100%。

(4)每年 8 月前 100% 完成转正护士评价与培训。

(5)每年 10 月前统计继续教育学分,护士学分合格率至少达到 95%。

(6)每年 12 月前完成护理规章制度的更新,上报科护士长,经科室护理质量小组通过,组织实施并持续改进,执行率 100%;文件 3 年更新一次。

(7)每年 12 月 15 日交本病区年度护理工作总结,总结本年计划中各项指标的完成情况。

(8)落实护士职业生涯规划,完成护士技术考核 1 次 / 月,理论考核 1 次 / 季度。

(9)每季度独立完成 1 次夜班;平日白班的服务日 2 次 / 季度,每年服务日工作涵盖病区各种护理岗位,并完成服务日报告,有问题记录与分析,通过会议、培训或谈话等形式告知相关人员,采取持续改进的措施,护理问题解决率达到 90% 以上。

(10)每年 2 个长假(5 天以上的)均有代班工作,由护士长替班。

(11)每月 5 日前制订本月工作计划,并组织落实,实施率至少达到 90%。

(12)每月 5 日前报护士、护理员考勤。

(13)每月 5 日前提交《总务库房物品领取计划单》。

(14)每月 15 日前完成上月护理质量、不良事件分析,针对问题提出质量改进措施并组织实施,有记录;分析内容传达至每位护士,有护士签字。

(15)每月组织护理查房 1 次,解决临床中的实际问题,护士参加率不小于 60%。

(16)每月召开公休座谈会 1 次,征求患者意见,并完成会议记录,对患者提出的问题有反馈。

(17)定期参加护理部或科室护士长会议,出勤率至少达到 95%,将会议内容通过会议、培训或谈话、书面等形式告知护士。

(18)每月清点核查仪器设备,有记录签字,发现损坏第一时间联系送修。

(19)每周四前公示下周护士排班。

(20)每周有计划提交耗材请领单到医工科,保障临床使用,保障急救物资。

(21)每周参与主任查房一次,主治医查房至少一次,了解本专业疾病治疗、研究的动态和前沿等,提高专科知识水平。

(22)交班前检查每位护士仪表,不符合要求予以纠正;了解患者情况,依据护士能力动态调整责任护士管理患者的数量。

(23)每天定期检查药品、抢救物品管理情况,保证日常工作及抢救工作的正常进行。

(24)每天执行一天五查房,根据病房情况确定管理督查重点,并开展工作,每天在病房工作时间不低于80%。

(25)每天随时协调、解决本病区医、护、患关系。

(26)及时与医工、后勤相关人员沟通,保证物资供给充足,设施设备使用安全。

(27)及时与后勤部门相关人员沟通,提出需求,保证病区患者日常所需的被服、饮食饮水供应。

(28)减少病区非医护人员流动及保证其环境整洁。

(29)处理突发事件:发现隐患及时采取有效措施,按照事件等级上报。

4. 护士长工作责任

(1)人力资源管理责任:①对病区护士负有工作调配的责任,考核考勤的责任,工作质量督查的责任,培养、提高病区护士能力的责任,专业知识、技术培训的责任,工作综合能力评价的责任,绩效考评与分配的责任;②对病区护生有临床教学、授课、考核的责任;③对病区进修护士负有培训管理的责任;④对病区护理员负有监督、指导、管理的责任;考核考勤的责任;行为规范的责任;⑤对病区其他辅助人员负有监管的责任。

(2)看管责任:①对病区患者安全负有看管责任;②对病区非医护人员的流动有看管责任;③对病区设施、仪器负有看管责任。

(3)质量责任:①对护理质量计划、实施、效果评价、反馈、改进负有责任;②对患者全程护理质量负有督查、保证良好的责任;③对物资使用过程中出现的质量问题负有监管、反馈的责任;④对设备仪器的完好无损,保持备用状态负有责任;⑤对病区年度护理临床、教学、科研负有计划、落实、总结、改进的责任。

(4)数量责任:对病区护理指标的完成及提供的数据负有责任。

(5)合作责任:①对病区护士间的协作负有协调、指挥的责任;②对病区医护配合负有提出建议、协调、调配的责任;③对病区陪住数量负有评估、调整的责任;④对病区与医政、医技、医工、总务后勤、教研室负有执行、协作的责任。

(6)安全责任:①对病区患者住院期间的护理安全负有责任;②对病区环境设施的安全保障负有责任;③对病区医务人员的职业防护负有责任。

(7)政治责任:①对各类突发公共事件、医院委派的任务负有执行与配合的责任;②对个人廉洁自律、遵纪守法、执业行为等负有责任,对护士负有教育责任。

5. 工作权限　在科护士长、病区主任的领导下,对病区的护理人力资源具有调配权,对科室计划、上级主管部门的决定具有执行权,对病区护理工作具有决策权及参与权,对护理质量、院内感染防控、职业防护等具有执行与监管权,对病区耗材具有请领权。

6. 工作关系

(1)直接管理人员:科护士长、病区主任。

(2)监管人员:病区护士、护生、进修护士、护理员、配餐员、卫生员及其他人员。

(3)合作人员:医政、医技、医工、总务后勤、教研室人员。

(4)外部人员:患者及患者家属。

(5)与以上人员具有服从、指导、合作、服务的关系。

7. 工作流程

(1)7:50—8:00 到岗,巡视病房,了解病房夜间情况,充分听取夜班护士的反馈。根据护士的特殊情况进行弹性排班。

(2)8:00—8:30 参加医生护士集体交班,如有医护配合问题及时提示。

(3)8:30—9:00 抽查夜间报表填写和护理记录的完成情况。协调解决医护、临床与后勤、外送等部门的问题。

(4)9:00—10:00 检查正规技术操作及护理措施落实情况,了解危重患者的病情及治疗方案落实情况,随时给予指导,必要时跟随医生查房。

(5)10:00—11:30 巡视病房,执行每天五查制,了解责班护士工作完成情况。

(6)11:30—12:00 检查主班当天医嘱处理情况。执行每天五查制,保证患者的安全。

(7)12:00—13:00 休息。

(8)13:00—14:00 执行每天五查制,检查病区环境,了解护士中午工作情况,查重症患者的治疗与护理的落实情况。保证患者有病情变化处理到位。

(9)14:00—16:00 完成每天重点工作。

(10)16:00—16:30 检查责任护士对所管患者工作完成情况;进行当天病房护理工作小结,并将所发现问题记录在《护理质量管理手册》上。

(11)16:30—16:50 根据当天病房物品使用情况,及时补充贵重物品,保证夜间用物充足。

(12)16:50—17:00 执行每天五查制,跟随责任护士进行床头交接检查,下班。

8. 工作强度　依据工作两年以下护士所占比例、人均工作量比值、床护比进行计算。

9. 工作环境与条件

(1)以脑血管病、神经免疫与感染等为主的专科疾病组。

(2)床位数 ××,护士数 ××,床护比 1:(2~2.5)。

10. 任职资格

(1)爱岗敬业、积极进取、有奉献精神;有意愿担任护士长工作。

(2)身体健康。

(3)大专学历至少 3 年临床经历;本科学历至少 2 年临床经历;硕士学历至少 1 年临床经历或具有中级职称。

(4)有护理部为期 3~6 个月的培训经历。

(5)准护士长测评合格。

(二)主班岗位

1. 岗位基本信息

(1)工作地点:NCU 护士站。

(2)工作性质:医嘱执行及核对。

(3)工作范围:病房的床位调动、医嘱执行及核对、费用的录入与查询等。

(4)直属上级:NCU 护士长。

2. 工作概述　正确处理医生所开具的本病区所有患者日间的医嘱;核查医生开出医嘱

的正确性,督促责任护士执行医嘱及时准确;协调联系病区内部及外部临床、非临床部门各方面关系及工作,保证病区治疗护理工作正常运行。

3. 工作职责

(1)协助护士长做好科室管理工作,护士长不在时代理护士长处理日常工作。

(2)负责本病区医生对患者开具医嘱的正确处理、核对、打印;并对即刻医嘱提醒责任护士及时完成。

(3)与医生沟通:指出医嘱的不正确并督促其更改,防止漏账或多记账。

(4)与护士沟通:督促责任班护士各项检查、治疗和护理工作的及时完成,通知责任护士所管辖的病房将要入院、临时出院、临时外出检查的患者,并整理检查病历护理资料完整、耗材不漏账、各种检查确认完全等;督促准备班护士的工作完成。

(5)与病房外部协调联系:①与住院处联系,为住院患者安排床位;②与外送人员联系,协调临时检查、送标本及物品;③与后勤、医学工程科联系协调病房仪器、设施的维修等。

(6)负责病区仪器完好、呈备用状态,并做到"四定"(定位置、定数量、定期检查、定人管理);负责白班仪器内外借用的协调、登记等。

4. 主班护士工作责任

(1)发现医生开具出不正确的医嘱,负有提醒医生纠正的责任。

(2)对在护士工作站执行医嘱的正确性负有责任。

(3)对责任护士及时准确地处理即刻医嘱负有提示的责任。

(4)对辅助班工作有督查的责任。

(5)对本病区内、外部各方面合作、支持工作负有联系、协调、通知、分配、指挥责任。

(6)对危化品的安全使用负有责任。

5. 工作流程

(1)7:50检查夜班工作完成情况;查看标本留取、送检情况,检查当日出院或死亡患者有无未确认收费药品,以便及时让患者结账;交接PDA数量并进行擦拭;检查出院患者病例。

(2)8:00参加护士医生集体晨交班;检查病房规格化,提示各班注意事项;每周一次全体护士晨会时,讲评上一周各班协调配合,同时进行新药信息的传达。

(3)9:00—12:00:①检查药车、冰箱内药物及时退药。整理各种外送单据,交代外送任务。处理医嘱、打印执行单,让责任护士签字并执行。②核对患者一览表人数、床号,对当日出院患者进行查账、补账,点击当日出院患者至出院处;和管床医生联系,掌握当日收入院患者、倒床患者、临时出院患者等情况,予以协调床位调整,并通知责任护士做好准备。③正确处理当日医嘱;通知责任班护士及时执行医嘱;协调各方面工作,安排入院床位,通知主管医生、护士。④打印检查通知单,有本日检查的单子负责通知外送患者检查。⑤发送当日统领针剂、贵重药品领药单、长期口服药品单及临时领药单。

(4)12:00休息。

(5)13:00正确处理当日医嘱;打印并核对医嘱,做每日重点工作。

(6)14:00打印外出检查单并通知家属,核对医嘱,检查执行单签字情况。

(7)16:00打印次日治疗、护理执行单。下班前自查,并检查辅助班工作,核查当日出院病历并与夜班进行物品交接。

(8)16 :30 整理护士站卫生,与夜班护士交接班。

6. 每日重点工作

周一:整理护士站的各种物品,保持整洁。

周二:做好家属探视管理,进行科室危化品药物请领与退药。

周三:领取灭菌注射用水。

周四:介绍新药以及药物使用安全性的知识。

周五:整理护士站抽屉。

周六:检查护理记录的描述是否正确。

周日:检查患者的账目的准确性。

7. 工作权限

在病区护士长领导下,对医生开具医嘱有处理权、纠错权;对本病区工作有参与计划权、执行实施权;对护理质量、院内感染防控、职业防护等具有执行与监管权。

8. 工作关系

与以下人员具有服从、指导、合作、服务的关系

(1)直接管理人员:病区护士长。

(2)监管人员:病区护生、进修护士、配餐员、卫生员。

(3)合作人员:病区护士、医生。

(4)外部人员:患者及患者家属。

9. 工作强度

与护理岗位其他部门相比,属于中等强度。

10. 任职资格

(1)身体健康。

(2)5 年以上临床工作经验。

(3)有一定管理能力和较强的工作协调能力。

(4)较高的专科业务素质。

(5)电脑医嘱处理系统操作娴熟,并能处理运行中的问题。

(三) 白班责任护士岗位职责

1. 岗位基本信息

(1)工作地点:NCU 病房。

(2)工作性质:NCU 危重症患者护理。

(3)工作范围:NCU 的临床护理工作、护理教学和科研工作等。

(4)直属上级:NCU 护士长及护理组长。

2. 工作概述

对所管辖的患者做到全程全面、协调、个体化的护理。

3. 工作职责

(1)对所有分管患者"八知道":床号、姓名、诊断;异常化验与检查;病情;治疗、护理;急救与心理;目前患者主要护理问题;当日患者的护理需要;预测将可能发生的问题。

(2)接收新患者:接到主班护士的通知,准备床位、用物、监护仪为备用状态,将备用床推至监护室门口,等待迎接新患者。①责任护士需正确应用 PDA 接收患者;②按照院内身份识别完成身份确认,并佩戴腕带,向患者或家属介绍优质护理服务规范,向意识清楚患者介绍 ICU 的环境,减轻其恐惧感。

(3)执行并遵守《护士条例》等法律法规和技术操作规范,对所管辖患者护理质量负有责任(依据护理部《病房患者质量标准》检查指标及《医院分级护理细则》为质量标准,每月

进行自查、他查）。

（4）根据特级护理实施相应的护理内容。总体原则如下（具体细则请参照《医院分级护理细则》）：①密切观察患者的生命体征和病情变化，动态进行护理专科评估，基础评估：患者既往史、目前主要症状与体征、意识状态、生命体征、压疮风险、疼痛分级、营养评分、痰液黏稠度、跌倒风险、日常生活能力量表（ADL）评估。专业评估：专科疾病相关内容，肢体肌力、吞咽功能、特殊意识状态、认知功能、感觉障碍、精神状态评估、用药等。②根据医嘱正确实施治疗、给药及护理措施。③动态监测患者的病情变化，及时评估并与医生沟通；遇到病情突然变化时，即刻予以相应处理。④患者行各种特殊检查前需与外送人员交接，双方进行身份确认并签字；外出检查前做好气道吸引、吸氧的准备，必要时携带简易呼吸器，并在医生和家属的陪同下进行转运，返回病房后需要医护进行交接，并且责任护士要了解患者检查过程中的情况。⑤保持病房整体环境的整洁；床头桌干净；床旁用物放置整齐；床单、被褥、枕头、病号服整洁；隔离、多重耐药患者有隔离标记、设施、正确执行隔离措施护理；各种仪器使用时保证安全运转。评估患者的潜在危险，有预防和处理措施。⑥随时与意识清楚患者运用多种方式沟通，使其了解疾病的情况，给予帮助和安慰，加强心理指导；为意识障碍、瘫痪的患者提供舒适良肢体位。⑦做好家属的沟通：履行相关告知内容，并针对患者进行适时健康教育。每周二或周四与家属沟通，获得患者情况及家属需求的信息；同时反馈患者住院护理情况、提供医院相关制度的信息，取得救治的配合，并贯穿于患者整个住院过程；与医生沟通，提供与患者病情有关的信息；听取医生查房，了解患者病情及治疗，共同协作管理患者；特殊期间（新型冠状病毒肺炎疫情等），与家属沟通可以采用视频或电话沟通。⑧按照医院《护理文件书写规范指南》，及时准确记录患者病情变化。⑨白班组长通过评估当日的组员情况，给予分管患者。对无资质护士（进修护士、新入职护士）进行工作指导。

（5）责任护士日间管理内容：①环境管理：保持所管辖患者周围环境、床单位、床旁桌的整洁；监护设备（监护塔、导线、气源、电源）、仪器的清洁及安全，保证正常使用，监护仪报警限根据患者的情况上下浮动在 10%~20% 之间，每班进行评估。②患者的管理：评估与发现患者的安全隐患，有预防和处理措施。对于新入院患者，责任班护士负责调整安排本新患者的所有护理工作。③标识的管理：特级护理、接触隔离、药物过敏、记出入量、禁食、安全提示牌等标识要正确给予，准确实施。④负责对无资质护士进行业务指导，放手不放眼。⑤探视时和所管辖患者及家属保持良好沟通，与主管医生协作共同管理患者。⑥特殊疫情期间，做好患者和家属的排检工作，符合医院标准，方可进行收治。

4. 工作流程

（1）7：50—08：00 了解所管辖患者夜间病情，结合护士的级别进行分管患者，向神志清楚患者问好。进行腕带的检查，并保持腕带信息清晰完整。检查气垫床是否正常工作（压力大小与患者应用的评估），检查标本留取情况，检查患者使用的物品正确给予（床、各种泵、呼吸机及管路、电极片粘贴位置、导线、吸痰冲洗液、手消液、鼻饲用注射器）。

（2）8：00—8：30 责任班护士进行床头交接班与评估：①交接患者：所管辖患者夜间诊断、意识状态、皮肤、管路、监测值、标本留取、各种静脉、泵入用药（名称、剂量）及病情变化等。②交接各种仪器使用：气垫床（压力、患者应用情况）；输液、检查物品正确放置（床、各种泵、呼吸机及管路、检测气囊压力（每 4 小时 1 次）、电极片粘贴位置、导线、吸痰冲洗液、手消液、鼻饲用注射器）；检查监护仪报警限，根据患者的情况上下浮动在 10%~20% 之间。③动态进行 GCS、吞咽、言语、肌力评估。评估吞咽时需符合指标（GCS>12 分），每周二、五责任班与医生一起进行洼田饮水试验评估，当评估结果≤2 级，可通知医生给予患者带着鼻胃管经口摄食。针对 Braden 评分≤9 分，同时白蛋白<30g/L 的患者，翻身频次改为每 1 小时一次。

（3）8：30—9：00 翻身、会阴冲洗，保持身体的清洁。给予患者清洗水杯，更换新鲜水。静脉给药、给予肠内营养、口腔护理、雾化吸入、振动排痰等小治疗，输液后观察患者用药反应。

（4）9：00—10：00 留取化验，执行临时医嘱，测体温（每日需测 4 次、6 次体温的患者）并绘制体温单，跟医生查房，了解护理问题并落实护理措施。

（5）10：00—11：00 翻身、吸痰、喂水及口服药，监测胃残留。11 点测量生命体征、对可自行进食的患者饭前洗手、协助喂饭。交接所管辖患者的护理及治疗内容。

（6）11：00—13：00 连班接班，巡视病房，动态观察患者病情变化。

（7）13：00—14：00 翻身吸痰、扫床、做治疗，测体温并绘制体温单。

（8）14：00—15：00 口腔护理，完成每日重点工作。做好探视前准备工作（隔离服、患者所需用物、需要向家属交代的皮肤和护理相关内容）。新型冠状病毒肺炎疫情期间，严禁家属探视，需要提前与患者或家属进行沟通。鼻饲晾水、喂水、监测胃内残留。

（9）15：00—16：00 测生命体征，给予常规与临时的治疗及护理。

（10）16：00—16：45 翻身吸痰、整理病房，8-5 责任护士与白 8-8 班护士床头交接班（病情、皮肤、特殊用药、仪器应用、外出检查、管路、隐患），书写交班记事本。

（11）16：45—17：00 白 8-8 责班在组长带领下与辅班护士进行物品清点及交接，并与8-5 责任班护士进行床头交接。

（12）17：00 8-5 责任护士下班，由 NCU8-8 责任护士接管。

5. **每日重点工作**

周一：剪指甲，体温单录入"卧床"。查看上一周体温单（眉栏、体温、脉搏、呼吸、体重、热量、出入量、血压）的绘制的情况。检查现有患者气垫床充气情况。

周二：与患者家属进行沟通，检查患者所需物品，男患者剃胡须。

周三：洗头。检查患者抽屉内物品是否齐全、清洁。

周四：评估患者的用药安全。

周五：评估患者安全隐患，更换提示卡。

（四）夜班责任护士岗位职责

1. **岗位基本信息**

（1）工作地点：NCU 病房。

（2）工作性质：NCU 危重症患者护理。

（3）工作范围：NCU 的临床护理工作、护理教学和科研工作等。

（4）直属上级：NCU 护士长及护理组长。

2. **工作概述** 对所接管的患者夜间全程全面的护理，包括对患者晨晚间的生活照顾、夜间的病情观察与监测、执行医嘱与基础护理、急救处置及专科护理等。在保证专科护理基础标准的前提下对下级护理人员给予指导。

3. **工作职责**

（1）掌握所负责患者的床号、姓名、性别、诊断、治疗、护理、检查、心理等；组长按照责任护士护理患者的情况进行分组,并在排班表中标识。如遇特殊情况,可由组长调配。

(2)接班:日间新入院患者的病情、治疗、护理问题、护理措施;重症患者日间的病情变化、现存护理问题、用药问题及监测护理要点。

(3)接班:病室环境、常用物品、急救物品、夜间药品。

(4)密切监测患者的病情变化、生命体征、异常指征、指标,及时抢救并给予护理措施等。

(5)执行:准时按医嘱实施晨晚间化验标本留取、扫码、治疗并观察患者的反应。

(6)照顾:根据患者病情完成晨晚间生活护理。

(7)督察:夜班组长负责留取标本的督察工作。辅班下班前与夜班责任护士交接并清点物品(体温表、查体用具、药品等)。

(8)处置:擦拭护士工作环境,如治疗室、处置室、护士站,保持整齐。

(9)登记:病区日报表、护理工作动态信息量表。

4. 工作责任

(1)对按护理级别完成患者夜间的基础护理、专科护理达到标准负有责任;对完成患者晨晚间护理并达到标准负有责任。

(2)对及时发现患者病情变化、并能积极配合医生予以急救负有责任。

(3)正确及时按照医嘱实施治疗负有责任。

(4)对实施护理措施的效果观察负有责任。

(5)对保证患者住院环境安全、治疗安全、护理安全负有责任。

(6)对自身执业中遵守《护士条例》等法律法规、规章制度和技术操作规范负有责任。

(7)对进修护士、新入职护士及低年资护士的规范操作、遵纪守法负有监管责任。

(8)对个人的在职继续教育学习负有责任。

(9)对个人的执业注册资格获取或持续获取负有责任。

5. 工作流程

(1)16:50 责任护士与 8-8 责任夜班护士行床头交接。

(2)17:30 测量体温并绘制体温单、做晚间护理(面部、洗手、洗脚、背部、会阴冲洗、整理床单位)、翻身、吸痰、测生命体征、喂水并抽吸胃内残留。

(3)19:00 补充交班记事本,自查工作完成情况,做好交接前的准备。

(4)19:30 床头交接班。掌握患者病情,进行腕带的检查,并保持腕带信息清晰完整。检查气垫床是否正常工作(压力大小与患者应用的评估是否准确),检查标本留取情况,检查物品正确放置(床、微量注射泵、呼吸机及管路、电极片粘贴位置、吸痰冲洗液)。床头交接内容(病情、皮肤、特殊用药、仪器应用、外出检查、管路、隐患);核查白班药品(静脉、注射、口服)是否准确、准时给予。

(5)20:00 按时正确实施夜间治疗:①用药:静脉、注射、口服;②护理:口护、雾化、振动排痰等;随时观察患者的病情变化。

(6)21:00 核对次日输液、注射、营养液等治疗用药,并进行分类。

(7)22:00—24:00 翻身、吸痰、喂水和药,测体温并绘制体温单、测量生命体征,做治疗。

(8)24:00—2:00 填写日报表,翻身、吸痰、叩背,根据患者病情适时熄灯。

(9)2:00—2:30 做 2 点治疗(静脉、注射、口服),测 2 点体温。

(10)2:30—4:00 测生命体征,监测胃内残留,喂水,翻身吸痰,口腔护理。

(11)4 :00—6 :00 晨间护理(面部护理、梳头、洗手、更单)以及其他护理。

(12)6 :00—7 :00 晨间抽血、肌内注射,测体温、监测生命体征、监测胃内残留,喂水、喂药,计算24小时出入量、热量,并记录在体温单上;为当日有外出检查的患者做好准备工作,书写夜班交班,记录患者大便次数。

(13)7 :00—7 :30 吸痰,清理引流瓶、冲洗液,更换呼吸机冷凝水并保证其有效浓度,擦拭各种泵,冲洗呼吸机过滤网,更换并浸泡吸氧瓶,整理NCU工作环境。

(14)7 :30—8 :00 核对夜间医嘱,更换治疗盘,棉签24小时有效。1~2名护士在医生办公室交班,其余护士分别床旁交接,物品交接清楚后,夜班自查夜班工作用药情况,准确无误后下班。夜班组长负责药品、仪器的交接,并与主班交班。

6. **工作权限** 在病区护士长领导下,对所管辖的患者的护理措施有制定实施权、治疗有执行权、患者的不遵医行为有管理权;对本病区工作有参与计划权、执行实施权;对护理质量、院内感染防控、职业防护等具有执行与监管权。

7. **工作关系** 与以下人员具有服从、指导、合作、服务的关系。

(1)直接管理人员:病区护士长。

(2)监管人员:病区护生、进修护士、护理员、配餐员、卫生员。

(3)合作人员:病区护士、医生。

(4)外部人员:患者及患者家属。

8. **工作强度** 与护理岗位其他部门相比,属于高等强度。

9. **工作环境与条件** 在NCU病房工作,每名护士负责2~3名危重症患者。

10. **任职资格**

(1)身体健康。

(2)取得护士执业资格证书。

(3)有为患者提供优质服务的意愿。

(4)有一定专科知识和技能。

(五)辅班护士岗位职责

1. **岗位基本信息**

(1)工作地点:NCU病房。

(2)工作性质:辅助责任护士做好治疗准备。

(3)工作范围:负责治疗室、处置室及病房的环境、药品及物品管理工作。

(4)直属上级:NCU护士长及护理组长。

2. **工作概述** 为本病区责任护士做好各种治疗准备,保证患者治疗准时、正确无误。

3. **工作职责**

(1)保证所有药品,物品均在有效期内,数量齐全(库存量及时填补),记录准确。

(2)负责病房卫生环境清洁整齐(病房、治疗室、处置室、仪器间)。

(3)负责领取药物(静脉、注射、口服),摆次日治疗,每周更换呼吸机管路(多重耐药者3天1次),做好责班及夜班的备用物资准备。

(4)保持治疗车,口服药车、抢救车清洁完好。

(5)冰箱内药品及物品需分别放置,并保持干净整齐,无过期。

(6)完成每日重点工作。

(7)每季度做染菌监测(手及物表)及空气培养。每月1日进行一次性物品的检查并在物品清点登记本上注明"一次性物品无过期",签字。

(8)辅班对重症患者急救物品、药品、仪器提供保障并负有责任。保障责任班、夜班护士治疗、用物齐全并处在备用状态。

4. 工作责任

(1)对患者每日准确进行静脉用药正确摆放负有责任。

(2)对治疗室和抢救车内物品、药品、无菌物品、治疗用物,冰箱内用物及药物、仪器间供应物资齐全、清洁干净、及时补充并在有效期内和处于备用状态负有责任。

(3)负有责任班护士的用物,后勤保障供应的责任。

(4)负责保障治疗室、处置室、仪器间清洁整齐。

5. 工作流程

(1)8:00—8:30检查物品,防止过期,对于近效期物品需及时应用并更换;更换呼吸机外管路;检查各种物品及药品的有效期;进行无菌物品、贵重药品及基数药品的清点记录,检查冰箱内药品是否分区域、分人进行分别摆放并签字。每日9:00进行冰箱内温度的检查、房间的温湿度的检查并记录。

(2)8:30—9:30整理仪器间:各种仪器是否清洁、放置位置合理。输液泵备用时禁忌将传感器取下,保持完整状态。处置室:每日擦拭标本盘、盒;抢救车检查时间:用后当日检查、补充药品或物品后上锁,每月最后一日检查、节前一个月与护士长一起按照要求进行检查并记录。

(3)10:00—11:00血糖仪每天用75%酒精进行擦拭。

(4)11:00—12:00做重点工作。

(5)13:00—15:00接收药房所摆药品,及时提示责任护士用药。

(6)15:00—16:00补充各种物品;摆次日静脉类、注射类、口服类(营养液)药物;取口服药,并对夜间口服药品进行核对。

(7)16:00—17:00通过PDA系统进行核对摆药情况。打扫环境卫生,做好垃圾分类工作,下班前自查,与白8-8责任护士进行药品及物品的核对。

6. 每日重点工作

周一:检查并擦拭各种仪器(呼吸机、监护仪、输液泵、微量泵、除颤仪、降温毯),保持仪器的清洁并处于备用状态(注射泵更换电池;便携监护仪、应急灯各充电8小时)。检查消毒呼吸复苏装置(每床)并签字。订无菌手套和纱布。

周二:清洁检查血压计,保证监护塔各种管道、电源线清洁,冰箱除霜。

周三:检查和消毒呼吸复苏装置(每床)并签字,消毒浸泡患者的体温表并实施检测,过床易进行清洗并晾干备用。

周四:整理治疗室抽屉,患者的饮水桶用75%酒精擦拭消毒一次。大输液的填补情况,督促并及时补齐基数,检查500ml灭菌注射用水基数并核对有效期。

周五:整理库房,为周一送货准备空间,准备次日应用物品、药品并核查,彻底整理NCU环境卫生。

7. 工作权限 在病区护士长领导下,对本病区工作有参与计划权、执行实施权;对护理质量、院内感染防控、职业防护等具有执行与监管权。

8. **工作关系** 与以下人员具有服从、指导、合作、服务的关系。

(1)直接管理人员：病区护士长。

(2)监管人员：病区护生、进修护士、护理员、配餐员、卫生员。

(3)合作人员：病区护士、医生。

(4)外部人员：患者及患者家属。

9. **工作强度** 与本病区护理岗位其他部门相比，属于低强度。

10. **工作环境与条件** 在NCU病房和处置室，负责NCU所有患者的治疗准备及处置室物品、药品管理。

11. **任职资格**

(1)身体健康。

(2)3级以下低年资护士（可根据本病区人员结构）。

二、护士长手册

护士长手册应用信息化管理效果最佳，相应的护理质控指标均会以数据的形式进行展示，因此护士长手册的记录可进行动态的填写，便于护士长的应用与科护士长的督查。

（一）手册内容

1. **护士长日常护理管理质控记录**

(1)护士长手册填写记录客观、真实、准确，描述清晰、重点突出。

(2)年度工作计划包括护理管理、护理质量、护理教学、护理科研等，要求有目标、有措施、有评价。具体实施的方案等所涉及的指标需要量化。

(3)每月进行一次护理查房。

(4)每月进行一次公休座谈会，NCU可以针对家属进行座谈。

(5)护士长按照院内的护士长服务日规定履行本人的班次：每月独立带班至少1次，每季度值夜班一次，科护士长每季度带班不少于2天。

(6)纠纷与投诉登记包括直接反映到本科室的或反映到职能部处理纠纷投诉事件，护士长应以第一时间进行处理、上报并记录。

(7)依据年初工作计划，进行实施过程中的问题分析、改进，为今后的工作提出帮助与借鉴。

2. **护士长护理质量评价记录**

(1)护理质量评价记录护士长填写时需要语言简洁、内容充实、重点突出。

(2)月工作计划每月5日前完成，要求具体可测量，突出专科特点，包含上月的重点质量问题的复查情况。

(3)月质量分析要求总结计划的实施情况、存在的问题、改进的措施及上月问题的改进结果。

(4)护理管理质量要求每月记录10次，按照评价标准得分≥90分为合格，急救设备药品合格率100%。

(5)分级护理质量要求每月记录20次，按照评价标准得分≥90分为合格；基础护理合格率要求达到95%。

(6)消毒隔离每月记录10次，按照评价标准得分≥90分为合格，合格率达到100%。

（7）护理病历质量检查每月记录 10 份,按照评价标准 ≥ 90 分且无单项否决为甲级病历,甲级病历要求达到 90%。

（8）护理操作考核每月至少 1 次,操作项目不限,需要包括基础护理操作与专科护理操作内容,得分 ≥ 90 分为合格,合格率达到 95%。

（9）各项评价记录进行评价时,不达标者需要进行复查并记录,针对专项的质量问题可持续进行改进,并最终形成规范进行管理。

（二）护理质量评价指标

1. NCU 护理质量评价指标　见表 2-2-1。

表 2-2-1　NCU 护理质量评价指标表

评价内容	评价要点	评价方法
物资管理	【C】 1. 建立物资设备清单,包含品种、数量、存放地点。 2. 危险物品尽量放置于 25℃以下;通风良好,远离火种、热源,防止阳光直射的环境中。 3. 科室有危险物品台账,标注种类和数量,账物相符,专人管理,位置固定,分类存放;保管、领取、使用符合科室制度、安全操作规程。 4. 每年接受一次危险品的管理教育培训,发生危险品、废弃物溢出、暴露的处理与上报流程正确。 5. 有保障常用仪器、设备和抢救物品正确使用的制度与流程,使用有合格证书的医疗计量用具。 6. 设备更新、新增功能、新增使用人员,病区组织培训与考核,填写《设备使用培训记录》。 7. 每日对使用中的急救、生命支持类设备检查、填写记录。 8. 有蓄电功能的医疗设备应及时充电以保证应急启用。 9. 每月 5 日前提交物品请领计划,常规计划性物资预算达到 90%。 10. 一次性物品、耗材、无菌物品均在有效期内使用,存放有序、符合要求、不复用。 11. 一次性无菌医疗用品以最小包装存放在无菌柜内。 12. 一次性使用无菌医疗用品不能重复灭菌使用。可重复性使用的无菌医疗用品应一人、一用、一灭菌。 13. 专人管理高值耗材,请领使用记录齐备,进行可追溯管理。 14. 防护用具齐备,存放有序。 15. 有调配应急物资的方案。 【B】符合 "C" 并 1. 常规计划性物资预算达到 98%(应急除外)。 2. 危险物品按照医院规定定期清点、粘贴统一标识,单独放置,管理符合制度要求,无安全隐患。 3. 护士站、治疗室、处置室物资标准化管理,标识统一与物品对应,物品分类摆放,空间安排有序。 4. 抢救车进行标准化管理,按照标线固定放置,急救设备完好率 100%;急救设备配套、配比适当、齐全。	1. 资料准备 2. 护士准备

评价内容	评价要点	评价方法
物资管理	5. 医疗仪器进行日常维护,处于备用状态,禁止使用疑似或已经出现问题的仪器。 6. 仪器、设备和抢救物品使用中,意外情况的处理及措施全部符合处理预案的要求。 7. 库房物资放置于统一的货架上。 8. 有高值耗材使用监督管理记录。 9. 按照色标管理正确使用物品。 10. 防护用品齐全,护士会正确使用。 【A】符合"B"并 1. 运用"零库存"理念减少管理成本,存量管理最小化。 2. 有应急物资调配的演练。 3. 危险品溢出、暴露能够有效应对处理,保证个人安全。 4. 有物资管理的质量记录,持续改进。	
药品管理	【C】 1. 运用"零库存"理念,对病区应急药品采用基数管理,品种数量与药剂科相符。 2. 基数药品落实医院标准化管理,如存放地点、容器、标识等。 3. 注射、内服与外用药品分区摆放,一个储存盒只能放一种药品。 4. 存贮与使用的药品均在有效期内,有效期 ≤ 1 个月的针剂药品,有定期检查记录。 5. 药品左拿右放,正确储存:避光、冷藏等;冰箱内温度在 0~10℃,有每日监测记录,温度计放置于冰箱中间位置。 6. 高危药品采用单一颜色塑料筐 / 杯盛装,领药、摆药环节与其他药品分层放置,区域固定,使用医院统一高危药品标识,粘贴于容器固定位置。 7. 抢救车内药品、物品按照标准化要求放置,清点记录清晰。 8. 毒麻药品、精神一类药品使用与处方管理符合医院要求,取药环节实现双人双锁。剩余药品按照医院毒麻药管理方案处理。 9. 基数药品使用后,需要在 24 小时内请领、双人核对补充后签字,并按照有效期时间进行摆放。 【B】符合"C"并 1. 设立大输液每周用量,根据不同输液的批号、有效期进行安全放置。 2. 每日进行基数用药的清点。 【A】符合"B"并 对药品管理落实情况有追踪和成效评价,对缺陷有分析与改进。	1. 资料准备 2. 护士准备
环境利用	【C】 1. 为护士提供简洁方便的工作用具。 2. 为患者提供舒适、安静、有序的住院环境。 3. 病房、治疗室、处置室、仪器间布局合理,区域划分明确,标识清晰,避免洁污交叉。 4. ICU 采用百级层流 / 全新风系统。 5. 每季度对空气净化与消毒质量进行监测。 6. ICU 各种物体表面、地面每日湿式清洁,用 500mg/L 含氯消毒剂擦拭。	1. 资料准备 2. 护士准备

评价内容	评价要点	评价方法
环境利用	7. 执行病房、治疗室、处置室消毒隔离要求。 8. 执行医疗用品消毒要求。 9. 出院、转科、死亡患者床单位正确消毒处理。 10. 尽可能每年对 ICU 病房进行一次彻底的消毒。 【B】符合 "C" 并 环境设施安排便于工作,无安全隐患,有自查、反馈。 【A】符合 "B" 并 有持续改进。	
计划总结	【C】 1. 每年 1 月 15 日之前制订年度工作计划。 2. 每月 5 日前制订本月工作计划,并提交上月科室质量分析报告。 3. 每年 12 月 15 日前上交病区年度护理工作总结。 【B】符合 "C" 并 1. 依据 ICU 专业特点,有细化、量化的护理服务指标与措施。 2. 护理计划具有连续性、可操作性。 3. 90% 以上的护士对 ICU 计划认可。 4. 护士知晓本单元的工作计划重点内容。 【A】符合 "B" 并 1. 每季度有计划进度评价。 2. 年度计划目标按期执行,完成率达到 95%。 3. 有对规划和计划落实情况的追踪分析。	1. 资料准备 2. 护士准备
规章制度	【C】 1. NCU 有专科护理技术操作规范、疾病护理常规、护理安全制度等。 2. 规章制度分类管理。 3. 有医院相关规章制度学习与培训记录。 【B】符合 "C" 并 1. 每年进行护理规章制度的整理、补充,每 2 年进行更新一次。 2. 正确执行相关规章制度、护理规章制度与技术规范、疾病护理常规等。 3. 正确执行各项规章制度、护理技术规范。 【A】符合 "B" 并 对制度的执行情况有追踪评价,改进有成效。	1. 资料准备 2. 护士长督查
工作运行	【C】 1. 护士长掌握病区患者、护理人员的情况:护士人力资源、患者人数、当日床护比等。 2. 每周四公示下周护士排班,有人力调配的工作制度。 3. 各岗位护士在应急工作中有具体的职责与任务。 4. 护士明确探视管理制度。 5. 护士工作流程清晰,能够按照流程进行护理内容的实施与管理。 6. 护士遵守岗位职业的防护措施:正确使用口罩、手套等。 7. 掌握发生职业暴露后的伤口处理与上报的流程。 8. 依据护士工作的数量、工作质量、技术难度等要素进行绩效的管理。	1. 资料准备 2. 护士长督查

评价内容	评价要点	评价方法
工作运行	【B】符合"C"并 1. 有护士长调配人员的记录,人员调配满足应急状态人力需求。 2. 各岗位护士知晓在应急工作中各自的职责与任务,并配备充分的应急物资。 3. 医护双方共同管理探视。 4. 每月按照方案实施 NCU 护理绩效管理。 5. 护士长护理质量管理包含:依法执业、分级护理落实,查对、输血、仪器使用等安全环节,健康教育、护理文件书写、职业防护、重症患者的评估、护理措施的落实、标本采集、医院感控等重点环节。 6. 护士长对月质量分析中发现的问题提出具体可行的措施并落实。 【A】符合"B"并 1. 根据患者危重程度进行调整人力,护士分管患者符合护士能级水平。 2. 有应急演练与应急实践的总结与分析。 3. NCU 护理质量有改进成效。 4. 绩效方案持续改进。	
沟通协调能力	【C】 1. 每月征求 NCU 患者家属意见一次,并进行相关内容的宣教与告知。 2. 重症患者检查、转运前需要进行电梯预约,同时告知检查科室进行前期准备。 3. 转科前预先告知转入科室,落实交接,有记录。 4. 日常工作中做好医技科室、信息系统等工作的协调。 5. 对外送、卫生员、配餐员进行良好的工作协作。 【B】符合"C"并 1. 有转科服务管理的自查、反馈。 2. 对医技科室、支持系统工作协调有记录。 【A】符合"B"并 有科室主任参加的护理专题会议或讨论。	资料准备
不良事件的改进	【C】 1. 护士知晓不良事件的改进方法。 2. 护理不良事件无漏报。 3. 每年至少一次对护士进行不良事件报告制度、预防与处理进行教育与培训。 4. 每月进行不良事件的总结与分析,重大事件有成因分析。 5. 针对患者的病情,向家属提供相应的健康教育,并提出不良事件的预防措施。 【B】符合"C"并 根据不良事件的分析结果,修订护理工作流程并落实培训。 【A】符合"B"并 1. 有持续改进的安全案例,改进有成效。 2. 患者主动参与医疗安全活动。	1. 资料准备 2. 护士准备 3. 护士长督查

评价内容	评价要点	评价方法
责任制整体护理	【C】 1. 落实 NCU 患者的整体护理,体现对患者的全程、连续、全面和专业的护理。 2. NCU 有明确的排班原则:责任护士负责患者的数量,患者有固定的护士负责。 【B】符合 "C" 并 护士掌握相关知识,根据患者的个性化以及需求制订患者的急救、监测计划。 【A】符合 "B" 并 对 NCU 患者的责任制护理落实情况有质量追踪和成效评价,有持续改进。	护士长督查
患者满意度	【C】 1. 第三方调查满意度<95%。 2. 有患者满意度调查记录。 【B】符合 "C" 并 1. 第三方患者满意度调查 ≥95%,无负面反馈意见。 2. 有投诉时,需要当日调查事件的经过、完成分析、提出改进措施并上交科内。 【A】符合 "B" 并 1. 第三方患者满意度 ≥98%,无负面反馈意见。 2. 针对投诉问题、患者意见,改进措施具体可行,有改进效果。	护士长调查
人力合理配置	【C】 1. 有可操作性的人力调整方案。 2. 人员结构合理。 【B】符合 "C" 并 1. 有保证实施人力资源调配的实施方案。 2. 根据患者的病情、危重程度、护理难度、技术需求合理安排护士的调配,并有记录。 3. 节假日、夜间根据工作量随时调整护士人力。 【A】符合 "B" 并 NCU 1~3 级护士约占 30%,4~5 级护士约占 45%,6~7 级护士约占 25%,8~9 级护士约占 2%。	1. 资料准备 2. 护士准备
能级管理	【C】 有科室能级管理方案,每年进行能级护士评价。 【B】符合 "C" 并 1. 5 级以下护士为初级岗位培养阶段,重点培养对危重症患者的护理。 2. 6 级以上护士为专业或管理岗位培养阶段,重点培养急危和疑难重症患者的护理,护理行政管理或运营管理、护理教学组织管理和护理研究等。 【A】符合 "B" 并 白班岗位 4 级以上护士不得少于 50%,其中至少有 1 名 6 级以上护士在岗,责任护士所管患者不能高于 4 人。	资料查阅

评价内容	评价要点	评价方法
人均工作量	【C】 人均工作量比值 ≥ 0.8。 【B】符合 "C" 并 人均工作量比值 ≥ 0.9。 【A】符合 "B" 并 人均工作量比值 ≥ 1.0。	资料查阅
重症患者比例	【B】 1. 危重症患者比例＜危重症患者比例平均值。 2. 抢救＜5%。 【A】符合 "B" 并 1. 危重症患者比例 ≥ 危重症患者比例平均值。 2. 抢救 ≥ 5%。	资料查阅

2. 临床服务质量评价内容

(1)责任制护理：①每名责任护士负责一定数量的患者,每名患者有固定的责任护士负责；②主管医生知晓责任护士。

(2)患者的评估：①患者特级护理与危重程度相符；②对患者实施正确的基础与专科评估；③责任护士能说出患者的病情变化与护理计划。

(3)护理过程的评估：①责任护士至少 80% 的时间在责任区工作,根据患者的专科特点,提供重症患者的需求与服务；②完成出入院、转科的护理,适时对患者或家属实施健康教育,家属知晓；③落实护理技术操作标准,护士给予正确的监护、管路、伤口、功能锻炼等护理；④协助医师正确实施诊疗计划,正确执行医嘱；⑤正确留取各类化验标本,且符合检验质量；⑥注重患者安全,措施到位；落实基础护理,患者舒适清洁；⑦做好标准预防的消毒管理,正确处理医疗废物垃圾；⑧尊重重症患者权益,做好护理的记录。

(4)单项否决的标准：①单项否决范围：违反医疗相关法律法规、出现重大责任问题、护士长不作为；②部分单项否决：护士不会使用抢救物品(简易呼吸器、输液泵等)、责任护士护理工作不符合等级护理要求、严重违反规章制度或操作规程。

三、护理记录单的设立

随着信息化管理在临床的有效实施,宣武医院危重症护理记录单在 NCU 的实施,代表着护理管理有着质的飞跃。信息化系统目前在临床中持续完善与改进,不断地规范与推广应用,目的是缩短护士书写的时间,把护士的时间还给患者,促进护理质量的提升。从图示、图表中以及与心电监护和呼吸机的衔接上,让患者的各种生命指标直接上传至 24 小时重症护理记录单上,即达到了无纸化的护理记录的管理,同时缩短了书写时间,把护士更多的精力与时间还给了重症患者。具体内容如下:

神经内科危重患者记录

见图 2-2-1~2-2-4。

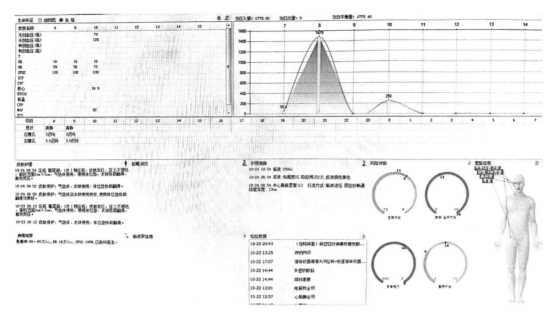

图 2-2-1　重症护理记录（Ⅰ）各项指标评估

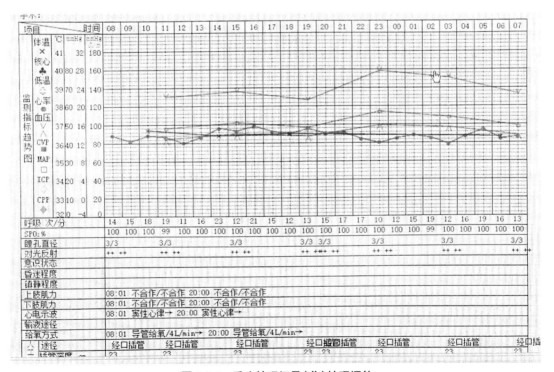

图 2-2-2　重症护理记录（Ⅱ）护理评估

入量	静脉泵入液体										
	静脉非泵入液体										
	胃肠内泵入液体										
	胃肠内非泵入ml										
	口服给药ml										
	尿量ml										
	排便ml										
	其他ml										
出量	管路	中心静脉置管　第4天 尿管　第4天 胃管　第29天 气管切开　第83天									

24小时入量：200.4ml	其中输液：0.4ml	余液：		平衡：200.4ml
24小时出量：0ml	其中尿量：0ml	排便：0ml（0）	不显性失水：	热量：

图 2-2-3　重症护理记录（Ⅲ）出入量记录

皮肤护理
08:36Braden评分：11分 20:10Braden评分：11分
09:52皮肤保护：气垫床、水球使用，体位垫协助翻身。09:54压疮：骶尾部，1处Ⅰ期压疮，皮肤发红，压之不褪色，面积范围3cm×3cm，气垫床使用，使用体位垫，水球使用协助翻身，避免受压。18:42皮肤保护：气垫床及水球使用良好，使用体位垫协助翻身效果好。20:12皮肤保护：气垫床、水球使用，体位垫协助翻身。20:13压疮：骶尾部，1处Ⅰ期压疮，皮肤发红，压之不褪色，面积范围3cm×3cm，气垫床使用，使用体位垫，水

时间	病情观察	护士签字	时间	病情观察	护士签字
10-24　08:00	患者神志为药物镇静状态，RASS-4分，左侧瞳孔3mm，右侧瞳孔3.5mm，对光反射均迟钝，吞咽、言语查体不合作。现予患者复温，目前患者复温温度为34.7℃，实测核心温度34.9℃，予患者四肢及躯干保暖，予控温毯使用，模式为升温模式，设定控温毯水温37℃，现体表温度35.2℃，未见寒战。现仍予哌替啶注射液以40mg/h、咪达唑仑6mg/h微量泵入，盐酸异丙肾上腺素注射液以30μg/h微量泵入，罗库溴铵以20mg/h微量泵入。自胃管内抽出黄色胃内残留20ml予推问并通知医生。双手、双足指关节皮肤颜色发紫，已给予保暖。			见患者寒战。	
10-24　08:02	开始双小腿肢体加压治疗（床旁）。		10-24　18:43	07:00-18:30 生命体征小结：BP：129～149/78～98mmHg；心率：56～100次/分；RR：16～18次/分；SPO₂：100%～100%；MAP：92～109mmHg；MTcore：34.9～35.4℃；日间未见患者寒战，予患者四肢及躯干保暖，日间患者未排便。	
10-24　09:00	予患者将复温温度调到35℃，实测核心温度34.9℃，予患者四肢及躯干保暖，未见患者寒战。		10-24　20:00	患者神志为药物镇静状态，RASS-4分，左侧瞳孔3.5mm，右侧瞳孔3.5mm，对光反射均迟钝，吞咽、言语查体不合作。现予患者复温，目前患者复温温度为34.2℃，实测核心温度35.4℃，予患者四肢及躯干保暖，予控温毯使用，模式为升温模式，设定控温毯水温37℃，现体表温度35.2℃，未见寒战。现仍予哌替啶注射液以40mg/h、咪达唑仑6mg/h微量泵入，盐酸异丙肾上腺素注射液以40μg/h微量泵入，罗库溴铵以20mg/h微量泵入。自胃管内抽出黄色胃内残留240ml予弃去并通知医生。双手、双足指关节皮肤颜色发紫，已给予保暖。	
10-24　09:50	患者HR:55~60次/分，RR:16次/分，SPO2:100%，予患者将盐酸异丙肾上腺素注射液调至40μg/h微量泵入。				
10-24　10:14	患者HR:60~65次/分，RR:16次/分，SPO2:100%，已告知医生。		10-24　20:05	调节肠内营养液至50ml/h鼻饲泵入。	
10-24　11:12	血气分析：PO₂：118mmHg，PCO₂：35.6mmHg，pH：7.456，钠离子：152mmol/L，钾离子：4.2mmol/L，已通知医生。		10-24　20:10	予患者将复温温度调到35.4℃，实测核心温度35.7℃，予患者四肢及躯干保暖，未见患者寒战。	
			10-24　23:00	未自患者胃管内抽出胃内残留，已通知医生。	
10-24　15:05	予患者将复温温度调到35.2℃，实测核心温度35.2℃，予患者四肢及躯干保暖，未		10-25　00:29	患者血压156~164/92~101mmHg，HR:76~83	

图 2-2-4　重症护理记录（Ⅳ）病情观察

四、不良事件报告单

(一) 非计划性拔管报告单

见表 2-2-2。

表 2-2-2　非计划性拔管报告单

护理单元 _____　报告时间 _____ 年 ____ 月__日__时　报告人 _____

上报者 / 当事人信息
患者基本信息
患者基本评估： 自我照顾能力： 生活自理能力评估：入院 ADL 评分：　　　　　　最近一次 ADL 评分： 跌倒风险评估：入院评分：成人 ____　　　　　最近一次跌倒评分：成人 _____ 疼痛评估：入院评分：　　　　　　　　　　　最近一次疼痛评分： 压疮评估：入院评分：　　　　　　　　　　　最近一次压疮评分：
非计划性拔管发生现场信息：
发生时间：　　　　　　　发现时间：　　　　　　　置管时间：
发现人：□护士　□医生　□家属　□其他人员
发生地点：
患者意识状态： 发生前： □清醒　□嗜睡　□昏睡　□昏迷　□意识模糊　□谵妄　□植物状态　□镇静状态　□其他 发生后： □清醒　□嗜睡　□昏睡　□昏迷　□意识模糊　□谵妄　□植物状态　□镇静状态　□其他
患者精神心理状态：□平静　□烦躁　□焦虑　□恐惧　□其他
护患比：　　　　　　　　　　(事件发生时该护士与主管患者的比例)
陪护情况：□无陪护　□家属陪护　□护理员陪护
管路滑脱分类：□胃管　□尿管　□气管插管　□深静脉置管　□其他 ____
管路固定方式：□无　□缝合　□胶布敷料固定　□水 / 气囊固定　□其他 _____
患者身体状况：
活动能力：□行动正常　□使用助行器　□残肢　□无法行动　□其他　□四肢可活动
上肢肌力(左)：
上肢肌力(右)：
健康教育：□已做　□未做
约束带使用：
□无　□有　□手套式约束带　□腕部约束带　□垫手枕式约束带　□胸部约束带　□其他
事件发生前患者是否使用镇静药：□是　□否

管路滑脱时工作人员：□在患者身边　□未在患者身边
患者既往是否发生过非计划拔管事件：□首次　□第 ___ 次
不良事件发生后患者的损伤状态： □无损伤　□有损伤：(出血、气胸、吻合口瘘、血栓、窒息、感染、其他)
后果： □无　□有：_____ 患者住院天数：□无影响　□可能减少　□可能增加　□无法判定影响　□其他
发生的不良事件是否有医疗纠纷：□有　□无
脱管后的处理措施： □立即通知医生　□其他护理人员　□病房护士长、小组长　□值班护士长　□护理部　□医生 □家属　□重新置管　□观察病情　□脱管部位处理　□记录病情　□用药：药物名称 _____ □诊断性检查　□无特殊处理　□其他
事件陈述：
原因分析(可多选)
人员因素(医护、患者、陪护)
患者因素 □患者活动时未保护好管路　□患者无法耐受留置管路引起的生理不适 □患者情绪不稳或躁动　□意识障碍　□患者拒绝约束　□其他
护士因素
约束不当 □操作后未及时给予约束　□约束带种类选择不当　□约束带松紧度不适当　□约束带固定位置不适当 □未进行保护性约束
评估不当 □对患者精神意识判断不准　□对肌力评估不准确　□对镇静效果评估不足　□未评估管路通畅程度 □未评估管路留置深度　□未评估管路固定情况
置管及固定不当 □内置管路过浅　□外固定/放置不当易扯出　□护士操作未正确固定
健康教育不当 □未粘贴"防止脱管"黄色警示牌 □操作时未保护好管路 □交接班不全面　□医技因素　□护理员因素　□陪护因素　□其他人员
材料因素
方法因素
管理因素
事件等级： □未造成后果事件　□轻微伤害　□中度伤害　□重度伤害　□永久性功能丧失　□死亡
是否可以避免：□是　□否　原因：_____
改进措施：

（二）院内压力性损伤报告单

见表 2-2-3。

表 2-2-3　压疮院内（院外）报告单

护理单元 _____　报告时间 _____ 年＿月＿日＿时　报告人 _____

上报者／当事人信息
患者基本信息
患者风险评估： 自我照顾能力：□自理　□部分依赖　□完全依赖 生活自理能力评估：入院 ADL 评分：　　　　　　最近一次 ADL 评分： 跌倒风险评估：入院评分：成人 ____　　　　　　最近一次跌倒评分：____ 疼痛评估：入院评分：　　　　　　　　　　　　最近一次疼痛评分： 压疮评估：入院评分：　　　　　　　　　　　　最近一次压疮评分： 使用压疮风险评分表：□ Braden　□ Norton　□ Waterlow　□其他 风险等级：□极高危　□高　□中　□低 陪护情况：□无　□有（家属陪护、护理员陪护）
压疮部位：
发现日期：　　　　　　　□院内　　□院外
部位：□枕部　□耳廓　□肩胛部　□肘部　□髋部　□骶尾部　□足跟部　□踝部　□其他
压疮程度描述： Ⅰ期：皮肤完整无破损，但局部区域出现按压后不变白的红斑 Ⅱ期：部分真皮受损，溃疡呈表浅性，伤口床为红、粉色且没有腐肉 Ⅲ期：全层皮肤缺失，可见皮下脂肪层，但骨组织、筋膜及肌肉未暴露 Ⅳ期：全层组织缺失，累及骨组织，筋膜或肌肉外露，可能伴有腐肉及焦痂 无法分期：伤口床被腐肉和或焦痂完全覆盖 怀疑深部组织受损：局部皮肤完整，但出现紫、褐紫色或血性水疱
压疮程度：
压疮面积：___cm×___cm；深度：_____cm
压疮发生后采取的护理措施（可多选）： □对患者及家属进行宣教　□立即通知护士长及主管医生　□床头放置红色警示标识 □记录压疮情况及处理措施　□床头交接班　□每日评估，采取压疮预防措施 □增加翻身频次　□贴膜保护受压部位皮肤按时观察皮肤 □使用气垫床　□保持床单清洁干燥平整 □保持皮肤清洁换药　□医护沟通给予营养供给　□请压疮质量组会诊 □应用医疗仪器治疗创面　□使用软垫垫于骨隆突部位　□其他具体措施：_____
原因分析： 患者因素：□卧床　□制动　□强迫体位　□消瘦　□水肿　□大小便失禁　□其他 病情因素：□低蛋白血症　□贫血　□昏迷　□感觉受损　□其他
护理人员因素： □未按时翻身　□床单位潮湿、不洁、褶皱　□管路较长时间受压　□护理操作不当，拖、拉、扯、拽等 □护理人员评估不当　□器具使用不当　□其他
其他因素：□护理人员配备不足　□其他

（三）跌倒／坠床报告单

见表 2-2-4。

表 2-2-4　跌倒／坠床报告单

护理单元 _____ 报告时间 _____ 年_月_日_时　报告人 _____

上报者／当事人信息：
患者基本信息：
患者风险评估： 自我照顾能力：□自理　□部分依赖　□完全依赖 生活自理能力评估：入院 ADL 评分：　　　　　　最近一次 ADL 评分： 跌倒风险评估：入院评分：成人 ____　　　　　最近一次跌倒评分：____ 疼痛评估：入院评分：　　　　　　　　　　最近一次疼痛评分： 压疮评估：入院评分：　　　　　　　　　　最近一次压疮评分：
坠床发生现场信息

事件时间	发生时间 _____ 年_月_日_时　发现时间 _____ 年_月_日_时		
发生地点	□户外 □病区走廊	□外出检查中 □卫生间浴室	□病床旁 □其他 ____

患者意识状态 发生前： □清醒　□嗜睡　□昏睡　□昏迷　□意识模糊　□谵妄　□植物状态　□镇静状态　□其他 发生后： □清醒　□嗜睡　□昏睡　□昏迷　□意识模糊　□谵妄　□植物状态　□镇静状态　□其他
患者精神心理状态：□平静　□烦躁　□焦虑　□恐惧　□其他
坠床时患者的状态(可多选)： □行走中　□站立　□上下病床　□坐轮椅　□淋浴　□如厕　□其他 上肢肌力(左)： 上肢肌力(右)： 下肢肌力(左)： 下肢肌力(右)：
护患比：　　　　　　　　　　(事件发生时该护士与主管患者的比例)
陪护情况：□无陪护　□家属陪护　□护理员陪护
发现人：□护士　□医生　□家属　□其他人员
跌倒发生后采取的措施(可多选)： □立即通知： □病房护士长或小组长　□值班护士长　□护理部　□医生　□家属　□其他护理人员 □密切观察生命体征： □医疗或护理措施： □外科换药　□清创缝合　□请会诊　□心肺复苏　□ CT　□核磁　□ X-ray　□无特殊处理 坠床后受伤部位(可多选)：□头面部　□四肢　□脊柱　□其他　□无 坠床后损伤程度及后果程度(可多选)：□无　□病情加重　□其他 后果：□无　□留观　□住院　□转科　□抢救　□手术　□死亡　□无法判定后果

患者住院天数：□无影响　□可能减少　□可能增加　□无法判定影响　□其他
发生的不良事件是否有医疗纠纷：□有　□无
事件陈述：
人员因素：□患者因素　□疾病因素　□排泄因素　□护士因素
其他：□医技因素　□护理员因素　□陪护因素　□设备设施因素　□材料因素　□方法因素 □环境因素　□管理因素
事件等级： □未造成后果事件　□轻微伤害　□中度伤害　□重度伤害　□永久性功能丧失　□死亡
是否可避免：□不可避免　□可避免,原因:＿＿＿＿＿＿＿＿
改进措施：

（四）给药错误报告单

见表 2-2-5。

表 2-2-5　给药错误报告单

护理单元 ＿＿＿＿＿　报告时间 ＿＿＿＿＿ 年＿月＿日＿时　报告人 ＿＿＿＿＿

上报者 / 当事人信息：
患者基本信息：
患者风险评估： 自我照顾能力:□自理　□部分依赖　□完全依赖 生活自理能力评估:入院 ADL 评分:　　　　　　最近一次 ADL 评分: 跌倒风险评估:入院评分:成人 ＿＿＿＿　　　最近一次跌倒评分:＿＿＿ 疼痛评估:入院评分:　　　　　　　　　　最近一次疼痛评分: 压疮评估:入院评分:　　　　　　　　　　最近一次压疮评分:
给药错误发生现场信息：
事件时间　　 发生时间 ＿＿＿＿＿＿ 年＿月＿日＿时　发现时间 ＿＿＿＿＿＿ 年＿月＿日＿时
发生地点:□门诊　□病房　□急诊　□手术室　□其他
患者意识状态： 发生前： □清醒　□嗜睡　□昏睡　□昏迷　□意识模糊　□谵妄　□植物状态　□镇静状态　□其他 发生后： □清醒　□嗜睡　□昏睡　□昏迷　□意识模糊　□谵妄　□植物状态　□镇静状态　□其他
患者精神心理状态:□平静　□烦躁　□焦虑　□恐惧　□其他
护患比:　　　　　　　（事件发生时该护士与主管患者的比例）
陪护情况:□无陪护　□家属陪护　□护理员陪护
错误类型：
□给药对象错误

续表

□给药途径错误
医嘱给药途径(可多选):
□口服 □鼻饲管 □外周静脉 □中心静脉 □静脉推注 □肌内注射 □皮下注射 □皮内注射 □空肠造瘘 □胃造瘘 □其他 _____
实际给药途径(可多选)
□口服 □鼻饲管 □外周静脉 □中心静脉 □静脉推注 □肌内注射 □皮下注射 □皮内注射 □空肠造瘘 □胃造瘘 □其他 _____
给药速度错误:药物名称: 医嘱给药速度: 实际给药速度:
药物错误: 医嘱药物名称:_____ □抗生素 □化疗药 □止吐药 □镇定药 □其他 实际药物名称:_____ □抗生素 □化疗药 □止吐药 □镇定药 □其他 □给药剂量错误:医嘱给药剂量 _____ 实际给药剂量 _____ □给药浓度错误:医嘱给药浓度 _____ 实际给药浓度 _____ □给药时间错误:医嘱给药时间 _____ 实际给药时间 _____ □给药剂型错误:医嘱给药剂型 _____ 实际给药剂型 _____
遗漏给药: 遗漏 __ 次医嘱给药时间 □ 8am □ 12am □ 4pm □ 8pm □ 12pm □其他时间段 _____ 实际给药时间:_____ 给药日期错误: 医嘱给药频次:□每日给药 □隔日给药 □每周一次 □其他 _____ 实际给药频次:_____ □皮试错误:□未做皮试给药 □执行错误医嘱(皮试阳性) 药物效期错误: □其他:_____ 不良事件发生后患者损伤的程度:□无损害 □有损害:具体说明 _____ 不良事件发生后引起的后果: □无用药反应 □出现轻度用药反应未给予处理,观察病情 □出现严重用药反应,采取抢救等措施,患者恢复 □出现严重用药反应,导致患者残疾或死亡 □其他
给药错误发生后采取的措施(可多选) □立即通知医生 □立即通知其他护理人员 □立即停止用药错误 □观察病情 □记录病情 □抢救 □更换输液全套设施 □用药 □药物名称 □诊断性检查 □具体名称:_____
后果: □无 □留观 □住院 □转科 □转往 ICU □抢救 □其他 患者住院天数:□无影响 □可能减少 □可能增加 □无法判定影响 所发生的不良事件是否有医疗纠纷:□无 □有
事件陈述:

续表

原因分析： 人员因素：□护士因素　□医嘱处理因素　□护士核对错误　□交接不全面　□医技因素　□其他 设备设施因素：＿＿＿＿＿＿＿＿＿＿＿＿＿＿＿＿＿＿＿＿＿＿＿ 材料因素：＿＿＿＿＿＿＿＿＿＿＿＿＿＿＿＿＿＿＿＿＿＿＿ 环境因素：＿＿＿＿＿＿＿＿＿＿＿＿＿＿＿＿＿＿＿＿＿＿＿ 管理因素：＿＿＿＿＿＿＿＿＿＿＿＿＿＿＿＿＿＿＿＿＿＿＿ 其他：
事件等级： □未造成后果事件　□轻微伤害　□中度伤害　□重度伤害　□永久性功能丧失　□死亡
是否可避免：□不可避免　□可避免，原因：＿＿＿＿＿＿＿＿＿
改进措施：

（五）输液相关事件报告单

见表 2-2-6。

表 2-2-6　输液相关事件报告单

护理单元＿＿＿＿＿＿　报告时间＿＿＿＿＿＿年＿月＿日＿时　报告人＿＿＿＿＿＿

输液相关事件	□静脉炎	□渗出	□外渗	□其他
发现时间	＿＿＿＿＿＿年＿月＿日＿时			
患者资料	姓名＿＿＿＿＿＿　性别＿＿＿＿　年龄＿＿＿＿　病案号＿＿＿＿　诊断＿＿＿＿			
患者类别	□急诊患者	□手术中	□住院患者	
陪护情况	□无陪护	□家属陪护	□护工陪护	
事件发生时在场人员	□医生	□护士	□护工	□家属
事件发生时在场人员状态	□睡觉	□从事医疗护理工作		□其他工作
事件发生时患者的情况（可多选）	相关因素：	□地下活动 □搬运过程中	□卧床	□转运途中
	药品名称：＿＿＿＿＿			
	给药途径：	□静脉滴注	□静脉推注	□经外周中心静脉
	给药速度：	□高压注射给药 □其他＿＿＿＿＿	□输液泵控制	□可调节输液器
静脉炎分级	□0级：没有症状 □1级：输液部位发红伴有或不伴有疼痛 □2级：输液部位疼痛伴有发红和/或水肿 □3级：输液部位疼痛伴有发红和/或水肿，条索状物形成，可触及条索状静脉 □4级：输液部位疼痛伴有发红和/或水肿，条索状物形成，可触及的静脉条索状物长度>2.5cm，有脓液流出			

续表

输液渗出分级	指非腐蚀性药物或液体进入周围组织,具体分级如下: □ 0 级:没有症状 □ 1 级:皮肤发白,水肿范围的最大处直径<2.5cm;皮肤发凉;伴有或者不伴有疼痛 □ 2 级:皮肤发白,水肿范围的最大处直径 2.5~15cm;皮肤发凉;伴有或者不伴有疼痛 □ 3 级:皮肤发白,半透明状;水肿范围的最小处直径>15cm;皮肤发凉;轻到中度疼痛;可能有麻木感 □ 4 级:皮肤发白,半透明状;皮肤紧绷,有渗出;皮肤变色、有淤伤、肿胀;水肿范围的最小处直径>15cm;可凹性水肿;循环障碍;中等至重度程度疼痛;任何容器的血制品、刺激性、腐蚀性液体的渗出 □外渗:指腐蚀性药物或溶液进入周围组织,属于第4级渗出
原因分析 (可多选)	□医务人员操作不当　　□评估不足　　　□管理不到位　　□约束不当 □输液工具选择不当　　□给药途径错误　　□浓度不正确　　□其他____
患者精神状态	□正常　　　　□躁动　　　　□精神异常　　　　□痴呆
患者意识状态	□清楚　　　　□嗜睡　　　　□浅昏迷　　　　□深昏迷
事件发生最相关的因素	□病情　　　□患者　　　　□护士　　　　□陪护
是否可避免	□不可避免 □可避免:原因_____
事件陈述	
改进措施	

(六) 患者识别错误报告单

见表 2-2-7。

表 2-2-7　患者识别错误报告单

护理单元_____　报告时间_____年__月__日__时　报告人_____

事件时间	发生时间_____年__月__日__时　发现时间_____年__月__日__时
患者资料	姓名_____　性别_____　年龄_____　病案号_____　诊断_____
患者类别	□急诊患者　　　　□手术中　　　　□住院患者
患者护理级别	□特级护理　　　　□一级护理　　　　□二级护理 □三级护理
患者识别错误类型(可多选)	□用药　　　　　　□护理标本采集　　　□使用医疗设备转运检查 □手术介入治疗　　□进食　　　　　　□入院监测 □其他_____
事件发生后采取的措施 (可多选)	□停止原有服务项目　□化验室检查　　　□抢救 □再次核对患者信息　□监测　　　　　　□手术 □用药　　　　　　　□医技检查　　　　□其他_____
发生后损伤状态	□无损伤 □有损伤:损伤具体说明_____

续表

事件后果	□留观 □住院 □死亡	□转科 □抢救中	□转往 ICU □手术
原因分析 (可多选)	□未严格执行查对制度 □沟通不足 □医嘱错误 / 缺陷	□信息错误 □对患者评估不足 □管理不到位	□管理文件指导缺陷 □服务流程连贯性缺陷 □其他 _____
护患比例 _____　(事件发生时该护士主管患者数量)			
事件等级	□1 级　　□2 级　　□3 级　　□4 级　　□5 级　　□6 级		
是否可避免	□不可避免 □可避免：原因 _____ 　　　　　改进措施 _____ 　　_____		
事件陈述			
改进措施			

（七）拦截不良事件报告单

见表 2-2-8。

表 2-2-8　拦截不良事件报告单

护理单元 _____　报告时间 _____ 年__月__日__时　报告人 _____

事件时间	发生时间 _____ 年__月__日__时　拦截时间 _____ 年__月__日__时			
拦截者	□护士　　□医生	□护工	□家属	□患者
患者资料	姓名 _____　性别 _____　年龄 _____　病案号 _____　诊断 _____			
患者类别	□急诊患者　　□手术中	□住院患者		
护理级别	□特级护理　　□一级护理	□二级护理	□三级护理	
陪护情况	□无陪护　　□家属陪护	□护工陪护		
事件发生时在场 人员	□医生　　□护士	□护工	□家属	
事件发生时在场 人员状态	□睡觉　　□从事医疗护理工作	□其他工作		
拦截不良事件分类	□患者识别　　□给药错误 □使用仪器设备　□误吸 □跌倒坠床　　□病历记录 □出走　　　　□自杀	□输液相关问题 □烫伤 □分娩 □其他 _____	□输血相关问题 □约束 □转运	

续表

拦截环节	患者识别	□处理医嘱　　　　□查对医嘱　　　　□操作准备 □操作中　　　　　□手术前　　　　　□手术中 □病房　　　　　　□手术间 医技检查：□检查前　□检查中　□病房　□检查科室 ＿＿＿＿
	给药错误	□处理医嘱　　□查对医嘱　　□操作准备　　□操作中 （1）静脉给药：□操作准备　□操作中 （2）口服给药：□操作准备　□操作中 （3）皮下给药：□操作准备　□操作中 （4）其他给药途径：＿＿＿＿＿＿＿
	输液相关问题	□可疑外渗　　　　□可疑渗出 □可疑静脉炎　　　□操作准备　　　　□操作中
	输血相关问题	□处理医嘱　　　　□查对医嘱　　　　□操作准备 □操作中　　　　　□可疑外渗　　　　□可疑渗出
	使用仪器设备	□使用前　　　　　□使用中　　　　　□治疗前 □治疗中　　　　　□护理前　　　　　□护理中 □给药前　　　　　□给药中　　　　　□标本采集前
	误吸	□操作前　　　　　□操作中
	烫伤	□操作前　　　　　□过程中
	约束	□过程中
	跌倒/坠床	□下床活动　　　　□洗浴　　　　　　□病房转运途中
	病历记录	□出院前　　　　　□出院后　　　　　□复印病历前 □封存病历前
	分娩	□过程前　　　　　□过程中
	转运	□过程中
	出走	□过程前　　　　　□过程中
	自杀	□过程前　　　　　□过程中　　□夜间　　□日间
	其他：	
护患比例 ＿＿＿＿ （事件发生时该护士主管患者数量）		
事件陈述		
改进措施		

（高 岚　刘 芳　张未迟）

第三章

NCU 护理工作制度

第一节　NCU 护理规章制度

一、护理安全制度

1. 通过多种安全措施将对患者伤害的可能性降到最低,保证患者的安全。

2. 依法执业,遵守《护士条例》,履行护士职责,为患者提供全程的护理,包括病情观察、护理、治疗、康复及健康指导。

3. 学生、进修护士需要专人负责带教,不独立从事技术操作。

4. 遵循护理技术操作规程、疾病护理常规、护理核心制度,为患者提供优质的护理服务。

5. 落实医院与患者安全相关的制度,保证患者临床安全。

二、护理评估制度

1. **入院评估**　日常生活能力评定(Barthel 指数)、营养风险筛查(NRS2002)、压力性损伤评估(Braden 评分、Braden Q 评分)、跌倒/坠床评估(约翰·霍普金斯大学跌倒评分)、疼痛评估(Wong-Baker 面部表情疼痛分级、NRS 数字分级法)、生命体征基础评估以及患者意识状态(GCS)、瞳孔、肢体肌力、吞咽功能(洼田饮水试验)评估等,作为患者提供护理服务的依据。

2. **住院评估**　护士接班后,需立即根据患者的情况进行生命体征、瞳孔、监护仪报警限、气道、痰液、泵入药物等内容进行评估。还应根据患者是否正在使用颅内压监测、中心静脉压监测、动脉血压监测,是否正在进行血管内低温治疗,呼吸机使用等监测及救治手段进行专科评估。

3. **转科、出院护理评估**　转科时患者的护理记录与患者的病历一同转出,接收科室责任护士应在其当班完成转入患者的基础和专科评估,6 小时内完成首次护理记录,其后应根据患者临床情况及医嘱进行连续评估。

4. **护理计划**　依据评估结果,启动有针对性的、个性化的护理计划,并与医生一起告知患者或家属住院期间相关风险及防范措施。

三、护理查房制度

1. 护理查房要做到有组织、有计划、有重点、有准备,通过查房提出护理问题及护理计划。

2. 每年年初制订护理查房计划,参加护理查房的护士确认签字。

3. 护理查房的目的是采用各种形式解决临床护理过程中实际问题,内容包括:护理安全、专科护理、常见问题、护理技术、新技术、护理服务、教学查房、疑难危重症等。

4. 每月进行一次护理查房,查房前一周将所涉及的内容在单元组内进行公示,便于参加者进行文献查找、参与讨论。

5. 查房时应注意保护患者的隐私,禁止在患者床边进行讨论。

四、健康教育制度

1. 神志清楚患者,需要排除患者对 NCU 的恐惧与焦虑,健康宣教始终贯穿在患者住院过程。尤其在患者入院时、人工气道建立前、呼吸机使用或脱机过程中、拔除导管前、拔管后等环节进行健康教育。

2. 意识障碍患者,需要在探视时对家属进行健康宣教。

3. 与患者进行沟通时,主要从疾病护理、措施护理、并发症防控、营养支持或饮食,以及患者的情绪等方面进行。

4. 护士长对护士健康教育质量有检查记录与分析,并体现持续改进。

五、不良事件管理制度

(一) 不良事件的预防

1. 护理过程中护士需严格遵守法律法规,按照规章制度、核心制度规范护理行为。

2. 实施各种不良事件的风险评估与标识管理。

3. 定期进行不良事件根本原因分析、采取有效措施,完善制度。

4. 开展有效的健康教育,鼓励患者及家属共同参与医疗安全。

(二) 不良事件的处理

1. **不良事件上报单**　见第二章第二节。

2. **上报范围**　在患者住院期间发生跌倒、给药错误、非计划拔管、患者识别错误、压力性损伤(院外、院内)、意外伤害事件、输液相关事件(静脉炎、渗出)、烫 / 冻伤、坠床、自杀、输血相关事件及其他意外相关事件、隐患事件。

3. **上报要求**　当班护士自愿报告,实施无惩罚主动上报。

4. **上报的流程**

(1) 立即安抚或照顾患者,同时上报护士长。

(2) 患者非预期性死亡,或者是非疾病自然进展过程中造成的永久性功能丧失,需要立即口头上报护理部,24 小时内通过护理不良事件网上直报系统上报护理部。护理部接到口头汇报,需立即上报领导部门和主管院长,护理部对不良事件进行访视。

(3) 对于出现轻微 / 中 / 重度伤害的事件,在 24 小时内通过网上直报系统上报护理部。

(4) 组内、科室对于不良事件进行组织、分析、讨论,落实改进方案。

(5) 当班护士针对患者的情况进行详尽的分析、描述,并针对上报表进行内容填报,随后提交护士长,由 NCU 护士长审核后上报科护士长,逐级上报至护理部。

(6)护理部审核不通过,需要报告者修改不良事件的报告单。

(7)护士长进行追踪核查并记录,防止不良事件的再次发生。

5. 以上报表单由责任护士认真填写,详细说明发生原因、陈述发生过程;组护士长进行原因分析并梳理改进措施,逐项进行方案的追踪落实,并填写在护士长手册。

六、负压隔离病房的管理及出入制度

负压隔离病房是救治传染患者、隔离病原微生物及保护医务人员的重要医疗设施。为应对突发公共卫生应急事件及呼吸道传播疾病的烈性扩散,从硬件设施上为医务人员提供安全舒适的工作环境,为患者提供舒适便捷、具有人性化的就医场所,在医院重点风险科室设立负压隔离病房。负压病房建成后应建立严格的管理制度,以保证负压隔离病房的规范使用及隔离效果。

(一)负压隔离病房布局设计

病区内建立“三区”:清洁区、半污染区、污染区;两带:在清洁区与半污染区、半污染区与污染区之间设立缓冲间。对空气气流严格按照由清洁区、半污染区流向污染区的定向流动。根据需求设立负压隔离病房个数,每间病房为一个独立系统,配备负压通风过滤系统、中心供氧、负压吸引系统、监护及通讯设备、风淋装置、双门密闭传递窗、紧急自然通风窗等;病室朝向走廊一侧安装密闭大玻璃窗,便于观察患者情况。

(二)负压隔离病房技术参数

负压病区的管理主要在于调控好技术参数,应由专人负责,并定期检测。病室的温度夏季时应在 24~26℃,冬季时应在 21~24℃;相对湿度夏季时应在 40%~60%,冬季时应在 30%~50%。压力梯度差(对相邻低级别间房)为 5~15Pa,以保证效果;房间换气次数>12 次 /h,确保环境始终处于清洁卫生状态。

(三)负压隔离病房的出入制度

1. **患者准入要求**　突发公共卫生应急事件及呼吸道传播疾病,必要时也可作为单间隔离病房使用,收治特殊感染或免疫力低下患者。

2. **患者转出要求**　传染病患者经治疗后通过临床判断可解除隔离或因治疗需要转往其他医疗机构继续治疗时方可转出负压隔离病房。

(四)负压隔离病房的管理

1. **进出物品管理**　患者需要的药物、食品、生活用品等可通过双门传递窗送入病房。清洁人员处理沾染患者排泄物的废弃物应谨慎,在运出病房前应进行密封处理。患者产生的生活垃圾及其他废弃物均属医疗废物,由病房的污染通道收集,双层医疗垃圾袋包装或一次性医疗废物桶密封后专人接收运送、焚烧。如通过废弃物传递窗运出废弃物,取出前应首先启动传递窗内紫外线灯对密闭容器外表面消毒。

2. **人员管理**　患者在负压病房隔离治疗期间,应严禁离开病房。谢绝家属到病房探视的要求,可采用对讲机及视频与患者沟通。医务人员应尽量减少进出病房的次数,以减少被感染的机会。医务人员进出病房的流程如下:进室前,医务人员首先检查并核对携带物品、药品或医疗器械齐全,检查并确认负压功能状态完好;医务人员按照需求穿戴防护装备,包括脚套、帽子、口罩、手套,穿隔离服、戴医用防护面罩或头罩等;医务人员快速打开房门进入缓冲间,在缓冲间应停留 1 分钟以上使气流稳定后打开房门快速进入病室;进入病房后立即进行操作,应做到快速、准确、有序,保证工作有效完成的同时减少在病室逗留的时间;工作完成后进入风淋间进行风淋后进入缓冲间;先后脱掉防护面罩或头罩、隔离服、脚套、手套,弃之于污染物收集器具中,盖好收集污染物器具的密封盖。完成以上程序后,开始洗手,洗手后利用手消毒器进行手消毒;开门快速出缓冲间。建议将以上医护人员进出病房的流程简写并张贴于病房门口、缓冲间及病室内病床附近,以充分提醒安全防护工作。此外,医务人员在进入负压隔离病房工作前应经过严格的关于感染控制相关知识的培训及考核方可上岗。

3. 病房终末消毒管理 首先使用紫外线灯对病室表面进行消毒,紫外线灯至少应持续照射 1 小时以上。紫外线消毒后,可用有效氯含量为 1 000~2 000mg/L 的含氯消毒剂喷雾进行空气消毒,用量为 20~30ml/m³,作用 30 分钟,消毒剂用作空气消毒时均需在无人且相对密闭的环境中(消毒时关闭门窗及进、排风管的阀门)。床头桌、吊塔等物品表面再使用 1 000mg/L 的含氯消毒剂擦拭,监护仪、呼吸机、导线等物品表面用 75% 酒精擦拭。病床及床垫等先后使用 75% 酒精、1 000mg/L 有效氯、75% 酒精喷洒消毒后,用 1 000mg/L 的含氯消毒剂浸泡毛巾擦拭。新铺好的床单元最后使用臭氧消毒机进行消毒后备用。消毒过程严格按照消毒剂使用浓度、使用量及消毒作用时间操作,方能保证消毒效果。

七、危重症患者转入转出制度

根据《中国重症加强治疗病房(ICU)建设与管理指南》和《神经重症监护病房建设中国专家共识》ICU 管理和收治范围建议,结合 NCU 发展现状,提出 NCU 收治与转出标准。

(一) NCU 收治标准

1. 神经系统疾病 如伴有颅内压增高、昏迷、意识障碍、癫痫持续状态、呼吸泵衰竭的卒中、脑炎或脑膜炎、颅脑外伤、脊髓神经肌肉疾病、脑源性多器官功能障碍以及特殊专科治疗患者,以充分发挥 NCU 监护与治疗作用。

2. 神经系统疾病合并循环不稳定患者 急性可逆危及生命各器官功能不全,经过 NCU 严密监护和加强治疗短期内可能得到康复的患者;存在各种高危因素,具有潜在生命危险,经过 NCU 严密的监护和随时有效治疗可能减少死亡风险的患者。在慢性器官功能不全的基础上,出现急性加重且危及生命,经过 NCU 的严密监护和治疗可能恢复到原来状态的患者。

3. 神经系统疾病合并重症或神经重症评分系统 格拉斯哥(Glasgow coma scale,GCS)昏迷评分<8 分,突然意识丧失(GCS 评分标准下降 2 分);急性生理学和慢性健康状况评分Ⅱ(acute physiology and chronic health evaluation Ⅱ,APACHE Ⅱ)评分 12 分以上,或全面无反应性量表(full outline of unresponsiveness,FOUR)评分 ≤ 8 分的患者,应接受 NCU 的监护治疗。

4. 神经系统疾病合并生命体征改变 任何原因引起的呼吸停止;呼吸频率 ≥ 40 次 /min 或 ≤ 8 次 /min;血氧饱和度在吸入 50% 的氧气时<90%;任何原因引起的心跳停止;脉率<40 次 /min,或>140 次 /min;收缩压<90mmHg;动脉血二氧化碳分压增高并有呼吸性酸中毒等患者。

5. 神经系统疾病合并急性传染性疾病、重症感染患者 建议收治神经重症监护病房负压病房。

6. 给予血管内治疗手术后,全麻未清醒需要机械通气的患者。

7. **不适宜收治于 NCU 病房**　已认定脑死亡者、无急性症状的慢性患者、神经系统疾病已至恢复期合并其他脏器严重损伤者、神经系统疾患合并大手术术后患者。

(二) NCU 转出标准

神经系统疾病已至恢复期,生命体征平稳的患者,意识状态好转,需要进行康复治疗;无癫痫持续发作不伴有精神障碍患者;急性器官或系统功能衰竭已经基本纠正的患者。血流动力学稳定、严重心律失常已纠正、脱离呼吸机、病情平稳患者,不需要给予特殊生理检测仪、并发症已稳定控制、已脱离急性期、不需要加强监护者,家属要求自动出院者;神经或神经重症评分系统中 GCS 评分>8 分、APACHE Ⅱ评分<16 分或 FOUR 评分 ≥ 8 分以上的生命征平稳的患者,可转出 NCU 治疗。

八、医嘱的执行制度

(一) 医嘱的开启

1. 医嘱由医生开启,护士对可疑医嘱必须核查确认后方可执行。

2. 常规禁止医生下达口头医嘱,只有在抢救、手术等紧急情况下,医生方可行口头医嘱。下达口头医嘱时,护士需要重复大声复述一遍,经医生确认并双人核查无误后方可执行,并暂保留用过的空安瓿,以备查对。抢救结束,立即补开医嘱。

3. 执行临时医嘱时,主班需要向责任护士交代清楚,执行者需在执行单上签名,并注明执行时间,责任护士下班前需要查对医嘱。

4. 对于有疑问或开具不正确的医嘱,首先向开医嘱医生查询确认并修改,如仍有疑问,需要向上级医师报告,直至确认无疑后执行。

5. 需要交接给下一班的医嘱,护士要在执行单上或交班本上注明。

(二) 医嘱的执行与查对

1. 医生开具的医嘱需要自行复查并签字确认。

2. 医嘱处理需要经过第二人核对,包括医嘱本的各项内容、执行单、检查申请单打印、检验签的打印与粘贴、标本容器、药物标签打印、摆药等。

3. 采用信息系统进行确认并执行时,需要使用 PDA 进行摆药、配药、给药等过程的扫码,确认正确后方可执行医嘱。

4. 责任护士下班前,需要对所护理患者当日的给药进行自查,确认无遗漏且正确后方可离开。

九、交接班制度

(一) 总则

1. 交班者坚守岗位,按时交接班,交接不清楚或接班者未到岗时,不得离岗。

2. 接班者提前 5~10 分钟到岗,了解上一班情况。

3. 交接班时间不超过 15 分钟,责任班之间进行床头交接班。

4. 交班前完成监护室交接班记录。

5. 科室病区之间交接:转接双方医护人员共同确认患者的身份、病情、护理,完成病历资料及影像资料的交接。转科交接填写《转科交接登记本》。

6. 院际间交接：接诊护士与急救中心人员核对患者，确认《患者交接记录单》上各项内容，无误后双方签字。

（二）NCU交接班

1. 交班内容

（1）报告某年某月某日监护室交班。

（2）报告患者的总数、出院、转入、手术、死亡人数。

（3）报告出院、转出患者的床号、姓名。

（4）报告预检查患者的床号、姓名、诊断、检查项目及准备情况。报告NCU多重耐药隔离患者、下肢静脉血栓、特殊技术的干预（血浆置换、低温治疗、脑室引流或血肿穿刺）的患者名单。

（5）报告预手术患者的床号、姓名、诊断、手术名称、术前准备等情况。

（6）报告手术后患者的床号、姓名、诊断、生命体征、术后情况等内容。

（7）报告新入院患者的相关资料、危重症患者的病情及异常的指标、指征、医嘱的实施、管路及皮肤情况。

2. 交接班流程

（1）交班时间：晨交接时间8:00，中午、夜间交接时间11:00、12:00、17:00、19:30。

（2）交班人员：晨交接班由医护一起，由当日主班护士、护士长、夜班责任护士进行交班。中、晚床旁交接班是由责任护士相互交接。

（3）夜班护士晨交班报告内容：新收（转入）患者优先，其他患者按床号顺序报告：①生命体征监测指标：体温、脉搏、呼吸、血压、意识状态、瞳孔；②神经系统监测指标：语言、肢体肌力、脑室穿刺外引流、有创ICP；③呼吸系统监测结果 痰液黏稠度评分、给氧方式、气管插管深度、气囊压力、机械通气参数（模式、给氧浓度、潮气量、PEEP）；④循环系统监测结果：心电示波（心率、心律）、中心静脉压（CVP）；⑤基础护理监测结果：压力性损伤评分、大便次数和形状、出入量、热量供给；⑥特殊病情变化处理措施；⑦节假日后第一天交接班内容包括：节假日期间新收（转入）患者和重大抢救患者的病情。其他患者要叙述节假日期间的特殊情况。

（4）护士晨交班问题反馈：主班护士或护士长向责任护士反馈交班主要问题，并提出当日责任护士护理的重点。

（5）交接班护士共同巡视并检查：三室卫生、清洁、整齐，对物品、药品进行安全交接。

（6）新型冠状病毒肺炎疫情常态下防控期间：护士长对夜间护士的房间通风、物表擦拭、紫外线照射等消毒情况进行督查。

3. 床旁交接班 交接班责任护士在住院患者床旁进行重点口头交接，对危重、新入院、手术后、有特殊情况患者的护理进行交接和确认。

4. 日间交接 护士之间就当日上班期间患者病情及护理情况进行交接和确认。

5. 护士可使用交接单进行交接 为了落实重症责任护士对患者病情的及时掌握、监测到位、交接不漏项，特制定交接单，适合低年资、护理经验不足的NCU护士使用，保证交接过程中不同层级护士同质化的实施与有效的交接（图3-1-1）。

神内重症护理交接单

姓名：　　性别：　　年龄：　　入院日期：___年__月__日　　住院号：
身高：　　体重：　　气垫床压力：　　　床号：　　　诊断：

主因：	既往史/传染病史/过敏史：
初步诊断/确定诊断：	当日检查/手术准备
心电报警限范围：监护仪设置范围上下10%~20%	监测生命体征：Q4H/Q2H

意识状态：	机械通气参数：	护理评估：	营养：	管路维护/时间/内置
GCS/FOUR/RASS：	F：　次/min	Braden：	肠内/外营养液：	留置针：
瞳孔直径：	FiO₂：　%	营养：	蛋白粉：	胃管：　　/
对光反射：	VT：　ml	跌倒：	热量　kcal	插管/气切：　/
言语：	PS：　cmH₂O	ADL：	残留：	尿管/尿袋：
吞咽：	PEEP：　mmHg	疼痛：	白水：	CVC：　　/
上肢肌力：	呼吸机湿化灌水位线	MMSE：	排便　次/d	PICC：　　/
下肢肌力：	机械辅助排痰：	支具/功能位	牙齿松动缺失：	脑室引流管：
心电示波：	俯卧位：	T：		输液接头：
输氧方式：	隔离：	皮试过敏：		
保护性约束：	痰液：　　雾化：			

警示牌：□预防压疮　　□预防坠床　　　□预防误吸　　　□预防脱管
　　　　□警惕癫痫　　□隔离/过敏标识　□压疮警示　　　□癫痫警示

患者护理观察要点：

皮肤问题：翻身（Q2H/QH）

患者需购买物品：

检查	异常化验	治疗用药	诊疗计划/护理措施	下班自查项目
1. 肢体血管超声				1. 给药情况（口服、口服附加、肌注、静推、静脉、营养液）
上肢				
下肢				
足背动脉搏动				
2. 胸片				2. 各项评分细则
3. 头颈血管超声				3. 体温单漏项
4. 腹部超声				4. 4次/6次体温
5. 脑电生理				5. 临时医嘱单签字
6. 心电图检查				6. key医嘱
7. 心脏超声				7. 病情观察记录到位
8. 核磁/CT				8. 记账
9. 腰穿压力				9. 压疮者护理

图 3-1-1　神内重症护理交接记录单

十、危急值项目护理观察内容

为保障患者的安全,能够第一时间得到危重患者危急值信息,便于医生给予及时干预,挽救患者生命,故需要医护配合,护士必须做好危急值患者的观察与监测。在NCU常见危急值包括以下内容,详见表3-1-1。

表 3-1-1　NCU 常见危急值观察内容

项目	低于正常值	高于正常值
血钾	有无四肢无力、腹胀、心律失常、呼吸困难	有无意识障碍、心跳缓慢或心律不齐,心电图改变(高尖 T 波、P-R 间期延长)、心搏骤停
血钠	有无意识淡漠	意识障碍、四肢皮肤干燥等脱水征表现
血钙	有无心率 / 律、呼吸的异常,手足抽搐	心律失常及心肾功能衰竭、大汗
血糖	饥饿感、大汗、心率的变化,意识障碍加重、抽搐	有无呼吸缓而深、意识、心率、呼吸、血压、尿量的改变
血红蛋白	意识障碍,心率、呼吸、血压、口唇甲床颜色异常,有无牙龈、皮肤黏膜、消化道出血	神志、心率、呼吸异常,呕吐、腹泻、大汗
血白细胞计数	体温异常	体温、痰液、尿便性状等感染的异常
血小板计数	有无牙龈、皮肤黏膜、消化道、尿道出血倾向	有无头疼、头晕、新发的肢体无力、肢体肿胀,动脉搏动是否可触及
纤维蛋白原	意识障碍,心率、呼吸、血压异常,有无牙龈、皮肤黏膜、消化道、尿道出血倾向	四肢肿胀、皮温皮色异常,血栓形成等
凝血酶原时间国际标准化比率	/	意识障碍、心率、呼吸、血压异常、有无牙龈、皮肤黏膜、消化道、尿道出血倾向
活化部分凝血活酶时间	/	同上
凝血酶时间	/	同上
血培养	体温增高或其他感染的对应症状	

备注:危急值除首次护理记录外,至少追踪两个班次

十一、标识使用制度

通过使用各类护理标识,对重点环节进行提示、规范管理、实现患者安全。

(一) 护理类标识

显示于护士站的一览表、床头卡、患者腕带、特级护理记录单上。

1. 患者入院前必须佩戴腕带标识,护士确认信息后进入 NCU 病房。

2. 特级护理为橙色三角形。

3. 记出入量为绿色圆形。

4. 禁食为红色圆形。

5. **隔离**　接触性隔离为蓝色标识,飞沫隔离为粉色标识,空气传播隔离为黄色标识。

(二) 治疗类

1. **药物过敏 / 皮试阳性**　为红色圆形内有"过敏"文字,粘贴于患者腕带。

2. **动脉管路**　为红色长方形,粘贴在动脉管路远端。

3. **静脉管路**　为蓝色长方形,粘贴在深静脉管路远端。

4. **高警示药品**　应明确标明,且科室内医护全员知晓。如:为黄底边框的三角形,内有"药瓶"与"注射器"的字样,见图 3-1-2。

（三）安全预警类

1. **腕带**　提高患者身份识别的准确性，应用腕带信息识别保障患者的安全。

2. **预防压力性损伤、跌倒/坠床、误吸、烫伤**　预防为黄底长方形图案，以上危险一旦发生，改为红色底长方形图案。

3. **管路滑脱**　预防警示为黄底长方形图案。

4. 除腕带外，上述标识，均粘贴在床头治疗带或床尾醒目的位置。

（四）排班标识

1. 进修人员 j；实习学生 x；无资质人员 wz。

2. 标识显示在排班表姓名前。

图 3-1-2　高警示药品标识

第二节　设施与设备的管理

一、仪器设备小组的工作职责

1. 监督医护人员进行医疗设备的安全使用与保管。

2. 每周进行核查 NCU 所有使用的仪器并保持安全备用状态。

3. 《医学装备使用情况记录》需要由医护共同进行核查并记录。

4. 故障设备严禁使用，及时做好检修、保养与检测。

5. 针对使用的仪器每半年进行检测并定期进行培训。

6. 每月将 NCU 便携监护仪、除颤仪、护士站的电脑等，遵照北京时间进行调试（床旁监护仪找医工科工程师协助调试）。

7. 每月开启质控会。

二、医疗设备紧急调配制度

（一）准备工作

1. 正在使用或者备用的医疗设备，需由医学工程处定期检测，保证安全正常使用。

2. 有蓄电功能的医疗设备需及时充电以保证应急时启用。重要医疗设备包括监护仪、输液泵、注射泵、心电图机、除颤监护仪等，需确认在无外接电源情况下可以正常使用，如蓄电池功能不足应及时充电。

3. 对呼吸机等设备做好抢救二级准备，每台呼吸机配备人工呼吸面罩、简易呼吸器等。

（二）预案适用范围

发生突发公共卫生事件或群体外伤、群体食品中毒等抢救事件，院内呼吸机、监护仪、除颤仪等各类急救及生命支持类设备短缺，需紧急调剂相关抢救医疗设备时，科室因急救需要相关设备出现短缺时，需启动预案。

（三）调配预案

1. **科室间调配**　由科主任、护士长或医学装备管理员向相关科室提出申请，紧急调配闲置的医疗设备,呼吸机需求可向呼吸机管理中心申请设备。

2. **医学工程处借用** 科室间调配有困难,日间向医学工程处,申请备用设备(医学工程处备有应急设备,包括:监护仪、输液泵、注射泵、心电图仪、除颤仪、控温毯、血液净化等设备)。夜间上报院行政总值班,由行政总值班协调处理,使用科室应填写《医疗设备借用申请表》,使用时爱护设备,并在一周内归还医学工程处。

第三节 应急预案

一、仪器使用故障应急预案

(一) 呼吸机突然断电

1. **应急流程** 见图3-3-1。

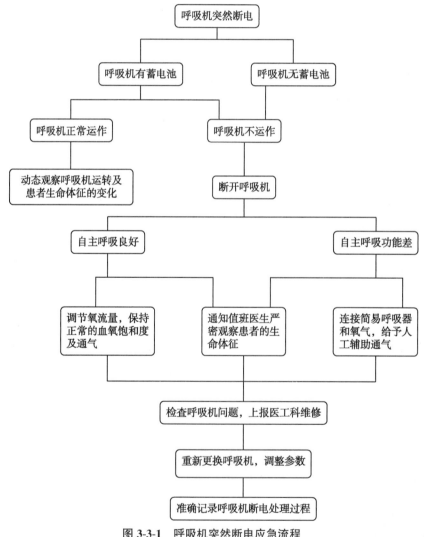

图3-3-1 呼吸机突然断电应急流程

2. 防范措施

(1)断电期间,医务人员不得离开患者,随时观察病情变化及处理紧急情况。

(2)在保证患者呼吸正常情况下,仔细分析断电原因,是否存在电源插头断开等问题。

(3)来电后,应由医生根据患者情况,重新调节呼吸机参数。

(4)部分呼吸机自带蓄电池,日常应定期充电,使蓄电池始终处于饱和状态。

(5)护理人员定期观察呼吸机蓄电池情况。

(6)床旁简易呼吸器每人一套,便于及时应用。

(二) 简易呼吸器故障

1. 应急与检查　见图 3-3-2。

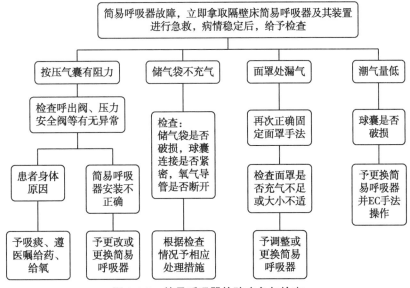

图 3-3-2　简易呼吸器故障应急与检查

2. 防范措施

(1)简易呼吸器故障,需要立即启用替代制度,NCU 要求每位患者一套简易呼吸器,并保持备用状态。

(2)每日检查备用的简易呼吸器,定时、定人对简易呼吸器的各项性能进行检测。

(3)擦拭并记录,如发现有问题立即进行维修。

(4)保证面罩接头与简易呼吸器配套,面罩充气弹性良好,储气袋衔接紧密、无漏气,活瓣正常,氧气接头与吸氧管对接牢固,确保设备处于良好备用状态。

(三) 除颤仪故障应急预案

1. 除颤仪故障应急流程　见图 3-3-3。

2. 防范措施

(1)故障的除颤仪应悬挂"不能正常使用"故障牌。

(2)责任护士应熟知除颤仪使用性能及使用指征,做到正确应用与督查。

(3)除颤仪旁应悬挂明显的替代流程,便于护士及时操作。

(4)除颤仪本身带有蓄电池,应定期充电,使蓄电池始终处于饱和状态。

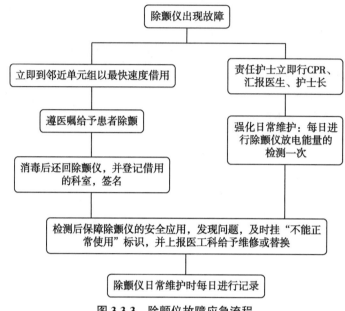

图3-3-3 除颤仪故障应急流程

(5)每月第一天将除颤仪处于未充电状态下连续5次放电进行能量检测,保证除颤仪多次除颤后能量仍处于有效范围。

(6)专人负责,定期检查、维护,做好使用、维修记录。

(7)除颤仪应固定放置在抢救车上,所有物品处于备用状态,包括导电糊、纱布、电极片等。

(四)输液泵、微量泵故障应急预案

1. 应急流程 见图3-3-4。

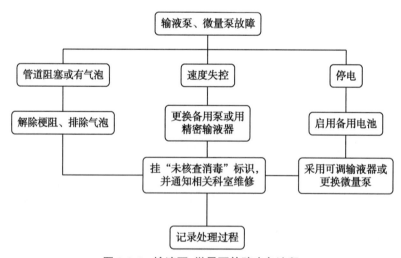

图3-3-4 输液泵、微量泵故障应急流程

2. 防范措施

(1)用微量泵时单独建立静脉通路,不应在同一静脉通路上输入其他液体,避免受输液速度、压力影响或因推药等其他操作影响药液持续泵入,以及防止液体变性。

（2）输液泵在 NCU 应按照患：泵的比例为 1：2 进行配置，便于及时更换。关键时也可用可调输液器进行替换。

（3）加强巡视，随时观察输液泵、微量泵使用中的动态变化，确保设备设置参数与实际运行参数相符合。

（4）仪器使用，专人负责。

（5）定期检查输液泵、微量泵状况，确保设备运转良好。

（6）每日做好维修、维护登记。

（7）定期对输液泵、微量泵进行护士的培训与考核，便于正确的操作。

（五）监护仪故障应急预案

1. 故障排除　见图 3-3-5。

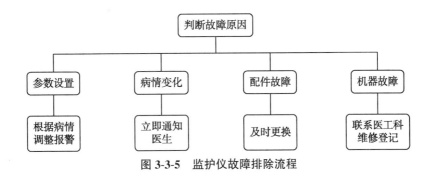

图 3-3-5　监护仪故障排除流程

2. 预防措施

（1）监护仪故障不能正常使用时，护士应对意识清楚的患者做好心理护理，并及时给予便携监护仪进行替代。

（2）护士将突发情况过程及患者的生命体征记录于护理记录单。

（3）专人负责，定期对便携监护仪充电，使蓄电池始终处于饱和状态。

（4）每 10 人组的 NCU 应配备一台便携监护仪，便于应急使用。

（5）做好维修、维护登记。

（六）血液透析滤过仪故障应急预案

1. 故障排除　见图 3-3-6。

2. 防范措施

（1）手动回血，下机时注意防止空气进入患者体内。

（2）密切观察仪器及管路运作情况。

（3）血滤中严密观察滤器的凝血状态。

（4）预冲管路及血滤器必须彻底，不能留有空气。

（5）尽量不要使用与血滤无关的高耗电设备。

（6）定期检查、维护血滤机、不得私自消除报警检测系统。

（7）进行无肝素血滤时，除在血滤前用肝素盐水冲洗管路和血滤器外，应根据凝血指标每小时用生理盐水 100ml 冲洗循环管路，超滤量应扣除冲洗盐水。

（8）超滤率不要过高，监测跨膜压不要超过 400mmHg。

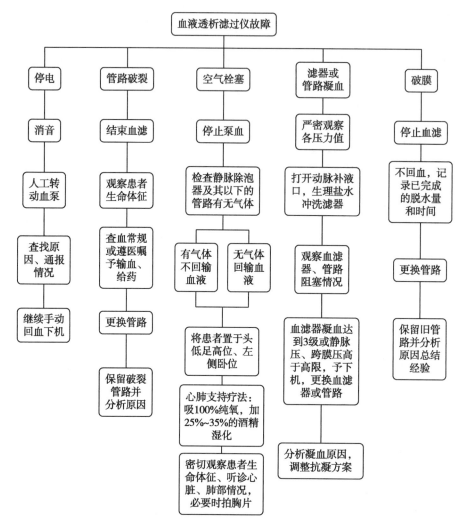

图 3-3-6 血液透析滤过仪故障应急流程

（七）中心吸氧装置出现故障的应急预案

1. **应急流程** 见图 3-3-7。

2. **防范措施**

（1）中心供氧出现故障,立即断开吸氧装置,打开备用氧气袋,遵医嘱连接吸氧管继续为患者吸氧,并向患者做好解释及安慰工作。

（2）将备用氧气筒装置推至床旁,给予吸氧。

（3）使用呼吸机患者立即改用简易呼吸器辅助呼吸,迅速更换用氧气筒连接呼吸机。

（4）密切观察患者缺氧症状有无改善及其他病情变化。

（5）对故障的供氧装置应悬挂"未核查消毒"。

（6）立即通知后勤保障部,查找原因进行维修,上报登记备案。

（八）中心负压吸引装置出现故障的应急预案

1. **应急流程** 见图 3-3-8。

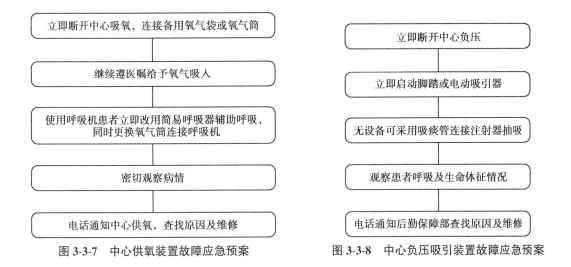

图 3-3-7　中心供氧装置故障应急预案　　　图 3-3-8　中心负压吸引装置故障应急预案

2. 防范措施

(1) 立即断开中心气道吸引装置,迅速启动备用脚踏或电动吸痰器进行吸引。

(2) 亦可用 50ml 注射器连接吸痰,嘱或协助患者头偏向一侧,保持呼吸道通畅并向患者做好解释与安慰工作。

(3) 密切观察患者有无缺氧及呼吸道分泌物,配合医生完成各项抢救措施并准确记录。

(4) 对故障的吸引装置应悬挂"未核查消毒"。

(5) 立即通知后勤保障部,查找原因进行维修,维修过程及维修结果登记备案。

(九) 信息系统故障的应急预案

1. 故障排除　见图 3-3-9。

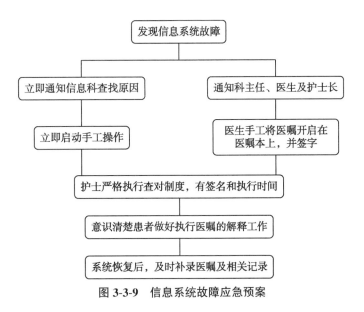

图 3-3-9　信息系统故障应急预案

2. 预防措施

(1)信息科人员定期对院内工作运行状况进行检查,发现问题及时处理,定期进行系统升级、维护等。

(2)医护人员必须严格遵守操作规程,不得修改、损坏、增删计算机系统文件。

(3)各病区应备有纸质医嘱单、检查单、知情同意书等各种纸质文书。

(4)为了提高信息安全事件,科室应组织应急预案的演练,对于存在问题给予及时的补充和完善。

(5)信息系统正常应用过程中,不允许连接私人电脑与其他移动系统,防止出现仪器运行故障。

二、患者救治相关应急预案

(一)输液反应的应急预案

1. 输液反应应急处理

(1)立即停止正在输注的液体并保留静脉通道,重新更换0.9%氯化钠和新的输液器,必要时开启第二条静脉通道。

(2)同时报告医生及护士长并遵医嘱给药。

(3)情况严重者配合医生立即抢救,必要时进行心肺复苏等急救,记录患者生命体征、急救用药及抢救过程。

(4)发生输液反应时,要及时报告医院感染管理科、护理部和药剂科。

(5)保留输液器和药液分别送检验科和药剂科进行检测。

(6)患者家属有异议时,立即按相关程序对输液器及液体进行封存,双方签字并送检。

2. 防范措施

(1)严格检查药品及输液器具的质量。

(2)合理用药,避免多种药物联合使用,如特殊用药,两瓶之间连续静脉输液时,中间使用生理盐水冲管,减少药物相互配伍或避免其他原因造成药物沉淀或结晶。

(3)选择大小合适的注射器抽吸药物,避免反复穿刺导致胶塞带入液体从而减少药液中微粒的产生,做到药液现配现用。

(4)温湿度适宜,配药应在治疗室进行,减少人员流动。

(5)输液治疗时应严格执行无菌技术操作原则及输液操作规程。

(6)遵医嘱或根据患者年龄及药物性质调节输液速度,密切观察用药后反应。

(7)严格进行"三查七对"制度,落实操作前、中、后的身份识别。

(8)大于两种药物一起使用时,应进行药品配伍禁忌的查询。

(二)发生输血反应的应急预案

1. 输血反应应急处理

(1)患者发生输血反应时,应立即停止输血,保留静脉通道更换输液器输生理盐水。

(2)立即报告医生及护士长,遵医嘱给予抗过敏药物。

(3)保留未输完的血袋、输血器,以备检验。

(4)病情紧急的患者准备好抢救药品及物品,配合医生进行抢救。

(5)一般过敏反应,应密切观察患者病情变化并做好记录,安慰患者减少焦虑。

(6)按要求填写输血反应报告卡,上报输血科。

(7)怀疑溶血等严重反应时,将保留血袋及输血器封存后送检。

（8）严密观察病情变化并做好抢救记录。

2. 防范措施

（1）血液必须由医护人员按照标准流程进行领取，并认真检查血袋有无破损。

（2）严格执行"三查八对"制度，发血者和领血者共同核对。

（3）输血治疗时严格执行输血操作规范，输血前、中、后均需双人核对，确保输血正确无误。

（4）血液从血库领回，勿震荡、勿加热，血液取回后尽快输注不得退回。因故取消输血，需要提前通知输血科。

（5）输血前遵医嘱使用抗过敏药物。

（6）输血速度适宜，前 15 分钟开始输血时速度宜慢，无不良反应可根据需要调整速度，输注时严密观察受血者生命体征和病情变化，详细询问和倾听患者主诉。

（7）加强巡视，保证输血安全。

（8）输血结束后，应保留空血袋 12 小时。

（三）气管插管非计划性拔管应急预案

1. 应急预案

（1）立即通知医生。

（2）配合医生进行紧急处理：①部分滑脱：抽尽气囊内气体，将气管插管重新插回气管内，由医生确认插管位置后重新充气囊，选择较上一次更稳固的固定方式进行妥善固定，松紧适宜；②完全滑脱：开放气道，评估呼吸情况，自主呼吸良好者给予氧气吸入，使其血氧饱和度保持在 ≥95% 以上；自主呼吸较差者立即给予高流量吸氧，并连接简易呼吸器进行辅助呼吸，同时准备用物行气管插管，必要时通知麻醉科。

（3）监测生命体征和氧合功能。

（4）清理口鼻腔分泌物，鼓励清醒患者自主咳痰。

（5）心理护理，给予适当安慰。

2. 防范措施

（1）识别高危人群：从年龄、意识、依从性、活动、沟通、疼痛、管道种类等几个方面进行导管滑脱评估，高危人群重点关注。

（2）责任护士进行交接班时，接班者需对气管插管距门齿的距离、气囊压力、痰液性质等进行评估，必要时给予插管部位标识警示，便于医护人员提高警示程度，见图 3-3-10。

（3）烦躁不安气管插管患者，应遵医嘱给予保护性约束，必要时遵医嘱给予镇静治疗。

（4）给予镇静药物时，需进行 RASS 评估，RASS 评分维持在 –2~0 分之间，防止意外拔管的发生。

（5）根据患者的配合程度，选择固定方式。昏迷或镇静患者可以采用口周固定法（图 3-3-11），减少患者颈后皮肤损伤。烦躁患

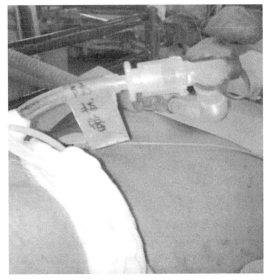

图 3-3-10　插管部位标识警示图

者,可采用双固定的方法,见图 3-3-12,应使用小毛巾或棉纱垫给予后颈部衬垫,防止造成皮肤破损。

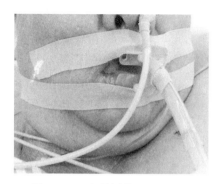

图 3-3-11 气管插管口周固定法

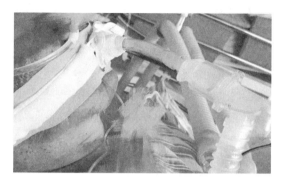

图 3-3-12 气管插管双固定

(6)密切观察患者意识状态、生命体征及病情变化,关注患者躁动情况。

(7)对于已发生过非计划拔管的患者,应在其床头处粘贴标识给予警示。已发生的、未发生的应使用不同颜色的警示牌,见图 3-3-13、图 3-3-14。

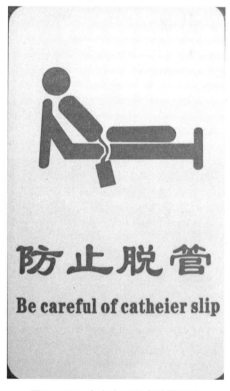

图 3-3-13 未发生不良事件警示牌

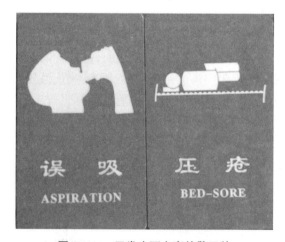

图 3-3-14 已发生不良事件警示牌

（四）误吸应急预案

1. 出现误吸启动应急流程 正确判断,给予头偏向一侧,进行气道吸引,关闭正在输注的肠内营养液,抽吸残留液,吸氧,保证患者血氧饱和度在 95% 以上。

（1）立即平卧,头偏向一侧,叩背吸痰。

（2）发生窒息,立即呼叫医生。

（3）给予患者吸氧、配合气管插管、心肺复苏、执行医嘱。

（4）监测呼吸频率、节律、血氧饱和度。评估患者的意识、吞咽功能、胃内残留物等。

（5）了解误吸原因协助进一步诊治。

（6）安慰患者,及时通知家属。

（7）抢救结束后及时完成抢救记录。

（8）床头挂"误吸"红色预警标识,表明患者曾经有过误吸的发生。

2. 防范措施

（1）误吸重在预防,识别高危患者:术后麻醉未醒、意识障碍、吞咽困难、高龄、机械通气等患者。

（2）正确评估患者吞咽功能,对于吞咽功能 III 级及以上患者给予管饲营养。回抽胃液判断胃潴留情况,大量胃潴留的患者应选择幽门后喂养。

（3）管饲营养患者抬高床头 ≥30°,见图 3-3-15,持续鼻饲泵入营养液,初始速度为 50ml/h,逐渐增加至 80~100ml/h。每日口腔护理 4 次,气囊压力常规每 4~6 小时监测一次,但在患者转运、机械排痰、进食、气道吸引前后应适时监测气囊压力,保持在 25~30cmH$_2$O 之间。

（4）日常护理工作中,对容易造成误吸的高危人群应做好健康宣教:培训临床医护人员误吸的应急预案及相关预防措施等。

（五）烫伤应急预案

1. 应急流程

（1）患者出现烫伤,通知医生,立即移除热源。

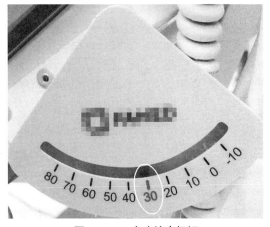

图 3-3-15 床头抬高标识

（2）冷敷或冷水冲洗烫伤处进行降温。

（3）做好伤口处理及记录,上报不良事件。

（4）定期给以伤口换药。

（5）床头粘贴"烫伤"红色预警标识,表明发生过烫伤事件。

2. 防范措施 对于高危人群,如高龄、肢体感觉障碍、失语等患者,做好健康宣教,不使用热水袋、暖宝宝等保暖物品,高龄老年人泡脚时温度不高于 50℃。

（六）跌倒／坠床

1. 跌倒／坠床后应急预案

（1）患者出现跌倒／坠床后,安抚同时查看患者,立即呼叫医生。

（2）初步评估患者受伤部位与伤情、意识、生命体征。

(3)病情允许下安置患者于病床上。

(4)动态评估患者的病情,监测患者的病情变化,给予必要的处理。

(5)记录于病历、护理记录或交接班记事本上,填写不良事件上报单,做好交接班。

(6)床头粘贴"跌倒/坠床"红色警示标识。

2. 防范措施

(1)识别高危人群:所有入院患者进行跌倒、坠床风险因素评估,从年龄、患者躁动程度、跌倒坠床史、意识、感官、活动、药物、排泄等方面进行评估。

(2)向患者做好健康宣教:对于意识障碍、不能配合,癫痫持续状态的重症患者,需要医生进行评估,必要时给予保护性约束。同时向家属做好宣教,保障患者的安全。

(3)病房管理:重症患者卧床应设有床档,医护人员操作时注意床档使用的安全,严禁床档未复位离开患者。躁动严重且意识障碍、不能配合的患者,需要给予保护性约束或通知医生给予镇静治疗。

(4)对于已发生过非计划拔管的患者,应在床头处粘贴标识给予警示。

(七)猝死预案

1. 应急预案

(1)发现猝死患者,立即进行心肺复苏,同时呼叫其他医务人员。

(2)配合建立人工气道与其他抢救措施。

(3)开放静脉通路,及时遵医嘱给药。

(4)观察生命体征,判断抢救效果。

(5)抢救结束6小时内完成抢救记录。

2. 防范措施 巡视病房,严密监测 NCU 患者病情变化,尤其对心功能异常,伴有心律失常患者,应更为关注与监测,保证能够给予迅速急救。

(1)识别高危人群:既往出现过猝死、心脑血管、呼吸系统疾病及病情危重的患者等。

(2)密切监测患者生命体征及病情变化。

(3)交接班时关注患者病情重点,病情变化时及时告知医生。

(八)自杀应急预案

1. 自杀应急处理

(1)对于有自杀倾向的患者,立即上报医生与护士长,查看患者物品,将利器统一保管。安抚患者情绪,联系其家属,留家属24小时陪护,做好交接班,防止意外事件发生。

(2)发现患者自杀,查看患者,通知医生,呼叫他人协助。

(3)监测生命体征,需急救时立即实施抢救。

(4)自杀已发生,保护好现场,通知科室领导及医务处、保卫处或院内总值班,服从领导安排,及时上报不良事件。

2. 防范措施

(1)识别高危人:病情出现严重变化、有焦虑抑郁史、严重情绪变动较大患者。

(2)减少自杀事件:高层病房窗户安置限位器限制窗户整扇开启,高危药品做好管理。

(九)走失预案

1. 走失应急处理

(1)发现患者走失,立即通知医生、护士长,并确认患者最后离开病房的时间。

（2）联系患者及家属。

（3）通知医院保卫处协助寻找。

（4）做好相关护理记录,按所在单位上报程序备案。

2. 防范措施

（1）识别高危人群:患者有精神行为异常、认知功能障碍等做好评估。

（2）做好病房管理:加强病房巡视。

（3）高危人群制定相应防护措施:重点交班,制定患者信息识别卡,病区设置带有门禁的防护门,不允许私自外传门禁等。

（4）做好健康宣教:及时与家属沟通,互相协助。

三、护理操作相关预案

（一）用药错误

1. 应急预案

（1）立即停止用药。

（2）立即通知医生,给予相应处理,做好抢救准备。

（3）密切观察病情变化,听取患者主诉,做好对患者及家属的安抚及解释工作,减轻患者及家属的恐慌与不满。重症患者立即给予动态监测意识、瞳孔、生命体征的变化。

（4）做好交接班。

（5）及时上报不良事件。

（6）实物保全:疑似是药物引起的不良后果,医务处与患者双方同时在场,现场对实物进行封存和启封,封存件由医务处保管,药物储存咨询药剂科。

2. 防范措施

（1）医生采用信息系统进行药物医嘱的开启,护士确认无误后方可执行。执行护理操作时,双人核对医嘱内容,严格把控扫码、实施等过程。

（2）护士根据医嘱准备药物,并通过信息系统扫描进行患者身份与药品的确认。

（3）应用 PDA 进行配药、给药等过程的核对。

（4）用药结束后用 PDA 进行扫码结束,并观察患者用药后反应。

（二）患者身份识别错误

1. 应急预案

（1）立即停止正在进行的护理行为。

（2）通知医生,遵医嘱给予相应处理。

（3）密切观察患者的病情变化,积极处置。

（4）必要时做好抢救准备。

（5）做好交接班。

（6）及时上报不良事件。

（7）安抚患者及家属。

2. 防范措施

（1）护士应熟练掌握患者身份识别的方法。

（2）采用 ID 号、院内病案号、姓名、出生日期等腕带信息进行核对,避免单独使用床号或姓名来核对,以免发生同名等错误。

(3)意识障碍患者询问家属,进行身份识别。

(三)标本采集错误的应急预案

1. 应急预案

(1)发现患者标本采集差错时,立即报告护士长及医生。

(2)停止送检,如标本已送出,立即与相关科室联系,终止检验。

(3)查找原因,如患者清醒,向患者做好解释工作并取得患者配合。

(4)双人核对后重新采集标本送检。

(5)分析原因并做好记录,上报不良事件。

2. 防护措施

(1)主班护士在接到医嘱后正确选择标本容器,责任护士在采集标本前再次核对检查项目与标本容器是否相符。

(2)护士要根据检验内容,事先和患者沟通并取得配合,向患者交代清楚有关的注意事项,严格掌握标本采集的适宜时机。

(3)采集标本时需严格执行查对制度及操作规范。

(4)标本采集后应按要求及时送检。在送检过程中,应防止标本摇晃、振荡、污染。如有失误,应重新抽取标本送检,以免使标本失去检验意义,延误疾病的诊治。

(四)护理人员发生针刺伤的应急预案

1. 应急预案

(1)暴露部位的紧急处理:①被污染的皮肤,立即用皂液和流动水清洗干净;②被暴露的黏膜,立即反复用生理盐水冲洗干净;③发生利器伤或破损皮肤被污染,立即尽可能挤出损伤处的血液(从近心端向远心端轻轻挤压,禁止进行伤口的局部挤压),再用肥皂液和流动水进行伤口冲洗,冲洗后用75%酒精或者0.5%碘伏进行消毒,并包扎伤口。若伤口创面较大,可到急诊室进一步处理。

(2)如被患者为乙肝病毒、丙肝病毒的尖锐物体划伤刺破时,受伤者乙肝、丙肝抗体阳性,不需注射疫苗或免疫球蛋白,正确处理伤口、继续追踪肝功能即可。

(3)被乙肝、丙肝阳性患者血液、体液污染的锐器刺伤后,应在24小时内抽血查乙肝病毒抗体和丙肝病毒抗体,必要时同时抽取患者血液进行对比,同时注射乙肝免疫高价球蛋白。刺伤后1个月、3个月、6个月进行复查。

(4)被HIV阳性患者血液、体液污染的锐器刺伤后,应在24小时内抽血查HIV抗体,必要时同时抽取患者血液进行对比,经专家评估后预防性用药,必要时去传染病院感染中心皮肤感染科诊治。伤后4周、8周、12周及6个月定期复查HIV抗体。

(5)及时填写锐器伤登记本,并报告科室负责人、预防保健科及医院感染科。

2. 防范措施

(1)加强对医护人员职业防护的培训和宣传:主要包括职业暴露的主要途径、危险性和自我防护措施、医疗器械的处理、锐器伤的处理措施、医院感染知识和消毒隔离制度及规范化的操作程序。

(2)加强职业防护教育的培训,提高医护人员自我防护意识。

(3)培养良好的工作习惯:不可徒手处理破碎的玻璃器械,锐器盒及时更换切勿堆满,手持无套的针头、锐器时不可面对自己或他人。

(4)改变危险的工作习惯,禁止徒手将用过的针帽套在针头上,避免用手分离针头,采集血标本后避免带针头传递给他人。

(5)进行侵袭性操作时,确保光线充足,用后的一次性注射器、针头、手术刀片及其他尖锐物品要及时装入锐器盒内。

(6)提供安全的工作环境和条件:医院必须提供足够的手套、隔离衣等个人防护设备、采用负压标本试管采血等减少医疗锐器伤的发生。

(7)口服给药有效时,减少非安全注射概率。

(8)配备专职院感监控员,做好针刺后的管理,规范医疗垃圾的处理等。

(9)提供无针头产品、提供具有安全保护性的产品(可收缩针头的注射器)、提供个人保护产品(外科医生用的顶针)、培训普及锐器盒的使用。

四、传染性疾病相关应急预案

院内、科内应明确标识各种传染病的隔离要求,见图 3-3-16。

隔离要求提示卡

隔离种类	接触隔离	飞沫隔离	空气隔离	保护性隔离
隔离标识	🖐	⬭	⬆	⬇
适用病种	多重耐药菌感染/定植、肠道感染、皮肤感染（脓疱病）、肝炎、HIV感染、梅毒、疱疹病毒感染、气性坏疽、破伤风等	流行性感冒、流行性脑脊髓膜炎、流行性腮腺炎、百日咳、白喉等	开放性肺结核、水痘、麻疹等	器官移植、粒缺、大面积烧伤等
隔离措施	共性措施: 1. 规范实施手卫生 2. 接触患者血液、体液、分泌物、排泄物时戴手套,手部有伤口时戴双层手套 3. 进行可能产生喷溅的诊疗操作时应戴护目镜/防护面罩,穿隔离衣/防护服 4. 听诊器、血压计、体温表、输液架等要专人专用,每日消毒 5. 轮椅、担架、床旁心电图机等不能专人专用的医疗器械、器具及物品每次使用后擦拭消毒 6. 物体表面用2000mg/L含氯消毒液擦拭消毒（多重耐药菌隔离应使用一次性消毒湿巾或1000mg/L季铵盐类消毒液或500 mg/L含氯消毒液）,2～3次/d（多重耐药菌隔离4次/d） 7. 各种垃圾均放入双层黄色垃圾袋密闭送焚烧（多重耐药菌隔离隔离患者的垃圾处理同普通患者） 8. 患者转出/出院后隔离室终末消毒 接触隔离个性措施: 1. 气性坏疽、破伤风患者必须单间隔离,分组护理 2. 其他病种首选单间隔离,无条件时床边隔离 3. 诊疗操作遵循"先普通患者,后隔离患者"的原则 4. 床边隔离时患者转出/出院后床单元终末消毒	飞沫隔离个性措施: 1. 单间隔离,分组护理 2. 患者戴外科口罩（可耐受时） 3. 医务人员戴帽子、戴医用防护口罩 4. 宜对室内空气进行持续消毒	空气隔离个性措施: 1. 首选尽快转送传染病医院 2. 无法转院时应单间隔离,分组护理 3. 患者戴外科口罩（可耐受时） 4. 医务人员戴帽子、戴医用防护口罩 5. 宜对室内空气进行持续消毒	1. 首选单间保护性隔离 2. 加强空气及环境表面常规清洁与消毒工作 3. 规范实施手卫生 4. 严格控制探视人员,禁止患有感染性疾病尤其是呼吸道感染者探视 5. 严格控制进入室内的医务人员数量,治疗及护理操作尽量集中安排,以避免不必要的人员进出 6. 进入病房的医护人员、陪护人员、探视人员应戴外科口罩,必要时戴帽子、穿隔离衣、鞋套 7. 高度重视患者皮肤的清洁护理 8. 做好患者的餐具、义齿杯等清洗、消毒及清洁保存工作
解除隔离标准	多重耐药菌感染患者临床症状好转或治愈且相应标本"多重耐药菌"检测阴性可解除隔离 其他感染依疾病特点个性化确定			
备注	未列入此卡的其他传染病按具体疾病的主要传播途径开写隔离医嘱并采取相应的隔离措施			

图 3-3-16　相关隔离标识

(一) 流行性脑膜炎双球菌感染

1. 流行性脑膜炎双球菌感染紧急处理流程,见图 3-3-17。

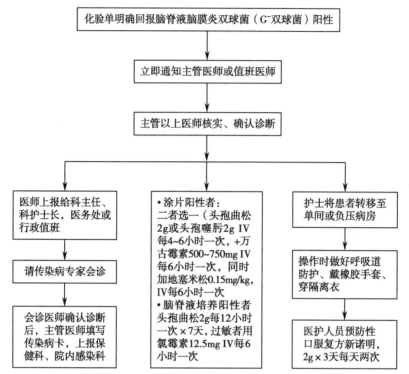

图 3-3-17　流行性脑膜炎双球菌感染紧急处理流程

2. 防范措施

(1)流行性脑膜炎属于乙类传染病,经过呼吸道飞沫传播,有条件的应将患者收入负压病房,无负压病房者进行单间隔离,护士进入病房必须佩戴好 N95 口罩,做好呼吸道防护。

(2)流行性脑膜炎病情进展快,随时观察病情变化,及时对症处理。

(3)实行网络直报的责任报告单位应于 24 小时内进行网络报告;未实行网络直报的责任报告单位应于 24 小时内寄送出传染病报告卡。

(4)严格执行消毒隔离制度,避免疫情扩展、暴发。

(5)接触人员必要时进行预防性用药或疫苗免疫。

(6)在上报后转至传染病医院诊治。

(二) 流行性乙型脑炎

1. 流行性乙型脑炎紧急处理流程,见图 3-3-18。

2. 防范措施

(1)乙型脑炎属于乙类传染病,经过蚊虫叮咬、血液传播,临床上容易出现高热、抽搐以及意识障碍等症状,因此较易误诊收入神经科病房。

(2)做好传染病护理的措施,防止蚊虫叮咬,同时进行健康宣教。

(3)严格执行消毒隔离制度,避免疫情扩展、暴发,必要时进行疫苗免疫。

(4)规范操作,避免发生针刺伤。

(5)24 小时内进行网络报告,并填写传染病报告卡,上报到保健科及院内感染科。

(6)上报并转至传染病医院诊治。

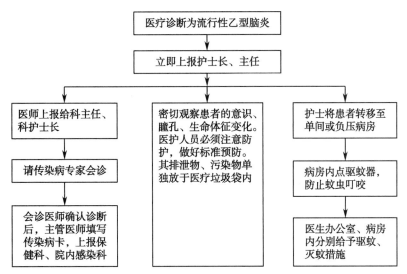

图 3-3-18　流行性乙型脑炎紧急处理流程

（苗凤茹　李 艳　张未迟）

第四章

NCU 护理感染控制的管理

第一节　NCU 的感染控制制度

一、管理依据

医院感染（hospital infection）是指住院患者在医院内获得的感染,包括住院期间发生的感染和在医院内获得的在出院后发生的感染,但不包括入院前已开始或者入院时已处于潜伏期的感染。医务人员在医院内获得的感染也属医院感染。随着现代医学飞速发展,医疗设备与诊疗技术不断更新,加之广谱抗生素的大量应用,使得医院感染日趋严重,NCU 是神经科危重患者监护与救治的区域,同时也是医院感染的高危区域。

NCU 患者意识障碍、长期卧床、吞咽困难、机械通气等疾病特点,导致患者肺部感染、尿路感染以及血源性感染的发生概率较多,一旦发生感染,患者并发症就会增加、住院时间延迟,甚至出现病情加重而导致死亡。为此建立完善的感染控制管理制度,提高医护人员的执行力,进行持续动态的督查与培训,对降低 NCU 医院感染发生率具有重要意义。

二、感染控制策略

（一）完善医院感染管理体系,加强监督检查

1. **感控小组建立**　由科主任、护士长任组长,医生、护士担任 NCU 质量控制及感染控制人员。

2. 制订管理组织职责和工作内容,充分发挥各级管理人员作用。具体内容详见第二章第一节感染控制小组的成立。

（二）完善感染管理各项规章制度

近年来医院感染管理发展迅速,尤其是消毒灭菌的方法和要求更新较快。NCU 需要根据自身规模、布局、环境、人员等差异,制订切实可行的计划,有效落实各项规章制度,从而使医院感染管理者有效实施管理职能,让每位医务人员懂得感染管理的目的、意义、实施方案及措施,使工作有章可循,让每位医护人员积极参与感染管理。

（三）建立具体消毒记录制度

通过设置和使用《消毒液有效成分监测、消毒液更换记录》《物品和环境表面消毒记录》《医疗废物处置记录》《院感防控制度培训及考核记录》等感染管理工作的记录本,把感染管理的实施方案真正落实到实处,同时也便于督促感染管理工作。

(四) 加强日常工作的管理

1. **手卫生管理**　医护人员的手与患者直接接触,是交叉感染的重要传播媒介,经医护人员的手传播造成的医院感染约占 30%,而医护人员的洗手执行率<40%。因此 NCU 需要每月至少考评一次医护人员的手卫生。其次在洗手池安装感应水龙头,一次性使用擦手纸巾盒、张贴标准洗手"六步法"操作图,床旁备快速手消毒剂,各种治疗、操作前后严格洗手,对同一患者的不同部位进行操作治疗时也应洗手,以减少污染机会。

2. **严格执行无菌技术和消毒操作**　操作时须严格执行无菌操作,护士在为患者进行静脉穿刺、标本采集、留置导尿管、中心静脉导管维护等护理操作时,注意无菌操作,减少污染,避免感染。护士应正确选用和配制消毒剂,准确掌握消毒方法,保证消毒效果。

3. **严格执行消毒隔离措施**

(1) 严格限制非医护人员的探访。探视者进入 NCU 应穿着隔离衣、戴一次性外科口罩。探视结束将隔离衣立即回收进行清洗、消毒。常态化疫情防控期间,谢绝家属探视。

(2) 将感染与非感染患者分区域安置。对于感染患者需要进行相关感染措施的管理。

(3) 一般性诊疗器具(听诊器、血压计、叩诊锤、手电筒等)需要专床专用,按照具体要求进行擦拭(详见第四章第四节:新型冠状病毒肺炎常态化防控感染方案)。对于患者床旁高频次接触部位应增加擦拭频次。患者出院时进行终末消毒处理。如若交叉使用,则需每位患者用后消毒。

(4) 空气消毒:可常规采用百级层流 / 全新风 / 可人机共处动态空气消毒净化设备,当机械发生故障时需要临时开窗通风。

(5) 物体表面消毒:①治疗室台面、治疗车等表面用 500mg/L 含氯消毒液进行消毒擦拭,每日 4 次,擦布专用。②护理站桌面、电话、电脑键盘、鼠标及床旁仪器按钮等由护士用一次性消毒湿巾进行消毒擦拭,每日 4 次。③床、床档、小桌、床头桌,每日日间由卫生员用 500mg/L 含氯消毒液进行消毒擦拭 2 次,一床一巾,用毕采用 500mg/L 含氯消毒液进行浸泡 30 分钟,清水洗净晾干备用;夜间由护士用含有季铵盐的一次性消毒湿巾进行消毒擦拭 2 次,有污染的物体表面需要随时消毒。④当物体表面有血迹或体液污染时,应用浸有 2 000mg/L 含氯消毒液的一次性擦布进行消毒清理。⑤地面清洁:所有地面每日用 500mg/L 含氯消毒液擦拭 4 次。地面被呕吐物、分泌物、血液或粪便污染时,用 2 000mg/L 含氯消毒液消毒处理。⑥保持床单及被服清洁,遇污染随时更换。⑦患者的排泄物倒入厕所或专用的冲便器内,便盆及尿壶专人专用,若交叉使用,则需每患用后消毒。对腹泻患者应一用一消毒。

(6) 妥善处理医疗废物:严格区分生活垃圾及医疗垃圾,确保医疗废物的分类、包装、标识和运送。将医疗废物分为感染性废物、病理性废物、损伤性废物、药物性废物和化学性废物 5 类,必须严格分类收集并妥善处理。损伤性废物装入防刺破、防渗漏的利器盒,其他医疗废物一律用防渗漏的黄色塑料袋包装、封扎,包装外粘贴医疗废物的标识。

(7) 加强对护理人员考核培训:制订全员培训计划,每年对在职护士、新调入 NCU 护士、进修护士进行严格的岗前教育培训,提高护士的思想素质和职业素质,熟练掌握专业理论和技术操作,以保证护理工作的正确实施。培训内容包括消毒隔离、无菌技术、医院感染、医疗废物处理等内容,增强标准预防意识,防止交叉感染发生。

第二节　隔离患者的管理制度

一、管理依据

隔离是将传染病患者、高度易感人群安置在指定的地方,暂时避免和周围人群接触。对传染患者采取传染源隔离,其目的是控制传染源,切断传染途径;对易感人群采取保护性隔离。隔离技术的目的是防止病原微生物在人群中扩散,最终控制和清除传染源。2009 年中华人民共和国卫生行业颁布了《医院隔离技术规范》,2012 年颁布了《医疗机构消毒技术规范》。

NCU 环境特殊,是医院感染的高发区域,患者多为病情危重、昏迷卧床者,发生医院感染是导致患者死亡率增加、预后不良的重要原因,其防控是重症监护室的重要工作之一。医院感染发生的危险因素包括高龄、合并慢性疾病(如糖尿病、慢性肺部疾病、心衰)、接受侵入性操作(如导尿、气管插管、留置动静脉导管等)等,交叉感染是 NCU 最大特点。

二、管理措施

（一）标准预防

1. **标准预防**　是基于患者的血液、体液、分泌物、排泄物、黏膜及非完整的皮肤均可能含有可传播的病原体的原则,针对医院所有患者和医务人员采取的一组预防感染的措施,以实现双向防护(既要防止感染从患者传至医务人员,又要防止感染从医务人员传至患者)。

2. **预防措施**

（1）实施手卫生。

（2）根据暴露风险选用适宜的个人防护用品。

（3）安全注射,正确处理利器,预防利器伤。

（4）遵循呼吸道卫生及咳嗽礼仪。

（5）规范处理医疗废物。

（6）穿戴合适的防护用品处理患者环境中污染的医疗器械、器具和物品。

（7）重复使用的医疗器械、器具和物品在每位患者用后应正确清洁及消毒 / 灭菌后备用。

（8）进行环境卫生学管理。

（二）保护性隔离

1. **保护性隔离对象**　免疫功能低下、极易感染患者(如移植、粒细胞缺乏、烧伤者等)。

2. 隔离标识为绿色：。

3. **保护性隔离措施**

（1）首选单间保护性隔离。

（2）做好空气及物体表面常规清洁与消毒。

（3）交代病情时要突出说明该患者具有极易感染的特点,做好预防感染的宣教。

（4）严格控制探视人员,禁止患有传染性疾病尤其是呼吸道感染者前来探视。

（5）严格控制进入室内医务人员数量，治疗及护理操作尽量集中安排，避免人员进出。

（6）进入病房的医护人员及家属需戴口罩，必要时戴帽子，穿隔离衣、鞋套。

（7）严格执行手卫生要求。

（8）严格遵守无菌操作规则。

（9）保持患者服装清洁干燥，做好皮肤清洁护理。

（10）患者的餐具、义齿杯等须专用，并做好清洗、消毒和保洁工作。

（三）基于传播途径的隔离预防（已经有疑似或确定的传染病或特殊感染的诊断）

1. **隔离原则**　在标准预防的基础上，根据疾病的传播途径（接触传播、飞沫传播、空气传播和其他途径传播），制定隔离与预防措施；一种疾病可能有多种传播途径时，应在标准预防的基础上，采取相应传播途径的隔离与预防；隔离病室应有隔离标志，并限制人员出入，黄色为空气传播的隔离，粉色为飞沫传播的隔离，蓝色为接触传播的隔离；传染病患者或可疑传染病患者应安置在单人隔离房间；受条件限制的科室，同种病原体感染的患者可安置于一室。

2. **隔离种类**

（1）接触隔离：接触传播是指病原体通过媒介直接或间接接触，直接接触传播指病原体从传染源直接传播至易感者合适的侵入门户，间接接触传播指间接接触了被污染的物品所造成的传播。接触经接触传播疾病如肠道感染、多重耐药菌感染、皮肤感染等的患者，在标准预防的基础上，还应采用接触传播的隔离与预防。如肝炎、艾滋病、梅毒、多重耐药菌感染、肠道感染、气性坏疽、破伤风等均需采取接触隔离。

（2）飞沫隔离：飞沫传播即空气飞沫传播，是空气传播的一种方式。病原体由传染源通过咳嗽、喷嚏、谈话排出的分泌物和飞沫，使易感者吸入受染。接触经飞沫传播的疾病，如百日咳、白喉、流行性感冒、病毒性腮腺炎、流行性脑脊髓膜炎等，在标准预防的基础上，还应采用飞沫传播的隔离与预防。

（3）空气隔离：空气传播是指病原体从传染源排出后，通过空气侵入新的易感宿主所经历的全部过程。接触经空气传播的疾病，如肺结核等，在标准预防的基础上，还应采用空气传播的隔离与预防。

（4）隔离预防措施，见表 4-2-1。

三、知识链接

传染病隔离常规和标准预防措施之间的区别如下。传染病隔离常规属于传染病学研究范畴，是依赖诊断的隔离措施，有明确的传染源，防护的核心是隔离传染源，预防的第一层次为基础护理，第二层为传染病隔离，传染源是现症患者，隔离传染源为切断传染链的主要环节；标准预防措施超出了医院感染学的研究范畴，是不依赖诊断的预防措施，无明确的感染源，防护的核心是预防感染，预防的第一层次为标准预防，第二层次为基于传播途径的预防，感染源是所有患者，阻断感染途径为切断感染链的主要环节，预防医疗保健相关性感染，实现了患者和医务人员的双向防护。标准预防措施和传染病隔离常规是两种完全不同的隔离预防系统，其在生物环境、防护理念、适用范围、实施方法和防护效果等方面均不相同，因此在 NCU 的患者应按照标准预防进行护理的管理。

表 4-2-1　基于传播途径的隔离预防措施

隔离种类	接触隔离	飞沫隔离	空气隔离
隔离标识			
适用病种	多重耐药菌感染、肠道感染、皮肤感染（脓疱病）、病毒性肝炎、HIV 感染、梅毒、气性坏疽、破伤风等	流行性感冒、流行性脑脊髓膜炎、流行性腮腺炎、百日咳、白喉等	肺结核、水痘、麻疹等
隔离措施	共性措施： 1. 严格执行手卫生 2. 接触患者血液、体液、分泌物、排泄物时戴手套，手部有伤口时戴双层手套 3. 进行可能产生喷溅的操作时应戴护目镜/防护面罩，穿隔离衣/防护服 4. 常用诊疗器具专人专用，无法专用则每次用后立即消毒 5. 用 2 000mg/L 含氯消毒液擦拭消毒物体表面 2~3 次/d 6. 各种垃圾均放入双层黄色垃圾袋密闭送焚烧		
	接触隔离个性措施： 1. 患者隔离 （1）气性坏疽、破伤风患者必须单间隔离，分组护理 （2）其他病种首选单间隔离，也可床边隔离 2. 诊护操作遵循"先普通，后隔离患者"的原则 3. 患者转出/出院后床单位消毒	飞沫隔离个性措施： 1. 单间隔离分组护理 2. 患者戴外科口罩（可耐受时） 3. 医务人员戴医用防护口罩、戴帽子 4. 开窗通风换气，有条件可持续消毒空气 5. 患者转出/出院后终末消毒	空气隔离个性措施： 1. 首选尽快转送传染病医院 2. 单间隔离，分组护理 3. 患者戴外科口罩（可耐受时） 4. 医务人员戴医用防护口罩、戴帽子 5. 持续消毒室内空气 6. 患者转出/出院后终末消毒
解除隔离	多重耐药菌感染患者临床症状好转或治愈且相应标本"多重耐药菌"检测阴性可解除隔离 其他感染视病种特点及具体情况确定（可咨询医院感染管理科）		

第三节　多重耐药菌感染的管理

一、管理依据

多重耐药菌（multidrug-resistant organism，MDRO），主要是指对临床使用的三类或三类以上抗菌药物同时呈现耐药的细菌。常见多重耐药菌包括耐甲氧西林金黄色葡萄球菌（MRSA）、耐万古霉素肠球菌（VRE）、耐碳青霉烯类抗菌药物的肠杆菌科细菌（CRE）（主要包括耐碳青霉烯类抗菌药物的大肠埃希菌、肺炎克雷伯菌、奇异变形杆菌等）、耐碳青霉烯类抗菌药物的鲍曼不动杆菌（CR-AB）、多重耐药/泛耐药铜绿假单胞菌（MDR/PDR-PA）。

多重耐药菌产生与流行已构成社会性危害。卫生部办公厅 2008 年公布《关于加强多重耐药菌医院感染控制工作的通知》,卫生部办公厅 2011 年印发《多重耐药菌医院感染预防与控制技术指南(试行)》。由多重耐药菌引起的感染呈现复杂性、难治性等特点。NCU 主要感染类型包括泌尿道感染、医院获得性肺炎、导管相关血流感染等。重症脑卒中患者多起病急、进展快、病情重,甚至危及生命,而患者发病后常因机体抵抗力急剧下降、多出现意识障碍、误吸、气管插管及机械通气、中心静脉置管、留置胃管及导尿管等侵入性操作以及抗菌药物的不合理应用和长期住院等诸多因素而继发医院感染,甚至多重耐药菌株的产生,导致临床治疗十分棘手,同时也给患者及家庭带来沉重的经济负担,临床中应加强监测,建立长效机制,防控并举,从而有效地预防和控制多重耐药菌感染的发生。

二、多重耐药菌感染预防措施

(一) 在标准预防的基础上实施接触隔离

(二) 患者的隔离

1. 首选单间隔离,隔离房间粘贴隔离标识。

2. 无单间隔离条件时,同种同源菌感染可多人同室隔离。

3. 无上述条件时,可以给予区域性隔离(靠角落安放,邻床空置)。

4. 最低限度要求做到床旁隔离,并且尽可能与感染风险小(如:无留置各种管路、无开放伤口、无免疫功能低下、无肺部感染、预计住院时间短等)的患者相邻安置。

5. 不同种类多重耐药菌感染 / 定植患者优先单间隔离的顺序为:CRE、MRSA、CR-AB、VRE、MDR-PA。

(三) 医护操作要求

1. 做好手卫生。

2. 遵守无菌技术操作规程。

3. 诊护操作时,将多重耐药菌感染 / 定植患者安排在最后。

4. 接触多重耐药菌感染 / 定植患者的伤口、溃烂面、黏膜、血液、体液、引流及分泌物、排泄物时,应当戴手套,必要时穿隔离衣。

5. 完成诊疗护理操作后,应及时脱去手套和隔离衣,并进行手卫生。

(四) 清洁与消毒要求

1. **多重耐药菌感染 / 定植患者的环境表面应强化清洁与消毒**　具体要求如下。

(1)多重耐药菌感染 / 定植患者物体表面清洁消毒频率为每天 4 次。

(2)清洁消毒范围包括靠近患者的物品和设备(如床栏杆、小餐桌、床头桌、床旁各种仪器的按钮、旋钮等)表面,以及被频繁触摸的物品和设备(如医护工作站的计算机键盘、鼠标、电话机、门把手、水龙头开关等)表面。

(3)用于清洁及消毒的抹布应"一用一消毒",不同的床单元之间严禁交叉使用;若使用一次性消毒湿巾,应"一用一丢弃",不同的床单元之间严禁交叉使用。物体表面消毒可使用一次性消毒湿巾或 1 000mg/L 季铵盐类消毒液或 2 000mg/L 含氯消毒液擦拭消毒。

(4)病室的地面按常规要求湿式清洁每天 2 次;出现多重耐药菌感染疑似暴发时使用 2 000mg/L 含氯消毒剂擦拭消毒每天 2 次。

2. 多重耐药菌感染 / 定植患者使用的诊疗器具及用品,如听诊器、血压计、体温计、叩诊锤、手电筒、软尺、输液架等应专人专用,并定期消毒处理。

3. 多重耐药菌感染 / 定植患者使用的轮椅、担架、床旁心电图机等不能专人专用的医疗器械、器具及物品,应在每次使用后立即擦拭消毒。

4. 多重耐药菌感染 / 定植患者转出 / 出院 / 死亡后应进行床单元终末消毒。

三、知识链接

各种微生物经常从不同环境落到人体,并能在一定部位定居和不断生长、繁殖,通常称为"定植"。病原微生物侵入宿主体内并引起病理变化称为"感染"。定植一般不需要抗感染治疗,有些微生物最初是定植,条件合适时,会转为感染。多重耐药菌感染患者大部分基础疾病较严重,在免疫力降低时条件致病菌也可转化为致病菌,引起多重耐药菌医院感染。有研究显示,入住 NCU 的患者 50% 以上存在细菌定植,而鲍曼不动杆菌的定植达到 39%。清除 MRSA 定植时,需要按照以上的护理措施进行护理干预。

第四节 新型冠状病毒肺炎常态化防控感染方案

一、科室感染防控总要求

1. 科室全体工作人员是个人健康安全的第一责任人

(1)全科职工在日常工作中均应在严格落实标准预防的基础上,强化飞沫传播、接触传播及空气传播的感染防控措施,根据所在区域及岗位正确选择和佩戴口罩等防护用品,做好手卫生,不聚餐,减少集中开会,杜绝科室间不必要的人员往来,严防院内感染。

(2)全科职工在日常生活中应严格自律,在必要的社交活动中应做好个人防护,做到不把生活中的风险带到医疗机构中;不得隐瞒本人和亲属的疫情发生地旅居史及接触史,不得擅自接触处于隔离观察期的人员;应按照医院相关规定进行健康监测,严格执行发热人员应在发热门诊就诊的规定。

(3)严格遵守按区域岗位防护规定,禁止穿戴防护服、隔离衣、护目镜、防护面屏、手套、鞋套等防护用品离开相应诊疗区域(转运疑似 / 确诊病例除外)。

(4)严禁医务人员、医疗辅助人员等穿工作服进入休息室,严禁在污染区饮水、就餐,避免无防护条件下近距离(<1 米)交谈。

2. 科主任为科室疫情防控第一责任人 科主任应加强科室内部管理,确保科室严格落实新型冠状病毒肺炎疫情医院感染防控各项要求。

(1)科室应制订本科室可疑新型冠状病毒肺炎病例应急处置预案及工作流程,并进行演练。

(2)科主任应负责督导科室工作人员科学防护,尤其应强调落实标准预防、戴口罩、手卫生等感控关键措施。

(3)科室应加强对本科包括本院职工、进修生、研究生、实习生、保洁员、护理员等在内的所有在岗医务人员的培训与考核,并加强督查,确保其正确掌握本岗位相应的新型冠状病毒肺炎医院感染防控措施。

(4)科室应加强对新入科各类人员的管理,确认其行程及健康状态符合相关要求。

3. **严格落实体温监测的规定**　任何人在进入院区前均应佩戴符合国家要求的无呼气阀口罩,并接受体温检测,当体温 ≥ 37.3℃时不得进入,并引导其前往发热门诊就诊。

4. **避免人群聚集,加强引导及疏散**　排队等候区域要划设醒目 1 米间隔线,落实 "一米线等候" 措施,公共休息区域需设置醒目的间隔就座标识。直梯设乘坐人员上限,提供手消毒剂等。

5. **严格执行发热门诊患者、新收住院患者、门急诊筛查可疑患者 "1+3" 检测检查措施**　病毒核酸检测 + 肺部 CT、血常规、新型冠状病毒肺炎血清抗体检查 100% 覆盖,确保不漏一人。

6. **细化住院管理**

(1)按照科室相关规定严格执行疫情常态化防控期间住院患者筛查流程。筛查结果不全的急危重症患者收住院,或急诊手术患者(B 类)术后收入病房时,应暂时收入单间过渡病房。

(2)每个住院病区应设置应急隔离区,用于临时隔离住院患者中可疑新型冠状病毒肺炎病例。应急隔离区日常可用于收住普通患者,需要隔离患者时应立即腾空启用。

(3)按照相关要求控制病床使用率,原则上不加床。强化住院患者每日健康监测,对出现新型冠状病毒肺炎可疑症状的患者及时隔离。

(4)患者住院期间不得私自离开病区,应全程佩戴符合国家要求的无呼气阀口罩(患者病情允许时),不得串病室,保持一米以上距离。

(5)按照科室相关规定进行陪护和探视管理,鼓励和引导视频探视交流。

7. 应加强对医务人员及安保、保洁、护理员、外送人员等各类医辅人员的培训与考核,确保其正确掌握各项新型冠状病毒肺炎医院感染防控措施。

8. 日常应加强通风换气及空气消毒,保持空气清新。按相关规定做好环境物表及地面的清洁与消毒。

9. 倡导必要的学术交流通过网络视频会议形式举办。线下会议应严格消毒通风、验码测温、保持 1 米线社交距离、科学佩戴口罩,并制订完备的应急预案。原则上不邀请、不接受中高风险地区人员参加线下学术交流活动。

10. 应加强对各项防疫措施落实情况的督导检查,及时发现问题及隐患并迅速整改,结合疫情态势,动态调整完善防控措施。

二、医务人员防护要求

医务人员应按照区域 / 岗位做好职业防护,穿工作服,佩戴医用外科口罩,根据暴露风险选择是否佩戴工作帽、N95 口罩,做好手卫生。口罩原则上每 4 小时更换,防护用品被血液、体液、分泌物等污染时应及时更换。

三、环境清洁消毒要求

加强科室环境清洁消毒,物表清洁采用 500mg/L 含氯消毒剂进行擦拭,频次 ≥ 4 次 /d。不耐腐蚀的物体表面,可使用 75% 酒精 / 含醇一次性消毒湿巾擦拭消毒。如遇传染病患者,提升消毒剂浓度至 2 000mg/L。地面采用 500mg/L 含氯消毒剂进行清洁,频次 ≥ 4 次 /d。科室环境采取自然通风,频次 ≥ 4 次 /d(或使用集中送风系统)。如遇疑似 / 确诊新型冠状病毒肺炎患者,参照科室"疑似 / 确诊病例隔离病区(室)的管理要求"规定执行。

四、疑似 / 确诊病例隔离病区(室)的管理要求

(一) 医务人员防护要求

医务人员个人防护要求按照"新型冠状病毒肺炎疫情常态化防控期间医务人员个人防护要求"执行,见图 4-4-1。

工作岗位		手卫生	工作服	工作帽	医用外科口罩	医用防护口罩	医用防护服	单层手套	隔离衣	双层手套	防护面屏/护目镜	头套/全面型呼吸防护器	鞋套/靴套
接触新冠疑似/确诊患者	核酸采样	●	●	●		●	●			●	●		●
	诊疗护理	●	●	●		●	●	●	○	○	●		●
	转运/陪检	●	●	●		●	●	●			●		●
	尸体处理	●	●	●		●	●	●+长袖加厚橡胶手套	●		●	●	●

图 4-4-1 新型冠状病毒肺炎疫情常态化防控期间医护人员个人防护要求

(二) 消毒隔离要求

1. 联合实施飞沫隔离、接触隔离及空气隔离。疑似病例必须单间隔离;确诊病例可同室隔离,床间距>1 米。隔离患者原则上限制在隔离病室内活动,病情允许应佩戴 N95 口罩。

2. 原则上取消探视、不设陪护。若患者病情危重等特殊情况必须探视时,探视者必须严格按照规定做好个人防护。

3. 负压隔离病区按照负压病房相关要求管理。

4. 患者的诊疗和护理应尽可能使用一次性用品。必须复用的用品应专人专用,用后采用 2 000mg/L 含氯消毒液擦拭或浸泡消毒,作用 30 分钟后,再按常规程序进行处理。

5. 环境物表及地面每日擦拭消毒 4 次(使用 2 000mg/L 含氯消毒液;不耐腐蚀的仪器设备表面每次用 75% 酒精 / 含醇一次性消毒湿巾擦拭 2 遍);遇污染随时消毒。

6. 环境表面及地面被患者的血液、体液、分泌物污染时,少量污染物可用一次性吸水材料(如纱布、抹布等)蘸取 5 000~10 000mg/L 含氯消毒液小心移除。大量污染物应使用一次性吸水材料完全覆盖后用足量的 5 000~10 000mg/L 含氯消毒液浇在吸水材料上,作用 30 分钟以上,小心清除干净。清除过程中避免接触污染物,清理的污染物按照涉疫情医疗废物集中处置。清除污染物后,应对污染的环境物体表面进行消毒。

7. 运送车辆每次使用后,使用 2 000mg/L 的含氯消毒剂进行擦拭消毒,作用 30 分钟后用清水擦拭。

8. 疑似 / 确诊病例出院、转院时,应更换清洁衣物后离开。患者住院期间使用的个人物品经消毒后方可处置。

(三) 垃圾处置

所有垃圾均视为医疗废物,疑似 / 确诊病例产生的医疗废物特称为"涉疫情医疗废物",应使用双层医疗废物包装袋进行包装,喷洒 2 000mg/L 含氯消毒剂后,进行密封包装,装入一次性耐压硬质纸箱内并密封,密封后禁止打开,纸箱表面标注"涉疫情医疗废物"。"涉疫情医疗废物"要做到专人管理、及时收集、做好记录、分类存放、专车运输、定点处置。

（四）尸体处理

疑似或确诊病例死亡的，应当及时处理尸体。处理方法：用 5 000mg/L 的含氯消毒液棉球或纱布填塞患者口、鼻、耳、肛门、气管切开处等所有开放通道或创口，并用浸有 5 000mg/L 含氯消毒液的双层布单包裹尸体，装入双层尸体袋中，由专用车辆直接送至指定地点火化。

（五）终末消毒

疑似/确诊病例出院、转院、死亡后，应及时对隔离病区（室）进行终末消毒。具体终末消毒措施按照"新型冠状病毒肺炎疑似/确诊病例隔离病区（室）终末消毒方案"执行。

五、新型冠状病毒肺炎疑似/确诊病例隔离病区（室）终末消毒方案

终末消毒人员在工作前应在清洁区按要求穿戴防护用品（工作服、一次性工作帽、一次性医用橡胶检查手套和长袖加厚橡胶手套、一次性医用防护服、医用防护口罩、防护面屏/护目镜、一次性防水隔离衣、高筒胶靴），根据需要消毒的范围准备足量消毒液和消毒工具。按照先空气消毒，后处理被服，再进行环境物表消毒，最后处理垃圾等顺序进行终末消毒。

1. **空气消毒**　消毒前，室内物品均不得移出室外。消毒时关闭空调、空气消毒净化器及门窗，将所有的抽屉、柜门均拉开，各种器具均敞开，不得叠放；将床垫竖起，斜靠在墙上，采用 3% 过氧化氢按 $30ml/m^3$ 的用量喷雾消毒（使用专业电动气溶胶喷雾器）。喷雾时按照先外后内，先上后下，先左后右，先表面后空间的顺序依次均匀喷雾。喷雾结束后，关好房门，密闭作用 2 小时后，开门窗通风。

备注：在进行空气消毒时，患者仅短暂停留的环境，或仪器设备不能耐受 3% 过氧化氢腐蚀时，可采用 $\geq 1.5W/m^3$ 辐照匹配量的紫外线灯照射消毒 2 小时后开门窗通风。

2. **空调系统及空气消毒净化器的处理**　卸下室内空调系统的过滤网等，用 2 000mg/L 含氯消毒液浸泡消毒 30 分钟，用清水冲洗后重新安装。空气净化器内部由厂家负责消毒处理，消毒处理后备用。

3. **被服处理**　建议被服按医疗废物集中焚烧处理，在收集时应轻装轻放避免产生气溶胶。若需重复使用，需先用 500mg/L 的含氯消毒液浸泡 30 分钟后再按常规清洗；或采用水溶性"感染性织物"包装袋盛装后直接投入洗衣机中洗涤消毒 30 分钟，洗涤过程需保持 500mg/L 的有效氯含量。

4. **物体表面及地面消毒**　物体表面、地面、墙壁有肉眼可见污染物时，应先完全清除污染物再消毒。少量污染物可用一次性吸水材料（如纱布、抹布等）蘸取 5 000~10 000mg/L 含氯消毒液小心移除；大量污染物应使用一次性吸水材料完全覆盖后用足量的 5 000~10 000mg/L 含氯消毒液浇在吸水材料上，作用 30 分钟以上，小心清除干净；无肉眼可见污染物时，可用 2 000mg/L 的含氯消毒液擦拭或喷洒消毒（喷药量为 $100ml/m^2$）。地面消毒先由外向内消毒一次；待室内整体消毒完毕后，再由内向外重复消毒一次，消毒作用时间应不少于 30 分钟，达到消毒作用时间后再用清水擦拭一遍。

5. **垃圾处理**　所有垃圾均视为医疗废物，疑似/确诊病例产生的医疗废物特称为"涉疫情医疗废物"，应使用双层医疗包装袋进行包装，喷洒 2 000mg/L 的含氯消毒液后，进行密封包装，装入一次性耐压硬质纸箱内并密封，密封后禁止打开，纸箱表面做好"涉疫情医疗

废物"标识。"涉疫情医疗废物"要做到专人管理、及时收集、做好记录、分类存放、专车运输、定点处置。

6. 做好终末消毒工作记录。

第五节　患者床单位终末消毒

一、护理依据

病床上的床单、床垫、枕芯、棉被、毛毯等统称为床单位,经常会被患者的各种体液、血液污染。床单位中不同部位的细菌数量差别很大,以棉垫和床垫的细菌数量最多,枕头次之,棉被最少,常规的清洗不能达到有效的消毒,而床垫更是难以清洗消毒。NCU 感染主要为铜绿假单胞菌、肺炎克雷伯菌、金黄色葡萄球菌等病原菌,有研究显示在 NCU 病房铜绿假单胞菌、阴沟肠杆菌、大肠埃希菌、溶血葡萄球菌、白色假丝酵母菌等菌种作为重要的条件致病菌,在病房空气环境或枕头、被子等床单位环境中可检测到同样菌株。空气或床单位等环境是条件致病菌的重要传播途径之一,因此在临床工作中应加强对病房环境的消毒和床单位终末消毒,床上用品要及时更换,当有感染患者时更要采取有针对性的环境强化消毒措施,以防止感染的进一步传播和暴发流行。

二、消毒措施

(一) 床单位消毒的原则

1. 传统床单位消毒采用擦拭、日光暴晒、熏蒸、蒸汽消毒、换洗和紫外线灯近距离照射的方法,消毒效果可靠,污染去除彻底,可杀灭结核分枝杆菌、肝炎病毒,且速效杀灭细菌繁殖体,即达到中效消毒水平以上。

2. 床单位常用的消毒方法

(1) 日光暴晒法:临床建议床上物品用过后必须在日光下暴晒 6 小时,但因为气候的原因,不少医院难以做到日晒,而且长时间日晒或频繁洗涤都会降低床单位的使用时间,加大医院使用经费。

(2) 压力蒸汽消毒:高压蒸汽灭菌通过加热产生蒸汽,随着压力不断增加,温度随之升高,利用蒸汽均匀穿透多孔材质的物品,通过持续高温,达到深部的消毒,具有穿透力强、传导快,使微生物的蛋白质较快凝固或变性,可杀灭包括芽孢在内的所有微生物,且对消毒物品无损害。

(3) 预真空压力蒸汽灭菌法:此法是在密闭容器内,利用抽真空的原理排除灭菌器内(含物品包内)冷空气之后,通入饱和蒸汽,在高于大气压的条件下,提高蒸汽的温度,杀灭所有的微生物以达到灭菌的目的。该灭菌器程序化操作,受人为因素的影响较小,消毒灭菌效果更为可靠。预真空压力蒸汽灭菌器的压力可达 205.8kPa,温度 132℃,灭菌时间维持 4~6 分钟。

(4) 紫外线灯照射消毒:紫外线灯管是人工制造的低压汞石英灯管,通电后,汞气化放电产生紫外线,紫外线消毒是一种低能量的电磁辐射,在无遮挡下可杀灭 2 米内物体表面的各种微生物,包括细菌繁殖体、芽孢、病毒、真菌、立克次体和支原体,但对物体深部的细菌杀灭作用很弱。如要对床单位的不同层次部位进行消毒,常需分次进行,故消毒所需的时间较长,使得床单位的消毒难以真正实施;另外,紫外线对眼睛和皮肤有刺激作用,直接照射 30 秒就可引起眼炎或皮炎,长期接触使用可引起白细胞下降和皮肤癌。

(5)臭氧床单位消毒:臭氧为淡蓝色弥散性气体,1840 年由德国人 Schorbein 发现,穿透力强属强氧化剂,能杀灭细菌繁殖体及芽孢、病毒、真菌等,并能破坏肉毒杆菌毒素,具有广谱杀微生物作用,属于高水平消毒法,其杀菌速度较氯快 300~600 倍。研究表明臭氧消毒 20 分钟时棉被的细菌杀灭率即可达到 90% 以上,适当延长作用时间可提高杀灭效果。根据卫生部《消毒技术规范》,臭氧对物品表面上污染的微生物有杀灭作用,一般要求 60mg/m³,相对湿度 ≥70%,作用 60 分钟能达到消毒效果。臭氧气量越大,消毒时间越长,温度越高,湿度越大,臭氧消毒效果越好。而臭氧的半衰期仅为 20 分钟,在常温下可自行分解为氧气,不产生残余污染,无任何毒害残留,安全可靠。但臭氧有一定的毒性,当浓度高于 0.3mg/m³ 时人员需远离,避免其刺激人的呼吸系统或造成人体伤害。

(6)酸性等电位水消毒法:可用于医疗器具、床单位的清洗、消毒及医务人员手卫生的消毒等方面。为床单位及其附件(床旁桌椅、呼叫装置、照明灯、氧气管、负压吸引管等设施)的消毒提供了依据。

(7)低温灭菌方法:纯环氧乙烷灭菌质量和灭菌效力高,不过灭菌周期较长(一般>10 小时)。另外,为了将室内空气中的浓度控制在国家规定的标准之内,故需要定期对周围环境进行检测,对工作人员进行查体与跟踪记录,故成本较高。目前,国内应用并不广泛,但已被瑞典、芬兰、德国、英国和法国等国家普遍使用。

三、知识链接

患者床单位主要包括床栏、床头柜、床单、被套、枕套、被芯、枕芯、褥子、床垫等。患者床单位要求保持清洁、定期进行终末消毒。床栏和床头柜表面可用复方季铵盐或含氯消毒剂擦拭或专用消毒器;床单、被套、枕套等每周更换,遇污染及时更换,并用上述方法消毒;传染患者用后做终末消毒。勤换床单、被服,如有血迹、体液或排泄物等污染,应及时更换。枕芯、被褥等使用时应防止体液浸湿污染,定期使用床单位消毒机对床上物品进行消毒。最好采用集中床单位消毒设备,小规模可选用臭氧气体床单位消毒器进行消毒。换下来的被褥应放在指定位置等待处理。

第六节　呼吸机相关性肺炎的防控

一、护理依据

呼吸机相关性肺炎(ventilator-associated pneumonia,VAP)是重症医学科(ICU)接受机械通气患者最常见的感染性疾病之一。通常发生在机械通气 48 小时内。神经系统疾病并发医院获得性肺炎的发生率为 11.7%~30.9%,病死率为 10.4%~35.3%,其中 90% 为呼吸机相关性肺炎伴有机械通气、胃肠置管等侵入性操作的患者,VAP 可导致接受机械通气患者的住院时间和ICU留治时间延长,抗菌药物使用增加,并导致重症患者的病死率增加,严重影响重症患者的预后。改善NCU护理团队的实践和行为,对有效减少ICU呼吸机相关性肺炎的发生有重要意义。

二、护理评估

(一)诊断标准

VAP指气管插管或气管切开患者在接受机械通气48小时后发生的肺炎。撤机、拔管48小时内出现的肺炎仍属VAP。胸部X线片见新发生的或进展性的浸润阴影是VAP的常见表现;如同时满足下列至少2项可考虑VAP的诊断,即体温>38℃或<36℃;外周血白细胞计数>10×10^9/L或<4×10^9/L;气管支气管内出现脓性分泌物;需除外肺水肿、急性呼吸窘迫综合征(acute respiratory distress syndrome,ARDS)、肺结核、肺栓塞等疾病。护理人员在对临床机械通气患者进行护理时,应观察患者临床表现,如符合上述诊断标准则为VAP,应针对性地采取护理措施。

(二)危险因素评估

NCU患者常见的危险因素包括:年龄>60岁;吞咽障碍;管饲喂养;体位不当;口咽部细菌定植;意识障碍;镇静;应激性溃疡预防药物。因此,需要早期评估,以便采取相应的护理干预策略,预防VAP发生。

三、护理干预

(一)加强医护人员手卫生

引起VAP的病原体常可通过医护人员及环境感染患者。中国疾病预防控制中心报告推荐,医护人员应进行严格的手卫生(包括洗手及酒精消毒)。环境卫生和保护性隔离均为切断外来感染的重要途径,是院内感染控制的重要措施,在预防VAP的发生中非常重要。因此,严格手卫生、对医护人员进行宣教、加强环境卫生及保护性隔离均可在一定程度上切断外源性感染途径,降低VAP的发病率。

(二)呼吸理疗

呼吸理疗包括翻身拍背、雾化吸入、气道吸引、体位引流等内容,是NCU患者预防VAP的最基本措施。神经重症疾病患者需要每2~3小时翻身拍背一次;雾化吸入使用压缩雾化吸入器进行雾化,可给予体位引流,使昏迷患者肺底痰液排出,防治肺部感染。

(三)振动排痰

振动排痰可促使支气管黏膜表面黏液及代谢产物松弛和液化,易排出体外,改善呼吸音。排痰机振动排痰优于手叩背排痰法,但对于颅内高压患者需要慎重选择。

(四)床头抬高

重症脑损伤者无禁忌证时抬高床头30°~45°,急性期须抬高床头30°,床头抬高须建立角度标识。

(五)口腔护理

NCU实施频次为每6小时一次,护理液推荐选择0.12%的氯己定。

(六)鼻饲管理

吞咽障碍患者早期首选鼻胃管,有反流或误吸高风险患者宜选择鼻肠管,并持续营养泵输注肠内营养液；鼻胃管深度为常规胃管测量方法基础上，延长 7~10cm；胃残留液须每 4 小时进行一次检测，当胃残留液>100ml 时，须加用胃动力药物或暂停喂养 2 小时。

(七) 人工气道管理

人工气道患者声门下与气管导管气囊之间存有间隙，细菌易沉积引起肺部感染，因此声门下吸引能有效降低 VAP 的发生率。人工气道患者气囊压力须保持在 25~30cmH₂O；每 4 小时用气囊压力表校正一次。

(八) 呼吸机外管路管理

呼吸机外管路是细菌寄生的主要场所，研究显示定期更换与非常规更换管路相比，VAP 发生率更高。机械通气患者呼吸机外管路及配件应一人一用一消毒或灭菌，有污染或破损时须立即更换。冷凝水瓶放置在呼吸机外管路最低处防止反流，及时倾倒，冷凝水需倒入 2 000mg/L 含氯消毒液中（消毒液桶须加盖，且倒入的冷凝水总量不得超过消毒液的总量，以确保被冷凝水稀释后的消毒液浓度始终不低于 1 000mg/L）。

(九) 热湿交换器的更换

热湿交换器因能节约费用、保持管路干燥清洁和减少护理工作量等优点广泛应用于临床。机械通气患者若使用热湿交换器，每 5~7 天更换一次，当热湿交换器受污、气道阻力增加时应及时更换。

(十) 吸痰装置及更换频率

吸痰是机械通气患者最常进行的侵入性操作之一，对清除气道分泌物、维持气道通畅、改善氧合具有重要意义。以往多采用开放式吸痰装置，在操作过程中需要分离患者与呼吸机间的管道连接，不利于保持气道压力和密闭性。密闭式吸痰装置，因其不影响患者与呼吸机管路的连接，可维持呼气末正压和减少对周围环境的污染，临床上应用日渐增多。目前研究表明，采用开放或密闭式吸痰装置均不影响 VAP 的发生。机械通气患者的密闭式吸痰装置无需每日更换，破损及污染时及时更换。

(十一) 集束化策略

机械通气患者的集束化方案主要包括以下 4 点，即抬高床头；每日唤醒和评估能否脱机拔管；预防应激性溃疡；预防深静脉血栓。随着研究的深入，许多新的措施因可降低 VAP 发生率而被加入到集束化方案中，包括口腔护理、清除呼吸机管路的冷凝水、手卫生、戴手套、翻身等。在遵循循证医学原则的基础上，可根据患者具体情况和条件，制订适合患者的有效、安全并易于实施的集束化方案。

四、护理评价

1. 通过以上护理措施的实施，定期评价患者的效果，有无出现发热、肺部感染加重，同时通过痰液的性质进行患者的感染情况的分析。

2. 应根据患者病情，通过评估制订每日护理操作要点，尤其需要给予预防 VAP 护理措施的评估，评估内容见表 4-6-1。针对性的对患者的感染情况进行下一步的干预。

表 4-6-1 预防 VAP 的评估量表

评估内容	评估结果
1. 床头抬高 ≥ 30°	是 □ 否 □
2. 监测气囊压力,压力 25~30cmH₂O	
3. 评估气管插管深度有无变化	
4. 口咽通气道或气管插管固定器的固定是否适宜、口腔是否清洁	
5. 气管插管是否通畅,痰液性质、量、颜色	
6. 呼吸机管路是否在效期	
7. 呼吸机管路冷凝水罐是否在最低处	
8. 呼吸机管路系统内是否有积水	
9. 呼吸机湿化罐水位是否符合要求	
10. 呼吸机湿化罐温度是否符合要求	

第七节 呼吸机外管路的管理

一、管理的依据

呼吸外管路污染是导致 VAP 的外源性因素之一。NCU 患者临床中使用呼吸机比较频繁,文献报道神经重症病房(NCU)约有 50% 患者需要机械通气治疗,最高可达 80%,且患者常因咳嗽、咳痰使分泌物污染呼吸机管路,为此,呼吸机外管路管理显得最为重要。其中呼吸机外管路中冷凝水是最易发生感染、细菌集聚的部位,24 小时冷凝水的菌落数可以超过 10 000 个菌落 /m³,为此,在呼吸机使用过程中,加强对呼吸机外管路的管理,做好预防感染的措施,可以提高呼吸机使用的安全性,有效控制呼吸机相关性肺炎(VAP)的发生。

二、护理干预

(一) 呼吸机外管路的更换

呼吸机外管路是细菌寄生的主要场所,研究显示定期更换与非常规更换管路相比,VAP 发生率更高。神经重症患者呼吸机管路有明显污染或破损时,须随时更换管路。

(二) 更换步骤

1. 洗手,在治疗室正确连接呼吸机外管路,连接时下垫无菌小巾(图 4-7-1)。

2. 更换前评估患者生命体征(图 4-7-2)、呼吸机模式、参数、自主呼吸情况,必要时应用简易呼吸器。

3. 充分清理呼吸道(图 4-7-3),并给予 2 分钟纯氧吸入(图 4-7-4)。

4. 先摘掉患者人工气道开口处(图 4-7-5)呼吸机管路,再断呼吸机端(图 4-7-6),上机时先连接呼吸机端,再连接患者人工气道端。

5. 更换完毕后,再次给予 2 分钟纯氧吸入,要求责任护士核对导管连接的正确性,再次评估患者生命体征。

6. 污染管路直接放入原包装袋中,传染病及特殊感染者管路放入原包装袋后加外套黄色垃圾袋中,并注明科室、传染病及特殊感染患者类型及时送供应室消毒。

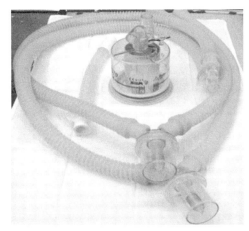

图 4-7-1　连接呼吸机管路

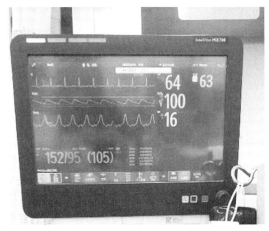

图 4-7-2　更换前评估患者生命体征

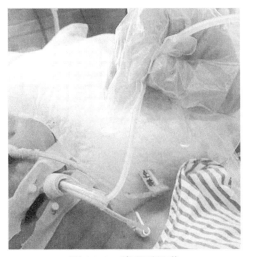

图 4-7-3　清理呼吸道

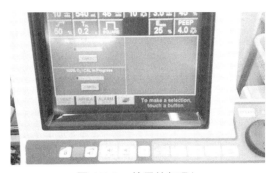

图 4-7-4　给予纯氧吸入

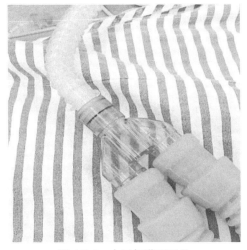

图 4-7-5　人工气道开口处

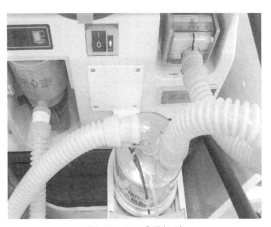

图 4-7-6　呼吸机端

（三）使用中的呼吸机外管路的维护

1. 管路长短搭配（图4-7-7），过长、过短及时更换或调整，呼吸机回路保持通畅、密闭性。呼吸机管路放置低于人工气道开口平面和湿化罐。

2. 机械通气患者加温加湿器应用时，会造成湿化罐内水量消耗，保持呼吸机加温加湿器内水位在刻度线上下浮动1cm之内（图4-7-8）。

3. 集水罐应低于呼吸机加温加湿器，并保持垂直向下（图4-7-9），旋口拧紧，保持密闭。及时倾倒集水罐内冷凝水，不能超过其容积的1/2。

4. 呼吸机冷凝水倾倒小桶容量为1L（图4-7-10），浓度为2 000mg/L的含氯消毒液（保证24小时内小桶内含氯消毒液含氯量不得<1 000mg/L）每24小时更换一次。

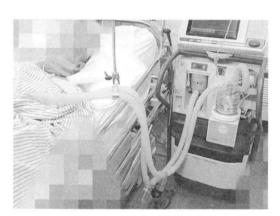

图4-7-7 管路搭配适宜

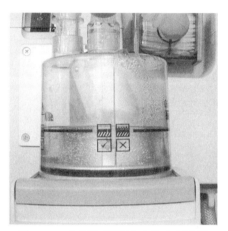

图4-7-8 加温加湿器内水位在刻度线

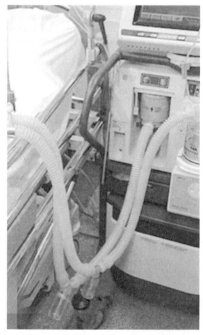

图4-7-9 集水罐垂直位于最低点

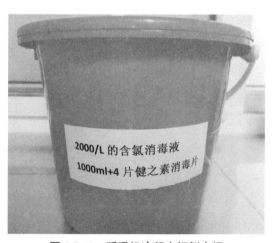

图4-7-10 呼吸机冷凝水倾倒小桶

5. 呼吸机报警时（图 4-7-11）及时检查管路情况。

三、知识链接

（一）冷凝水的管理

呼吸机管道是密闭回路,若管道中一个部位感染将很容易导致整个呼吸机管道的感染。研究表明影响冷凝水感染的因素有管道长度、温度差、呼出气体的湿度、通气量。呼吸机管道的标准长度为 183cm,但在临床工作中,护理人员会根据患者的体位取适当的长度,但都维持在 150~180cm。冷凝水感染程度与影响因素呈正相关,且相关的密切程度依次为通气量、温度差、管道长度和呼出气体湿度。可能是因为温度和氧气是细菌繁殖所必需的,所以冷凝水感染程度受两者的影响较大,其次是细菌生长也需要一定的湿度和空间。

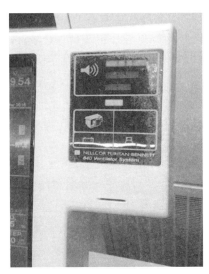

图 4-7-11 呼吸机报警

使集水罐处于最低位置,并及时倾倒冷凝水,防止冷凝水逆流到加湿器能够减少 VAP 的发生。因此,临床上在对使用呼吸机的患者进行治疗与护理的过程中,应该充分认识到控制冷凝水感染的重要性并科学管理冷凝水,预防及减少 VAP 的发生,减少患者的生理及经济负担,缩短住院时间。

（二）呼吸机加温加湿器水位控制

重型脑损伤机械通气患者的气道湿化主要采用主动加温加湿装置来控制加热罐内气体温度和湿度。

目前呼吸机湿化罐内注水方法较多的是人工添加,添加方式主要有间断注水和持续注水法,有研究通过对重型脑损伤有创机械通气患者加温加湿器水位控制的多因素分析,发现重型脑损伤机械通气患者平均每日消耗加温加湿的灭菌注射用水量为 $(1\,166.40 \pm 329.04)$ ml,同时推荐 $Y = 1.586 + 0.057$（小壶滴速）-0.077（气道温度）回归方程在临床中的运用,可将加温加湿器注水速度调控在 12.68~26.18gtt/min,这样不仅减少护士向湿化罐内注水的频次,也避免了医护人员在急救与繁忙时容易忽略造成的湿化不足的影响,确保了机械通气患者应用呼吸机的安全性,同时大幅度降低了 ICU 护士的工作量。

第八节　导尿管相关性感染的防控

一、护理依据

排尿功能障碍在卒中患者急性期的发病率为 51%~83%,NCU 患者常伴有特殊的意识障碍、运动功能障碍及排尿功能紊乱,经常因尿失禁或尿潴留而给予患者留置导尿。据文献报道 80%~90% 泌尿系感染患者与留置导尿有关,易引起导尿管相关性尿路感染（catheter-associated urinary tract infection,CAUTI）。导尿管在体内留置两周以上,可达到 100% 的感染。留置导尿 <7 天者,泌尿系感染的发生危险增加无统计学意义,而留置导尿 8~14 天、15~21 天、>22 天者,CAUTI 发生危险分别是未留置导尿者的 11.2、10.2、25.0 倍,因此留置导尿>7 天是发生泌尿系感染的高危期,如病情允许应将留置导尿的时间控制在 7 天内,会大幅度降低感染的发生。CAUTI 是指患者留置导尿管后,或者拔除导尿管 48 小时内发生的泌尿系统感染。ICU 是医院感染的高发和感染控制的重点科室,留置导尿是 ICU 最常用的基本操作,由此引起的 CAUTI 占医院获得性感染的 40%。2009 年美国国家医疗保健安全网(NHSN)报告:重症监护室 CAUTI 的感染率在 3.1‰~7.4‰,因此,降低 CAUTI 发生率是目前临床亟待解决的问题。

二、护理评估

NCU 患者急性期留置尿管时间越长预示恢复期发生排尿障碍可能性越大,护理人员应根据患者病情积极拔除尿管,进行自主排尿训练,减少留置导尿管时间,避免留置导尿对患者排尿功能的不良影响及感染的发生。

1. **导尿适应证**　尿潴留或尿路堵塞,危重患者的精确尿量监测,某些手术的围手术期以及长期卧床的临终患者、尿路出血等需要膀胱冲洗、或癌症晚期及神经性膀胱功能障碍的患者。

2. **留置导尿管前后需要进行安全的评估,缩短导尿管留置的时间**　具体评估流程,见图 4-8-1。

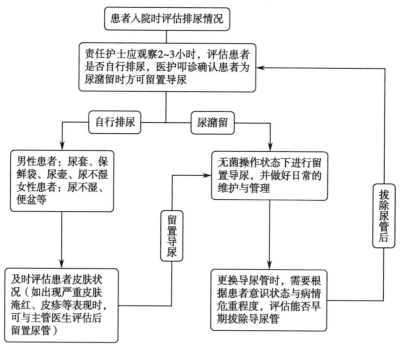

图 4-8-1　留置导尿的评估流程

三、护理干预

(一) 日常维护

1. **妥善固定导尿管**　球囊注水量 10~15ml,神志清楚依从性较差者应约束双手,以防牵拉尿管引起尿道损伤出血,引流管应低于耻骨联合。观察导尿管有无移位,引流管接头有无松动,防止引流管扭曲、受压、折叠等造成引流不畅。

2. 防止泌尿系感染　每日用 0.5% 碘伏擦拭尿道口。注意观察尿量、色、性状并做好记录。当发现患者尿液混浊、沉淀、有结晶时,应及时通知医生进行处理。

3. 定期更换导尿管,若导尿管不慎脱出或留置导尿装置的无菌性和密闭性被破坏时,应立即更换导尿管。留置导尿管常规每 7~10 天更换一次,更换时将导尿管与引流袋同时更换,更换时间标注在引流袋上。

4. 患者外出检查、翻身等护理操作时,导尿管及集尿袋应妥善安置。搬运时夹闭引流管,防止尿液逆流。注意要及时打开引流管,以保持引流通畅。

5. 每天评估留置导尿管,不需要时尽早拔除导尿管,尽可能缩短留置导尿管的时间。

6. 采集标本时应执行无菌原则。留取标本时,护士应先夹闭引流袋,不打开集尿系统,以无菌方法使用一次性注射器从导尿管 Y 形处抽取尿液,见图 4-8-2。

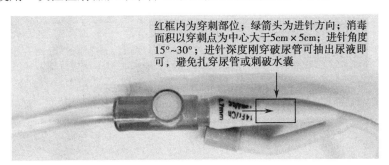

红框内为穿刺部位;绿箭头为进针方向;消毒面积以穿刺点为中心大于5cm×5cm;进针角度15°~30°;进针深度刚穿破尿管可抽出尿液即可,避免扎穿尿管或刺破水囊

图 4-8-2　留置导尿患者尿标本留取的位置

(二) 留置导尿管并发症的护理

见表 4-8-1。

表 4-8-1　留置导尿管并发症的护理

种类	原因	护理措施
尿道损伤	1. 插管时损伤尿道黏膜 2. 插管困难 3. 插入深度不足 4. 水囊未进入膀胱即注水、带水囊拔管患者牵拉尿管 5. 尿垢积聚形成结晶附着于水囊,导致拔尿管时损伤黏膜和拔尿管后出血	1. 操作时动作轻柔,遇阻力不可盲目插入,对于患有前列腺肥大的老人,应选择型号较小、坚韧的尿管,自尿道口向尿道内注入液状石蜡,以利于插管成功 2. 水囊注水前,一定保证导管进入到膀胱。向水囊内注入液体时推注的速度宜慢,注液量以 15~20ml 为最佳 3. 固定导尿管,防止患者烦躁时牵拉尿管 4. 拔管时先完全抽吸水囊内的液体再拔管
漏尿现象	1. 导管不匹配 2. 膀胱挛缩 3. 尿液混浊 4. 尿液中有血块 5. 水囊内注入液量太少	1. 水囊能均匀覆盖膀胱颈处,使其与尿道内口嵌合良好,受力均匀、水囊对膀胱有一定压迫作用,可避免漏尿发生 2. 缩短夹管时间,根据进入液体量和使用脱水药及膀胱容量而选择具体的夹管时间 3. 每周更换尿管,以免尿管老化而使致密性减弱引起漏尿 4. 正确进行水囊注水 5. 加强观察护理,避免翻身等护理操作时尿管牵拉过紧

续表

种类	原因	护理措施
拔管困难	1. 水囊导尿管质量差或者老化、管腔堵塞或 Y 形处狭窄,水囊抽不出 2. 水囊内液体过多、回缩不良 3. 水囊内液体过少,易脱出、压迫尿道、使尿道充血、水肿、出血、炎症包裹尿管 4. 尿垢形成附着于水囊外壁 5. 未抽尽水囊内液体,盲目拔管致尿道痉挛	1. 选择合适的导尿管,插管时动作娴熟轻柔,避免尿道损伤 2. 医院应把好产品质量关,严禁不合格产品进入。对水囊堵塞患者,可以采用剪断、穿刺的方法拔除尿管 3. 对长期留置尿管者应于 7~10 天更换导尿管 1 次 4. 患者病情稳定,需尝试患者自行排尿,必要时给予患者间歇导尿过渡
拔管后尿潴留	1. 长期留置导尿管,膀胱逼尿肌过度松弛,拔管后易出现尿潴留 2. 尿道感染引起逼尿肌炎性水肿,影响膀胱的逼尿功能,加重尿潴留 3. 拔管时机与方法不准确	1. 按摩下腹部,热敷膀胱区,听流水声,温水冲洗会阴等方法诱导排尿 2. 采用个体化放尿或定期放尿的方法,训练膀胱功能,预防膀胱挛缩 3. 掌握拔管时机,多次夹管放尿后待膀胱充盈时拔管

四、护理评价

NCU 留置导尿管的患者较多,但新的研究发现,有 1/3 的患者入院时,可以不给予留置导尿,因此需要做好入院时患者的评估。采用每日查看导尿管人数并评估是否需要使用;减少使用留置导尿的频率,应用其他尿液收集装置替代;对所有的护理人员进行留置尿管管理的培训;及时上报导尿管使用情况和 CAUTI 的发生情况。通过以上措施,可以将 CAUTI 总体发生率降低 14%。因此在 NCU 应按照患者入院时的关键评估与更换导尿管时的自行排尿流程组织医护团队进行培训与管理,尽可能缩短导尿管的留置时间。研究证实,NCU 重症脑卒中患者住院 7~20 天,可尝试自行排尿,成功拔除导尿管成功率为 36.6%,提示可根据病情尝试早期拔除患者的留置导尿管。

第九节　中心静脉导管相关性血流感染的防控

一、护理依据

中心静脉导管(central venous catheter,CVC)是重症监护中常用的操作技术之一,其作用是方便快捷地进行抢救治疗或进行血流动力学监测。CVC 广泛应用于重症 ICU 患者,其置管方式有锁骨下置管、颈内置管、股静脉置管以及外周中心静脉导管(peripherally inserted central catheter,PICC)等。2015 年《安全血管通路指南》指出导管的选择应根据患者诊断、预期治疗和患者自身状况及不同中心静脉置管的特点进行选择。选用的导管应该有足够的管腔,满足预期的治疗需要,从而避免更多的导管置入。尽可能选择直径较小的导管,可以减少置入时带来的血管创伤,肠外营养需要一个专用的管腔。2016 美国静脉输液护理学会指南指出,PICC 因为插管操作相对容易、安全性高、成本效益高而被广泛应用,但 PICC 仍旧存在风险,包括静脉血栓、住院患者发生中央导管相关血流感染(central line-associated bloodstream infection,CLABSI) 的风险增高等,故临床医护人员选择 PICC 时,要权衡患者的风险与获益,不要将 PICC 作为感染预防的策略。神经重症患者会伴有意识障碍、感觉障碍、肢体功能障碍,尿便失禁、躁动、汗液较多等,加大了中心静脉导管并发症的危险。CVC 及 PICC 的广泛应用,导管相关性血流感染(catheter-related bloodstream infections,CRBSI) 成为常见的医院获得性感染之一,做好 CRBSI 的预防是个巨大的挑战。宣武医院 NCU 患者近两年的中心静脉置管感染率为 0~0.75‰,因此护理特殊的重症患者时需要对护士进行更多的培训、管理与要求,方可预防 NCU 患者发生 CLABSI。

二、护理评估

(一) 置管前评估

1. 严格掌握中心静脉置管指征,凡是需要大量补液、输注抢救药物、输注高渗液体、监测 CVP,血浆置换等时,需要给予患者中心静脉导管的置入。

2. 由取得医师、护士执业资格,并经过相应技术培训的医师、护士执行血管导管留置、维护与使用。

3. 患疖肿、湿疹等皮肤病或呼吸道疾病(如感冒、流感等)的医务人员,在未治愈前不应进行置管操作。

4. 置管前评估患者年龄、病情、过敏史、静脉治疗方案、药物性质等,选择合适的置管方法及途径给予留置导管。中心静脉置管成人建议首选锁骨下静脉,其次选择颈内静脉,不建议选择股静脉;连续肾脏替代治疗时建议首选颈内静脉。

5. 局部感染、凝血功能障碍、穿刺侧有肺气肿、极度衰竭、胸腔疾病者不建议进行置管,烦躁等不配合者建议适当给予镇静后再进行置管。

6. 如为血管条件较差的患者进行中心静脉置管或经外周静脉置入中心静脉导管有困难时,有条件时可使用超声引导穿刺。

7. 选择能够满足病情和诊疗需要的管腔最少、管径最小的导管。

8. 中心导管置管环境应当符合《医院消毒卫生标准》中Ⅱ类环境要求。完全植入式导管(输液港)的植入与取出应在手术室进行。

(二) 置入途径评估

不同中心静脉置管的特点见表 4-9-1;选择导管置入的方式见表 4-9-2。

表 4-9-1　不同中心静脉置管的特点

	特点	用法	留置时间
非隧道式	1~6 个腔,放置于锁骨下、颈内或是股静脉	短期 CVC,可测量中心静脉压	留置 7~10 天,无需例行更换
隧道式	1~3 个腔。锁骨下、颈内或股静脉	适用于长期频繁的输注、血液透析、体外循环	数月或数年,比非隧道导管感染率低
全植入式(输液港)	1~2 个腔,锁骨下静脉、颈内静脉、股静脉或上肢静脉。隧道与输液港相通	可长期插入	数月或数年,比隧道导管的感染率低
PICC	1~3 个腔,插入贵要静脉、头静脉和肱静脉	置管方式简单、安全	1~6 个月或更长时间,适合长期使用

表 4-9-2 导管置入方式及特点

置入方式	优点	不足
颈内静脉	血流量充足,置管操作简便、导管留置时间长、患者痛苦小。并发症风险低于锁骨下静脉,导管的相关血流感染发生率低于锁骨下与股静脉置管	置管技术要求高,易发生严重并发症(如误入动脉、气胸),固定困难,易被呕吐物、口鼻分泌物、汗液等污染,敷料易错位或脱落,无菌环境易破坏、导致感染
锁骨下静脉	皮脂分泌较低,皮肤皱褶较少,易固定和换药,穿刺部位不易被污染	穿刺难度大,并发症严重(如气胸、纵隔血肿、心律失常等),易导致深静脉血栓形成和静脉狭窄
股静脉	解剖位置明显,穿刺操作简便、安全迅速、成功率高;易于固定,适用于病情危重、高龄及颈内静脉置管失败的患者	置管部位邻近会阴,皮肤寄生菌群多,易受会阴分泌物、尿液、粪便污染,且不便于观察和护理
PICC	首次置管成功率高,留置时间长,导管感染、误入动脉等并发症发生率较低。贵要和肱静脉血栓形成率低于头静脉。超声波下穿刺可以避免损伤神经和肱动脉	静脉炎、导管阻塞、导管异位、导管外周血栓等发生率较高

(三)置管后评估

每班注意观察并记录导管刻度,是否移位、固定牢固、打折、扭曲,穿刺点有无红肿、渗液,周围皮肤有无潮红、过敏等。导管、敷料、输液器及附加装置是否污染或破损,导管是否通畅,输液部位有无疼痛伴有发红和/或水肿及条索状物形成,皮肤有无发白或半透明状,有无紧绷或渗出,有无变色、淤青、肿胀等。

三、护理干预

(一)日常维护

1. 冲管及封管

(1)输注药物前宜通过回抽血来确定导管在静脉内,冲管和封管应使用 10ml 及以上注射器进行冲洗。给药前后宜用生理盐水脉冲式冲洗导管,如果遇到阻力或者抽吸无回血,应进一步确定导管的通畅性,不应强行冲洗导管。

(2)输注两种不同药物间有配伍禁忌时,应冲洗或更换输液器,输液完毕应用导管容积加延长管容积 2 倍的生理盐水或肝素盐水正压封管,肝素盐水的浓度可用 0~10U/ml。

2. 中心静脉导管及 PICC
尽量减少三通等附加装置的使用;保持导管连接端口的清洁,每次连接及注射药物前,应当用符合国家相关规定的消毒剂,按照消毒剂使用说明对端口周边进行消毒,待干后方可注射药物;如端口内有血迹等污染时,应当立即更换。

3. 敷料的更换

(1)每日观察穿刺点及周围皮肤的完整性。无菌透明敷料应至少每 7 天更换一次,无菌纱布敷料应至少每 2 天更换一次,若穿刺部位发生渗液、渗血时应及时更换敷料,穿刺部位的敷料发生松动、污染等完整性受损时应立即更换。

(2)更换时,注意手卫生,严格按照无菌原则,避免污染。PICC 敷料更换的步骤流程见表 4-9-3;CVC 敷料更换的步骤流程见表 4-9-4。

表 4-9-3　PICC 敷料更换的步骤与流程

步骤	更换过程	图示
1	0 角度平拉敷料,按压穿刺点,自下而上去除原有敷料	图 4-9-1 图 4-9-2
2	手消毒,戴手套	图 4-9-3 图 4-9-4
3	左手持纱布覆盖在输液接头上,轻轻向上提起导管,右手持酒精棉球,避开穿刺点直径 1cm 处,分别采用顺→逆→顺时针方式去脂、消毒皮肤	图 4-9-5 图 4-9-6
4	酒精完全待干后,取氯己定棉球,放平导管分别以穿刺点为中心采用顺→逆→顺时针消毒皮肤	图 4-9-7
5	敷料粘贴方法:外导管摆放 S 形或 C 形、U 形固定,透明敷料(不小于 10cm×12cm)无张力粘贴:将敷料以穿刺点为中心进行轻轻按压,然后向周围展平	图 4-9-8 图 4-9-9
6	导管固定方法:将胶布折叠,形成蝶形,固定在导管的外露部分	图 4-9-10
7	注明敷料更换标识:内置/外露长度,臂围,时间,换药人	图 4-9-11

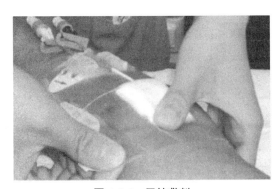

图 4-9-1　平拉敷料

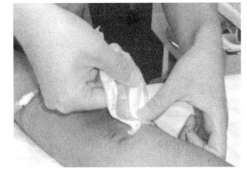

图 4-9-2　揭除原有敷料

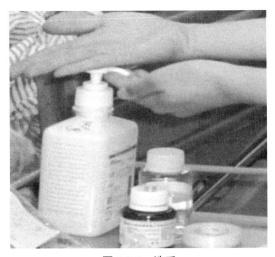

图 4-9-3　洗手

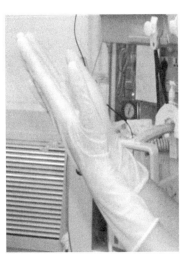

图 4-9-4　戴手套

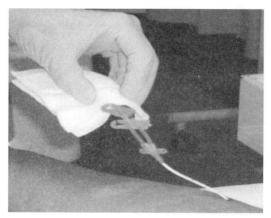

图 4-9-5 提起导管

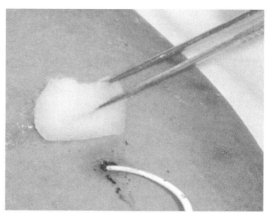

图 4-9-6 消毒外露导管及穿刺点周围皮肤

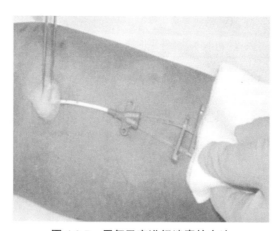

图 4-9-7 用氯己定进行消毒的方法

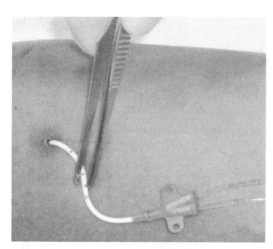

图 4-9-8 外导管摆放

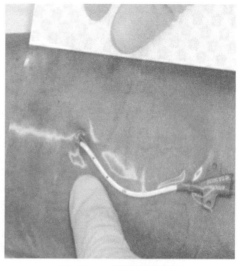

图 4-9-9 敷料粘贴方法

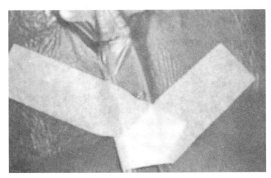

图 4-9-10 导管的固定方法

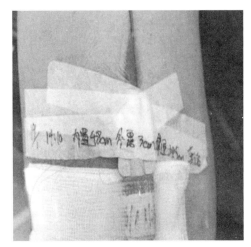

图 4-9-11 注明敷料更换标识

表 4-9-4 CVC 敷料的更换的步骤

步骤	更换过程	图示
1	去除旧的敷料：松解胶带；0 角度牵拉松动敷料边缘； 逆导管方向揭去敷料。洗手、戴手套	图 4-9-12 图 4-9-13
2	穿刺点为中心，氯己定棉签从中心向外周顺时针与逆时针方向螺旋式消毒三次， 直径大于 15cm	图 4-9-14
3	取出透明敷料，采用无张力粘贴，固定导管	图 4-9-15
4	标注：内置 / 外露长度，时间，换药人	图 4-9-16

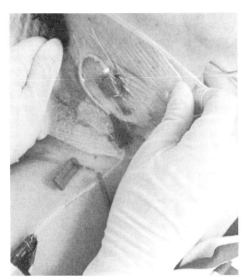

图 4-9-12 平拉敷料(0° 角)

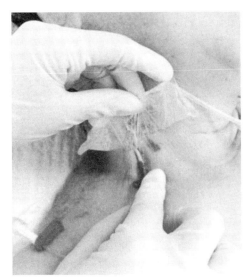

图 4-9-13 揭除原有敷料

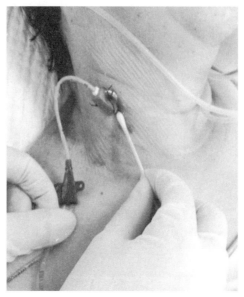

图 4-9-14　氯己定顺、逆、顺消毒

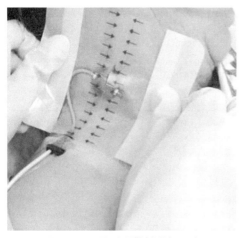

图 4-9-15　用透明敷料进行固定

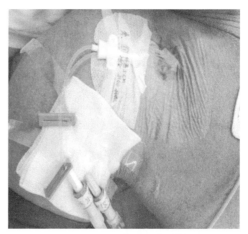

图 4-9-16　注明更换标识

4. **留置时间**　导管相关性感染与导管置入时间呈正相关,置管时间越长,发生感染的风险越高。定期更换导管并不能降低感染的发生率。CVC 留置时间 7~10 天,PICC 1~6 个月,留置时间不宜超过 1 年(2016 年大不列颠和爱尔兰麻醉师学会《安全血管穿刺指南》)。

5. 每日评估留置导管,当患者无血流动力学监测、不需大量快速补液、外周血管条件尚好可行留置针穿刺,生命体征平稳时尽早拔除。

(二) 导管并发症护理

见表 4-9-5。

表 4-9-5 导管并发症的护理

种类	原因	护理措施
导管异位	患者体位不当、紧张、穿刺时引起血管收缩或痉挛、血管壁上有瓣膜、血管行径长而弯曲	1. PICC 在送管时让患者的头转向穿刺侧,使下颌骨紧贴锁骨,对颈部有疾患不能侧头者,按压穿刺侧胸锁乳突肌前缘,以压迫颈内静脉,阻止导管进入颈内静脉 2. 颈外静脉穿刺时,操作者的左手在绷紧皮肤的同时,按压胸锁乳突肌前缘,预防导管异位于颈内静脉 3. 对于因血管收缩或痉挛引起的送管不顺,可让患者适当休息或热敷穿刺点上方
导管过深、破裂或断裂	与导管的质量、针斜面内缘锋利度及穿刺技术有直接的关系	严格无菌操作,退管 3~5cm 将导管顶端达到上腔静脉,此过程中需进行心电图监护 1. 推送导管时用专用镊子,镊子不要夹得太紧,注射液体压力不能过大 2. 若发现导管体内部分断裂则可用手指压迫导管远端处的血管,行静脉切开术,取出断裂的导管
穿刺部位血肿与渗血	选择血管及穿刺部位不当、置管操作不熟练、凝血机制障碍、反复穿刺、穿刺部位压迫时间过短及患者活动有关	1. 熟练掌握置管技术和适应证,穿刺后按压穿刺点 2~3 分钟,凝血机制差者按压时间延长 5 分钟以上 2. 常规消毒,穿刺点用消毒纱布或棉球覆盖后用透明贴膜加压固定,妥善固定体外导管,适当限制置管肢体部位活动
静脉炎	操作不当,损伤血管内膜,穿刺侧肢体活动过度所引发的变态反应、血液流速减慢、尖端的易位、留置时间、导管局部固定、患者凝血状态及体质有关	1. 根据患者情况选择材质好的导管,避免选择材质过硬的导管 2. 选择粗、直、静脉瓣少的血管,减少对血管内膜机械性损伤 3. 发生局部红、肿、痛、瘙痒等皮炎样改变时,立即嘱患者抬高患肢,促进静脉回流以缓解症状,在肿胀部位用硫酸镁或土豆片湿敷,选择一些非甾体类消肿软膏,如双氯芬酸、喜疗妥。还可使用电磁波治疗仪进行治疗
导管堵塞	原因为血液反流、输入高黏滞性药物、未及时冲管或冲管不彻底、处于高凝状态、体位不当、导管移位、扭曲、打折等	1. 正确固定导管,避免导管移位、扭曲、打折 2. 定期监测凝血功能 3. 避免剧烈咳嗽、频繁呕吐、排便困难等造成胸腹腔压力增高 4. 采用脉冲式冲管、正压封管预防导管堵塞 5. 注意药物配伍禁忌,输注高黏稠度液体的输注时间>4 小时,彻底冲洗导管 6. 不完全堵塞者用生理盐水反复以脉冲方式冲管直至畅通。 7. 完全堵塞者,先用 10ml 空注射器尝试回抽,直至抽出血凝块,再抽出 3~5ml 血液弃之,后用生理盐水冲管至畅通,回抽失败者,用肝素钠或尿激酶溶栓,利用负压将肝素钠或尿激酶溶液吸入导管内,再尝试回抽,见回血,表示导管已通畅,若不见回血,反复进行上述操作。若溶栓失败,拔管后更换部位重新置管

续表

种类	原因	护理措施
导管脱落	患者意识不清或烦躁不安、活动翻身、穿刺部位固定过松、输液管过短输液接头连接不当、肢体过度活动、长时间渗血渗液等	1. 对有意识障碍患者应适当约束肢体,密切观察,加强巡视,为患者行翻身及其他护理操作时避免牵拉导管 2. 妥善固定导管,应用缝线固定于皮肤上限制患者活动 3. 每次换药封管时要注意观察置管位置是否正常,导管缝线是否断裂。当发生脱管时,如果插管前端仍在血管内,局部无感染的情况下,可于严格消毒后重新固定好。如果导管已完全脱出,应重新置管
导管相关性静脉血栓形成	长期卧床、肢体活动减少,均可使血流缓慢及血液淤积,导致血栓发生	1. 置管前正确选择导管型号,尽量选择小型号、组织相容性好的导管,不易形成血栓 2. 护理人员应加强对肢体微循环的观察,如果出现患肢肿胀或双下肢不对称应及时汇报医生,早期对症处理并记录 3. 应抬高患肢并制动,不应热敷、按摩、压迫。观察置管侧肢体、肩部、颈部及胸部肿胀、疼痛、皮肤温度及颜色、出血倾向及功能活动情况

四、护理评价

(一) 定时评价中心静脉导管拔除的指征

当患者的病情趋于稳定,生命体征平稳,有创操作减少,外周血管条件较好时,建议早期拔除中心静脉导管,给予外周静脉输入。

(二) 每日评估 CRBSI 的发生

1. CRBSI 发生的危险因素很多,发生率可能与医护人员的操作技能、患者的基础疾病、插管类型、插管部位、插管数量、患者每日接受操作的次数、使用肠外营养予插管、糖尿病史、使用抗菌药物、多腔导管、血清白蛋白水平等有关。如插管部位不同,其感染的危险性也不相同,有研究显示危险性由低到高依次为锁骨下静脉、颈内静脉、股静脉。

2. 每日进行日常护理评估,及时拔除无需留置的导管是预防 CRBSI 的重要环节。

(周佳琦　陶子荣　刘光维)

第五章

NCU 疾病护理评估

第一节　NCU 基础护理评估

一、体温的评估

（一）评估依据

体温是影响重症脑损伤者预后的主要因素之一。在重症脑损伤患者的急性期,体温的控制可改善患者的预后,重症脑梗死在发病 3~7 日之间,体温波动范围控制在 36~37.2℃,可提高患者的远期存活率和生存质量。因此,对体温>37.5℃的重症脑损伤患者应给予降温。依据 2020 年亚低温脑保护中国专家共识,推荐使用降温毯以及亚低温治疗仪等可控电子化降温设备实施靶向目标降温,实施全身体表低温技术或血管内低温技术。因此可选择传统全身体表降温(包括冰毯、冰帽、冰袋)。还可选择 4℃生理盐水静脉输注、头部表面低温技术等方式进行降温。

（二）评估方法

1. 体表温度测量　常采用体温表腋下测温或使用传感器进行持续的腋下测温。

2. 核心温度测量　核心体温监测的"金标准"是肺动脉导管温度,其与脑部温度最接近。核心温度监测部位可选择直肠、膀胱、鼓膜、食管、阴道等,这些部位温度与脑或肺动脉温度差异较小,直肠、膀胱温度略低于脑温。临床常用直肠温度与膀胱温度测量核心温度。

（三）测温步骤

见表 5-1-1。

表 5-1-1　温度测量步骤

常用方式		测量步骤	
体表温度测量	体温表腋下测温	部位:腋窝处 方法:擦汗、体温表紧贴皮肤,屈臂过胸夹紧 时间:10 分钟	图 5-1-1
	应用传感器腋下测温	准备温度测量模块、传感器,给予患者舒适体位。连接模块与传感器,显示屏显示温度, 数据显示 10 分钟后进行记录	图 5-1-2 图 5-1-3 图 5-1-4

续表

常用方式		测量步骤	
核心温度测量	直肠温度	1. 准备温度测量模块、传感器、专用塑料薄膜套	图 5-1-5
		2. 将患者置于舒适体位,将模块与传感器连接,将传感器外套塑料薄膜套	图 5-1-6
		3. 润滑后放置在直肠内,监护仪显示屏上自动显示"温度测量"	图 5-1-7
		4. 根据所放置的部位选择测温方式,显示"直肠温"	图 5-1-8
	膀胱温度	1. 准备测温导尿管、导尿包、无菌手套、温度监测模块、连接导线	图 5-1-9
		2. 应用无菌导尿技术将其测温导尿管放置在膀胱内	
		3. 监护仪显示屏上自动显示"温度测量"	
		4. 根据所放置的部位选择测温方式	图 5-1-10

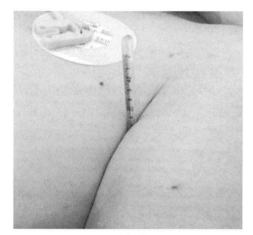

图 5-1-1　患者腋下测温法

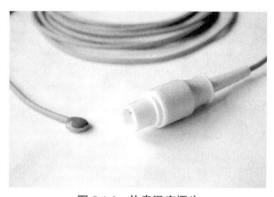

图 5-1-2　体表温度探头

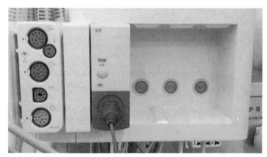

图 5-1-3　将模块与传感器连接

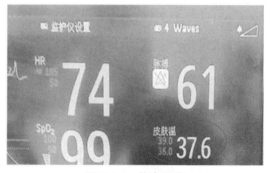

图 5-1-4　体表温度

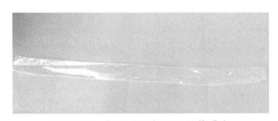

图 5-1-5　直肠测温专用塑料薄膜套

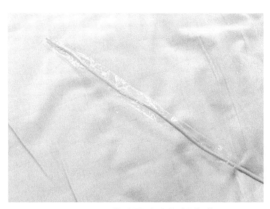

图 5-1-6　传感器外套塑料薄膜

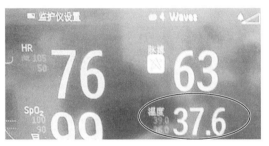

图 5-1-7　温度测量

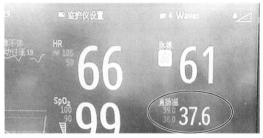

图 5-1-8　直肠温度

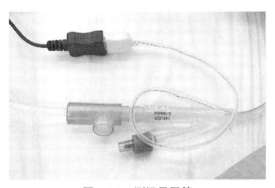

图 5-1-9　测温导尿管

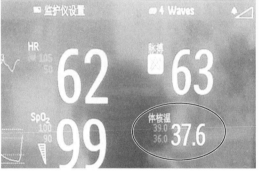

图 5-1-10　体核温度(膀胱温度)

(四)关键环节提示

1. 体表腋下温度测温

(1)躁动不安、抽搐患者需人工协助,或者采用膀胱温度的监测(核心温度)。

(2)有精神障碍患者,可使用电子体温计进行温度测量。

(3)冰袋降温后对腋温的影响可达 50 分钟,药物降温 1 小时后体温降幅比较明显,建议高热患者腋温测量在降温 1 小时后进行复测。

(4)若采用传感器进行腋下温度测量时,监护仪出现数值后 10 分钟,当传感器完全与身体的温度达到平衡时,方可读取数据并记录。

2. 核心温度的测量

（1）带有体温监测探头的测温结果准确可靠，推荐首选膀胱或直肠温度监测技术，其具有无创、易操作和最接近脑温的优势。

（2）直肠温度监测时：注意防止患者便秘，以防温度出现偏差。翻身前后注意温度数值的变化，防止传感器脱出，常规传感器置入深度为距离肛门 6cm 处，放置时让患者配合，肛周括约肌松弛时置入。

（3）选择膀胱温度监测时，禁行膀胱冲洗，影响温度的变化；导尿管留置持续时间为<7天，减少泌尿系感染的发生；导尿管勿牵拉，应使用固定器固定在大腿内侧（图 5-1-11）。

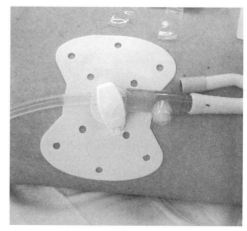

图 5-1-11　导尿管固定

二、心率/律的评估

（一）评估依据

心律失常发生率占急性脑卒中患者的 72.4%，其中重症患者（GCS≤12 分）高达 85.7%。脑卒中后心源性猝死的发生率为 2%~6%，与严重心律失常密切相关，因此急性脑卒中患者的心率、脉搏的动态检测最为重要，推荐在患者新入院立即给予心电监护（1 级证据，A 级推荐），以便早期发现心房颤动，有效检测与分析心率变化（1 级证据，B 级推荐）。同时要求监护仪示波器脉搏与心率同时监测，护士需掌握心电监护知识并熟练使用监护设备。

（二）评估方法

床旁心电监测通过导线将患者的心电图信息输入床旁或中央监测台的示波器，对危重症患者进行心电监测。优势在于无创、动态监测；导联简单可靠，不影响医疗与护理实施；功能全面，如自动检测、识别、诊断、报警等，可对心率/律和其他病情变化作出早期诊断。

（三）监测步骤

心电监测步骤见表 5-1-2。

表 5-1-2　心电监测步骤

步骤	操作过程	
1	打开心电监护仪总开关，完成仪器自检	图 5-1-12
2	清洁患者皮肤，保证电极片与皮肤接触良好	图 5-1-13
	右上（RA）：胸骨右缘锁骨中线第一肋间	
	右下（RL）：右锁骨中线剑突水平处	
	中间（C）：胸骨左缘第四肋间	
	左上（LA）：胸骨左缘锁骨中线第一肋间	
	左下（LL）：左锁骨中线剑突水平处	
	将电极片连接至监护仪导线上，贴于患者胸部正确位置避开伤口及除颤位置	图 5-1-14
3	显示器显示心电波形及心率，选择导联，设置报警界限；遵医嘱记录监护数据	图 5-1-15

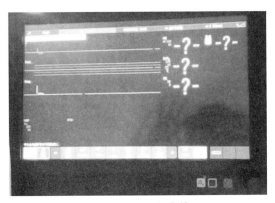

图 5-1-12　开机自检

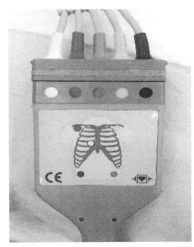

图 5-1-13　正确粘贴电极片位置

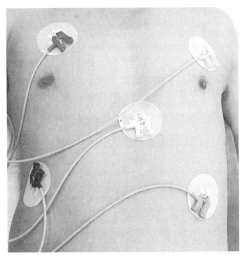

图 5-1-14　电极片连接至监护仪导线上

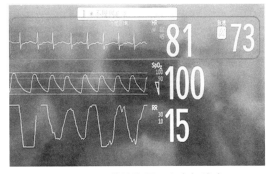

图 5-1-15　监护仪显示心率与脉率

（四）关键环节提示

1. 电极安置要求

（1）选择易固定、活动度小的部位，放置电极片时避开伤口、瘢痕、中心静脉插管、起搏器及电除颤时电极板的放置部位。

（2）放置电极片的皮肤宜先用酒精清洁，合理固定导联线，以防止患者翻身、活动等导致电极脱落。

（3）每 2~3 天更换一次电极片，以减少对皮肤的刺激。

2. 心电监护仪报警范围设置参考值　报警限设置合理，设置范围波动为患者实时参数的 ±（10%~20%），并根据患者病情变化，每班适时调整。

（1）心率（HR）报警值：一般依患者实际心率值 ±30% 范围作为上下限；下限不得低于 45 次 /min，上限不得高于 150 次 /min，否则易引起血流动力学障碍。

（2）血氧饱和度（SPO_2）报警限的设置：将 Ⅱ 型呼吸衰竭患者设定在 85% 以上，没有 Ⅱ 型呼吸衰竭患者设定在 95% 以上,氧气高流量吸入 SPO_2 仍低于 95% 可根据患者的实际数据下浮 5% 作为报警下限,下限不得低于 85%。

3. 床旁心电监护的影响因素　床旁心电监护所选取的导联通常为监测导联,因此在监护仪上描记的图形为综合波形,只能粗略地看到患者心电的变化趋势,而不能精确地显示心电图变化,且床旁心电监测因易受各种因素影响,如电磁设备的干扰、皮肤油脂或汗液过多对电极接触的影响、意识障碍、精神症状、癫痫发作、呼吸不规则等对示波准确性和稳定性的干扰等,护理人员应善于鉴别和正确判断,对于各种干扰和电极脱落因素的异常心电波形,及时通知医师处理,带有起搏器的患者要区别正常心律与起搏心律,如需更详细了解心电图变化,需做常规导联心电图。心电监护要注意调节患者模式(图 5-1-16),避免对心电监护的误差。

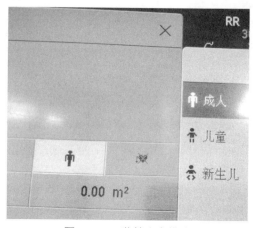

图 5-1-16　监护患者模式

4. 常见神经系统疾病对于心电监护的影响　心率指每分钟心跳的次数,以第一心音为准。正常值为 60~100 次/min,心律整齐。当血容量不足、循环障碍时出现心率加快;心肌受损时出现期前收缩,甚至更严重的心律失常;休克的中、晚期出现心率减慢;延髓是心血管运动调节中枢,而端脑、扣带回以及部分额叶皮质均参与心血管运动中枢的调节,这些部位受损时将影响血压和心脏功能;胖胝体、下丘脑以及脑干等中枢神经系统病变时,可出现窦性心动过速、窦性心动过缓或相互交替变化,并且有发生突然、变化幅度大、无规律等特点;颅内压增高时,还可出现心动过缓;下丘脑功能障碍时,可出现心房颤动或房室传导阻滞等。

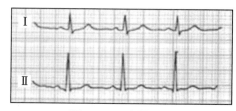

图 5-1-17　窦性心律

5. 常见心电图识别　见图 5-1-17~5-1-21。

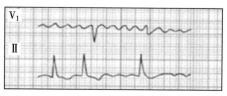

图 5-1-18　心房颤动

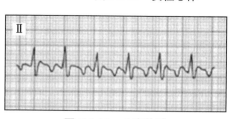

图 5-1-19　心房扑动

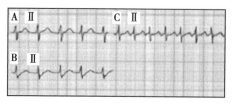

图 5-1-20　室上性心动过速

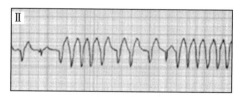

图 5-1-21　预激综合征

三、呼吸与血氧饱和度的评估

（一）评估依据

呼吸驱动功能障碍与脑实质受损有关,如大脑半球、脑干、脊髓、周围神经、神经肌肉接头和呼吸肌等。当这些部位因血管疾病、炎症、肿瘤或中毒而受到严重影响时,可引起中枢性呼吸功能障碍。此外,神经系统疾病常常并发非感染性急性肺损伤或下呼吸道感染,因此,对重症卒中患者实施呼吸功能监测有着重要的意义。临床上呼吸功能监测项目有一般呼吸运动功能监测、肺功能监测、呼吸力学监测,还有呼吸中枢功能监测和呼吸肌功能监测。护理人员需要对患者进行快速准确的评估,因此护士需要选择可靠简便易行的监测方法,对于重症卒中患者进行监护,可通过临床查体及多功能心电监护仪,实时动态监测患者的呼吸方式、频率、节律、幅度及血氧饱和度,对重症患者进行评估,采取适当的护理措施。

（二）评估方法

1. **一般呼吸运动功能监测** 对呼吸方式、频率、节律、幅度的监测,通过临床查体及多功能心电监护仪上呼吸波形及频率的显示,既简单方便,又实用可靠。

2. **脉搏血氧饱和度监测** 是将血氧饱和度探头固定在患者指端甲床,通过红外线测定光传导强度,来计算血氧饱和度的监护手段。正常 $SpO_2>95\%$,当 $SpO_2<90\%$ 时提示低氧血症。该方法简单、无创、迅速且能连续动态地观察机体的氧饱和情况及早发现低氧血症,为临床抢救及护理提供依据。

（三）评估步骤

1. **呼吸监测** 详见表 5-1-3 呼吸监测步骤。

表 5-1-3 呼吸监测步骤

步骤	呼吸监测过程	图示
1	准备电极片,电极导联线,打开心电监护仪总开关,完成仪器自检,传感器与模块连接	图 5-1-22
2	清洁患者皮肤,安装电极片并保持与皮肤接触良好,连接电极导线,注意呼吸电极片(左锁骨中线剑突水平处)	图 5-1-23
3	观察呼吸波形,记录呼吸频率	图 5-1-24

2. **血氧饱和度监测** 见表 5-1-4 血氧饱和度监测步骤。

表 5-1-4 血氧饱和度监测

步骤	血氧饱和度监测过程	图示
1	准备血氧饱和度探头,血氧饱和度测量模块,打开心电监护仪总开关,完成仪器自检	图 5-1-25
2	连接血氧饱和度模块,确保血氧饱和度探头与患者手指固定牢靠	图 5-1-26
3	记录显示饱和度数值	图 5-1-27

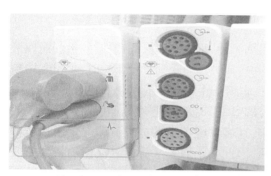

图 5-1-22 传感器与模块连接图

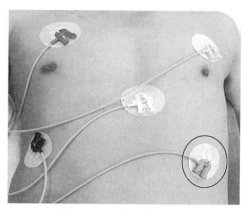

图 5-1-23 呼吸电极片位置

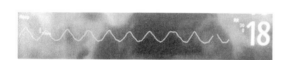

图 5-1-24 监护仪显示呼吸波

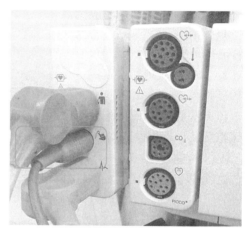

图 5-1-25 传感器与模块连接

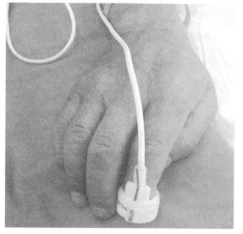

图 5-1-26 血氧饱和度探头与手指固定牢固

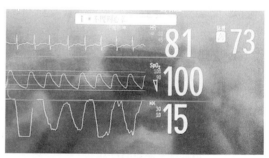

图 5-1-27 显示血氧饱和度数值

（四）关键环节提示

1. **呼吸方式**　呼吸方式包括胸式呼吸和腹式呼吸，前者以胸廓运动为主，后者以膈肌运动为主。女性以胸式呼吸占优势，男性和儿童则以腹式呼吸占优势。观察时应注意胸、腹式呼吸是否同步、呼吸动度是否对称，以及有无异常呼吸体征等。胸、腹式呼吸不同步为反常呼吸，提示膈肌麻痹，见于吉兰 - 巴雷综合征、重症肌无力等神经肌肉疾病。呼吸活动度不对称，提示气胸、肺不张等。吸气时间延长和吸气性三凹征提示吸气困难，与上呼吸道梗阻有关。呼气时间延长提示呼气困难，为下呼吸道梗阻的特征。

2. **呼吸频率**　呼吸频率反映呼吸功能和呼吸中枢的兴奋性，以每分钟呼吸次数计算，正常成人为 12~20 次 /min，小于 6 次 /min 或大于 35 次 /min 均提示呼吸功能障碍。

3. **呼吸幅度、呼吸节律和呼吸比**　正常人呼吸幅度（胸、腹部起伏）大小均匀适度，呼吸节律规则，吸气与呼气时间比（吸呼比）平均为 1 :(1~1.5)。胸、腹式呼吸幅度的大小可大致反映通气量的大小。当呼吸伴有喘鸣和呼气延长时表明气道狭窄，多由慢性阻塞性肺疾病所致。当呼吸急促或浅快而无气道狭窄或阻塞时，提示肺和胸廓限制性通气障碍、急性呼吸窘迫综合征（ARDS）或心脏疾病等。

4. **中枢性呼吸功能障碍时呼吸频率、节律和幅度的变化**　当病变位于大脑半球时，中脑或间脑失去呼吸调整中枢的控制，出现呼吸幅度大小不一的波动，甚至呼吸逐渐消失（暂停）后再逐渐出现的潮式呼吸。当病变位于中脑、间脑时，脑桥网状结构呼吸中枢失去控制，出现中枢性过度换气，表现为深快的丛集式呼吸。当病变位于脑桥时，延髓呼吸中枢失去控制，出现吸气时间长且与呼吸暂停交替的长吸式呼吸。当病变位于延髓时，呼吸的最低级控制中枢功能丧失，出现呼吸暂停、Boit 呼吸（呼吸几次后又暂停）或下颌呼吸。脊髓、周围神经、神经、肌肉接头或肌肉病变时，呼吸驱动功能障碍，呼吸变得无力而浅表。

5. **血氧饱和度探头的正确使用**　临床常见的血氧饱和度探头为粘贴式血氧饱和度探头、指夹式血氧饱和度探头及套入式血氧饱和度探头，经研究发现使用粘贴式血氧饱和度探头可有效减少脱落发生率。粘贴式血氧饱和度探头是粘贴在指端，与甲床面贴合（图 5-1-28），接触面积小、透气性好、患者未感觉明显不适、不易脱落，能有效保证血氧饱和度持续监测。血氧饱和度监测探头是心电监护仪上重要的传感器，使用时护士除了观察病情，还应防止水肿、营养状况差等高危患者出现指端压力性损伤，及早发现压力性损伤的危险因素，采取有效的预防措施，减少压力性损伤的发生。护士在对患者行 SpO$_2$ 监测时，必须 1~2 小时将探头取下，更换手指继续监测，患指禁止继续使用 SpO$_2$ 探头。

6. **重症脑卒中患者呼吸功能障碍的处理**　由于患者感染加重造成的肺衰竭，或是因为患者的呼吸驱动功能受损导致患者出现泵衰竭。因此护士需要动态监测患者呼吸频率、节律、幅度以及呼吸类型的变化。当患者出现呼吸暂停时，应观察患者的血氧饱和度，使用口鼻咽通气道与氧疗一起，保证患者正

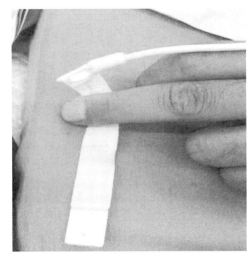

图 5-1-28　血氧饱和度探头传感器与甲床贴合

常的血氧饱和度;当患者呼吸驱动功能障碍,呼吸会由于病情的加重而变得无力或浅表,此时需要动态监测患者的呼吸方式、频率、节律、幅度及血氧饱和度,当患者血氧饱和度<95%时,应及时给予患者氧供支持,必要时建立人工气道或者呼吸机辅助呼吸。

四、血压的评估

(一)评估依据

动脉血压是一个波动明显的动态参数,正常血压 130/85mmHg,平均动脉压 =(收缩压 + 2×舒张压)/3,重症卒中患者进行血压测量非常关键。建议对收缩压>220mmHg 或舒张压>120mmHg 的患者,或平均动脉压>130mmHg 时,需谨慎降压。血压偏低或波动较大者,可建立有创动脉测压更准确地反映患者的低血压状态。当双上臂血压差持续>10mmHg,意味着心血管风险增加。极端的动脉高血压显然是很不利的,它会导致脑病、心功能不全及肾功能损害。适度的血压升高可以增加缺血区域的血液灌注,反之,则可能加重缺血区域的水肿及出血风险。低血压在急性卒中中较为罕见,提示存在心肌缺血、心律失常、主动脉夹层或休克等。在卒中急性期,由于脑血管的自动调节功能受损,所以低血压更容易造成大脑的损伤,它减少了多器官的灌注,尤其是缺血区域,加重缺血损伤。由此可见,为最大程度减少血压对脑功能造成的损伤,必须对血压予以紧急评估、诊断和及时纠正。

(二)评估方法

无创血压监测法:定时应用袖带血压计间接测量,还可以应用仪器自动定时测量血压。可根据病情需要调节测量时间间隔,以及时发现血压异常,但准确性不如有创的方法。

有创血压监测法:即通过动脉内插管连接测压管直接测量动脉压力,测压准确,但为有创性检查,易引起并发症,临床并不常用。

(三)评估步骤

血压监测步骤详见表 5-1-5。

表 5-1-5　血压监测步骤

方法	监测过程	
无创血压测量	1. 准备测压模块、压力袖带	图 5-1-29
	2. 协助患者露出手臂并伸直,排尽袖带内空气,袖带缠于上臂,下缘距肘窝 2~3cm,松紧以放进一指为宜	图 5-1-30
	3. 根据患者病情设置血压监测模式、间隔时间、报警上下限测量血压值;准确记录	图 5-1-31
有创血压测量	1. 准备测压模块、压力袋、压力传导组、肝素盐水(2~5U/ml)、无菌治疗盘,将压力传导组与肝素盐水连接,再将肝素盐水置于加压袋中,加压袋充气加压至 300mmHg;压力传导组排气,同时依次将三通排气	图 5-1-32 图 5-1-33 图 5-1-34
	2. 连接动脉置管主管端,挤压传导组,肝素盐水冲洗管路	图 5-1-35
	3. 压力模块与压力传导组相连,调整监护仪至动脉血压监测	图 5-1-36

方法	监测过程	
有创血压测量	4. 取平卧位,测压装置压力换能器固定于患者腋中线第四肋间(右心房同一水平)平齐位置	图 5-1-37
	5. 传感器校零:调节压力模块,测压装置三通,关闭患者端,开放大气相通端	图 5-1-38
	6. 关闭与大气相通端,开放患者端,持续监测;设定报警线;动态观察患者血压、压力波形并准确记录	图 5-1-39

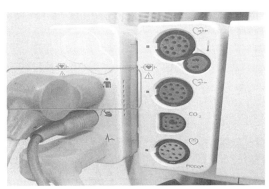

图 5-1-29 压力袖带与模块连接

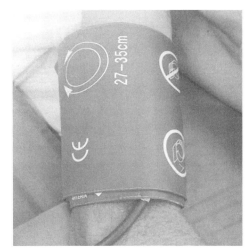

图 5-1-30 袖带缠于上臂

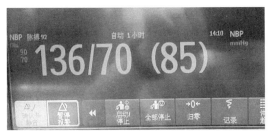

图 5-1-31 显示血压值

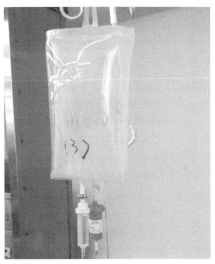

图 5-1-32 压力传导组与肝素盐水连接

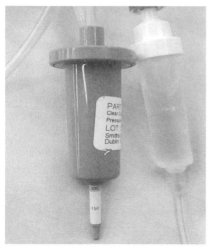

图 5-1-33 加压袋充气加压至 300mmHg

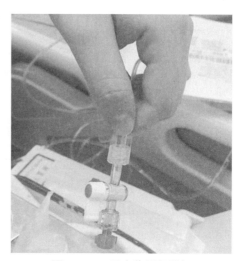

图 5-1-34 压力传导组排气

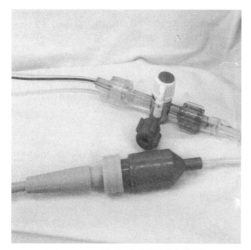

图 5-1-35 连接动脉置管主管端

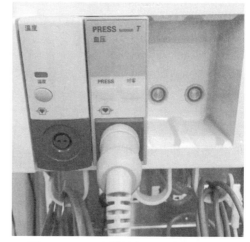

图 5-1-36 压力模块与压力传导组相连

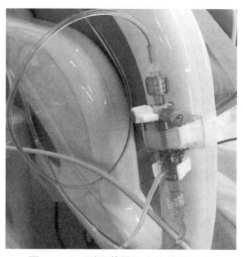

图 5-1-37 测压装置压力换能器固定

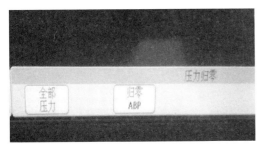

图 5-1-38　传感器校零

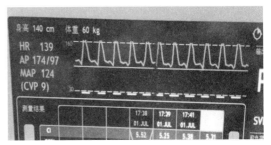

图 5-1-39　监护仪显示血压

(四) 关键环节提示

1. 无创血压监测　血压监测时袖带应根据患者的臂围进行选择,袖带的高度同心脏水平,测量时给予固定的体位。上肢肱动脉血压测量值被临床普遍视为标准血压,但在无法或者不宜监测上肢血压时,可测量足背动脉血压将其换算成肱动脉血压,公式为肱动脉收缩压(mmHg)=44.81+0.635×足背动脉收缩压(mmHg),其舒张压与肱动脉呈显著正相关,侧卧位、平卧位与俯卧位均可作为测量下肢血压的体位,应避免用屈膝仰卧位测下肢血压。急性偏瘫患者健侧血压与患侧血压无显著差异性。注意更换测量血压的部位,血压测量间隔时间≤5 分钟、间隔 15~30 分钟者、间隔 30~60 分钟者、间隔>1 小时者,需每 1 小时、2 小时、4 小时、更换监测部位,减少压力性紫癜的发生。一侧肢体正在输液或施行过手术,应选择对侧肢体测量。

2. 有创动脉血压监测　是将套管针置于动脉血管内,连接延长管、传感器及监护仪,持续动态的监测动脉血压的方法。常见的穿刺部位:桡动脉、股动脉、足背动脉、肱动脉。

(1)保证测压管道的各个接头应连接紧密,妥善固定穿刺针、延长管及测压肢体,防止穿刺针受压或扭曲,同时在进行各项护理操作时应避免牵拉导管,防止因穿刺针位置移动或脱出而导致的出血。

(2)对清醒患者做好解释工作,避免穿刺侧肢体进行大幅度的活动。对躁动患者应做好充分的评估,进行穿刺侧肢体的保护性约束,必要时遵医嘱给予镇静治疗。

(3)保证测量过程的动态精确性,压力传感器的高度应与右心房在同一水平。当患者体位改变时应随时调整传感器的高度,进行系统校零,以避免造成测量误差。保持测压装置通畅,避免导管阻塞。

(4)监护仪显示有创动脉压波形,正常血压波形为规律波,分上升支、下降支。上升支:在心室快速射血期,动脉血压迅速上升,动脉管壁被扩张,形成波形中的上升支。下降支:心室射血的后期,射血速度减慢,由主动脉流向外周的血量大于进入主动脉的血量,故被扩张的大动脉开始回缩,动脉血压逐渐降低,形成波形中下降支的前段。随后,心室舒张,动脉血压继续下降,形成下降支的其余部分。下降支中段常出现降中波,此系主动脉瓣关闭后,主动脉血液向心室方向反流,使主动脉根部的容积增大所致。降中波与其前的下降支之间的凹陷,称为降中峡(图 5-1-40)。若波形过高、过低或消失时应根据患者情况进行综合考虑,及时排除可能的干扰因素,准确判断患者的病情变化。

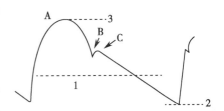

图 5-1-40　动脉血压模式图
A. 主波;B. 降中峡;C. 降中波;
1. 平均压;2. 舒张压;3. 收缩压

（5）预防血栓形成，密切观察穿刺侧肢体有无肿胀或缺血征象。对穿刺部位勤观察，发现局部潮湿或穿刺点渗出时应及时更换敷贴。预防感染，注意患者体温及血常规的变化，置管时间＜7天，及时每日消毒穿刺点及更换无菌敷贴。

五、瞳孔的评估

（一）评估依据

NCU患者瞳孔大小、形态、对称性以及直接和间接对光反射的检查对于临床诊治有重要的价值。一侧瞳孔散大和对光反射消失见于各种原因造成的动眼神经麻痹（小脑幕裂孔疝、后交通动脉瘤），以及外伤、手术或白内障等病变。一侧瞳孔缩小、上睑下垂和面部无汗（Horner综合征）可能是幕上占位病变压迫下丘脑最先出现的体征，也见于同侧脑桥外侧部、延髓、颈髓腹外侧部以及颈交感神经节后纤维损害。双侧瞳孔散大和对光反射消失见于严重的中脑损害或胆碱能拮抗剂中毒。针尖样瞳孔是脑桥损害的特征，下行交感神经纤维损伤造成。中毒或代谢性疾病引起昏迷的患者，通常瞳孔光反射保留。对颅脑损伤患者瞳孔的评估是非常重要的，这不仅反映病情的轻重、演变、治疗效果，而且反映患者的预后。瞳孔变化曲线图可以直观了解早期脑疝的形成，评估病情、分析预后，并选择最佳手术时机。

（二）评估方法

临床通常选取聚光手电，观察瞳孔大小、形状，比较双侧等大、等圆、对光反射的情况，昏迷患者可用手分开上下眼睑进行检查。

（三）评估步骤

瞳孔的观察步骤见表5-1-6。

表5-1-6 瞳孔的观察步骤

观察步骤	检查过程	
1	用物准备：手电，检查手电电源充足，聚光	图5-1-41
2	分开上下眼睑，观察瞳孔大小、形状，比较双侧是否等大等圆	图5-1-42
3	从侧面迅速移向瞳孔并立即离开，同时遮挡对侧瞳孔，同法观察对侧	图5-1-43
4	观察瞳孔受到光线刺激后的反应（灵敏，迟钝，消失）正确判断两侧瞳孔大小、形状及对光反射情况，记录	图5-1-44

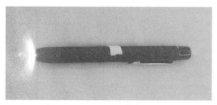

图5-1-41 检查手电电源充足、聚光

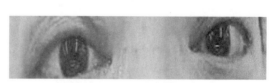

图5-1-42 观察双侧瞳孔大小

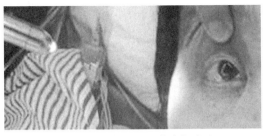

图 5-1-43　从侧面迅速移向瞳孔

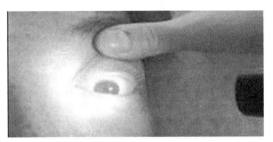

图 5-1-44　瞳孔受到光线刺激后的反应

（四）关键环节提示

1. **瞳孔观察注意事项**　瞳孔的改变是卒中患者重要的神经系统体征,正常瞳孔的直径 2~5mm,平均 3.5mm,圆形,边缘整齐,位于眼球中央,对光反射灵敏,双侧等大等圆,对称。临床上观察瞳孔时首先看双侧瞳孔是否等大、等圆,即在自然光线下让患者睁眼同时对比瞳孔的大小,然后用聚光手电筒垂直照射瞳孔,检查左眼时要遮蔽右眼,反之亦然。正常时直接感光瞳孔缩小称直接光反射灵敏;未直接感光的瞳孔也缩小称间接光反射灵敏。观察瞳孔的频次以及间隔时限,可结合 GCS 评分来确定。GCS 评分是意识水平障碍的评估量表,即轻度意识障碍(13~14 分),中度意识障碍(9~12 分),重度意识障碍(3~8 分,脑死亡时 3分)。观察瞳孔时对于重度、中度、轻度意识障碍患者可分别每 15 分钟、30 分钟、60~120 分钟观察一次,瞳孔的大小可通过图片参照法进行观察,见图 5-1-45,从而避免护士因主观判断而出现观察者个体的差异。

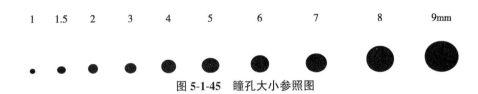

| 1 | 1.5 | 2 | 3 | 4 | 5 | 6 | 7 | 8 | 9mm |

图 5-1-45　瞳孔大小参照图

2. **神经系统疾病对瞳孔的影响**　双侧瞳孔等大等圆,光反应灵敏,眼球对称,各方向运动灵活,代表脑部损伤较轻;一侧瞳孔散大,光反应消失是颅内血肿或脑挫裂伤的重要客观表现;双侧瞳孔缩小并固定,形状规则,光反应迟钝,是蛛网膜下腔出血并波及脑桥所致;如一侧瞳孔由小变大,光反射消失,提示继发性出血或脑水肿;原发性脑干损伤后双侧瞳孔可不等大、忽大忽小、不圆、双侧瞳孔散大,眼球固定、凝视,光反射迟钝或消失;脑桥损伤时,双侧瞳孔极度缩小,呈针孔样,光反应消失,双眼同向偏斜或双侧眼球分离;动眼神经损伤时,伤后一侧瞳孔立即扩大,直接与间接光反应皆消失;若直接光反应消失而间接光反应存在,常因视神经损伤所致;如先一侧散大,后两侧散大,对光反应消失,甚至眼球固定,提示深昏迷、颅内高压和脑疝的形成。

六、压力性损伤的评估

（一）评估依据

压力性损伤是因身体局部过度受压引起血液循环障碍,造成皮肤及皮下组织坏死形成,是 NCU 护理中最为常见的并发症之一。压力或压力联合剪切力导致的皮肤和 / 或皮下组织的局部损伤,通常位于骨隆突处,但也可能与医疗器械或其他物体有关。压力性损伤的出现不仅显示出患者病情的严重程度,同时也体现了护理质控的效果。诱发压力性损伤的危险因素很多,如身体移动能力、压力、摩擦力、剪切力、潮湿、营养、年龄等。长期卧床患者尤其是神经重症患者,出现认知动功能障碍、瘫痪、感觉功能障碍,其住院、卧床时间长,且常伴有尿便失禁及营养不良等。NCU是危重患者集中的地方,大部分患者无法自主活动,同时又频繁暴露于各种压力性损伤危险因素中,是压力性损伤的重点预防科室。临床观察发现对于长期卧床患者使用气垫床可以有效减少其受压部位的压力值。如何选择合理的评估工具,对重症患者的压力性损伤风险做到准确的预测,且在压力性损伤防治方面做到正确评估及护理,是神经重症监护病房护理工作的重点。

(二)评估方法

2019版国际《压力性损伤的预防和治疗:临床实践指南》中,将"患者在入院后8小时内尽快进行压力性损伤的风险筛查"改为"患者在入院后尽快进行压力性损伤的风险筛查"。这里强调"尽快",强调了评估的速度,为此临床护理中需要采用适宜的评估工具,第一时间针对压力性损伤进行风险筛查。

目前国内外有40余种压力性损伤风险评估量表,其中只有6种经过了预测效度检验,多个临床指南中推荐使用Norton量表、Braden量表、Waterlow量表。

1. **Norton量表** 是最早用于压力性损伤评估的量表,其具有简单、快速、易于使用等优点,但缺少对摩擦力、剪切力及营养状态等的评估,其信效度相对较低。

2. **Braden量表** 是目前国内外医疗机构应用最广的量表,其从病因学的角度对压力性损伤发病风险予以评估,更有利于对压力性损伤的早发现、早诊断、早干预和早治疗,经过信度与效度测试,其敏感性及特异性较为平衡,但是不利于为患者设计个体化的预防措施。

3. **Waterlow量表** 包括9项临床指标。其与Norton、Braden量表相比较,该量表涵盖项目最全,且每类指标包含相应的描述及对应分值,因其较高的敏感性和特异性逐渐在临床推广使用,但其评估过程也相对复杂。

3种量表各有侧重,临床护理人员在应用各种量表时,除充分考虑其信效度外还应考虑其方便性及适用性,应结合患者实际情况选择使用,也可根据特定人群自行拟定量表或在现有量表基础上进行改良修订。量表具体评估内容见表5-1-7。

表5-1-7 **Waterlow、Norton、Braden评估量表**

	评估内容					
	一般健康状况	意识状态	活动	身体移动	排泄失禁	得分
Norton 评估量表	好	清醒	可走动	移动自如	无	4分
	一般	淡漠	需要帮助	轻度受限	偶然	3分
	差	模糊	依赖轮椅	重度受限	经常	2分
	非常差	昏迷	卧床不起	移动障碍	两便失禁	1分
	评估结果					
	最高分20分,分值越小压力性损伤风险越高:20分,无风险;15~19分,轻度危险;13~14分,中度危险;≤12时,高度危险					

续表

	评估内容						
	感觉	潮湿	活动程度	活动能力 控制改变 体位能力	营养	剪切力与 摩擦力	得分
Braden 评估量表	未受损害	很少潮湿	经常步行	不受限	摄入极佳	—	4 分
	轻度丧失	偶尔潮湿	偶可步行	轻度受限	充足	无问题	3 分
	严重丧失	十分潮湿	局限于 轮椅	严重受限	可能不足	有潜在问题	2 分
	完全丧失	持久潮湿	卧床不起	完全受限	非常差	已存在问题	1 分
	评估结果						
	最高分 23 分,分值越小压力性损伤风险越高:>18 分,无危险;15~19 分,轻度危险;13~14 分,中度危险,10~12 分,高度危险;≤9 分,极度危险						

	评估内容(分)				
Waterlow 评估量表	**体形** 正常　　0 超过正常　1 肥胖　　2 低于正常　3	**皮肤类型** 健康　　0 薄如纸　1 干燥　　1 水肿　　1 潮湿　　1 颜色差　2 破裂/红斑　3	**性别和年龄(岁)** 男　　1 女　　2 14~49　1 50~64　2 65~74　3 75~80　4 81+　5	**控制大小便能力** 完全控制(导尿)　0 偶有失禁　1 大便/小便失禁　2 大小便失禁　3	**运动能力** 完全　　0 烦躁不安　1 冷漠的　2 限制的　3 卧床　　4 受限于坐位　5
	食欲(分) 正常　　0 差　　1 鼻饲　　2 流质　　2 禁食　　3 厌食　　3	**组织营养状态** 恶病质　8 多器官衰竭　5 外周血管病　5 贫血　　2 吸烟　　1	**神经系统缺陷** 糖尿病　　4~6 运动感觉缺陷　4~6 截瘫　　4~6	**大型手术创伤/药物治疗** 手术时间>6 小时　8 手术时间>2 小时　5 腰以下脊椎　5 长期应用类固醇、细胞 毒性药、大剂量抗生素　4	
	评估结果				
	分值越大,压力性损伤风险越高:<10 分提示无危险;10~14 分,轻度危险;15~19 分,中度危 险;≥20 分高度危险				

(三)评估步骤

1. 目前针对压力性损伤分期主要以 2019 年美国压疮顾问小组(NPUAP)和欧洲 EPUAP 共同发布了第 3 版《压力性损伤的预防和治疗:临床实践指南》为标准,新指南强调了压力性损伤可能与医疗器械有关。压力性损伤不仅局限在皮肤,也可发生在黏膜上(黏膜内、黏膜下),黏膜压力性损伤主要与医疗器械相关等新理念的描述。目前针对压力性损伤的分期可以表示组织损伤的程度,该分期在全世界应用较为广泛,下面将该分期及护理要点列于表 5-1-8。

表 5-1-8　压力性损伤分期评估

分期	评估内容	图示
Ⅰ期	局部皮肤完好,出现压之不变白的红斑,常位于骨隆突处。肤色深区域可能见不到指压变白现象;但其颜色可能与周围皮肤不同。与邻近组织相比,这一区域可能会疼痛,发硬,柔软,发凉或发热	图 5-1-46
Ⅱ期	部分皮层缺失表现为浅表的开放性溃疡,创面呈粉红色,无腐肉。也可表现为完整的或开放 / 破损的浆液性水疱。外观呈透亮或干燥的浅表溃疡,无腐肉及淤伤	图 5-1-47
Ⅲ期	全层皮肤缺失。可见皮下脂肪,但骨、肌腱、肌肉并未外露。可有腐肉,但并未掩盖组织缺失的深度,可出现窦道和潜行	图 5-1-48
Ⅳ期	全层组织缺失,并带有骨骼、肌腱或肌肉的暴露。在创面基底某些区域可有腐肉和焦痂覆盖。通常会有窦道和潜行	图 5-1-49
深部组织损伤期	在皮肤完整且褪色的局部区域出现紫色或栗色,或形成充血的水疱,是由于压力和 / 或剪切力所致皮下组织受损导致。此部位与邻近组织相比,先出现痛感、发硬、糜烂、松软、发热或发凉。在深肤色的个体身上,很难辨识出深层组织损伤。进一步发展可能会在深色创面上出现扁薄(细小)的水疱,该创面可进一步演变,可覆有一薄层焦痂	图 5-1-50
不可分期	全层组织缺失,创面基底部覆盖有腐肉(呈黄色、棕褐色、灰色、绿色或者棕色)和 / 或焦痂(呈棕褐色、棕色或黑色)。除非去除足够多的腐肉和 / 或焦痂来暴露伤口基底部,否则无法判断实际深度,也无法分类 / 期	图 5-1-51

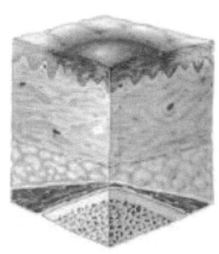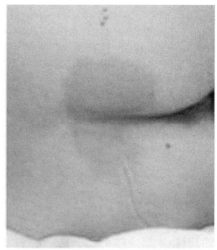

图 5-1-46　Ⅰ期

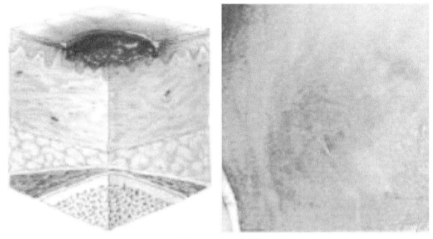

图 5-1-47　Ⅱ期

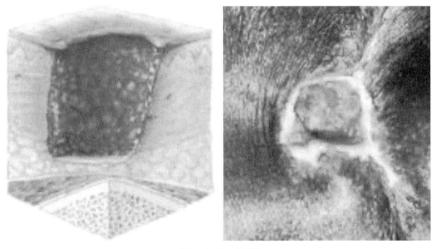

图 5-1-48　Ⅲ期

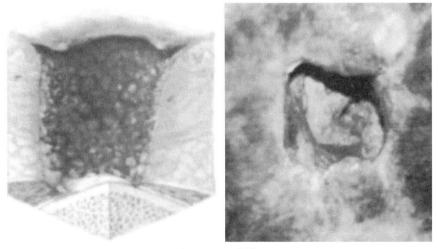

图 5-1-49　Ⅳ期

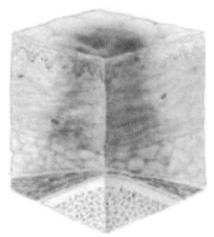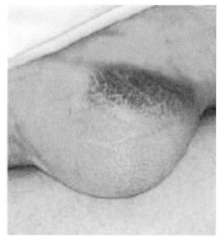

图 5-1-50 深部组织损伤期

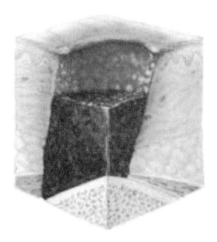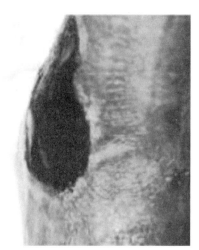

图 5-1-51 不可分期

2. **护理干预** 见表 5-1-9。

3. **伤口感染的评估** 美国伤口造口失禁护理协会（Wound Ostomy and Continence Nurses Society，WOCN）指出，压力性损伤感染主要发生在Ⅲ期或Ⅳ期的压力性损伤。

（1）压力性损伤局部感染体征：伤口破溃或扩大、出现局限于溃疡周围组织的红斑、渗出量增加、渗出物的黏性或脓性增加、疼痛增加或不明原因的疼痛、溃疡周围组织水肿或温度升高、臭味增加、组织内形成潜行、窦道或探测到骨骼。

（2）压力性损伤感染的诊断：对伤口组织或分泌物进行定量培养是微生物负荷测定的"金标准"，培养结果显示细菌生物负荷 ≥ 105CFU/g 或存在 β 溶血链球菌时，考虑诊断为压力性损伤感染。伤口分泌物细菌培养阳性时可使用含银抗菌敷料进行潜行和窦道的填塞抗感染；待培养结果转阴性后，选择藻酸盐敷料填充伤口，使用聚氨酯泡沫敷料覆盖。

表 5-1-9　压力性损伤护理干预

压力性损伤分期	护理措施
Ⅰ 期	保护局部皮肤,缓解局部压力,促进局部血液循环,控制炎性反应可使用水胶体敷料,预防剪切力可使用泡沫敷料
Ⅱ 期	创面及水疱内渗液的保护及处理,预防感染:可选用泡沫敷料、水胶体敷料、藻酸盐敷料等,也可联合应用造口护肤粉,保持环境密闭湿润又能吸收大量渗液且敷料牢固有利于伤口愈合
Ⅲ~ Ⅳ 期	选择合适的清创方法,妥善处理渗液、促进肉芽组织生长及上皮爬行,预防和控制感染:对渗出较少且无感染的较浅的Ⅲ~ Ⅳ 期压力性损伤,可选择使用水胶体敷料;当创面渗出较多时,一般推荐泡沫敷料与藻酸盐敷料;创面出现感染时,可选择银离子敷料。选择合适的清创方法,若坏死组织较多推荐外科清创联合自溶性清创
深部组织损伤期/不可分期	深部组织损伤期压力性损伤局部皮肤完整,但已出现颜色改变,可进一步发展成焦痂或更深组织的损伤 全部被坏死组织或焦痂所覆盖,需彻底清创后才能确定其分期

4. 压力性损伤愈合的评估　为了能使护理工作者更好地掌握压力性损伤的恢复进程,及时为患者选择更为适合的压力性损伤治疗方案,逐渐发展了以量化方式为主的压力性损伤愈合评价量表。国内外使用的压力性损伤愈合评价量表主要有压力性损伤状态评价工具(PSST)、压力性损伤愈合评价量表(PUSH)(表 5-1-10)、Bates-Jensen 伤口评估工具(BWAT)、Sessing 量表等。有研究 PUSH 具有很好的信、效度和内部一致性,以及可接受的反应度(在2~4 周之间),该表已成为监测伤口清创或愈合的重要工具。PUSH(表 5-1-10)由 NPUAP 于1997 年形成,1998 年修订。包括压力性损伤范围、渗出液量及组织类型 3 个项目。量表总分范围 0~17 分,分值越大表示压力性损伤越严重,使用频率可达每周 1 次以上,如果患者创面恶化随时进行评估。

表 5-1-10　压力性损伤愈合量表(PUSH)

面积											
分数	0	1	2	3	4	5	6	7	8	9	10
长 × 宽单位 cm²	0	<0.3	0.3~0.6	0.7~1.0	1.1~2.0	2.1~3.0	3.1~4.0	4.1~8.0	8.1~12.0	12.1~24.0	>24.0

渗液总量				
分数	0	1	2	3
24h 量单位 ml	无	轻度(0~5ml)	中度(5~10ml)	重度(>10ml)

组织类型				
分数	0	1	2	3	4
类别	闭合	上皮组织	肉芽组织	任何腐肉	任何坏死组织

(四) 关键环节提示

1. 神经重症患者生活完全依赖于医护人员,护理人员需根据病情的评估、压力性损伤风险的评估、营养状态的评估等及时有效采取防范措施避免发生压力性损伤,一旦发生压力性损伤应由专业人员介入治疗。任何压力性损伤,在治疗时除了根据分期采取有效的治疗措施外,还需结合局部减压和全身干预才能获得更好的疗效。局部减压措施包括使用波动式气垫床、软枕悬空足跟、30°侧卧位、靠背向后倾斜坐姿、抬高床头角度 ≤ 30°、预防性使用泡沫敷料等。全身的干预措施可根据患者的自身营养状况、实验室指标及创面渗液量等制订适合个体的全身营养支持治疗方案,保证充足的蛋白摄入并严格控制血糖。对于压力性损伤的慢性疼痛,2019 版《压力性损伤的预防和治疗:临床实践指南》中建议采用非药理学策略、湿性伤口愈合原则、定期镇痛等多种模式管理方案,必要时需要疼痛专家的参与。

2. 器械相关性压力性损伤的皮肤评估 至少 2 次 /d 检查器械下周围皮肤。

(1)局限性或全身性水肿的患者,皮肤 - 器械衔接处进行频繁评估需要>2 次 /d。

(2)器械移除较为困难,如石膏绷带,护士应该询问是否不舒适、疼痛的感觉,不能沟通患者需要观察器械周边皮肤症状,避免形成压力性损伤。

(3)预防设备所造成的压力性损伤,详见 5-1-11。

表 5-1-11 预防设备所造成的压力性损伤

风险因素	预防措施
经口气管插管	每日更换气管插管位置,预防口腔及嘴唇压力性损伤出现。更换时需要注意:插管固定胶带不宜过紧,需要无张力粘贴且固定在口腔两侧;使用寸带固定时,需将颈后用颈后衬垫纱布垫起来,增加寸带所勒颈后的受力面积,减轻局部受压;固定带不宜潮湿,否则易导致压力性损伤与细菌的滋生
血氧饱和度探头	每 1~2 小时更换血氧饱和度指套位置,防止潜在低灌注皮肤处产生压力性损伤
血压袖带	无创性血压袖带应定期松解和更换位置,如果长时间不松解袖带,会产生摩擦力和压力性损伤;护理时确保袖带不被压在身下,尤其是更换体位之后
氧气面罩	使用合适大小面罩前,需在鼻梁处使用水胶体敷料保护,尤其长期使用面罩患者;面罩的固定带不应直接勒在耳后,可先用纱布包裹后再挂在双耳部,减少耳后局部的压力
鼻胃管胶布粘贴	至少每 24 小时更换一次鼻部固定物,每班检查鼻腔。根据患者的情况选择不同的方式粘贴并固定:高龄老人可在鼻部粘贴胶布前进行水胶体敷料保护,再粘贴固定胃管的胶布;女患者可将胶布固定在口唇上;还可以用 Y 形粘贴法,鼻翼部进行第一部固定,两分叉胶带可交叉固定胃管管
脑电监测	电极持续粘贴在一个部位,易导致局部压力性损伤发生,可在粘贴电极的局部每 2 小时根据患者的皮肤情况进行位置的移动,建议与医生一起进行调整
床档	患者四肢不应该与床档直接接触,如果由于患者体位或体型造成患者的接触床档,需要使用软枕衬垫

3. 难免性压力性损伤 在美国伤口造口失禁护理协会(WOCN)对难免性压力性损伤(unavoidable pressure ulcer)进行了定义,即尽管采取了以下所有措施仍然发生压力性损伤为难免性:评价了个体的健康状况和压力性损伤危险因素;定义和采取了与个体需求、目标一致和公认的标准实践措施;监测和评价了措施的影响及效果;修改了恰当的方法。

（1）难免性压力性损伤大部分都是因为强迫体位（生命体征不稳定、高位截瘫、骨盆骨折、心力衰竭等），发生在伴有年老体弱、过度肥胖或极度消瘦，最后导致久病卧床压力性损伤严重。难免性压力性损伤好发部位由下到上依次为跟骨、外踝、坐骨、大转子、骶骨、髂嵴（图 5-1-52）。

（2）据文献报道，难免性压力性损伤的定义，反而导致临床中压力性损伤发生率明显增高，分析原因与临床对审核已经通过的难免性压力性损伤的出现护士重视不足，对达不到难免性压力性损伤而发生院内压力性损伤隐瞒不报。通过每季度压力性损伤发生率的调查或患者转科时才暴露是院内压力性损伤发生的根本原因。故取消难免性压力性损伤申报管理制度，实行压力性损伤高危风险预警申报会诊管理制度显得更为重要。此制度要求达到申报条件，按照申报程序进行，大幅度提高了护理管理者、责任护士对预防压力性损伤的重视程度及患者或家属的依从性，有效降低院内压力性损伤发生率、瞒报率，提高临床护理质量。

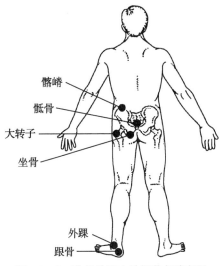

图 5-1-52 难免性压力性损伤好发部位

七、疼痛的评估

（一）评估依据

国际疼痛研究协会（International Association for the Study of Pain，IASP）将疼痛定义为一种与组织损伤、潜在损伤相关的，或以损伤来描述的不愉快的主观感受和情感体验。国际上已将疼痛列为第五生命体征，并有疼痛与体温、脉搏、呼吸、和血压一起对所有患者进行评估和记录的趋势。疼痛是重症患者的常见问题之一，研究表明，50%~70% 的 ICU 患者住院期间遭遇过中到重度的疼痛经历。患者不但要经受由病理、生理的改变带来的疼痛，还暴露在许多有疼痛的护理操作或侵入性治疗当中，并处在强烈的应激环境中，疼痛的可能性相对更高。所以，疼痛管理是 NCU 护理管理的重要方面，系统的疼痛评估和记录是患者疼痛缓解的第一步。患者的主诉是疼痛评估的"金标准"，但由于神经重症患者病情的影响以及治疗的特殊性，大部分患者不能进行正常的语言交流，使得患者的疼痛评估较为复杂。Herr 等关于疼痛评估的临床实践指南中指出，成年重症患者的疼痛评估应使用分层法：首先应尽可能获得患者的主诉，通过主观疼痛评估量表进行评估；在不能获得主诉时，应注意识别可能导致疼痛的病理生理状态及医疗护理操作；然后注意观察疼痛相关的行为，使用客观疼痛评估量表来评估。

（二）评估方法

现有多种自我报告的主观疼痛评估工具（图 5-1-53），用于可交流的重症患者，如水平视觉模拟量表（VAS-H）、垂直视觉模拟量表（VRS-V）、面部表情疼痛评分表（FPS）、文字描述评定量表（VDS）、口述数字评定量表（NRS-O）、视觉放大数字评定量表（NRS-V），有良好的效度和可行性。NCU 患者常伴有意识障碍，或使用镇静镇痛和机械通气治疗等，护理人员无法通过交流进行主观的疼痛评估，需要通过观察患者的行为表现结合临床各项生理指标等进行客观的疼痛评估。客观疼痛评估是指应用单维或多维的观察工具对患者进行疼痛评估，如行为疼痛量表（BPS）、重症疼痛观察工具（CPOT）、非语言疼痛评估工具（NPAT）等，通过研究评价具有良好的内部一致性及信效度。

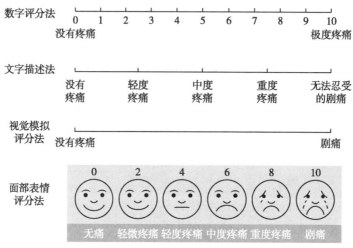

图 5-1-53　主观疼痛评估工具

（三）评估步骤

NCU 患者因其病情的影响以及治疗的特殊性，常不能使用自我报告的主观疼痛评估工具评估疼痛，可根据疼痛测量重要性等级的原则对此类患者进行疼痛评估，具体评估流程见图 5-1-54。

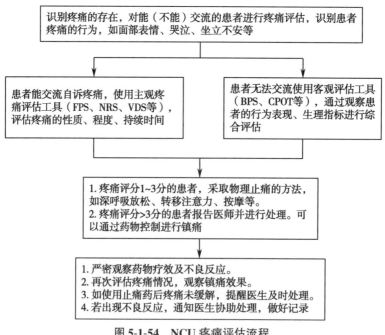

图 5-1-54　NCU 疼痛评估流程

（四）关键环节提示

1. 及时有效的评估是疼痛管理的基础,医护人员必须适时对重症患者进行疼痛评估,根据评估结果采取适合的护理措施,并及时再评估来确定疼痛治疗的效果。对 NCU 患者进行疼痛评估时,首先应尽可能获得患者的主诉,选择 NRS、VAS、VRS、面部表情疼痛评估法(FPS-R)等主观疼痛评估工具,其中 NRS 可作为首选。在不能获得患者主诉时可选择临床适用性和可操作性强、测量性能较好的客观疼痛评估工具。相关文献推荐在选择疼痛评估工具时需要考虑以下 10 个方面:满足测量的内容和概念模型;信度;效度;反应性;解释力;评分的准确性;被评估者和管理者的接受程度;被评估者和管理者的负担和可行性;不同评估方式和方法(自我陈述或他评)的有效性和一致性;与不同文化和语言版本的有效性和一致性。

2. 患者无法交流不能使用主观评估工具时,应全面评估患者的状况:对暴露于可能引起疼痛的操作与特定情况下,假设疼痛存在,可能引起疼痛的操作如:吸痰、动静脉穿刺、留置导尿、留置胃管等。

3. 综合评估生理指标作为行为指标的补充,对反映疼痛没有特异性,易受其他因素(如健康状况、药物、情绪等)的影响,不能单独使用。

4. 镇静剂并没有镇痛的效果,但可混淆疼痛的行为反应。对不能交流的重症患者如严重创伤、休克等疾病即使没有可以诊断为疼痛的行为证据,也要假设疼痛存在,进行镇痛尝试,并再次评估和记录。

5. 对于疼痛,即便是意识障碍,同样有疼痛的感觉,但因疾病未见明显的反应,有时患者会出现明显的躁动等不适,可能是疼痛的最明显的表现。因此临床中可以通过各种策略给予干预,同时密切进行评估,推荐采用《成人 ICU 患者疼痛管理最佳证据总结》,给予针对性的护理,详见表 5-1-12。

表 5-1-12 成人 ICU 患者疼痛管理最佳证据总结

主题	证据内容	证据等级	推荐等级
疼痛管理的基本原则	1. 推荐 ICU 患者应常规进行疼痛评估	2a	A
	2. 镇痛的主要目标是让患者感到舒适,且镇痛具有患者特异性,取决于患者对疼痛的耐受情况,以及镇痛治疗的不良反应;次要目标减轻疼痛所引起的不良生理反应(如代谢亢进、氧耗量增加和免疫功能的变化等),预防发展为慢性疼痛综合征、控制焦虑和谵妄	2b	A
	3. 推荐采用多模式的镇痛方式,即联合应用镇痛药物和镇痛技术为患者制定个体化镇痛方案	1c	A
疼痛的评估工具	1. 对于可交流能自主表达的患者应用连续视觉模拟评分法(visual analog scale,VAS)或数字评定量表(numeric rating scale,NRS)评分	2c	B
	2. 对于无法用语言交流但具有躯体运动功能、行为可以观察的患者,使用经验证的疼痛分级工具,例如重症监护疼痛观察工具(critical care pain observation tool,CPOT)或疼痛行为量表(behavioral pain scale,BPS)	2c	B

续表

主题	证据内容	证据等级	推荐等级
疼痛管理的时机	1. 在气管插管/气管切开前后、留置胸管前后、搬运、翻身等导致疼痛的操作前,预先使用止痛药或非药物干预,以减轻疼痛	1b	B
	2. ICU 疼痛患者应及时治疗疼痛,疼痛可引起谵妄,建议在患者镇静之前先治疗疼痛	4b	B
	3. 首选非药物干预减少 ICU 患者的疼痛。需尽可能祛除 ICU 中导致疼痛、焦虑和躁动的诱因	1a	A
非药物性干预措施	1. 建议提供每天 20~30min 的音乐疗法,以减轻危重患者的非手术和程序性疼痛	2a	B
	2. 建议为成人 ICU 疼痛患者提供冷疗,拔除胸管前给予 10min 冰敷,可减少拔除胸腔引流管引起的疼痛	4a	A
	3. 建议在可能的情况下为成人 ICU 患者进行按摩	1b	B

八、跌倒/坠床的评估

(一)评估依据

NCU 患者常伴有不同程度的意识障碍、躁动不安、精神异常等,如脑炎、脑膜炎、癫痫持续状态等患者是跌倒/坠床发生的高危人群。如何防止此类患者发生跌倒/坠床成为护理人员的工作重点,跌倒/坠床目前已成为国家卫生健康委员会评价医院医疗护理质量的重要指标之一。患者在治疗期间发生跌倒/坠床等事件,不仅影响身心健康和生活自理能力,增加患者的痛苦及经济负担,而且也会给医院带来负面影响,极易引发医疗纠纷。为此针对NCU 患者预防跌倒/坠床的评估、干预以及动态的评价显得非常重要。

(二)评估方法

目前国内外跌倒/坠床风险评估工具包括:St Thomas 风险评估工具、Morse 跌倒评估量表、Berg 平衡量表、Hendrich 模型等。各种评估工具在跌倒/坠床风险因素评估上均各有侧重,临床护理人员在选择和使用时应充分考虑其敏感性、特异性以及准确性,还要做到操作简便,能快速做出判断。目前国内外有很多医疗机构根据特定的患者人群以及跌倒/坠床的危险因素,在原有评价工具的基础上进行改良或自行设计了跌倒/坠床风险的评估量表,现以 Morse 跌倒/坠床评估量表为例进行以下评估。

(三)评估步骤

1. 以首都医科大学宣武医院目前使用的跌倒风险评估量表为例,见表 5-1-13。

表 5-1-13 跌倒风险评估量表

参数	分值	评估	说明
年龄	1	60~69 岁	
	2	70~79 岁	
	3	≥80 岁	
跌倒史	5	入院前 6 个月内有一次跌倒史	

续表

参数	分值	评估	说明
大小便异常	2	失禁	
	2	尿急/尿频/尿潴留	
	4	尿急/尿频/尿潴留且失禁	
药物	3	正在服用一种高跌倒风险药物	包括镇痛药/阿片制剂,抗惊厥药,抗高血压药,利尿剂,催眠药,泻剂,镇静剂,精神类药品
	5	正在服用两种或两种以上高跌倒风险药物	
	7	在过去24小时内给予镇静药	
患者护理设备	1	一种	患者所用的管路设备(例如静脉输液,胸腔引流管,心脏导管,导线等)
	2	两种	
	3	三种或三种以上	
移动性	2	需要协助或监督其移动,转运,下床活动	多项选择所有适用的选项并累加所对应的分数
	2	步态不稳	
	2	视觉或听觉障碍影响移动	
认知	1	环境的改变	多项选择所有适用的选项并累加所对应的分数
	2	行为易冲动/精神状态或意识情况异常	
	4	对一个人的身体和认知能力的局限性认识不足(对自身评价过高且忘记自身所受限制;不正确地回答问题或指令)	

备注:1. 低度风险:0~5分;中度风险:6~13分;高度风险:>13分

2. 遇有以下情况直接评估:①完全麻痹,完全瘫痪患者直接记录为0分,视为低风险;②入院前6个月内有≥2次以上的跌倒史,住院期间发生过跌倒,癫痫、短暂性脑缺血发作(TIA)、阿斯综合征等患者直接记录为30分,视为高风险。

3. 跌倒/坠床的防控

(1)分值>13分处于高风险者给予"防止跌倒/坠床"的标识悬挂,见图5-1-55。

(2)使用床档予以保护,必要时使用保护性约束,有镇静患者做好镇静评估。

(3)对于清醒患者需加强宣教。

(4)烦躁不安,精神症状患者遵医嘱使用镇静药物。

(5)做好记录及交接班,将高危患者作为重点交接班的内容,尤其是中午、夜间。

(6)一旦发生跌倒/坠床的不良事件,立即进行上报,同时启动应急预案,悬挂易发生跌倒的标识,见图5-1-56,详见第三章第三节跌倒/坠床应急预案。

(四)关键环节提示

1. 国内关于跌倒风险评估的研究有很多,该类研究在探讨跌倒/坠床风险因素、要求护士实施风险评估的同时,需要根据不同的分值提出低危、中危、高危风险的防控措施。评估内容见表5-1-14。

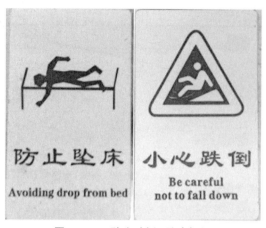
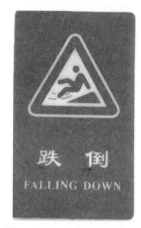

图 5-1-55　防止跌倒 / 坠床标识　　　图 5-1-56　已发生跌倒标识

表 5-1-14　Morse 跌倒评估量表

项目	评分标准	得分
近三个月内跌倒史	否 =0,是 =25	
超过一个医疗诊断	否 =0,是 =15	
行走是否使用辅助用具	不需要 / 卧床休息 / 护士协助 =0；拐杖 / 手杖 / 助行器 =15；轮椅 / 平车 =30	
是否接受药物治疗	否 =0,是 =20	
步态 / 移动	正常 / 卧床不能移动 =0；双下肢虚弱乏力 =10；残疾或功能障碍 =20	
认知状态	自主行为能力 =0　无控制能力 =15	
危险程度评价：高度危险 ≥45 分,中度危险 25~45 分,低度危险 0~24 分		

2. 根据风险评估结果制定相关护理措施以及建立护理小组,确保方案可实施性和护理工作规范性。提倡在患者住院期间实施预见性护理,如：在醒目位置张贴温馨提示单,使患者注意防止跌倒,在患者病床安置床栏、在病房厕所及走廊安装不锈钢扶手、在病房的卫生间内添加一张有靠背的便椅。对于存在跌倒或坠床风险的患者,应加强对其的看护,遵医嘱根据患者情况给降压药物、降糖药物、利尿药物及镇痛药物治疗,并密切观察患者是否出现不良反应等,防止以上事件的发生。

九、营养的评估

(一) 评估依据

营养评估是确定患者是否存在营养不良风险和明确营养失调程度,帮助患者选择一个最佳治疗方案的营养检测工具。营养筛查、营养评定与营养干预是营养诊疗的 3 个关键步骤。美国肠外肠内营养学会（ASPEN）将营养风险筛查定义为"判断个体是否已有营养不良或有营养不良的风险,以决定是否需要进行详细的营养评定"。营养评定的定义为"使用以下组合诊断营养问题的全面方法：病史、营养史、用药史,体检、人体测量学方法、实验室数据"。本节的营养评估包含了营养筛查和营养评定。

　　神经疾病重症患者常常伴有躯体功能障碍、吞咽功能障碍、意识障碍等，吞咽功能障碍是卒中后营养不良的主要原因，因此神经重症患者营养不良发生率很高，为 20%~50%，国外研究显示，ICU 患者普遍存在营养不良，发生率为 38%~78%，并且营养不良与患者死亡率、住院时间、ICU 再入住率等因素有关。因此，营养评估及营养风险筛查显得十分重要。若不及时给予患者进行营养风险筛查、营养评定与干预，会加重患者营养不良的发生，进而延缓了患者神经功能的恢复，增加患者住院天数及并发症的发生，增加了患者的病死率。因此，对神经系统疾病的患者进行全面、及时的营养评估是临床医护工作的重要内容之一。

（二）评估方法

1. 营养筛查工具

（1）营养风险筛查 2002 量表（the nutrition risk screening 2002，NRS2002）：适用于成人住院患者的营养筛查。《营养风险及营养风险筛查工具营养风险筛查 2002 临床应用专家共识（2018 版）》推荐，NRS2002 是具有高级别循证医学证据，其为营养风险与患者结局相关的首选的筛查工具，为此首选推荐 NRS2002 在临床中进行营养风险的筛查。神经重症患者早期推荐使用 NRS2002，结果>3 分说明患者存在营养风险，需要在 48 小时内使用肠内营养（EN）支持，并建议进行营养评估。此量表需要根据疾病状况、营养需求、年龄进行评估，将患者营养状态与疾病引起的代谢紊乱共同评价，筛查程序见表 5-1-15 及表 5-1-16。

（2）危重症营养风险评分（Nutric）量表：此评分系统与 NRS2002 评分体系相比，对重症患者更有针对性，尤其适用于病情危重且无法获得体重指数（BMI）的患者。Nutric 评分不仅结合了重症患者的疾病危重程度和脏器功能等因素，还综合考虑了患者的年龄和总住院时间，更全面地反映了复杂而危重的病情特点。具体评估内容，见表 5-1-17。

（3）主观全面评估量表（subjective global assessment，SGA）：该量表简单、方便，能够节省时间，可由任何医疗护理专业人员在床边使用，并可检测出高营养风险，这些优点使 SGA 在临床上得到了广泛的应用，由于存在主观指标，不同评估人员间存在一定的误差。该方法适用于已经发生营养不良的患者，主要依靠主观分析来进行营养筛查。

（4）营养不良通用筛查工具（malnutrition undernutrition screening tool，MUST）：其指标包括 BMI、近 3~6 个月体重降低程度、基础疾病，较高的 MUST 分值与住院患者的住院时间、病死率相关。此量表适用于社区人群的营养筛查，主要用于功能受损所致的营养不良筛查。

（5）微型营养评估（mini nutritional assessment，MNA）和微型营养评估简表（mini nutritional assessment short form，MNA-SF）是目前最成熟的老年人营养筛查和评估工具，也是检测老年人营养不良的良好预后工具。可用于 65 岁以上老年人的营养筛查，此种方法快速简单。

2. 营养评定

（1）人体测量学指标：体重指数（BMI）、肱三头肌皮褶厚度（TSF）和上臂肌围（AMC）。BMI 是反映蛋白质能量、营养不良的可靠指标，且最为简单、实用，但对于卧床的患者应用受限，也不适用于水肿患者。

（2）实验室指标：白蛋白、前白蛋白、转铁蛋白、淋巴细胞计数等。ASPEN 专家意见：白蛋白和前白蛋白不能单独作为营养状况评定指标，因为本质上两者应为炎症代谢标志物。

（三）评估步骤

1. 对所有患者进行早期的营养风险筛查应用 NRS2002 初筛，见表 5-1-15。

表 5-1-15　NRS2002 初筛表

步骤	问题	是	否
1	是否 BMI < 20.5？		
2	近 3 个月是否有体重下降？		
3	过去一周是否有摄食减少？		
4	是否有严重疾病（如需 ICU 治疗）？		

注意：如果任何一个问题的答案为"是"，则按表 5-1-16 进行最终筛查；如果所有问题的答案均为"否"，每隔一周要重新进行筛查。如果患者被安排有大手术，则要考虑预防性的营养治疗计划以避免大手术所伴随的风险。

2. 根据初筛表结果，对患者进行筛查，见最终筛查表 5-1-16。

表 5-1-16　NRS2002 最终筛查表

评估项目	评估内容	分数
营养状况指标	正常营养状态	0
	3 个月内体重减轻>5% 或最近 1 个星期进食量（与需要量相比）减少 25%~50%	1
	2 个月内体重减轻>5% 或 BMI 18.5~20.5 或最近 1 个星期进食量（与需要量相比）减少 50%~75%	2
	1 个月内体重减轻>5%（或 3 个月内减轻>15%）或 BMI<18.5（或血清白蛋白<35g/L）或最近 1 个星期进食量（与需要量相比）减少 75%~100%	3
疾病状态	骨盆骨折或者慢性病患者合并有以下疾病：肝硬化、慢性阻塞性肺疾病、长期血液透析、糖尿病、肿瘤	1
	腹部重大手术、脑卒中、重症肺炎、血液系统肿瘤	2
	颅脑损伤、骨髓抑制、加护病患（APACHE>10 分）	3
年龄	年龄 ≥ 70 岁加算 1 分	1

注意：如果患者因为存在严重胸腹水而得不到准确的 BMI 测值，则以血清白蛋白水平替代（<30g/L，可直接评为 3 分）。总评分 ≥ 3：存在营养风险，需要营养支持治疗；总评分<3 分，暂不需营养支持治疗，1 周后重新评估。

表 5-1-17　危重症营养风险评分（Nutric）量表

指标	范围	分数
年龄 / 岁	<50	0
	50~74	1
	≥75	2
APACHE Ⅱ 评分 / 分	<15	0
	15~19	1
	20~27	2
	≥28	3

续表

指标	范围	分数
SOFA 评分 / 分	<6	0
	6~9	1
	≥10	2
引发功能不全器官数 / 个	0~1	0
	≥2	1
入 ICU 前住院时间 /d	0~1	0
	>1	1
总分		

（四）关键环节提示

1. **营养风险筛查** 营养风险是指现存的或潜在的营养和代谢状况对疾病或手术有关的不良临床结局的风险。强调与营养因素有关，出现不良临床结局的风险，而不是出现营养不良的风险，此概念是由 ESPEN 提出。营养风险筛查是临床医护人员用来判断患者是否需要进一步进行全面营养评定和制订营养治疗计划的一种快速、简便的方法。美国医疗机构评审联合委员会要求有资质的医院在入院 24 小时内给予患者进行营养筛查，及早的筛查便于发现患者存在的问题，病情允许下尽可能早地给予营养支持。NRS2002 营养风险筛查是目前唯一与疾病诊断相关的营养风险筛查工具，能够预测患者的预后及并发症，但其不适用于神志不清、无法站立、水肿、明显的胸水、腹水的患者，在应用中需明确其使用范围。当患者出现局限性的项目时，可以采用 Nutric 评分量表进行针对性评估。

2. **肥胖患者的营养评估** 我国营养不良的定义是因能量、蛋白质及其他营养素缺乏或过度，导致身体功能乃至临床结局发生不良影响，包括营养不足和肥胖。肥胖也是营养不良的一种，肥胖常会导致高血压、高血脂，进而发展为神经系统相关疾病，在临床工作中，不应忽视肥胖患者的营养评估。对于肥胖危重患者，建议给予允许性低热卡的肠内营养。BMI>30kg/m² 的各级别肥胖患者，肠内营养不要超过目标能量需求的 60%~70%，或者 11~14kcal/(kg·d) 实际体重 [或 22~25kcal/(kg·d) 理想体重]。Ⅰ级和Ⅱ级肥胖患者（BMI 30~40kg/m²）蛋白质供应量为每天 ≥2.0g/kg 理想体重，Ⅲ级肥胖患者（BMI≥40kg/m²）为每天 ≥2.5g/kg 理想体重。

3. **其他合并症或并发症患者的营养评估** 应全面评估患者的病情，结合实际进行营养评估。如出现急性呼吸衰竭的患者在营养需求量评估时，应考虑患者呼吸费力、机械通气所引起的能量消耗。肾功能损伤的患者在蛋白质需求量评估时应根据病情，来限制蛋白的摄入。躁动、高热的患者应根据其能量消耗，做系统全面的营养评估，完成营养支持治疗。

4. **人体测量学指标评估** BMI，即体重 / 身高² (kg/m²)，是目前国际上常用的衡量人体胖瘦程度以及是否健康的一个标准。BMI<18.5kg/m² 为营养不良。肱三头肌皮褶厚度、上臂肌围：用于推算脂肪厚度及肌肉含量。

5. **实验室检查指标评估** 白蛋白：正常值 40~55g/L，<35g/L 为低蛋白血症，半衰期为

21天,不能动态及时地反映患者的营养状况,且患者感染较重、合并其他肝功能疾病时,不能准确反映患者的营养状态。重症患者可以动态观察患者的前白蛋白指标,其半衰期较短,为2天,能及时反映患者的营养状态。其他指标中如转铁蛋白、视黄醇结合蛋白、淋巴细胞计数等都可反映患者营养状态,应结合实际情况选择。

6. **吞咽功能评估** 对于神经系统疾病患者,入院时需要给予吞咽功能评估,以确定患者的营养支持方式,避免误吸与吸入性肺炎的发生。应用洼田饮水试验及食物容积-黏度(V-VST)进行有效性和安全性测试。

7. **胃肠道功能评估** 入院时对患者的胃肠道功能进行评估,可以采用急性胃肠损伤(acute gastrointestinal injury,AGI)分级标准进行胃肠功能损伤评估,见表5-1-18。当存在AGI或AGI分级为Ⅰ级患者,首日使用EN,推荐输注速度为25ml/h;Ⅱ级患者推荐输注速度为15ml/h且每12小时评估1次耐受性;Ⅲ级患者推荐输注速度为10ml/h;Ⅳ级患者暂不考虑EN(5级证据,B级推荐)。

表 5-1-18 急性胃肠损伤功能障碍分级标准

AGI 分级	内容
Ⅰ级	为自限性阶段,有胃肠功能障碍或衰竭风险较大
Ⅱ级	胃肠功能紊乱,通过干预措施能够重建胃肠功能
Ⅲ级	胃肠功能衰竭,胃肠功能经干预处理后不能恢复
Ⅳ级	急剧出现并立即危及生命的胃肠功能障碍

8. **营养需求量的评估** 能量需求评估:轻症非卧床患者能量供给25~35kcal/(kg·d),重症急性应激期患者能量供给20~25kcal/(kg·d),恢复期给予30~35kcal/(kg·d)。蛋白质:对于无并发症,蛋白摄入至少1g/(kg·d)的患者,分解代谢叠加的情况下应将蛋白摄入量增至1.2~1.5g/(kg·d)。共识推荐能量与蛋白摄入量在总需求量的(50%~70%)/d时,应提供口服营养补充(400~900kcal/d)作为额外的营养补充,并动态观察营养指标变化(5级证据,B级推荐)。

9. 必要时可采用住院患者营养评估单,调查、收集患者在院期间的营养支持情况,有助于及时发现患者营养不良的危险因素,规划预见性的营养支持方案,保证患者安全。

十、患者的体位与活动

(一) 评估依据

神经重症患者由于意识障碍、肢体瘫痪或疾病严重给予机械通气等原因造成长时间卧床。无论何种原因所导致的长期不能活动的患者,都有发生与体位相关的并发症风险,尤其是高龄、病情危重、长时间持续泵入肾上腺素或去甲肾上腺素、存在心血管和糖尿病病情不稳定患者,活动受限会导致压力性损伤、静脉血栓、肺部功能障碍等问题。为此正确的给予患者体位的评估,是促进患者体位舒适、促进治疗效果、预防压力性损伤及其并发症的关键。神经重症患者体位的管理目前并没有标准,但是越来越多的证据表明,早期活动是危重症护理的一个重要护理目标,目的是帮助患者维持或达到正常水平的活动功能。

（二）评估方法

1. **患者体位评估**

（1）影响体位变换的因素：NCU 患者延迟体位的变换时间、性别、年龄、卧床时间等因素对体位变换时长都有一定影响。意识障碍严重程度、药物、机械通气以及体重指数（BMI）在患者体位变换时长中同样相关，为此需要早期、及时评估与干预，促进患者能够早期康复。

（2）有效干预：重症患者每 2 小时进行体位变换一次。2019 年指南建议，能够自行体位变换的患者应以 20°~30° 侧卧为宜，半卧位时采用 30° 侧卧比 90° 侧卧更好；减压床垫能够延长体位变换时长、减轻压力，并能有效延长体位变换的时间间隔；再有不同体位角度的变换，可以对预防压力性损伤发挥积极作用，也对疾病的康复具有重要意义。

2. **重症患者早期活动**　早期神经重症患者的活动非常必要，急性期运动障碍的康复干预决定了患者是否可最终获得最大程度的功能恢复，因此需要早期评估。

（1）主动和被动运动：危重症患者活动是一个渐进的过程，从被动的更换体位、被动活动、垂直坐在床上、坐在椅子上、站立于地面最后到真正的迈步行走。在这整个过程中，需要根据患者的自身疾病好转程度以及现有的医疗设备的应用等，制订个性化的护理活动方案，物理治疗师应根据正常的活动范围和被动运动的频率给予建议，这样才能有效促进患者的早期活动。文献报道患者的被动运动期间，未发现明显的心血管或神经系统的变化，无论 ICP 是否升高，研究未发现肢体活动对于脑灌注压或 ICP 有不利影响，为此需要对神经重症患者早期启动活动的方案。

（2）制定早期活动方案：重症患者入院 24~48 小时内进行早期评估，制定早期活动指征、方案及暂停标准。

早期活动指征：心率 40~120 次 /min；收缩压 ≥90 或 ≤180mmHg，或 / 和舒张压 ≤110mmHg，平均动脉压 ≥65mmHg 或 ≤110mmHg；呼吸频率 ≤35 次 /min；血氧饱和度 >90%；机械通气吸入氧浓度（FiO_2）≤60%，呼末正压 ≤10cmH$_2$O（1cmH$_2$O=0.098kPa）；多巴胺 ≤10mg/min 或去甲肾上腺素 / 肾上腺素 ≤0.1mg/（kg·min）；颅内压 <20mmHg。

（三）评估步骤

根据评估结果，结合患者的个体化方案进行实施，见表 5-1-19。

（四）关键环节提示

病情稳定，可以进行以下动作的训练。

1. **体位转换**　包括病床上翻身及卧位与坐位转换训练，特别强调早期体位转换训练对患者平衡功能恢复所起的积极作用，也是脑梗死早期康复过程中容易被忽略的护理策略。

2. **平衡能力**　患者躯体、前庭和视觉信息对平衡的维持和调节具有前馈和反馈的作用，应根据患者病情进行床上早期各方向的翻身训练及卧位与坐位转换适应训练。

3. **躯干控制能力**　早期在病床上指导患者做桥式及躯干旋转等运动，提高脊柱及骨盆的核心控制能力和运动时由核心向四肢及其他肌群的能量输出，改善肌肉的协调与平衡，增强本体感受功能，为日后的坐位及立位平衡训练打好基础。

4. **保持关节活动度治疗**　对患者偏瘫肢体各关节进行小于正常活动度 10° 的重复被动运动，包括肢体的摆放、被动按摩、被动运动，帮助患者按摩患肢关节，活动关节从大关节到小关节，幅度由小到大，进行被动屈伸、旋转、外展、内收训练。

表 5-1-19 早期活动指征、方案及停止实施标准

项目		内容
准备工作	活动前物品、患者、医护人员准备	物品:患者气道通畅,各种导管安置妥当。监护设备、呼吸机、抢救车等处于备用状态
		人员:清醒患者向其讲解早期运动的目的、配合要点及注意事项,争取患者的积极配合。临床医生、康复治疗师、呼吸治疗师每日共同评估患者的病情,进行早期运动前安全筛查,判断患者的意识状态、肌力,确定早期运动时间、等级,并由医生开取早期运动医嘱
早期运动	一级活动方案	以护士为主导实施被动运动,包括健康肢体摆放,床上被动体位转换,每 2 小时协助患者改变体位。根据患者情况协助摆放床上坐位,每日使用叩背机叩背 2 次,每次 30min,每侧肺部各 15min。
	二级活动方案	以主动运动为主,辅助以被动运动,对四肢关节开展每次至少 20min 的运动,活动时患者可取半卧位,每天 2 次,下肢肌力>3 级可以进行床旁脚踏车运动,每次活动 30min,以患者能耐受为准。
	三级活动方案	患者可在二级活动方案的基础上,由坐位过渡到床边坐位,下肢悬空,同时辅助以被动运动,由护士主导完成,必要时由康复治疗师协助
	四级活动方案	在三级活动方案的基础上,患者可下床活动,下床活动时密切关注病情变化,由护士和康复治疗师共同完成
暂停标准		①心率:心率<40 次/min 或>130 次/min;出现新的心律失常、心肌梗死;②血氧饱和度:<88%;③血压:收缩压>180mmHg 或舒张压 110mmHg;④呼吸频率<5 次/min 或>40 次/min;⑤颅内压≥20mmHg;⑥其他情况:患者感到费力,出现胸痛、眩晕、出汗、疲乏、烦躁或者通过手势、表情等表示不舒适,要求停止运动

第二节　专科护理评估

一、美国国立卫生研究院卒中量表

(一)评估依据

脑卒中是严重危害人类健康的疾病之一,脑卒中治疗结局的正确评价对有关卒中临床实验结果的推广具有重要意义。对每位卒中患者最重要的是临床神经功能缺损情况的改善,因此追踪病情变化、确定治疗效果,是临床神经功能缺损改善的重要环节。脑卒中量表是评价改善效果的手段之一。美国国立卫生研究院卒中量表(National Institute of Health stroke scale score,NIHSS)是目前世界上较为通用的、简明易行的脑卒中评价指标,其敏感性和效度较高,此评价标准客观、可操作性强。常用于脑卒中患者神经功能缺损程度的评定。其简单易行,临床上接受过培训的神经科护士可进行检查与评估。

(二)评估方法

参照美国国立卫生研究院卒中量表 NIHSS,见表 5-2-1。

（三）评估步骤

见表 5-2-1。

表 5-2-1　美国国立卫生研究院卒中量表（NIHSS）

步骤	评分标准	评分
1. 意识 1a	即使不能全面评价（如气管插管、语言障碍、气管创伤及绷带包扎等），检查者也须选择 1 个反应。只在患者对有害刺激无反应时（不是反射）才记录 3 分	0= 清醒,反应敏锐 1= 嗜睡,最小刺激能唤醒患者完成指令、回答问题或有反应 2= 昏睡或反应迟钝,需要强烈反复刺激或疼痛刺激才能有非固定模式的反应 3= 仅有反射活动或自发反应,或完全没反应、软瘫、无反应
1b	意识水平提问:仅对最初回答评分,检查者不要提示,可询问月份和年龄。回答必须正确	0= 都正确;1= 正确回答一个问题;2= 两个都不正确或不能说
1c	意识水平指令:要求睁眼、闭眼;非瘫痪手握拳、张手。双手不可时可用指令(伸舌),仅对最初的反应评分	0= 都正确;1= 正确完成一个;2= 都不正确
2. 凝视	只测试水平眼球运动。对随意或反射性眼球运动记分。对眼球创伤、绷带包扎、盲人或有视觉或视野疾病的患者,由检查者选择一种反射性运动来测试。建立与眼球的联系,然后从一侧向另一侧运动,偶尔能发现凝视麻痹	0= 正常 1= 部分凝视麻痹(单眼或双眼凝视异常,但无被动凝视或完全凝视麻痹) 2= 被动凝视或完全凝视麻痹(不能被眼头动作克服)
3. 视野	用手指数或视威胁方法检测上、下象限视野。如果患者能看到侧面的手指,记录正常,如果单眼盲或眼球摘除,检查另一只眼	0= 无视野缺失 1= 部分偏盲 2= 完全偏盲 3= 双侧偏盲(全盲,包括皮质盲)
4. 面瘫	言语指令或动作示意,要求患者示齿、扬眉和闭眼。对反应差或不能理解的患者,根据有害刺激时表情的对称情况评分	0= 正常 1= 最小(鼻唇沟变平、微笑时不对称) 2= 部分(下面部完全或几乎完全瘫痪,中枢性瘫) 3= 完全(单或双侧瘫痪,上下面部缺乏运动,周围性瘫
5. 上肢运动	上肢伸展:坐位 90º,卧位 45º。要求坚持 10 秒;仅评定患侧	0= 上肢于要求位置坚持 10 秒,无下落; 1 = 上肢能抬起,但不能维持 10 秒,下落时不撞击床或其他支持物; 2= 能对抗一些重力,但上肢不能达到或维持坐位 90° 或卧位 45°,较快下落到床; 3= 不能抗重力,上肢快速下落; 4= 无运动 9= 截肢或关节融合,解释:5a 左上肢 5b 右上肢

步骤	评分标准	评分
6. 下肢运动	下肢卧位抬高 30°,坚持 5 秒钟;仅评定患侧。对失语患者失语语言或动作进行鼓励	0= 于要求位置坚持 5 秒,不下落;1= 在 5 秒末下落,不撞击床;2= 5 秒内较快下落到床上,但可抗重力;3= 快速落下,不能抗重力;4= 无运动 9= 截肢或关节融合,解释:6a 左下肢 6b 右下肢
7. 共济失调	双侧指鼻、跟膝胫试验,共济失调与无力明显不成比例时记分。如患者不能理解或肢体瘫痪不记分	0= 没有共济失调;1= 一侧肢体有;2= 两侧肢体均有 如有共济失调:左上肢 1= 是 2= 否;9= 截肢或关节融合
8. 感觉	用针检查。测试时用针尖刺激,观察患者的感觉与表情,只对卒中感觉缺失评分	0= 正常,没有感觉缺失;1= 轻到中度,患侧针刺感不明显或为钝性或仅有触觉;2= 严重到完全感觉缺失,面、上肢、下肢无触觉
9. 语言	命名,阅读测试。要求患者叫出物品名称、读所列的句子	0= 正常,无失语;1= 轻到中度:流利程度和理解能力有一些缺损,但表达无明显受限;2= 严重失语,交流是通过患者破碎的语言表达,听者须推理、询问、猜测,能交换的信息范围有限,检查者感交流困难;3= 哑或完全失语,不能讲或不能理解
10. 构音障碍	不要告诉患者为什么做测试	0= 正常;1= 轻到中度,至少有一些发音不清,虽有困难,但能被理解;2= 言语不清,不能被理解 9= 气管插管或其他物理障碍
11. 忽视症	若患者严重视觉缺失影响双侧视觉的同时检查,皮肤刺激正常;若患者失语单确实表现为关注双侧,记分正常	0= 没有忽视症;1= 视、触、听、空间觉或个人的忽视,或对任何一种感觉的双侧同时刺激消失;2= 严重的偏身忽视,超过一种形式的偏身忽视,不认识自己的手,只对一侧空间定位

(四) 评估要点提示

1. **按表评分,记录结果**　不要更改记分,记分所反映的是患者实际情况,而不是医生认为应该是什么情况。

2. 快速检查同时记录结果。

3. 如部分项目未评定,应在表格中详细说明。

4. 未评定的项目应通过监视录像回顾研究,并与检查者共同探讨。

5. 检查大约需要 5 分钟,另外 5 分钟记录分数。

6. **NIHSS 评估的局限性**　NIHSS 适用于急性前循环卒中的疗效评价,对于后循环卒中其评价的敏感度及效度并不理想。

二、意识障碍的评估量表

(一) 神经科评估依据

意识障碍是神经系统疾病的常见症状,意识障碍可分为觉醒度下降和意识内容变化两方面。前者表现为嗜睡、昏睡和昏迷;后者表现为意识模糊和谵妄等。

(二) 评估方法

1. **格拉斯哥昏迷评分**(Glasgow coma scale,GCS) 是目前国际通用、临床使用最广泛的意识水平障碍评定量表,具体见表5-2-2,内容包括3方面,最高得分15分,最低得分3分,分数越低病情越重。评价颅脑损伤急性期意识障碍的程度,使用格拉斯哥结局量表,见表5-2-3,此表用于昏迷预后的判定。进行GCS评分时,8分以下为重度意识障碍,3~5分并伴脑干反射消失的患者预后较差,有潜在死亡的危险。

表 5-2-2 格拉斯哥昏迷评分量表(GCS)

检查项目	临床表现	评分	图示
A 睁眼反应(E)	自动睁眼	4	图5-2-1
	呼之睁眼	3	
	疼痛引起睁眼	2	
	不睁眼	1	
B 言语反应(V)	定向正常	5	图5-2-2
	应答错误	4	
	言语错乱	3	
	言语难辨	2	
	不语	1	
C 运动反应(M)	能按指令发出动作	6	图5-2-3
	对刺激能定位	5	
	对刺激能躲避	4	
	刺痛肢体屈曲反应	3	
	刺痛肢体过伸反应	2	
	无动作	1	

利用GCS评估意识障碍的程度:轻度意识障碍13~14分,中度意识障碍9~12分,重度意识障碍3~8分,7分以下预后不良,3~5分潜在死亡危险。

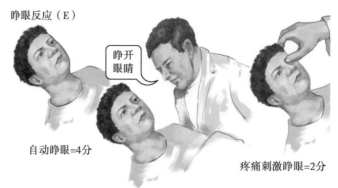

图 5-2-1　睁眼反应

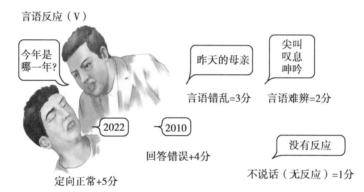

图 5-2-2　言语反应

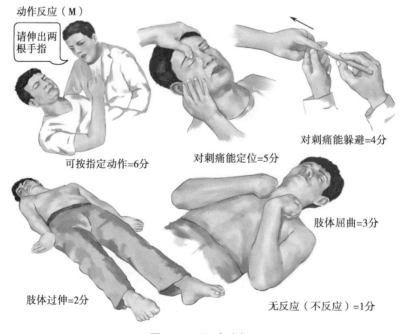

图 5-2-3　运动反应

表 5-2-3　格拉斯哥结局量表（GOS）

分级	简写	特征
Ⅰ 死亡	D	
Ⅱ 持续性植物状态 （persistent vegetation state）	PVS	无意识、无言语、无反应，有心跳呼吸，在睡眠觉醒无意识、无言语、无反应，有心跳呼吸，在睡眠觉醒为判断大脑皮质无功能，特点是无意识但仍存活
Ⅲ 严重残疾 （severe disability）	SD	有意识，但由于精神、躯体残疾或由于精神残疾而躯体尚好而不能自理生活。记忆、注意、思维、言语均有严重残疾，24 小时均需他人照顾。特点：有意识但不能独立
Ⅳ 中度残疾 （moderate disability）	MD	有记忆、思维、言语障碍、极轻偏瘫、共济失调等，可勉强利用交通工具，在日常生活、家庭中尚能独立可在庇护性工厂中参加一些工作。特点：残疾，但能独立
Ⅴ 恢复良好 （good recover）	GR	能重新进入正常社交生活，并能恢复工作，但可遗留有各种轻的神经学和病理学的缺陷。特点：恢复良好，但仍有缺陷

2. **全面无反应性量表**　对于意识障碍患者同时采用全面无反应性量表（full outline of unresponsiveness，FOUR）进行评估。2005 年提出全面无反应性量表且被 2014 年欧洲重症医学会（ESICM）推出的最新实践指南推荐，并将其翻译为多种语言。该量表由 4 个项目组成，分别为睁眼反应、脑干反射、运动反应和呼吸节律，每项 0~4 分，总分 16 分，分数越低，意识障碍越严重，发生死亡和残疾的风险越大，具体内容见表 5-2-4，该量表和 GCS 进行综合评价，反映患者的意识状态。FOUR 的后两项是 GCS 没有的项目，即脑干反射和呼吸，其适合急性卒中伴意识障碍患者的预后评估，FOUR 评分预测不良预后的最佳分界值为 12 分。FOUR 和 GCS 的评分越低，患者意识障碍的程度越严重，预后越差。

表 5-2-4　全面无反应性量表（FOUR）

检查项目	临床表现	评分
A. 眼部运动	自主睁眼或遵嘱睁眼、眼球追踪和眨眼	4
	可以睁眼，但不能追踪	3
	需要大声呼喊才睁眼	2
	需要疼痛刺激才睁眼	1
	疼痛刺激不睁眼	0
B. 手部运动	可以遵嘱竖大拇指	4
	刺痛能定位	3
	刺痛后上肢屈曲	2
	刺痛后上肢伸直	1
	刺痛无反应或呈全身肌痉挛状态	0

续表

检查项目	临床表现	评分
C. 脑干反射	瞳孔光反应和角膜反射存在	4
	一侧瞳孔散大固定	3
	瞳孔光反应或角膜反射消失	2
	瞳孔光反应和角膜反射都消失	1
	咳嗽反射消失	0
D. 呼吸功能	未插管且呼吸节律规整	4
	未插管,潮式呼吸	3
	未插管且呼吸不规律	2
	有自主呼吸,但需呼吸机辅助通气 / 呼吸频率高于呼吸机设置	1
	无自主呼吸,完全由呼吸机辅助通气 / 呼吸频率等于呼吸机设置	0

(三) 格拉斯哥昏迷评分量表(GCS)评估步骤

见表 5-2-5。

表 5-2-5　GCS 评估步骤

	实施步骤	注意事项
1	评估患者病情、意识状态	评估患者是否处于神清或特殊意识状态
2	评估睁眼反应:一看,二叫,三拍,四刺激	先观察患者,评估者不说话,不接触患者。 刺激患者方法:压眶、压甲床、压胸骨
3	评估言语反应	评估时注意:向患者提问简单问题,判断患者的定向力。包括:时间、地点、人物等。 因气管插管或切开而无法正常发声者,以 T 表示;有语言障碍患者以 D 表示
4	评估运动反应	如果两次刺激后患者的反应不同或者两侧肢体反应不同,按其最好反应计分
5	评估结果的记录	用 E-V-M 字母表示,如 E4V5M4=GCS13 分 如有人工气道者,可记录为:E2V(T)M3=GCS 为 5T

(四) 评估要点提示

1. GCS 评估优势及局限性

(1)GCS 适用于觉醒度下降的意识障碍患者,清醒及特殊意识状态患者不适用,不能应用于 5 岁以下儿童。GCS 用于确定患者半年至一年的恢复情况。其简便、易记,在临床上护士较易掌握,但是有一定的局限性,如眼肌麻痹、眼睑或眶部水肿睁眼反应评估会受限;气管插管、气管切开或失语患者言语评估会受限;四肢瘫痪或使用肌肉松弛药运动反应会受限;睁眼反应、言语反应、运动反应单项评分不同的患者总分可能相等,但不意味着意识障碍程度相同。

（2）缺乏反映意识障碍患者昏迷严重程度的临床指标,如脑干反射、呼吸节律以及机械通气。对失语者可让患者根据检查者要求进行肢体语言表达并有注释。

2. FOUR 评估要点提示及局限性

（1）FOUR 评分量表与传统的格拉斯哥昏迷量表（GCS）比较,FOUR 去除了可信度较低的言语反应项目,并对睁眼反应和运动反应项目进行改良,增加脑干反射和呼吸节律 2 个项目,可以提供更多的临床信息,一定程度上弥补了 GCS 的不足。

（2）FOUR 评分量表具体表现为各项目图文并茂,简便易行,定义明确,分级适宜,信度较高。预测患者死亡的 GCS、APACH Ⅱ比较并无差异,说明 FOUR 与 GCS、APACH Ⅱ预测患者死亡的价值相同。因 FOUR 评分需评估患者的脑干反射,故此进行此项评估时推荐医护配合,以提高评分的准确性。

（3）推荐 GCS 与 FOUR 评分同时启用:GCS 与 FOUR 均可用于评估神经科患者的意识状态,前者为神经科医护人员所熟悉,而后者更适合评估气管切开或气管插管的患者且易被神经科医护人员记忆。FOUR 量表与 GCS 量表相比较,增加了瞳孔、角膜、咳嗽反射与呼吸模式等项目,这一改变不仅使评估内容更加丰满、全面,更重要的是引入了决定患者预后脑干功能的相关评分的关键指标。既往已有很多神经重症领域的研究证实,脑干反射的消失,包括瞳孔、角膜反射等均是与患者预后独立相关的重要因素,而与延髓功能相关的咳嗽反射与呼吸模式更是决定患者病死率的关键要素。因此,在临床中应结合患者的个体化需求选择适合患者的意识评估量表,使评估更具有针对性和实用性。

三、吞咽障碍的评估

（一）神经科评估依据

吞咽障碍是急性重症脑卒中后的常见症状,与皮质延髓束系统功能损害所致假性延髓麻痹或延髓的脑神经损害所致真性延髓麻痹引起脑高级功能障碍相关。吞咽障碍可引起吸入性肺炎、肺部感染、营养不良、体重下降、脱水等,严重影响患者康复治疗效果及生存质量,甚至会导致患者死亡。同时,吞咽障碍又是重症脑损伤患者营养不良的独立危险因素,但随着疾病的逐步稳定,文献报道,51%~73% 的卒中患者有吞咽困难,这其中 86% 的脑卒中患者吞咽障碍是暂时而可逆的,因此对于脑卒中患者需做好吞咽障碍的护理,对吞咽障碍的评估显得十分重要。目前,吞咽障碍筛查临床常用方法包括洼田饮水试验、容积 - 黏度测试（volume-viscosity swallow test, V-VST）、吞咽障碍 7 级评价法、吞咽障碍程度分级、吞咽困难评价方法、标准吞咽功能评定量表（standardized swallowing assessment, SSA）等。

（二）评估方法

1. 洼田饮水评估法

（1）洼田饮水试验是较为有效的方法,它是日本学者洼田俊夫提出的评定吞咽障碍的实验方法,其分级明确清楚,操作简单,临床已得到广泛应用。对神志清楚（无气管插管）伴神经性延髓麻痹症状的患者,推荐使用改良洼田饮水试验进行早期吞咽功能评定,即先给予 3ml 水试饮,以免因评估造成患者误吸、呛咳,若无呛咳,再饮用 30ml 水进行吞咽障碍评估。洼田饮水试验 1~2 级时可经口进食,可疑 2 级或 3 级患者推荐使用 V-VST,进一步确定经口进食最适合的食物容积和黏稠度（5 级证据,B 级推荐）,3 级以上患者管饲喂养。

（2）洼田饮水试验具体操作方法：

1 级（优）：能不呛地一次饮下 30ml 温水。

2 级（良）：分两次饮下，能不呛饮下。

3 级（中）：能一次饮下，但有呛咳。

4 级（可）：分两次以上饮下有呛咳；

5 级（差）：屡屡呛咳，难以全部咽下。

吞咽功能判定：正常：1 级，5 秒之内；可疑：1 级，5 秒以上或 2 级；异常：3~5 级。

（3）洼田饮水评定功能障碍的分级：其中 1 级为无吞咽功能障碍；2 级为轻度吞咽功能障碍；3 级为中度吞咽功能障碍；≥4 级为重度吞咽功能障碍。

（4）洼田饮水试验的疗效判定标准

治愈：吞咽障碍消失，饮水试验评定 1 级。

有效：吞咽障碍明显改善，饮水试验评定 2 级。

无效：吞咽障碍改善不明显，饮水试验评定 3 级以上。

（5）评估步骤：见表 5-2-6。

表 5-2-6　洼田饮水试验评估步骤

	实施步骤	图示
1	准备 30ml 温开水，患者端坐或半卧位 机械通气患者应取舒适卧位，呼吸机外管路中的冷凝水彻底倾倒，操作前充分吸痰、监测人工气道气囊压力	图 5-2-4
2	让患者按习惯喝下 30ml 温开水，不能配合 应用改良版洼田饮水试验 3ml 温开水试饮	图 5-2-5
3	观察饮水次数及饮水后的呛咳情况，根据评估结果进行分级。评估时注意无需告诉患者正在做测试，以防紧张，饮水量要准确	图 5-2-6

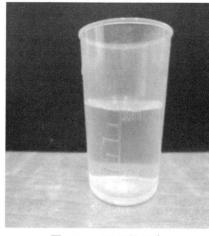

图 5-2-4　30ml 温开水

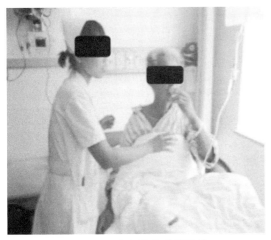
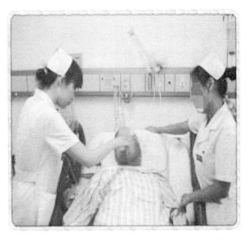

图 5-2-5　患者端坐或半卧位　　　　图 5-2-6　观察饮水次数及饮水后的呛咳情况

（6）评估要点提示：患者在进食或饮水前必须由经专业训练的医务人员进行洼田饮水试验的评估；烦躁、昏迷、意识障碍、重度认知障碍、高颅压脑疝患者禁忌评估；洼田饮水试验 3~5 级，即吞咽功能异常时应通知医生并考虑给予留置鼻胃、肠管；当鼻饲患者 GCS ≥ 12 分，可按照患者的需求与医生一起进行洼田饮水试验的评估，并记录在特护记录单上，结果达到 1~2 级时，同时自行进食量能够满足能量需求的 60% 以上，可以考虑拔除鼻胃管；筛查发现有误吸风险的患者不应经口进食、进水，需要进一步临床系统评价；失语且吞咽功能正常患者，可根据患者的意识水平，给予洼田饮水试验的评估。

2. **容积 - 黏度测试**

（1）V-VST 是 20 世纪 90 年代西班牙 Pere Clave 教授设计，主要是用于吞咽障碍安全性和有效性的风险评估，帮助患者选择摄取液体量最适合的容积和稠度的食物。V-VST 测试简单、安全，所需准备材料较少，敏感性 94% 特异性 88%，可以在医院或护理中心的患者床旁或门诊情况下使用，并可以基于患者疾病进展情况重复多次检测。

（2）适应证与禁忌证

适应证：注意力良好、合作、没有呼吸问题或身体不适，在体格检查中有喉上抬的患者比较适合做进食评估，有保护气道的能力；有足够的体力 / 耐力完成进食评估。气管切开的患者在进行此项评估时应准备吸痰设备，言语治疗师应接受过吸痰的培训，以确保需要时能够提供支持。洼田饮水试验筛查 2~3 级吞咽障碍患者通过容积 - 黏度吞咽试验和吞糊试验来确定量化摄食类型。

禁忌证：患者若有呼吸道问题、精神异常和不合作的情形，不建议进行评估。

（3）V-VST 具体评估方法

操作前准备：使用增稠剂将温水按比例调成布丁状、蛋羹状、糖浆状 3 种类型。布丁状食物：使用 2 带（6.4g/ 袋）增稠剂加 140ml 温开水充分搅拌后制成；蛋羹状食物：使用 1.5 袋增稠剂加 140ml 温开水调制；糖浆状食物：使用 1 袋增稠剂加 140ml 温开水调制；准备 10ml、20ml 的注射器，5ml、10ml、20ml 容量的勺子。

操作过程：嘱患者采取端坐位或 30°~60° 半坐位，头正中稍前屈或向健侧倾斜 30°，偏瘫侧肩部以软枕垫起，喂食者站于患者健侧。开始让患者吞咽 5ml 糖浆稠度液体，如吞咽过程安全,则依次吞咽10ml、20ml糖浆稠度液体;如存在吞咽安全问题,则直接进入吞咽5ml布丁稠度半固体环节;当患者安全吞咽,则要求患者依次饮下5ml、10ml、20ml的水,观察吞咽过程,在分别吞咽3种不同体积水时一旦出现吞咽障碍安全性问题情况,则需停止吞咽水,进行布丁稠度半固体吞咽评估环节,如吞咽安全,则同样需要进入下一步;最后让患者依次吞咽5ml、10ml、20ml布丁稠度半固体,观察吞咽过程,在分别吞咽3种不同体积布丁稠度半固体时,一旦出现吞咽障碍安全性问题情况,则需停止吞咽并结束试验;如吞咽安全则结束试验。吞咽糖浆稠度液体出现安全性问题的患者,在安全吞咽布丁稠度半固体后,建议进行吞咽5ml、10ml、20ml不同容积的蛋羹(蜂蜜)稠度液体,评估安全性及有效性。

(三)评估要点提示

1. **进食姿势** 正确姿势是进食的前提条件,应观察患者采取何种姿势,是否能保持坐位,进食时躯干是否能保持平衡,姿势的调整是否对进食会产生影响。

2. **黏稠度和量** 一般选择风险程度居中的浓糊状食物开始,一次喂食5ml、10ml、20ml。鉴于中国人的进食习惯,也可把进食量改良为3ml、5ml、10ml。

3. **放入口位置** 评估患者喂食后,张口是否正常、食物入口的顺畅性,是否有食物漏出等。需要注意患者有无吞咽失用、有无半侧空间忽略症、能否集中注意进食、能否听懂指令并执行指令。

4. **食团清除能力** 指有效地移动口腔内食团的能力。重点在于评估食物在口腔中的咀嚼和控制能力、唾液分泌状况和咽下食团能力等,要求患者进食前后说自己的姓名或发声,可以观察口咽腔内有无食团残留及其残留食物。

5. **咽下食物的能力** 指患者舌头将食团往后送启动吞咽动作的能力。观察吞咽反射是否顺利启动,是否有代偿动作,食团是否顺利地通过咽部、食管抵达胃部,整个过程是否有咽部残留、呛咳情形等。

6. **颈部听诊与血氧饱和度监测** 测试过程中使用听诊器在颈部听诊,可以透过吞咽声音的特性来辅助判断是否有误吸;也可使用脉氧监测仪对患者的血氧饱和度进行监测。两者同时使用可以得到更多显性与隐性误吸的相关信息。

7. **分泌物情况** 主要是唾液和痰液。观察唾液分泌量是否正常、可否与食物充分搅匀形成食团。进食后痰液是否增多、咳出的痰液是否有食物。及时清理口腔及咽的唾液和痰液,可减少吸入性肺炎的发生。

8. 神经重症患者由于脑部功能受损,神经及肌肉调节失衡,常导致会厌折返及声门关闭不全,患者极易发生食物误吸、逆流,长期如此增加吸入性肺炎的发生风险。对于神经、肌肉功能受损的患者稠度越小、流速过快和体积越大的食物可进一步增加患者误吸的风险。

四、肌力的评估

(一)神经科评估依据

神经重症患者往往伴有运动障碍导致肢体瘫痪,包括四肢瘫、偏瘫、单瘫及部分肌群的瘫痪,其肌肉受损机制主要包括微循环障碍、细胞与代谢变化、炎症、肌萎缩肌蛋白分解增加以及离子通道失活等。徒手肌力测定法是危重症患者肌力评定最常用的方法,其操作简便、经济成本低,评估患者的瘫痪程度以及症状的进展和波动情况。

（二）评估方法

徒手肌力测定法是通过观察肌肉抵抗自身重力或阻力完成动作的能力进行评定。检查者让患者依次做有关肌肉收缩运动，检查者施予阻力，或嘱患者用力维持某一姿势时，检查者用力改变其姿势，根据结果判断肌力，见表 5-2-7。

表 5-2-7　肌力评估

分级	具体描述
0 级	完全瘫痪，肌肉无收缩
1 级	肌肉可收缩，但不能产生动作
2 级	肢体能在床上移动，但不能抵抗自身重力，即不能抬起
3 级	肢体能抵抗重力离开床面，但不能抵抗阻力
4 级	肢体能做抗阻力动作，但不完全
5 级	正常肌力

（三）评估步骤

同评估方法。

（四）评估要点提示

1. 肌力衰弱可增加患者发病率和死亡率，甚至严重影响患者出院后的功能预后和康复。

2. 根据评定者施加阻力大小并与健侧对照进行判断。

3. 根据肌肉或肌群能否做对抗重力运动进行判断。

4. 若肌肉收缩不能引起关节活动，可依据目测或触诊有无肌肉收缩进行判断。

5. 排除肌力检查的干扰因素，如患者疼痛、疲劳、衣服过紧等。

6. 避免做长时间的等长收缩，引起患者的血压升高。

7. **评估的局限性**　对骨折或骨折未愈合，骨关节不稳定、脱位、骨科术后关节活动受限者、严重关节积液和滑膜炎者禁止肌力检查。疼痛、严重骨质疏松、心血管疾病及骨化性肌炎不适宜进行肌力检查。

8. **测力计的应用**　测力计可用来评定危重症患者的肌力，是一种简易、客观、方便和价廉的方法。测力计在临床实践中可行性高，具有较好的可靠性和重复性。进行测力计测试的患者需要意识清醒，能配合检查，且肌力在 3 级以上。危重症患者肌肉衰弱已是不可忽略的重要问题，如何对患者的肌力进行评定显得尤为重要。测力计作为经济价廉、简单、客观的评定方法，具有较好的信、效度和灵敏度，对意识清醒可配合检查的危重症患者非常适用，可以较早识别肌力情况，对制定合适的干预措施和效果评价有非常重要的作用。而对于无意识或无法配合检查的患者，应该在入住 ICU 后就被视为可能肌肉衰弱的高危人群，应尽早实施预防保护措施。

五、言语障碍的评估

（一）评估依据

脑卒中后有 57%~69% 的患者会出现言语障碍，其中包括失语和构音障碍，或两种情况并存。失语是指在神志清楚,意识正常,发音和构音没有障碍的情况下,大脑皮质语言功能区病变导致的言语交流能力障碍,约有15%~20%脑卒中患者长期伴有不同程度的失语,失语分为运动性失语、感觉性失语、完全性失语、命名性失语、失写、失读。构音障碍是和发音相关的中枢神经、周围神经或肌肉疾病导致的一类言语障碍的总称,构音障碍在卒中患者中的发生率为20%~30%,主要为发音困难、发音不清或者发声、音调及语速的异常,严重者完全不能发音。语言障碍严重影响患者的生活质量,对患者的语言功能进行正确的评价,利于制订有效的康复计划,提高其生存质量。

（二）评估方法

为了准确判断患者语言能力的受损区域需要对患者的语言能力进行评估,包括以下内容:自发性言语能力;词语、短语、句子的复述能力;言语理解能力;命名能力;阅读能力;书写能力。目前国际上公认用于失语症评估的量表包括:波士顿失语症诊断量表、明尼苏达失语症测验、失语症成套测试、交往能力指数测试。构音障碍常用评估量表有:人工评估量表（Spencer和Brown）、Nogueira评估量表、Knuijt评估量表。

（三）评估步骤

1. 失语症的评估 见表5-2-8。

表5-2-8 失语症的评估

语言表达能力		语言理解能力	
说	写	听	读
交谈性言语(对话)、描述性言语(看图说话)、言语复述(跟读)、自发言语(计数、叙述经历)、命名物体、解释词语等	听写单词或句子、自动书写(造句、作文)、抄写等	执行简单指令(睁眼、闭眼)、是非选择题(现在是白天吗?)、左右定向(伸右手、抬左腿)、执行复杂指令(按顺序摸鼻子、眼睛、耳朵)	朗读单字、单词、单句、找出检查者朗读的单词,执行书面指令

2. 失语症的分类及特点 见表5-2-9。

表5-2-9 失语症的分类及特点

分类	受损部位	临床特点
运动性失语(Broca失语)	优势半球额下回后部	口语表达障碍最突出,口语理解相对保留。谈话为非流利型、电报式语言,只能讲一两个单词或仅能出个别的语音
感觉性失语(Wernicke失语)	优势半球颞上回后部	听理解障碍突出。听觉正常,但不能听懂别人和自己讲话 口语表达流利,但言语混乱,答非所问,难以理解
完全性失语(混合型失语)	前语言区、基底节区全部、胰岛、听觉皮质和后语言区	所有语言功能严重障碍或几乎丧失 刻板语言、听理解严重缺陷,听说读写均不能
命名性失语	优势半球颞中回后部	主要特点是命名不能,多为物体名称,仅能描述物体的性质和用途。别人说出物体名称时能辨别对错

3. **不同部位损害导致构音障碍的临床特点** 见表 5-2-10。

表 5-2-10 不同部位损害导致构音障碍的临床特点

损害部位	临床特点
上运动神经元	双唇和舌承担的辅音部分不清晰,伴吞咽困难、饮水呛咳、咽反射亢进、强迫性苦笑
基底节	构音缓慢而含糊,声调低沉,发音单调,言语断节,口吃样重复言语
小脑	构音含糊,音节缓慢拖长、声音强弱不等,言语不连贯
下运动神经元	发音费力和声音强度减弱
肌肉病变	类似下运动神经元损害

（四）评估要点提示

1. 评估前确定患者意识清楚,检查配合,无可能影响检查的运动和感觉障碍。了解患者的文化水平。了解患者是左利手还是右利手,若是左利手还应了解书写时是否为右手。

2. 评估过程中以观察记录为主,不要干涉或纠正患者的错误回答。

3. 为防止患者紧张或焦虑,应在患者回答或反应后再记录。

4. 若患者无法连续完成若干道较简单的测试题,则该部分测试停止。

5. 评估过程中,除目标刺激形式外,不应出现其他刺激形式(如听觉理解评估过程中不能有相关的视觉刺激)。

6. **评估局限性** 目前适用于国内患者的量表仍较少,需要更多的研究,从而提高我国脑卒中患者的生活质量。

六、认知障碍的评估

（一）神经科评估依据

认知障碍又称认知症、失智症或痴呆症,是以认知功能下降以致影响到日常生活活动和社会功能为特征的一组临床综合征,其主要表现包括记忆力下降、智力下降并伴有人格改变等。认知障碍患者无法认清周围的人、事、地和物,同时学习新知识的能力、计算力、定向力等也都下降。大脑皮质高级活动中枢受损引起认知功能障碍。认知障碍包括感知障碍、注意力障碍、记忆力障碍、语言障碍、理解力障碍、智能障碍等。文献指出约 50%~70% 的脑梗死患者存在不同程度的认知功能障碍,患者的日常活动由于认知功能的损害而受到极大的限制,从而大大降低了患者的生活质量,严重影响患者恢复社会功能。阿尔茨海默病（Alzheimer's disease, AD）是老年人最常见的认知障碍疾病,流行病学调查结果显示,我国现有 AD 患者超过 750 万人,预计到 2050 年患者人数将超过 2 000 万。认知障碍是脑卒中后常见的并发症,是卒中后致残的主要原因。约 2/3 急性脑卒中患者出现不同程度认知障碍,约 1/3 患者会进展成为痴呆。由于多数认知障碍的不可逆转性,及时采取措施对可能引起认知功能下降和 / 或认知障碍的危险因素进行干预,从而延迟或防止问题发生显得非常重要。为此,WHO 发布了 2019 版降低认知功能下降和认知障碍风险指南。因此,掌握认知障碍的评估方法,有利于为患者提供有效的治疗方法,促进患者的康复。

（二）评估方法

1. **记忆力障碍评估** 单项记忆测验;成套记忆测验。

2. 智能障碍评估

（1）一般智能检查：对于无明显脑损害的患者进行的一般智能状况检查，包括询问患者日常生活、社会交往和工作能力等有无变。

（2）成套智能测验：对怀疑存在智能障碍的患者为评估其严重程度以利于随访观察。

3. 常见认知障碍筛查量表
临床常采用中文版简易精神状态检查表进行评估，见表 5-2-11。

表 5-2-11　常用的认知筛查量表

筛查量表	完成耗时 / min	划界值	敏感度	特异度	适用于失语证和忽视症	在低教育人群中验证
MMSE	≤10	<27/30	0.71	0.85	否	是
MOCA	≤10	<22/30	0.84	0.78	否	是
NINDS-CSN 5min 测验	≤5	<6 或 7/12	0.82	0.67	是	否
IQCODE	≤10	>52/80	0.81	0.83	是	否
R-CAMCOG	≤15	<33/49	0.57	0.92	否	否
ACE-R	≤20	<88/100	0.96	0.70	否	否
OCS	≤20	因不同的子测验而异	0.45~0.94	0.69~0.98	是	否

注：NINDS-CSN：美国国立神经疾病和卒中研究院 - 加拿大卒中网；IQCODE：老年认知功能减退知情者问卷；R-CAMCOG：剑桥老年认知检查鹿特丹版；ACE-R：Addenbrooke 改良认知评估量表；OCS：牛津认知筛查量表

（三）评估步骤

1. 记忆障碍检查
见表 5-2-12。

表 5-2-12　记忆障碍测试表

	测试
单项记忆检查	数字广度记忆测验
	关联词记忆测验
	故事记忆测验
	图形记忆测验
	经历事件记忆测验
成套记忆测验	临床记忆量表
	韦氏记忆量表

2. 简易精神状态检查
见表 5-2-13。

表 5-2-13　简易精神状态检查(MMSE)

定向力	分数	最高分
现在是:(星期几□)(几日 □)(几月 □)(什么季节 □)(哪一年 □)?		5
我们现在在哪里:(省市□)(区或县 □)(街道或乡 □)(什么地方 □) (第几层楼 □)?		5

记忆力		
现在我要说三样东西的名称。在我讲完以后请您重复说一遍。 (请仔细说清楚,每一样东西一秒钟停顿) "花园""冰箱""国旗" 请您把这三样东西说一遍。(以第一次答案记分) 请您记住这三样东西,因为几分钟后要再问您的。		3

注意力和计算力		
请您算一算 100 减去 7,然后所得数的数目再减去 7,如此一直的算下去,请您将 每减一个 7 后的答案告诉我,直到我说"停"为止。 (若错了,但下一个答案是对的,那么只记一次错误) 93 □,86 □,79 □,72 □,65 □。		5

回忆力		
请您说出刚才我让您记住的那三样东西? "花园" □ "冰箱" □ "国旗" □		3

语言能力		
(出示手表)这个东西叫什么?		1
(出示铅笔)这个东西叫什么?		1
现在我要说一句话,请您跟着我清楚地反复一遍:"四十四只石狮子"		1
我给你一张纸,请你按我说的去做,现在开始: "用右手拿着张纸";"用两只手将它对折起来";"放在你的左腿上" (不要重复说明,也不要示范)		3
请您念一念这句话,并且按上面的意思去做:闭上您的眼睛		1
请您给我写一个完整的句子。(句子必须有主语、动词、有意义) 句子全文:_____		1
这是一张图,请您在下面空白处照样把它画下来: (只有绘出两个五边形的图案,交叉处形成 1 个小四边形,才算对)		1
总分:		30

(四)评估要点提示

1. **简易精神状态检查表**　每项回答正确计 1 分,错误或不知道计 0 分。不适合计 9 分,拒绝回答或不理解计 8 分。在合计总分时,8 分和 9 分均按 0 分计算。最高分为 30 分。划分是否痴呆与受教育程度有关,如果老年人是文盲又小于 17 分、小学又小于 20 分、中学以上又小于 24 分,则为痴呆。

2. **痴呆评分参考**　27~30:正常,21~26:轻度,10~20:中度,0~9:重度。

3. 记忆力评估时,只许评估者讲解 1 遍;不要求受试者按物品次序回答;若第 1 遍有错误,则先记分;然后告诉患者错误所在,并再请他回忆;直至正确;但最多只能"学习"5 次。

4. 简易精神状态检查表对痴呆的早期改变不敏感,尤其对认知障碍而记忆力正常的患者,对于脑血管病、多发硬化和帕金森病导致的认知障碍不敏感,应采用其他工具测验。

七、镇静的评估

(一) 评估依据

镇静评估是目前 NCU 常用评估技术,由于重症脑损伤患者经常出现躁动不安、谵妄等异常行为,给予镇静是首选的治疗方案,为此镇静后的评估显得非常重要。2018 年中国成人 ICU 镇痛和镇静治疗指南推荐镇静与镇痛应该成为 ICU 治疗的重要组成部分。脑损伤患者应用镇痛镇静治疗除可提高患者的舒适度、减轻应激反应外,更重要的是脑保护作用。通过镇静,减轻患者的焦虑情绪,避免躁动带来的生命体征不稳定、意外拔管等不良事件发生的概率。目前镇静目标明确为轻度镇静,既能保证患者安静入睡又容易被唤醒。2013 年美国危重病医学会发布的新版镇静镇痛指南推荐使用 Richmond 躁动镇静评分(Richmond agitation-sedation scale,RASS)和镇静躁动评分(sedation-agitation scale,SAS)作为评估成年 ICU 患者镇静质量与深度最为有效和可靠的工具,不建议使用客观评估指标。正确的镇静评估有助于指导镇静治疗及对不良反应的判断,是 ICU 护士必须掌握的评估方法。

RASS 评分从 –5~+4 之间共 10 个分值,代表患者从"昏迷"到"有攻击性"。评分为 –3~0 分表示患者处于轻度镇静的水平;评分为 –4~–5 分表示患者处于过度镇静的程度;评分为 1~4 表示患者处于镇静不足的程度。用 RASS 评估患者接受镇静的程度时主要采用观察其反应、与其进行交流及对其进行刺激等方法。

(二) 评估方法

见表 5-2-14。

表 5-2-14 RASS 镇静程度评估表

得分	名称	描述
+4	有攻击性	有暴力行为
+3	极度躁动	拉扯或拔出各种管道或插管;具有攻击性
+2	躁动	身体激烈移动,无法配合呼吸机
+1	烦躁不安	焦虑紧张但身体只有轻微的移动,不具攻击性
0	清醒平静	清醒自然状态,主动注意照顾者
–1	嗜睡	没有完全清醒,但声音刺激后可保持清醒状态(睁眼并有眼睛接触超过十秒)
–2	轻度镇静	声音刺激后可保持清醒状态 但无法维持清醒超过十秒
–3	中度镇静	声音刺激后有活动或睁眼反应(但无眼睛接触)
–4	深度镇静	对声音刺激无反应,但对身体刺激后有活动或睁眼反应
–5	昏迷	对声音及身体刺激都无反应

（三）评估步骤

见表 5-2-15。

表 5-2-15　RASS 评估步骤

步骤	观察患者	得分
1	患者清楚,烦躁不安或躁动不安	0-4
2	假如患者没有清醒,呼叫患者名字,让其睁开眼睛并注视讲话者	
	患者醒来,保持睁眼和测试者眼睛接触	−1
	患者醒来,有睁眼和眼睛接触,但不能维持	−2
	患者在声音刺激后有动静,但没有眼睛接触	−3
3	如果患者对声音刺激无反应,采用推摇患者肩膀和、或按压胸骨进行身体刺激	
	患者在身体刺激后出现任何动静	−4
	患者对任何刺激都无反应	−5

（四）评估要点提示

1. 应对临床护理人员进行 RASS 评估量表使用的培训,使其能够客观地对患者进行评分,确保评分的正确,为调整镇静药剂量提供依据。

2. 重症患者有麻醉插管同时给予镇静时,必须进行 RASS 评估。

3. 凡患者处于镇静状态时,需要定时进行 RASS 评估,并记录于特护记录单上。

4. RASS 评估是依靠患者对视觉或听觉刺激的反应,如果患者存在视觉或听觉障碍会影响评估的准确性。

5. 对于 RASS 镇静评估的临床应用,有些研究提示,并不适用于重症患者。对于接受镇静治疗的患者进行脑电双频指数监测属于客观评估法,也是国内外学者普遍认可的一种评估患者镇静程度的方法。对接受镇静治疗的患者进行脑电双频指数监测,可通过其脑电信号客观评估其镇静的程度。对于神经重症患者,推荐使用多模镇静评估方案进行临床评估。

八、人工气道护理的评估

（一）评估依据

人工气道是指将导管经鼻腔、口腔或气管切开插入气管内建立的气体通道,既能保证气道开放,又是连接呼吸机进行机械通气的途径。神经重症患者往往病情重,并发症多,死亡率高,患者大多数处于昏迷状态,咳嗽反射减弱或消退,为保证呼吸道通畅,保障心肺等重要脏器功能,人工气道建立尤为重要。人工气道护理的目的是保持气道通畅,防止并发症发生,保证患者安全,促进患者恢复。气囊是进行机械通气的重要工具,气囊的合理使用可达到封闭气道、固定导管、保证潮气量的供给、预防口腔分泌物进入肺部、防止误吸,从而减少肺部感染等作用。护理人员对建立人工气道的患者要正确评估和高度重视,从而采取适当的护理措施。

（二）评估方法

1. 痰液黏稠度分级　见表 5-2-16。

表 5-2-16　痰液黏稠度分级

分度	临床标准
Ⅰ	痰如米汤或白色泡沫样,吸痰后,玻璃接头内壁上无痰液滞留,提示气管滴药过量,要适当减少药量和次数
Ⅱ	痰的外观较Ⅰ度黏稠,吸痰后有少量痰液在玻璃接头内壁滞留,但易被水冲洗干净。提示气道湿化不足,应适当增加滴药量和次数
Ⅲ	痰的外观明显黏稠,常呈黄色,吸痰管常因负压过大而塌陷,玻璃接头内壁上滞留有大量痰液,且不易用水冲洗干净。提示气道湿化严重不足或伴有机体脱水,需加大滴药量和次数,必要时加大输液量

2. 气囊压力评估

（1）气囊评估的意义。监测机械通气患者人工气道气囊压力并控制在理想范围内,能有效预防胃内容物反流、避免误吸、降低 VAP 的发生。而准确测量气囊压力是保证气囊压力维持在正常范围的前提。气囊压力监测值是由气囊本身的弹性回缩力、气管壁对气囊的挤压力及气道压产生的冲击力组成。气囊压力并非越高越好,>30cmH$_2$O（1cmH$_2$O=0.098kPa）时气管黏膜血流开始减少,可造成缺血性损伤;达到 50cmH$_2$O 时,气管黏膜血流阻塞,持续的高压将导致溃疡、坏死、气管食管瘘等严重并发症;若气囊压力<25cmH$_2$O,可导致气囊漏气;且气囊压力<20cmH$_2$O 是 VAP 发生的独立危险因素,VAP 的发生率将提高 4 倍。国内外指南推荐应将气囊压力维持在 25~30cmH$_2$O,以有效封闭气道。

（2）气囊压力评估方法

1）手指捏感法（touch judge method,TJM）也称触摸法、指触法。该方法多使用注射器向气囊充气,通过手指感觉气囊的硬度达到"比口唇硬,比鼻尖软"为适宜程度。该操作虽简便易行,但因个体感觉存在较大差异,准确性低,30%~98% 气囊将过度充气。早期研究指出,该方法适用于有丰富临床经验者,不建议在 NCU 使用。

2）气量充气法也称定容法。一般使用注射器对气囊充气 5~12ml,但因个体及气管导管型号不同气囊充气量不一,亦不能精确设定气囊压力的大小。

3）最小闭合容积法（minimal occlusive volume,MOV）:该方法需 2 人同时操作,用物包含 1ml、10ml 注射器各 1 支,听诊器 1 副。1 人将听诊器置于患者甲状软骨下,另 1 人向气囊内缓慢充气至听不到漏气声;然后从气囊内抽出 0.5ml 气体,此时又可听到轻微漏气声,再从每次 0.1ml 开始注气至吸气时听不到漏气声为止,此时注入的总气体量为最小闭合容积。该方法虽可以有效封闭气道且充气量小,且操作繁琐,听诊易受环境影响,难以保证准确性。

4）最小漏气法（minimum leak technique,MLT）该方法与最小闭合容积法的不同之处是在听不到漏气声后,换用 1ml 注射器从每次 0.1ml 开始抽出气体,直到在吸气高峰时有微量气体从气囊周围逸出而通气量并未改变为止。该方法测量同样不准确,易导致充气不足或过度,56% 的气囊压力会超出目标范围。但相比于手指捏感法,更易被临床医护人员接受。

5) 气囊测压表测量法(cuff pressure measurement, CPM) 为提高气囊压力测量准确性, 气囊压力监测技术已从主观判断过渡到客观测量。表盘压力指数为 0~120cmH$_2$O, 具有放气、充气等功能, 见图5-2-7及5-2-8。

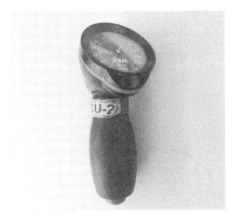

图 5-2-7　气囊压力表

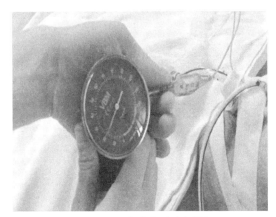

图 5-2-8　气囊压力表测压

3. 气道湿化程度判定

(1) 湿化满意: 分泌物较稀薄, 可顺利吸出, 没有结痂, 患者安静, 呼吸道顺畅。

(2) 湿化不足: 分泌物黏稠, 吸引困难, 可有突然的呼吸困难, 发绀加重。

(3) 湿化过度: 分泌物稀薄, 咳嗽频繁, 需要不断吸引, 患者烦躁不安, 发绀加重。

(三) 评估步骤

1. 机械通气患者评估　1听: 呼吸机是否正常运转; 2看: 呼吸机参数、管路连接的正确性; 3查: 加温加湿器水位是否达标、冷凝水位置是否准确、管路通畅性及更换时间; 4包括所有非机械通气需要评估的内容。

2. 非机械通气但有人工气道患者的评估　1评全: 患者的整体情况; 2评力: 气囊压力、导管固定力; 3评畅: 气道、鼻胃管、静脉通路是否通畅; 4评度: 寸带的松紧度、导管深度、患者床头角度、痰液黏稠度; 5不漏: 评估、记录、交接班、听诊、干预。

(四) 评估要点总结

1. 推荐使用气囊压力表进行气囊测定, 正常气囊压力 25~30cmH$_2$O, 禁止使用传统的手触法评估气囊压力。

2. 无需对气囊进行定期放气。

3. 定期监测气囊压力, 至少每班进行一次, 以维持一定压力, 对于有吞咽障碍的危重患者应每4小时一次对气囊压力进行校正, 并记录于护理记录单中。

4. 气囊压力受患者体位、吸痰、拍背等影响, 建议在翻身拍背及吸痰后检测气囊压力。

5. 推荐采用持续气囊压力监测或改良气囊测压表定期监测。传统气囊测压表测量法, 提示直接测量操作可导致气囊内压力损失, 并总结出两个气囊压力损失的原因: 一是断开及连接气囊时逸出的少量气体(1.23 ± 0.53)cmH$_2$O, 二是测量时气囊内压力转移到测压表的空间导致压力降低(10.18 ± 0.52)cmH$_2$O。文献推荐, 改良气囊压力测量法是国内针对气囊压力表测量时压力损失的原因对气囊测压表测量法进行了改良。接三通接头改良法的操作方法：气囊测压表上连接三通开关，旋转三通呈 45° 关闭状态，挤压充气球囊充气到目标值后再与气囊连接，转动三通开关使测压表与气囊相通，测压表上的数值即为测量值。

（张未迟　孙　蕊　王召锋　王宇娇）

NCU 疾病症状的护理

第一节　意　识　障　碍

意识是指个体对外界环境及自身状态的感知能力,可通过言语和行动来表达。意识的两个主要组成部分:觉醒和认知,前者是指与睡眠呈周期性交替的清醒状态,后者是指感知、思维、记忆、注意、智能、情感和意志活动等心理过程。意识障碍(disorders of consciousness,DOC)是指由于不同原因脑损伤导致患者对自身及外界环境认知功能的严重下降。上行网状激活系统和大脑皮质的广泛损害可导致觉醒水平的障碍,大脑皮质的病变则引起意识内容的改变,常见于颅脑创伤、脑血管病、严重感染、中毒、神经系统退行性病变、内环境紊乱(水、电解质代谢失衡、内分泌紊乱)等。

一、常伴有意识障碍的疾病

伴有意识障碍的常见疾病

1. 颅内病变

(1)常见疾病种类:脑血管病、颅内占位性病变、颅脑外伤、颅内感染性疾病、弥漫性颅脑损伤、蛛网膜下腔出血、脑水肿、脱髓鞘性病变、癫痫发作。

(2)发生原因:颅内病变可直接或间接损害大脑皮质及网状结构上行激活系统,均可造成严重意识障碍。

2. 颅外病变

(1)常见疾病种类:急性感染性疾病、内分泌与代谢性疾病、外源性中毒、缺乏正常代谢物质、水、电解质平衡紊乱、物理性损害。

(2)发生原因:颅外疾病主要通过影响神经递质和脑的能量代谢而影响意识。

二、病例分析与干预

(一) 病例介绍

患者女性,65 岁,突发头晕,右侧肢体无力 1 小时,意识不清 1 天,急诊以"脑梗死"收入院。患者入院前 1 天,晨起散步时突感头晕,四肢无力,以右侧肢体明显站立不稳,无法行走。无恶心呕吐,四肢抽搐,后逐渐出现意识不清,言语不能。

既往史:脑出血病史 4 年。查体:患者神志为浅昏迷状态,双侧瞳孔等大同圆,直径3mm,对光反射灵敏。右侧肢体肌张力下降,肢体腱反射减低,双侧 Babinski 征(+),肌力为

0级,左侧肌力肌张力正常。头 CT 示:左大脑中动脉供血区大面积脑梗死。右侧顶叶低密度影。

> **┌─ 思维提示**
>
> ◆ 患者病变部位易引起意识障碍,属于脑血管疾病。
> ◆ 患者发病急,意识呈浅昏迷状态,需给予早期评估及早期康复护理。

(二) 救治方案

1. 救治原则

(1) 原发病的救治。

(2) 意识障碍的动态评估。

(3) 生命体征监测。

(4) 营养支持。

(5) 控制感染。

(6) 降颅压,吸氧。

(7) 并发症对症处理。

(8) 康复护理。

2. 意识障碍 主要是评估及早期刺激:通过 5 种感觉(视、听、触、味及嗅觉)刺激患者。

(1) 评估及刺激过程:见表 6-1-1。

表 6-1-1 功能训练对患者意识障碍的恢复

时间	认知、语言、运动、记忆功能训练	患者意识评估
2020 年 5 月 17 日	操作前轻拍患者并呼唤其姓名,给予患者患侧肢体良肢位摆放,由康复师给予患者经颅直流电刺激,日间播放轻柔音乐,夜间保持安静保证患者睡眠周期	浅昏迷
2020 年 6 月 13 日	有规律的呼唤患者,由康复师给予患者肢体被动运动,日间播放患者家属录音	昏睡
2020 年 6 月 15 日	日间给予患者播放广播,康复师给予患者肢体被动运动,鼓励患者做相应的主动运动,引导患者开口发声,使用颜色艳丽的小球引导患者注视	嗜睡

(2) 护理评价。给予患者整体治疗及护理,包括降颅压、营养支持、氧疗、胸肺部护理等。治疗期间护理人员与康复师从认知、语言、运动等方面给予患者意识障碍康复护理,每 4 小时评估患者生命体征、意识状态、瞳孔变化,最终患者病情逐渐平稳,出院时意识状态明显好转。

三、链接相关护理知识

(一) 护理干预的依据

1. 意识障碍解剖基础 维持意识清醒并能进行意识活动的神经解剖结构主要有两部分,一是特异性上行投射系统和非特异性上行投射系统,即意识的觉醒部分;二是双侧大脑半球皮质,即意识内容产生部分。当大脑半球广泛受损和 / 或上行网状激动系统受损时,表现为意识障碍,即机体对自身和外界环境刺激的反应能力减弱或消失。根据患者对刺激的反应,可对意识障碍水平进行判断。

2. **意识障碍的评估**　在临床工作中,意识障碍的评估是治疗的关键。传统的评估标准按意识水平深浅分为不同等级,如嗜睡、昏睡、浅昏迷、中昏迷及深昏迷等。虽然等级评估简单易行,但容易受主观判断的影响,且描述性内容之间界限模糊难以比较分析。意识障碍的评估最常用的方法是评分量表,基于行为或者观察,通过反复的检查判定患者对于多种刺激是否具有可重复的、定向的、自主的行为能力,通常包括评价指标(变量)、评分标准和评分数值三个部分。目前临床上使用最为广泛的是诞生于 1974 年的格拉斯哥评分(Glasgow coma scale,GCS)。但是如果患者正在接受镇静治疗,则 GCS 评估的准确性将会受到影响,此外 GCS 不能准确地对闭锁综合征患者进行评估,为此可启动全面无反应性量表(full outline of unresponsiveness,FOUR),它易于学习、记忆与实施,较 GCS 评估有一定优势。传统评分的量表大多是基于行为或者观察,但由于有些意识的细微征象难以通过肉眼来观察,或是检测者执行的准确性,判断标准等原因,导致了量表在临床意识评估上的缺陷。随着医学及科技的进步,客观的影像学检查逐步被应用到意识障碍的评估中,以神经影像技术和脑电图应用最为广泛。

3. **康复刺激干预**　重症患者康复干预引入多学科康复模式,组建包括神经科医师、心理学家、神经心理学专家、物理治疗师、职业治疗师、言语病理学家、护士、营养师、内科医生在内的团队共同协作,在患者病情平稳情况下早期开展刺激康复训练。现代医学认为脑具有巨大的可塑性,当脑细胞受损后,正常脑细胞和平时受抑制的神经通路可代替或抑制以适应脑受损后的功能改变。国外专家认为意识障碍患者听力有可能存在。因此利用行为疗法、非侵入性电刺激疗法调节脑网络中的某些节点(如皮质、纹状体、苍白球、丘脑、小脑),可能会促进环路功能的恢复。行为疗法大致可包含物理治疗、感官刺激、音乐疗法等。有研究显示每天长时间的(40 分钟)听觉刺激(如由熟悉的声音讲述与患者相关的故事),可以提高患者的行为反应。凡是对患者有益的刺激及运动,均对患者的恢复有一定作用。另一种安全、强大的调节人类大脑功能的方法是非侵入性脑刺激(non-invasive brain stimulation,NBS),其中经颅磁刺激(transcranial magnetic stimulation,TMS)和经颅直流电刺激(transcranial direct current stimulation,tDCS)是目前两种应用比较广泛的调制模式,其原理是根据脑网络机制,调整不同脑区兴奋性从而改变大脑功能。

(二) 护理干预的安全提示

1. **意识检查注意事项**　首先予以语言呼唤,若无反应可予适当疼痛刺激。疼痛刺激方式包括按压眶上切迹,按压甲床和挤压胸骨等(脑死亡判定时只予眶上切迹按压,观察面部对疼痛的反应),这些刺激必须具有足够的强度,以保证能够唤醒患者,并使其做出相应反应,同时又要避免不必要的伤害。疼痛刺激必须左右两侧重复进行,排除局灶性神经损害导致的反应迟钝或消失。在给予刺激的同时,仔细观察患者的反应程度,如运动、语言、睁眼等,并认真记录。

2. **等级评估**　以觉醒度改变为主的意识障碍,如嗜睡、昏睡、浅昏迷、中昏迷及深昏迷。意识水平下降的基础上伴随意识内容缩小或意识内容改变,称为意识模糊或谵妄(表 6-1-2)。此外还有一些特殊类型的意识障碍,如闭锁综合征、最小意识状态、植物状态、脑死亡等(表 6-1-3)。

表 6-1-2　意识障碍等级评估

命名	临床表现
嗜睡（somnolence）	是意识障碍的早期表现，为持续性病理睡眠状态，用言语和其他刺激（压迫眶上切迹、针刺皮肤等能够唤醒并配合查体），能够基本正确回答问题，但醒觉状态维持很短，停止外界刺激后迅速入睡
昏睡（stupor）	意识水平较嗜睡降低，强烈刺激（如较重的痛觉刺激）后方可唤醒，醒后不能配合查体和正确回答问题，无自主语言，停止外界刺激后即刻入睡
浅昏迷（shallow coma）	意识丧失，对光、声及言语刺激均无反应，可伴大小便失禁或潴留。强烈刺激（压迫眶上切迹、针刺皮肤）时出现痛苦表情及肢体躲避，瞳孔对光反射、角膜反射等脑干反射存在，可有吞咽动作，生命体征基本平稳
中昏迷（middle coma）	对外界一般刺激无反应，强烈的疼痛刺激有防御反射活动，脑干反射明显减弱，病理反射阳性，腱反射亢进，大小便潴留或失禁，呼吸循环功能已有变化
深昏迷（deep coma）	神经系统功能全面抑制，对外界刺激无任何反应，瞳孔对光反射、角膜反射等脑干反射消失，无吞咽动作，四肢肌张力减低，腱反射消失，病理反射引不出，防御反射消失，生命体征不平稳，如呼吸、循环功能障碍等
意识模糊（confusion）	意识内容缩小，定向力障碍，情感淡漠，注意力减退，知觉和思维错乱，言语不连贯，无意识的自发活动增多，对外界刺激可有低于正常水平的反应
谵妄状态（delirium state）	又称急性精神错乱状态，患者对外界的反应和认识能力均有下降：注意力涣散，定向力障碍，言语增多，思维不连贯，多存在觉醒 - 睡眠周期紊乱。常有错觉和幻觉产生，有激惹、紧张、甚至冲动攻击行为。病情波动，昼轻夜重，持续数小时至数天不等，发作时意识障碍明显，间歇期可完全清楚

表 6-1-3　特殊类型意识障碍

命名	临床表现
最小意识状态（minimally conscious state）	患者虽然表现为存在严重的意识改变，但其行为活动证明其对自身及周围环境具有很小但明确的认知。患者存在部分意识，表现为能遵从简单的指令、可以用姿势或语言来回答是或否、发出可被理解的语言及有目的性的行为
植物状态（vegetative state，VS）	是脑干功能相对保留而大脑半球严重受损的一种状态。表现为患者完全丧失对自身及外界的认知功能，呼之不应，与外界不能沟通，有自发或反射性睁眼及视物追踪，吸吮、咀嚼、吞咽等原始反射可存在，大小便失禁。有觉醒 - 睡眠周期，但可能缺乏昼醒夜眠节律，觉醒期和睡眠期持续时间长短不定。脑下部及脑干自主功能完全或部分保存
无动性缄默症（akinetic mutism）	也称睁眼昏迷，是由于脑干上部及网状激活系统受损导致，而大脑半球及其传出通路正常。患者存在觉醒 - 睡眠周期，可留意周围的环境及人物，貌似清醒，但无法活动和言语，尿便失禁，肌张力减低，无锥体束征
闭锁综合征（locked-in syndrome）	又称作假性昏迷，因双侧皮质脑干束与皮质脊髓束均被阻断所导致的四肢瘫痪、构音障碍的一种临床表现。患者表现为不能讲话，有眼球水平运动障碍，双侧面瘫，舌、咽及构音、吞咽运动均有障碍，不能转颈耸肩，四肢全瘫，可有双侧病理反射。因此虽然意识清楚，但因身体不能动、不能言语，仅能通过眼球的上下运动与周围环境建立联系

续表

命名	临床表现
脑死亡 （brain death）	指包括脑干在内的全脑功能不可逆转的丧失，脑死亡的主要临床表现是深昏迷、脑干反射消失和呼吸停止。深昏迷，患者对外界环境无反应，对语言或疼痛刺激无反应，无自发运动。脑干反射和脑干支配的运动消失患者所有脑干反射消失，如瞳孔散大、固定，直接和间接对光反射消失，角膜反射、头眼反射、眼前庭反射、咽反射和吞咽反射消失（经口气管插管时难以进行此项检查）、咳嗽反射消失等。所有脑干支配的运动消失，如瞬目、咀嚼、磨牙和哈欠等。呼吸停止，患者无自主呼吸，必须机械通气维持呼吸

3. 意识障碍量表评估　GCS 包含睁眼、语言和运动 3 个项目，能较好地评估患者，但 GCS 也有其不足之处，如插管患者无法进行语言评分、未包括脑干功能指标、不能反映细微的神经专科检查变化。因此，一些学者在 GCS 评分的基础上进行了修正和补充，演变出 Glasgow Pittsberg 评分、格拉斯哥 - 列日评分（Glasgow-Leige Scale，GLS）、FOUR 评分等评估工具。2020 版《欧洲昏迷和意识障碍诊断指南》推荐 FOUR 量表取代 GCS 应用于评估 ICU 中意识障碍患者的意识水平，其包含 4 项评估内容，每项 0~4 分，总分 0~16 分，分数越低意识障碍程度越深。作为护理人员应与医生共同对患者进行意识障碍评估，保持护士与医生应用量表的一致性，熟练掌握评估方法并加强护理人员培训。护士应每 4 小时评估患者意识状态、生命体征、瞳孔变化并随时记录，及时与医生沟通。

4. 康复刺激注意事项　康复护理应在患者生命体征及病情平稳情况下开展。

（1）听觉刺激时给患者戴上耳机，播放患者病前最喜爱的音乐或轻松的广播节目，音量 20~50dB，以常人能听清楚为宜。应在患者耳边轻声呼唤患者，勿声音过大。

（2）视觉刺激使用光源时勿直接照射患者眼部，防止视力损害，应使光源照射在患者的侧面。如闭眼不全的患者，除去视觉刺激时间，可使用凡士林油纱敷眼，保证眼角膜湿润。

（3）触觉刺激时可用温水给患者擦洗全身，并轻轻拍打患者四肢和躯干。用叩诊锤的尖部在患者的四肢敏感部位如足底、手指一定的压强（不损伤皮肤为度）进行疼痛刺激，持续 8~10s/ 次。

（4）嗅觉刺激应在患者洗漱后进行，物品刺激时间以不超过 10 秒为宜，如使用香水不要和皮肤直接接触。

（5）运动刺激时给予患者全身关节被动运动，由近端至远端，2~3 次 /d，持续 1 小时，而卧位时应给予患者肢体摆放采用良肢位（详见第九章第一节四）。防止患者关节变形时可给予患者佩戴支具，3~4 次 /d，每次持续 1 小时。穿戴支具时应松紧适宜，支具内垫有治疗巾或毛巾，避免患者皮肤与支具长时间直接接触而造成损伤。

第二节　颅内压增高

颅内压（intracranial pressure，ICP）增高是由于颅腔内容物的体积超过了颅腔可代偿的容量而引起的临床表现，是颅脑疾病如颅脑外伤、炎症、肿瘤、出血等多种疾病共同的症状。正常成人的 ICP 是 70~200cmH$_2$O（5~15mmHg）。持续超过 200mmH$_2$O（15mmHg）时称为 ICP 增高。ICP 增高的典型表现主要是头痛、喷射状呕吐和视乳头水肿。进行性 ICP 增高可导致脑疝,是引起 ICP 增高患者死亡的主要原因。NCU 收治的多为急性重症脑损伤患者,难治性 ICP 增高(ICP>20mmHg,1mmHg=0.133kPa)且标准治疗效果不佳的比例占 20%。因此,严密观察患者病情,加强对患者的护理,尽早发现早期征兆,减少导致 ICP 增高的各种因素。美国《重型颅脑创伤治疗指南》第四版建议,依据明确的 ICP 数值,对于超出阈值者行降颅压治疗。急性重症脑损伤伴 ICP 增高临床征象,影像学检查证实,存在严重颅内病变和显著 ICP 增高征象时,可考虑 ICP 监测,以评估病情、指导治疗(专家共识,A 级推荐)。

一、常伴有颅内压增高的疾病

见表 6-2-1。

表 6-2-1　常伴有 ICP 增高的疾病

疾病种类	发病时机	发病部位	发生原因
弥漫性脑膜脑炎 弥漫性脑水肿	多见	弥漫性 ICP 增高	由于颅腔狭小或脑实质的体积增大而引起,其特点是颅腔内各部位及各分腔之间压力均匀升高,不存在明显的压力差
急性颅脑损伤 高血压性脑出血 颅内恶性肿瘤、转移瘤 慢性硬脑膜下血肿等 大面积脑梗死	多见	局灶性 ICP 增高	因颅内有局限的扩张性病变,病变部位压力首先增高,使附近的脑组织受到挤压而发生移位,并把压力传向远处,造成颅内各腔隙间的压力差

二、病例分析与干预

(一)病例介绍

患者男性,42 岁,主因"言语不利,流涎,意识不清 3 小时"由急诊以"脑出血"收入院。患者于 3 小时前无明显诱因自感言语不利、流涎并突感头疼头晕,随即意识丧失,小便失禁。患者恶心呕吐 3 次,为喷射性。既往史:高血压病史 10 年,不规律服药,血压最高 210/120mmHg。查体:患者神志为中昏迷,GCS 评分 6 分,体温 37.3℃,呼吸 30 次 /min,脉搏 120 次 /min,血压 220/130mmHg。双侧瞳孔等大同圆,光反应迟钝。左侧肢体肌张力高,无自主活动,右侧肢体活动正常。头颅 CT 示右侧基底节区脑出血破入脑室,中线结构移位。

> ⊏► **思维提示**
> ◆患者疾病引起 ICP 增高。
> ◆患者发病急,有 ICP 增高症状,需对症治疗与护理。

(二)救治方案

1. 救治原则

(1)血肿清除。

(2)脱水降颅压。

（3）控制血压。

（4）生命体征与 ICP 监测。

（5）抗感染。

（6）营养支持。

（7）对症处理。

2. 采取微创脑血肿穿刺引流术,持续监测患者 ICP 及生命体征。

（1）降颅压过程,见表 6-2-2。

表 6-2-2 患者 ICP 降低的过程

时间	脑血肿穿刺引流	持续监测 ICP 与生命体征	ICP/mmHg	血压 /mmHg
2020 年 7 月 11 日	准确记录引流液的量及颜色,每 2 小时观察患者瞳孔、神志变化	保证测压导管通畅,每 2 小时监测并记录生命体征与 ICP	18	180/95
2020 年 7 月 18 日	头 CT 示血肿基本清除后拔管	每 4 小时监测并记录生命体征与 ICP	15	160/85
2020 年 7 月 19 日		测压导管拔除	12	150/80

（2）护理评价。给予患者微创脑血肿穿刺引流术,同时给予患者降颅压、控制血压、吸氧、留置导尿,为了预防下呼吸感染,增加了胸肺部护理。给予患者持续 ICP 监测,责任护士每 2~4 小时观察患者生命体征、神志、瞳孔的变化并准确记录。最终患者病情逐步恢复,患者的意识状态由原来的中昏迷恢复至昏睡状态。

三、链接相关护理知识

（一）护理干预的依据

1. 颅内血肿穿刺引流术是治疗颅内出血简便可行的新技术,操作简单,创伤小,不受年龄和重要脏器功能的限制。

2. ICP 监测是采用传感器和监护仪动态测定 ICP 的一种方法。通常用来测压的解剖位置包括脑室内、脑实质内、硬膜下、硬膜外、蛛网膜下腔。重症脑损伤患者的 ICP 增高时临床难以通过神经功能检查来判断,因此,持续的 ICP 监测是十分必要的,其临床意义在于:①病情监测:ICP 持续性增高提示患者颅内血肿、脑水肿或脑积水的进展;②判断患者手术时机;③指导临床用药:依据患者 ICP 变化调整脱水药物使用治疗方案。临床常用的降颅压药物及其适应证、不良反应,见表 6-2-3。

表 6-2-3 临床常用的降颅压药物及其适应证、不良反应

药物名称	作用特点、适应证	用法、用量	不良反应
甘露醇	高渗性组织脱水剂,起效迅速,脱水作用强,同时具有良好的利尿作用,临床应用广泛	20% 甘露醇 125 快速静脉滴注	水、电解质紊乱,肾功能损伤,ICP 反跳,脑水肿加重,再出血等

续表

药物名称	作用特点、适应证	用法、用量	不良反应
甘油果糖氯化钠	脱水作用温和,不易引起反跳现象,可提供一定热量,适用于伴有肾功能不全者	250~500ml 静脉滴注	注射部位及肢体疼痛、静脉炎、静脉穿刺困难
呋塞米	具有较强的利尿作用,主要通过有效降低外周循环血量而治疗脑水肿,具有肾脏保护作用,不良反应较少	20~40mg 静脉滴注,与甘露醇交替使用可减轻两者不良反应	水、电解质紊乱,耳毒性,高尿酸血症,胃肠道反应
人血白蛋白	原有脱水剂不能有效减轻脑水肿或因其他原因而不能使用常规脱水剂时可考虑	急性期20%白蛋白10~20g/d	寒战、发热、颜面潮红、皮疹、恶心呕吐
高渗盐水	有效降低 ICP,改善脑血流灌注,降颅压作用时间持久,安全性较高	早期应用,3.0% 或 7.5% 高渗盐水 4~5ml/kg,短期内应用	电解质紊乱、心力衰竭、肾衰竭、出血倾向、静脉炎、脱髓鞘病变及 ICP 反跳等

3. ICP 增高的分期 ICP 增高临床过程分为代偿期、早期、高峰期与晚期(衰竭期)。各期中有不同的临床表现,也有共同性的症状,见表 6-2-4。

表 6-2-4 ICP 增高的临床分期及临床表现

临床分期	临床表现
代偿期	颅内有 8%~11% 的代偿容积(颅腔容积与脑容积之差),此时颅内顺应性良好,ICP 波动在正常范围内,临床上不出现症状和体征
早期	颅内代偿容积失代偿时,ICP 增高,脑血流量减少,脑组织缺血缺氧临床上出现三个典型症状:头痛、呕吐、视乳头水肿
高峰期	ICP 增高到达高峰期后不仅头痛、呕吐加重,而且出现意识障碍。此期另一重要的临床表现是 Cushing 征:心跳减慢、呼吸减慢和血压增高
晚期(衰竭期)	临床表现为深昏迷、瞳孔不等大或扩大、去大脑强直发作、心率加快、血压下降、呼吸不规则或暂停,最终呼吸心跳停止

(三) 护理干预的安全提示

1. 依据 2018 年中华医学会神经病学分会神经重症协作组提出的《难治性颅内压增高的监测与治疗中国专家共识》将其分别为:原发疾病的治疗、基本治疗、药物治疗、过度通气的治疗、低温治疗、手术治疗。

2. **ICP 干预界值** 重症脑损伤患者部分颅骨切除减压术前 ICP(脑室内或脑实质)干预界值为 20mmHg,术后 ICP 干预界值为 15mmHg。应避免 ICP ≥ 20mmHg 持续 30 分钟以上,或 ICP ≥ 25mmHg 持续 10 分钟以上,或 ICP ≥ 30mmHg 持续 5 分钟以上。

3. **镇静镇痛** 可遵医嘱给予咪达唑仑、丙泊酚等药物,以控制躁动,维持 ICP 稳定。若患者出现躁动不安,护理人员应提高警惕,防止 ICP 增高或脑疝的发生。

4. **防止一过性 ICP 增高** 振动排痰、叩背、体位引流、吸痰等护理措施可使 ICP 短暂升高,尤其吸痰前后 ICP 改变最为显著,护理措施结束 10 分钟后,ICP 可基本恢复基线水平。

日常护理中尽可能缩短 ICP 增高患者胸部物理护理时间至 30 分钟之内。

5. **腹压控制** 当腹内压由 0 增至 15mmHg 时,胸内压(吸气峰压)平均增加 6.80mmHg, ICP 平均增加 4.5mmHg。因此,日常护理工作中应关注患者有无腹胀及便秘情况,必要时给予患者肛管排气或缓泻剂。

6. **体位选择** 当颅脑损伤患者头部与身体角度呈抬高 10° 时,ICP 会降低约 1mmHg, CPP 也随之下降。床头抬高 30° 可降低 ICP,还可使脑灌注压(CPP)保持在一个恒定状态,是维持合适的 ICP 的最佳体位。

7. **意识、瞳孔的监测** 若患者出现意识障碍加深,提示有颅高压或脑疝的可能,应立即报告医生作相应处理。如瞳孔大小不等对光反射迟钝,或瞳孔中等散大对光反射迟钝,特别是一侧瞳孔进行性散大,对光反射迟钝或消失,是脑疝早期症状,应紧急脱水治疗或给予相应处理。

8. **头痛及呕吐症状的监测** 头痛的性质呈胀痛或搏动性疼痛,呕吐是头痛的伴发症状,头痛剧烈时出现喷射性呕吐。视乳头水肿是重要的客观体征,但其出现与 ICP 增高发生发展的时间、速度和程度有关。

9. 不规则呼吸是 ICP 增高特征,临床上常见的如潮式呼吸、抽泣样呼吸及双吸式呼吸等。

10. 血压进行性升高,脉搏慢而有力,常是 ICP 增高所致,但当血压升高到一定程度仍不能保证脑组织血液供应时,便迅速下降,脉搏变得不规则,细弱而快。

11. ICP 监测技术、脑疝急救技术、血肿穿刺技术、脑室穿刺及引流技术,参照第十章第二节 ICP 监测技术。

第三节 中枢性高热

中枢性高热主要由于脑出血和大面积脑梗死直接引起体温调节中枢损害,导致体温升高而引起一系列生理、病理变化,加重病情,影响预后。卒中并发中枢性高热是一种常见的危重症,且抗生素治疗无效,是神经重症患者最常见的非感染性体温变化,也是脑功能监测不可缺少的指标。临床上引起中枢性高热的原因主要以脑血管病、脑外伤及脑部手术侵袭较常见,也可见于脑部肿瘤、癫痫、酒精戒断和急性高颅压等。

一、常见导致中枢性高热的疾病

见表 6-3-1。

表 6-3-1 常见导致中枢性高热的疾病

疾病种类	发生时机	发病部位	发热原因
脑出血	多见	脑室出血、脑桥出血和蛛网膜下腔出血	损害下丘脑,影响体温调节中枢,蛛网膜下腔和脑室内血小板释放 5-羟色胺等物质,刺激体温调节中枢
脑梗死	少见	大面积和脑桥梗死可伴有	大面积梗死以及水肿影响下丘脑,脑桥病灶影响下丘脑的传出径路

续表

疾病种类	发生时机	发病部位	发热原因
脑外伤和脑手术	多见	累及垂体窝、三脑室部位、后颅窝等	脑部手术后
癫痫（强直 - 阵挛性发作）		因肌肉持续性抽搐，收缩使产热增加或癫痫发作使神经元过度兴奋放电，引起下丘脑体温调节中枢紊乱	
急性脑积水		由神经肽释放，中枢多巴胺介质紊乱或下丘脑受压所致	
酒精戒断		长期酗酒者，在戒断后产生	

二、病例分析与干预

（一）病例介绍

患者男性，57 岁，突发意识不清，左侧肢体无力 3 小时，急诊以"急性脑梗死"收入院。患者入院前 3 小时进餐后突发左侧肢体无力，不能持物站立，随后呼之不应。既往史：高血压病史 10 年，最高为 210/100mmHg，服药不规律，高血脂病史 10 年。体温 39℃，心率 110 次 /min，呼吸 23 次 /min，压眶有反应，被动体位，双侧瞳孔等大同圆，直径 2.5mm，光反应迟钝。CT 示右侧大脑中动脉大面积脑梗死。

> ### ⊡ 思维提示
>
> ◆ 患者发病位置易造成中枢性高热的发生。
> ◆ 患者发病急，有高颅压、中枢性高热症状，温度达 39℃，需要给予对症处理。

（二）救治方案

1. 救治原则

（1）降颅压、吸氧。

（2）低温保护。

（3）生命体征监测。

（4）营养支持。

（5）控制感染。

2. 采用降温毯与冰帽联合应用，给予中枢性高热护理。

（1）降温过程：见表 6-3-2。

表 6-3-2　中枢性高热患者降温过程

时间	冰毯机使用（图 6-3-1）	冰帽的应用（图 6-3-2）	患者体温波动情况
2021 年 3 月 12 日	毯面温度设置为 10℃，上铺大单，降温仪启动温度为 38℃	内层包裹毛巾，防止冻伤	39℃
2021 年 3 月 17 日	将降温仪启动温度降低至 37.5℃	约每 4 小时进行更换一次	38℃
2021 年 3 月 22 日	采用自然复温法，停止使用降温毯	停止	<37.3℃

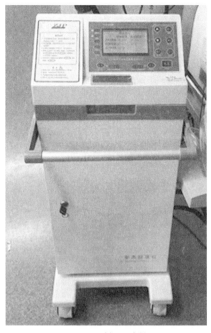

图 6-3-1　控温毯使用

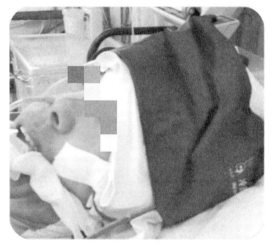

图 6-3-2　冰帽使用

（2）护理评价。通过整体护理,给予降颅压、血压的治疗,同时给予吸氧、留置导尿,增加胸肺部护理预防下呼吸感染。在患者给予降温毯与冰帽联合使用期间,责任护士每 30 分钟～1 小时观察患者体温、生命体征、神志、瞳孔的变化、有无冻伤、寒战的发生。最终患者病情逐步好转。

三、链接相关护理知识

（一）护理干预的依据

1. 对于中枢性高热患者,在其发热早期阶段即行降温治疗,控制高热症状,可减轻神经细胞的耗氧量,减少组织内酸性代谢产物的产生,有助于维持血脑屏障的完整性和功能的稳定,降低患者脑水肿发展的程度,减轻对脑组织的继发性损伤。

2. **中枢性发热的特点**

（1）突然高热,经常在发病 48 小时体温骤然升高至 39℃以上,热型多为稽留热,抗生素治疗无效,患者可持续高热数小时至数天直至死亡,或体温突然下降至正常。

（2）躯干温度高,肢体温度次之,双侧温度可不对称,相差可超过 0.5℃。

（3）虽然患者呈高热状态,但全身中毒症状不明显,多无寒战。

（4）无颜面及躯体皮肤潮红等反应,可表现为全身皮肤干燥、发汗减少、四肢发凉。

（5）一般不伴有有体温升高而出现的脉搏和呼吸增快。

（6）无感染证据,不伴有白细胞增高或总数虽高,分类无变化。

（7）因体温调整功能障碍,故体温易随外界温度变化而波动。

（8）体温调节中枢受损,非甾体类药物难以对其产生影响,但物理降温方法可有效。

3. **护理干预的特点**　应用降温毯对中枢性高热患者进行物理降温,患者体温能在数小时内达到预定温度,降温效果持续、稳定,不易反弹。降温毯操作简单方便,既可保证患者治疗所需体温,又防止急剧体温下降或过低;冰帽使用时较为局部,其全身降温作用起效缓慢,应与其他降温方法联合使用;文献报道降温毯可以与头部局部冰敷降温相结合使用,这种方法优于降温毯的单一应用。

(二)护理干预的安全提示

1. 对于急性缺血性卒中、脑出血和蛛网膜下腔出血的患者,核心体温 ≥ 37.5℃,且除外感染性发热后,建议使用预见性降温治疗。

2. 对于急性缺血性卒中、脑出血和蛛网膜下腔出血的患者,出现中枢性发热时,建议维持目标核心体温为 36.5~37.5℃。

3. 降温时可使用直肠或膀胱温度测量代替核心温度。

4. 降温毯、冰帽不可直接接触皮肤,应先使用毛巾、被单等隔开接触面以防皮肤冻伤,见表 6-3-3,按时观察降温毯运行及冰帽融化情况,及时调节或更换,以保证降温效果。

表 6-3-3 冻伤分级

分级	具体描述
Ⅰ度	伤及皮肤表层。局部轻度肿胀,红斑损伤,稍有麻木疼痛
Ⅱ度	伤及皮肤真皮层。局部水肿,水疱损害知觉迟钝,2~3 周后,如无感染伤口可愈合,少有瘢痕
Ⅲ度	伤及皮肤全程及皮下组织,局部由苍白转为黑褐色,可出现血性水疱,知觉消失 4~6 周后,坏死组织脱落形成肉芽创面。愈合缓慢留有瘢痕
Ⅳ度	伤及肌肉及骨骼等组织,甚至肢体干性坏疽,对复温无反应,感染后则变成湿性坏疽,中毒症状炎症,治愈后多留有功能障碍和残疾

5. **降温毯运行** 毯面温度一般设定在 6~10℃,降温速度以 0.5~1℃/h 为宜。将降温毯垫于患者躯干下,上缘与患者肩平齐,毯面不能与患者皮肤直接接触,应在其上平铺被单,降温毯使用时间一般 3~5 天,对高热持续时间长的患者,可适当延长,但不能超过 10 天。

6. 应用降温毯时,每 30 分钟~1 小时观察并记录患者体温、生命体征、神志、瞳孔变化、有无寒战情况,推荐床旁寒战评估量表(bedside shiver assessment scale,BSAS),见表 6-3-4。如患者体温急剧下降或心率迅速减慢,及时通知医生,必要时停用降温毯使用。

表 6-3-4 床旁寒战评估量表

分级	界定描述
0 级	无:触摸患者咬肌,颈部或胸壁没有寒战
1 级	轻度:寒战只局限在颈部和 / 或胸廓
2 级	中度:周围肢体或胸部寒战
3 级	重度:不可控制的全身寒战

7. 注意观察患者肢体温度、颜色、末梢循环,必要时给予手套或袜套保暖,躯体出现青紫色花斑或患者持续性腹泻时应及时告知医生,给予患者加盖棉被保暖,见图 6-3-3、表 6-3-3、表 6-3-4。

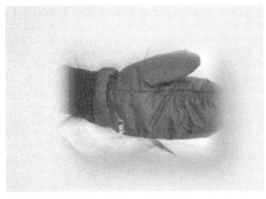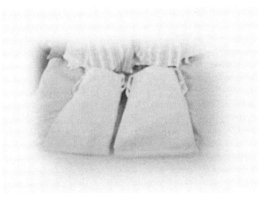

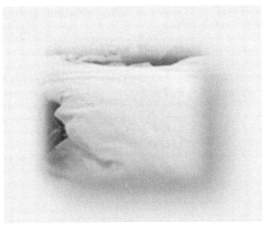

图 6-3-3　临床实施保暖措施（棉手套、袜套、棉被）

8. 持续高热可使脑血流量、脑组织氧代谢增加,造成 ICP 增高,加重脑细胞损害;高热还可导致机体代谢增加,热能消耗,从而加速各器官的衰竭。低温脑保护为通过人工物理的方法降低患者全身体温或者局部脑温,进而降低脑氧耗、促进脑功能恢复。脑缺氧耐受时限只有 5 分钟,故应尽早实施亚低温治疗策略,建议颅脑损伤后 4~6 小时开始低温治疗;由于各种原因超过 6 小时未能启动低温治疗者,应在条件满足后尽早开始实施。亚低温治疗使脑细胞处于"半冬眠"或"冬眠"状态,脑细胞代谢率和耗氧量降低,减少脑细胞自溶坏死,有效保护脑细胞功能,预后生活质量有明显的提高。一旦高热超过 7 小时应用头部降温治疗的效果不显著。

多种降温方法中,体表降温和头部降温的使用最为广泛,这里的注意事项不再赘述,如患者头部存在伤口,应做好伤口处的保护,避免冰帽的受压;应在冰帽内衬垫无菌小巾,从而保证伤口处皮肤的清洁干燥。

第四节　呼吸泵衰竭

呼吸泵是指呼吸驱动结构,由胸廓、呼吸肌和调节呼吸肌收缩舒张的神经系统组成,其主要功能是保持一定的跨肺压梯度。呼吸泵衰竭是由于呼吸驱动力下降或自主呼吸调节障碍引起肺通气不足,临床表现为低氧血症和高碳酸血症。常见于呼吸中枢受累的中枢神经系统或脊髓前角、周围神经、神经 - 肌肉接头和致肌肉受累的脊髓、周围神经系统疾病。

一、导致呼吸泵衰竭的常见原因

见表 6-4-1。

表 6-4-1 神经疾病常见导致呼吸衰竭的原因

疾病种类	发生时机	发病部位	呼吸衰竭原因
脑血管病	多见	累及大脑皮质、间脑、中脑、脑桥、延髓	延髓是呼吸节律的起点,控制吸气和呼气;间脑、中脑和脑桥是呼吸的调整中枢,使呼吸节律更加完善;大脑皮质是随意呼吸控制中枢,使呼吸具有随意控制能力。任何一部分受损均可发生中枢神经性呼吸泵衰竭
重症肌无力危象	多见	神经 - 肌肉接头的突触后膜	神经 - 肌肉接头突触后膜乙酰胆碱受体受到损害,受体数目减少,导致神经 - 肌肉接头信息传递障碍,导致呼吸肌无力发生,出现呼吸衰竭症状
吉兰 - 巴雷综合征	多见	周围神经	是最具代表性的运动神经受损而使呼吸肌收缩力减弱的疾病,随着疾病进展,还可发生神经性肌营养不良,使呼吸肌收缩力减弱加重
中毒		中枢神经系统	多数有机磷毒物脂溶性较强,容易通过血脑屏障,重度中毒时脑内乙酰胆碱蓄积,直接影响中枢神经系统细胞突触间冲动传导,引起呼吸中枢抑制或麻痹

二、病例分析与干预

(一)病例介绍

患者女性,35 岁,肢体无力 15 年,加重 2 天,急诊以"重症肌无力"于 2019 年 3 月 12 日收入院。既往史:重症肌无力病史 15 年,遵医嘱服用溴吡斯的明,2 周前患者感冒不适自行将用药剂量减半。入院查体:心率 78 次 /min,呼吸 18 次 /min,血压 110/78mmHg,血氧饱和度 88%,入院时给予调氧面罩给氧 8L/min,氧浓度 60% 后血氧饱和度回升至 92%,体温 36.9℃,神志清楚,双侧瞳孔等大等圆,直径 3.0mm,光反应灵敏,四肢肌力 Ⅳ 级。入院后第二天,患者意识呈嗜睡状态、呼吸频率增快(42 次 /min)、四肢无力进行性加重,血氧饱和度下降至 68%,动脉血气结果回报:PCO_2 :65mmHg,PO_2 :55mmHg,pH:7.30。

> **⌐• 思维提示**
>
> ◆患者出现呼吸肌无力,引起呼吸衰竭症状,主要与重症肌无力有关。
>
> ◆患者发病迅速,有呼吸困难、血氧饱和度下降、出现呼吸衰竭的症状,需建立人工气道。

(二)救治方案

1. 救治原则

(1)建立人工气道、机械通气辅助呼吸。

(2)生命体征监测。

(3)胸肺部护理。

(4)原发病治疗。

(5)营养支持。

(6)控制感染。

2. 行气管插管,给予呼吸机辅助呼吸。

(1)为患者建立人工气道及使用呼吸机过程,见表 6-4-2。

表 6-4-2　患者呼吸衰竭的救治过程(建立人工气道、使用呼吸机)

时间	人工气道建立	呼吸机	血氧饱和度	血气结果 /mmHg
2019 年 3 月 13 日	麻醉科医生给予患者进口气管插管	连接呼吸机外管路(接模拟肺)-连接气源-打开电源-设置参数-检测呼吸机性能-去除模拟肺、连接气管套管	98%~99%	PaO_2 :80 $PaCO_2$:50
2019 年 3 月 15 日	检查气管插管位置与固定情况,评估气道湿化程度	监测生命体征、呼吸机工作情况;呼吸机报警时,及时查找并解决问题	97%~99%	PaO_2 :90 $PaCO_2$:45
2019 年 3 月 18 日	予患者 T 管吸氧 5L/min,每 2 小时一次雾化吸入	撤机	96%~99%	PaO_2 :95 $PaCO_2$:38
2019 年 3 月 20 日	充分吸痰,嘱患者咳嗽,医生给予拔除气管插管		97%~99%	PaO_2 :96 $PaCO_2$:37

(2)护理评价。立即给予患者气管插管,使用呼吸机辅助呼吸以维持患者氧供,解决患者呼吸泵衰竭引起的肺通气不足、低氧血症及高碳酸血症。护理过程中动态监测患者生命体征、安全管理机械通气系统、预防呼吸道及肺部并发症、遵医嘱用药改善微循环、予营养支持、满足患者的基本需要,通过实施整体护理,最终患者病情逐步恢复,成功撤机拔管。

三、链接相关护理知识

(一) 护理干预依据

神经系统及神经肌肉病变引起的呼吸泵衰竭,共同特点是因呼吸中枢兴奋性下降或周围神经、呼吸肌病变致呼吸驱动力不足,导致限制性通气不足,表现为低氧血症与高碳酸血症并存。为减少患者呼吸做功及改善换气与通气功能,需要立即给予患者建立人工气道并使用有创通气治疗。

1. 呼吸泵衰竭特点

(1)急性呼吸泵衰竭时:PaO_2 降低、$PaCO_2$ 增高($>50mmHg$),碳酸氢根正常和 pH 降低(<7.35)最初表现为呼吸频率增快,慢性呼吸衰竭时,由于机体代偿作用,PaO_2 降低、$PaCO_2$ 增高,碳酸氢根增高($>27mmol/L$)和 pH 大致正常(<7.35)。

(2)呼吸泵衰竭失代偿期:表现为呼吸困难、端坐呼吸、咳嗽无力、咳痰困难,患者可见呼吸频率及心率增快、启用辅助呼吸肌(胸锁乳突肌、肋间肌、腹肌)和胸腹反常运动(吸气时腹部内陷,而呼气时腹部膨出与正常相反)。

(3)肺衰竭和呼吸泵衰竭可以独立存在或同时存在,如呼吸泵衰竭后继发严重肺部感染时可导致肺衰竭而合并出现严重的低氧血症。

(4)呼吸泵衰竭时,可出现潮式呼吸、中枢神经源性过度呼吸、长吸气式呼吸、丛集式呼吸和共济失调式呼吸等节律异常性呼吸。

(5)急性缺氧可出现精神错乱、躁乱、昏迷、抽搐等症状,合并急性二氧化碳潴留时,可出现嗜睡、淡漠、扑翼样震颤,以至于呼吸骤停。

2. 护理干预的特点　机械通气用于辅助治疗呼吸泵衰竭,神经疾病的病死率大幅度下降,如重症肌无力的病死率由 42% 降至不足 5%,吉兰 - 巴雷综合征的病死率降至不足 3%。机械通气能在呼吸动力失代偿期间替代生理性呼吸泵作用。但由于人工气道的使用、机械通气装置及患者自身的疾病等原因,易出现各种并发症,如呼吸机相关性肺炎(VAP)等,护士应熟悉并发症的发生原因,做好预防和护理。

(二) 护理干预的安全提示

1. 保证人工气道的固定,防止非计划性拔管,对于依从性差或意识障碍的患者,必要时予保护性约束或遵医嘱给予药物镇静。

2. 气管插管患者每 4~6 小时进行口腔护理;每 2~4 小时使用气囊测压仪监测气囊压力,保证气囊压力在 25~30cmH$_2$O。若进行患者的搬运、机械排痰、外出检查前后,均应使用气囊压力表进行人工气道气囊压力的监测。

3. 确保人工气道的通畅,必要时予气道湿化,有效清除痰液及气道分泌物,防止发生堵管。目前气道湿化最优方式为主动加温加湿的方式。

4. 使用密闭式吸痰(图 6-4-1),较开放式吸痰结果在 VAP 发生率上没有发现显著差异,但密闭式吸痰可明显减少低氧血症和心率迟缓的发生率,以及缩短各生理指标恢复到吸痰前水平所需的时间,增加患者的安全。

5. 机械通气时所有呼吸机管道,定期按规定一次性处理或消毒后再用,所有接触呼吸道的操作要严格无菌。

6. 机械通气患者床头需要抬高 30°(图 6-4-2)。集水罐始终放在呼吸外管路最低位,并及时倾倒冷凝水。

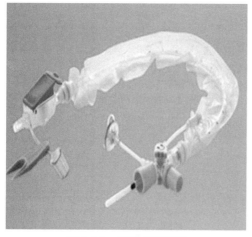

图 6-4-1　密闭式吸痰管

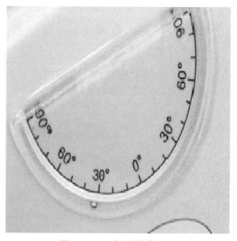

图 6-4-2　床头抬高 30°

7. 监测生命体征及有无人机对抗,必要时遵医嘱使用镇静药物。呼吸机报警时,护士应高度重视,及时分析报警原因进行有效处理。

8. 监测包括脉搏血氧饱和度、持续呼气末二氧化碳分压(end-tidal carbon dioxide pressure,PETCO$_2$)和持续经皮二氧化碳分压监测、血气分析等。呼吸肌力评估包括临床观察(呼吸节律、呼吸频率、呼吸动度)和肺功能仪测定呼吸量(潮气量、最大吸气压力、最大呼气压力、咳嗽峰值流速等)。

9. 根据血气分析及呼吸能力给予患者动态评估,通过调整呼吸机参数、间断使用呼吸机、调解呼吸机模式等方式循序渐进的锻炼呼吸肌,帮助患者恢复呼吸功能,及早撤机。

10. 当患者具备完全自主呼吸及清理呼吸道能力后,及早给予患者拔管,注意拔管前与拔管时及时清理口腔及气道分泌物。

11. 呼吸机相关性肺炎的预防,见第四章第六节。呼吸机撤机技术见第十章第十八节。

第五节　心率变异

心率变异(heart rate variability,HRV)是指每个窦性心动周期间时间与频率的细微变化,可通过测量连续正常R-R间期变化的变异性来反映心率变化程度、规律,是反映自主神经系统调控心脏节律性变化的一种特异性定量指标。一旦人体患病时,自主神经系统调节紊乱,内在平衡遭到破坏,心脏的节律性、传导性与收缩性就会发生异常,HRV能够直观地体现出这些异常的改变。临床上可评估患者心脏自主神经系统的活动性、均衡性和相关病理学状态,从而有效地预测其心源性猝死风险。

一、常见伴心率变异的疾病

见表6-5-1。

表6-5-1　常见伴有心率变异的疾病

疾病种类	发生时机	发生原因
原发高血压	多见	长时间可以损害身体的靶器官及压力感受器,当压力感受器受损的时候,心脏的自主神经功能发生紊乱,引起HRV的改变
心力衰竭	多见	心脏产生神经体液的代偿作用,交感神经兴奋性异常增强,导致交感、副交感神经调节失衡,即心脏的自主神经功能紊乱
糖尿病		引起支配心脏的自主神经纤维受损,导致心率控制和血管动力学异常
脑卒中	多见	可致自主神经功能损害,交感和副交感神经调控失衡并伴有交感神经过度活跃

二、病例分析与干预

(一)病例介绍

患者女性,83岁,右侧肢体无力持续麻木3天伴意识不清1天,急诊以"脑梗死"于2020年7月12日收入院。患者入院前3天自感右侧肢体无力伴麻木感,持续不能缓解遂卧床休息,1 天前家属发现患者意识不清。既往史:冠心病病史 10 年,糖尿病病史 15 年,服药不规律。查体:体温 36.0℃,心率 130 次 /min,呼吸 23 次 /min,血压 150/95mmHg,神志处于嗜睡状态,双侧瞳孔等大等圆,直径 2.5mm,光反应迟钝,肌力查体欠合作。CT 示脑梗死收入院。

> ■━ **思维提示**
>
> ◆ 患者出现自主神经功能障碍的表现。
> ◆ 患者既往有冠心病史,入院查体心率快,需要给予对症处理。

(二)救治方案

1. 救治原则

(1)降颅内压、冠心病治疗、吸氧。

(2)心电监护、24 小时动态心电图。

(3)营养支持。

(4)并发症预防:脑疝等。

2. 24 小时动态心电图及心电监护

(1)24 小时动态心电图监护过程,见表 6-5-2。

表 6-5-2 患者 24 小时动态心电图监护过程

时间	心电监护	24 小时动态心电图	患者心率及心率变异指标(SDNN)数值
2020 年 7 月 12 日	每小时测量生命体征,监测显示屏需动态监测心率与脉搏	检查电极片位置,移动患者时动作轻柔	心率:100~116 次 /min SDNN:59.5ms
2020 年 7 月 15 日	病情平稳,遵医嘱每小时监测心率变化,每 2 小时测量生命体征	检查电极片位置,移动患者时动作轻柔	心率:98~88 次 /min SDNN:65.4ms
2020 年 7 月 18 日	遵医嘱心电监护每 4 小时测量生命体征	停用监测	心率:70~80 次 /min

(2)护理评价。遵医嘱给予患者降颅压、冠心病的治疗,同时给予吸氧、心电监护、24 小时动态心电图监测,为了预防下呼吸道感染,做好防误吸护理。在给予患者心电监护期间,护士严密观察患者心率、呼吸、血压、血氧饱和度、神志、瞳孔的变化。最终患者病情逐步恢复,心率下降至 70~80 次 /min。

三、链接相关护理知识

(一)护理干预的依据

脑卒中后可见心律失常,且 98% 的蛛网膜下腔出血患者、77% 的颅内出血与 22% 的脑梗死患者,可出现新的心律失常。正常情况下,功能相反的交感和副交感神经处于相互平衡制约中,患者自主神经功能的损害,交感和副交感神经调控失衡,可导致 HRV 的数值下降。目前,已有多种 HRV 的测量手段,时域分析法的统计法指标主要有 24 小时正常窦性

RR 间期总体标准差(SDNN)、RR 间期平均值标准差(SDANN)、正常相邻窦性 RR 间期差值均方根(rMSSD)、正常相邻 RR 间期差值>50ms 百分比(PNN50)最为常用。其中 SDNN(24 小时内全部正常窦性心搏 R-R 间期的标准差)是衡量整体心率变异性大小的一个最直观的指标,其参考值为(141 ± 39)ms,SDNN<100ms 属中度降低,SDNN<500ms 属明显降低。SDNN<500ms 的患者,发生室速及猝死的概率较高,强调护理人员对此类患者生命体征、意识及瞳孔变化的监测,为治疗提供依据。

1. 心率变异的特点

(1)随着年龄增长,心脏自主神经功能逐渐下降,表现为心率变异性随年龄增加而呈降低趋势。

(2)情绪激动可引起过多的儿茶酚胺类物质释放,交感神经系统过度兴奋,可使"室颤阈"减低。

(3)室性心律失常可表现出与心率变异有关的昼夜节律。

2. 护理干预的特点 给予患者 24 小时心电监护,可持续监测心率 / 律变化及动态血压变化,根据心率变异性分析结果,提示患者是否可能出现恶性心律失常、猝死等风险,为治疗及护理提供有效的依据。重症脑卒中患者反映自主神经总活性和副交感神经活性的 HRV 指标明显降低,HRV 是预测急性重症脑卒中预后的一个独立、敏感、定量的指标。

(二) 护理干预的安全提示

1. 护理过程中关注患者主诉,如出现胸痛、胸闷、心悸、呼吸困难等先兆症状,应先听心率,若心率不规律,立即行心电图检查;若出现频发室早>5 次 /min 可诱发室速危及生命,需立即通知医生,吸氧,遵医嘱予对症处理。

2. 关注心率变异分析结果,特别是正常 R-R 间期的标准差(SDNN)<50ms 时,发生室速及猝死概率高,应引起高度重视。

3. 安放监护电极前注意清洁皮肤,用酒精棉球去除油脂,电极放置部位应避开胸骨右缘及心前区,以免影响做心电图和紧急电复律;电极片每 1~2 天更换一次,松动时随时更换,观察有无皮肤发红、瘙痒等过敏反应。

4. 关注心电监护报警,心电监护发现频发(>5 次 /min)、多源性、成对的或呈 RonT 现象的室性期前收缩,室速,预激伴发房颤,窦性停搏,第二度 Ⅱ 型或第三度房室传导阻滞等,立即汇报医生(图 6-5-1)。

5. 避免患者过度劳累、剧烈活动、情绪激动、紧张等诱因。

6. 遵医嘱用药(如酒石酸美托洛尔片),观察用药效果,掌握药物不良反应。

7. 予患者用药指导,告知患者不可自行减量、停药或擅自改用其他药物。

8. 患者病情平稳后可在康复师指导下行低强度有氧运动,可调节脑卒中后患者的自主神经功能,改善其骨骼肌代谢和心率变异性。

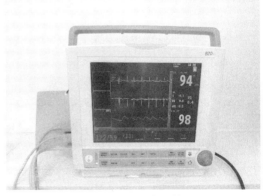

图 6-5-1 心电监护

第六节 胃肠动力障碍

胃肠动力障碍(gastrointestinal dysfunction,GID)主要是指各种病因引起胃肠道平滑肌运动功能发生障碍,胃肠壁肌肉不能有序、自主地收缩,推动食物沿肠腔前进的病理过程。胃肠动力由胃肠神经支配即由内在神经系统、外来神经系统、胃肠调控中枢控制。一旦出现神经重症损伤,便会导致胃肠神经系统、自主神经系统和中枢神经系统的障碍,一旦胃肠动力障碍会导致一系列症状出现,如胃食管反流、肠易激综合征、功能性消化不良及功能性便秘等。59.1% 的危重症患者存在胃肠动力障碍,可出现恶心、呕吐、便秘、腹胀、腹泻、胃潴留、消化道出血、肠梗阻等情况。文献报道 ICU 胃肠功能障碍 50% 来源于胃黏膜病变,60%的重症患者具有胃肠动力障碍,其中 20% 发展到急性胃肠功能衰竭。

一、常伴胃肠动力障碍的神经疾病

见表 6-6-1。

表 6-6-1 常见胃肠动力障碍的神经疾病

疾病种类	发病部位	发病原因
脑血管病多见	中枢神经系统	可引起胃肠道运动功能抑制,内脏血管痉挛,导致胃肠黏膜缺血缺氧,同时血管内皮细胞大量释放内皮素(缩血管物质)加重胃肠黏膜缺血缺氧
脑外伤、脑变性病、脱髓鞘病等多见	延髓或脑桥及脑桥以上部位	由于进食困难,消化吸收障碍,身体处于应激性高分解代谢状态,易出现低蛋白血症。低蛋白血症血浆胶体渗透压下降,胃肠黏膜水肿,影响消化吸收功能,发生胃动力障碍
脑肿瘤、颅内占位等多见	颅内	中枢性呕吐、中枢性高热、感染等,易引起水、电解质与酸碱失衡,导致黏膜水肿和 / 或胃肠平滑肌无力
癫痫持续状态、精神行为异常等		使用麻醉、镇静催眠药物,会引起胃肠蠕动减慢,甚至发生胃肠麻痹

二、病例分析与干预

(一)病例介绍

患者男性,77 岁,突发意识不清,呕吐 3 小时,急诊以"脑出血"于 2020 年 7 月 10 日收入院。患者入院 3 小时前与家人争吵过程中突发意识丧失,随后出现喷射性呕吐。急诊头颅 CT 示大面积脑出血,破入脑室。既往史:高血压病史 20 年,服药不规律,最高血压达 220/113mmHg。入院查体:体温 37.2 ℃,心率 130 次 /min,呼吸 23 次 /min,血压 220/105mmHg,神志浅昏迷,双侧瞳孔等大等圆,直径 3mm,光反应迟钝,查体欠合作,给予患者肠内营养支持,患者每日间断出现 280ml 胃内残留。

□- **思维提示**

◆ 患者出现喷射性呕吐、血压高等颅高压症状,同时出现了大量的胃内残留,主要与发病后引起自主神经功能紊乱而导致胃肠动力障碍有关。

◆ 患者发病急,出血面积大,颅内高压症状明显,需要立即给予对症处理。

(二)救治方案

1. 救治原则

(1)降颅压。

(2)根据胃肠动力障碍情况,调整营养支持方式,给予营养支持。

(3)防误吸。

(4)生命体征监测。

(5)预防并发症:脑疝、深静脉血栓、肺部感染、压力性损伤、便秘。

2. 采用肠内营养泵供给肠内营养液,给予胃肠动力障碍护理

(1)胃肠动力障碍营养支持过程,见表 6-6-2。

表 6-6-2 患者胃肠动力障碍营养支持过程

时间	鼻饲营养	胃潴留情况	营养支持措施
2020 年 7 月 10 日	医嘱营养液 500ml 以 50ml/h 经胃管泵入	鼻饲进食,每 4 小时回抽,无胃内残留	按照患者情况第 2 天达到营养目标值
2020 年 7 月 11 日	医嘱营养液 500ml 以 80ml/h 经胃管泵入	每 4h 回抽,24 小时内出现 100ml 及以上胃内残留 ≥2 次;	降低营养液泵入速度至 50ml/h,遵医嘱鼻饲莫沙必利 5mg,一天 3 次
2020 年 7 月 12 日	营养液 1 000ml 以 50ml/h 经胃管泵入	每 4 小时回抽,24 小时内出现 100ml 及以上胃内残留 ≥3 次;	给予患者放置鼻肠管,经鼻肠管置入后给予 EN 支持
2020 年 7 月 15 日	营养液 1 500ml 以 80ml/h 经鼻肠管泵入	每 4 小时回抽,无胃内残留	
2020 年 7 月 18 日	营养液 500ml 以 50ml/h 经胃管泵入,1 000ml 以 80ml/h 经鼻肠管泵入	每小时回抽,无胃内残留	一周后,胃肠道肠鸣音恢复,启动鼻胃肠管给予营养支持
2020 年 7 月 19 日	营养液 500ml 以 80ml/h 经胃管泵入,1 000ml 以 80ml/h 经鼻肠管泵入	每 4 小时回抽,无胃内残留	增加经胃给予营养制剂的量
2020 年 7 月 24 日	营养液 1 500ml 以 80ml/h 经胃管泵入	每 4 小时回抽,无胃内残留	营养制剂从胃管中泵入,未发现残留,拔除鼻肠管

(3)护理评价。遵医嘱给予患者降颅压、抗感染,同时为了防止并发症的发生,予患者翻身叩背、气道雾化、持续下肢间歇式加压充气腿泵等整体护理。患者留置鼻肠管期间,责任护士每班观察患者腹胀、胃潴留、排便的情况。最终患者胃肠动力障碍逐渐好转,保证了患者住院期间机体能量的补给。

三、链接相关护理知识

(一) 护理干预的依据

神经重症患者通过超声查看到胃窦收缩的时间最早是入院后 6 小时,正常人的胃窦收缩是以 3 次 /min 的速度发生,而处于严重应激状态的患者,胃窦收缩会发生改变,表现发生频率减少或停止。GCS 评分较低患者、男性、机械通气以及 BMI 较高的患者,极易出现胃肠动力不足,一旦出现,既可威胁患者气道安全,导致误吸或吸入性肺炎,又可造成进食量减少,引起营养不足。因此,需要早期予以营养评估和营养支持以降低病死率、减少并发症、减轻神经功能残疾和缩短住院时间(专家共识 A 级推荐)。明确肠内营养支持治疗期间胃动力障碍的危害和发生原因,并采取一些护理相应的措施,是保证肠内营养支持顺利进行的关键。

1. 神经重症胃肠动力障碍的特点

(1)神经系统的岛叶、边缘系统及下丘脑是内脏活动的调节中枢,当中枢神经系统受损时会影响胃肠功能,影响胃肠黏膜血液灌注和腺体分泌。

(2)神经重症患者尤其伴有癫痫持续状态、给予低温治疗的患者,使用大量的镇静、催眠、抗癫痫药物等会造成胃肠蠕动减慢。

(3)神经重症患者常存在水电解质与酸碱失衡、低蛋白血症等问题,胃及小肠黏膜吸收能力减弱。

2. 护理干预特点　在临床治疗中,肠内营养应用于重症患者得到了足够的重视与肯定。随着临床实践证实,肠内营养支持具有更多的优越性。目前临床上由于空肠营养管盲插置入并未普及,鼻胃管仍是最常用的营养支持的途径,但在 NCU 患者中存在不同程度的胃动力障碍,易出现胃潴留,经鼻肠管营养既可有效保证患者营养摄入,又能避免患者因胃内容物的反流及误吸造成肺部感染。

(二) 护理干预的安全提示

1. 在 2013 欧洲重症协会胃肠障碍工作组提出了急性胃肠损伤(acute gastrointestinal injury,AGI)的概念,并推出 AGI 的评估标准。AGI 是指危重症患者因急性疾病导致胃肠道功能异常,分为原发性与继发性。基于上述概念需要明确急性胃肠损伤分级诊断标准,见表 6-6-3。AGI 分级越高病情越重、死亡率越高(2 级证据)。胃肠功能衰竭患者病死率更高(2 级证据)。

2. 胃肠动力不全(胃残余液>100ml)时,可加用甲氧氯普胺、红霉素等胃动力药物或暂停喂养(1 级证据, B 级推荐)。如长期应用甲氧氯普胺会引起患者锥体外系反应等副作用,表现有肌张力障碍、不自主运动、运动迟缓等锥体外系症状,使用时需注意观察患者有无锥体外系症状,肌内注射时避免在同一部位连续注射,以免引起患者皮肤硬结。

3. 进行肠内营养前或鼻饲注水前应确定胃管在胃内,推荐双人采用 3 种或 3 种以上方法进行胃管位置的确认。若通过常规方法无法确定或患者呛咳明显者,应行 X 线检查,此方法为确认胃管在胃内的"金标准"。

4. 患者使用营养泵进行鼻饲饮食时,应抬高床头 30°~45°,取头侧卧位,管饲喂养速度应从慢到快,即首日肠内营养输注 20~50ml/h,次日起逐渐加至 80~100ml/h,,约 12~24 小时内输注完毕。

表 6-6-3　AGI 损伤评估标准及临床表现

AGI 分级	临床表现
Ⅰ级	胃肠功能部分损害,主要特点为出现病因明确的暂时性胃肠道症状,具有自限性;包括胃肠道术后前几日的恶心、呕吐,休克早期的肠蠕动障碍 自限性阶段:发展为胃肠功能障碍或胃肠功能衰竭的风险较大。表现为已知的、与某个病因相关的、暂时的胃肠症状
Ⅱ级	胃肠道无法完成消化吸收功能,不能完全满足机体营养及液体需求,但没有影响全身状态:主要特点为胃肠道症状持续加重,需要干预治疗;包括高度胃潴留或反流、下消化道麻痹、腹泻、腹腔高压 1 级(腹内压 12~15mmHg)、消化道出血、喂养不耐受等 胃肠功能障碍阶段:胃肠道不能完成消化和吸收,以满足人体对营养素和水分的需要,但通过临床干预,可恢复胃肠功能
Ⅲ级	胃肠功能丧失:胃肠功能经干预治疗无法恢复,存在治疗无效的喂养不耐受,并影响全身状态;包括高度胃潴留、持续胃肠麻痹、肠道扩张、腹腔高压 2 级(腹内压 15~20mmHg) 胃肠功能衰竭阶段:胃肠功能丧失,尽管给予干预,亦不能恢复胃肠功能和一般状况
Ⅳ级	胃肠衰竭导致休克或 MODS 威胁生命:肠道缺血坏死、胃肠出血引起失血性休克、Ogilvie's 综合征、腹腔间室综合征(腹内压>20mmHg) 胃肠功能衰竭并严重:影响远隔器官功能,危及生命

5. 关注患者肠内营养耐受性,出现便秘(0 次 /3 天)时,应加强补充水分,选用含有混合膳食纤维营养配方(1 级证据,A 级推荐),必要时予以通便药物、低压灌肠或其他排便措施(专家共识,A 级推荐)。

6. 观察患者有无腹胀、腹泻、呕吐等症状,如出现应减慢输注速度或 / 和减少输注总量,同时寻找原因并对症处理,仍不缓解时改为肠外营养。

7. 营养液输注过程中,观察患者有无腹胀,每 4 小时回抽胃内容物,观察总量、颜色和性状。如单次为残留量超过 100ml 应通知医生,减缓营养液泵入速度或暂停鼻饲泵入 2 小时。

8. 对于严重胃动力障碍的患者,反复出现腹胀、胃潴留情况,减速或药物方法治疗无效的患者,可给予患者留置鼻肠管,见第九章第一节十二。

9. 每日予口腔护理 4 次,保持口腔清洁无异味,防止口腔感染。

10. 肠内营养患者常出现血糖调节功能异常,血糖增高时,可导致重症脑损伤同时伴有高血糖因此应监测血糖情况。

11. 肠内营养液应与静脉用药分开专区放置,并贴醒目标识,如:胃肠营养,使用专用营养液输注器,输注时营养液不能与静脉输液挂在一起,防止发生差错,酿成严重后果。

第七节　吞咽障碍

吞咽是指人体从外界经口摄入食物并经咽腔、食管传输到达胃的过程,根据食物通过的部位一般可分为口腔期、咽期、食管期。吞咽障碍(dysphagia)是指由于下颌、双唇、舌、软腭、咽喉、食管等器官结构和 / 或功能受损,不能安全有效地把食物输送到胃内的过程。吞咽障碍是重症脑损伤后的一种常见症状。据报道,重症脑损伤中 60% 的成年患者及 68% 的儿童存在吞咽障碍,吞咽障碍会影响患者能量和蛋白质的摄入,导致营养不良甚至死亡。

一、常伴吞咽障碍的疾病

见表 6-7-1。

表 6-7-1 常伴有吞咽障碍的疾病

疾病种类	发生时机	发病部位	发病原因
脑血管病、颅脑外伤、中枢神经系统感染性疾病、脱髓鞘疾病、周围神经病等	多见	单侧疑核(真性延髓麻痹)、双侧皮质延髓束受损或受累(假性延髓麻痹)	真性延髓麻痹:延髓内的运动神经核团,或来自延髓的脑神经(包括舌咽神经、迷走神经和舌下神经),因疾病引起麻痹时,导致吞咽障碍,咽反射消失;假性延髓麻痹:双侧皮质延髓束受损或受累造而出现吞咽障碍,但咽反射存在
神经 - 肌肉疾病	多见	面部肌肉和口咽肌	神经肌肉接头传递障碍的获得性自身免疫性疾病,累及面部肌肉和口咽肌时可导致咀嚼无力、进食时间长、吞咽困难、饮水呛咳等

二、病例分析与干预

(一) 病例介绍

患者男性,34 岁,四肢麻木伴双下肢乏力 10 小时,加重 2 天,急诊以"吉兰 - 巴雷综合征"于 2020 年 12 月收入院。患者 10 天前自觉咽痛、头痛等不适,1 天后出现四肢麻木、双下肢无力,大小便困难,症状逐渐加重,不能行走。既往史:体健。入院查体:体温 36.8℃,心率 89 次 /min,呼吸 21 次 /min,血压 110/60mmHg,神志清楚,言语欠清。双侧瞳孔等大等圆,直径 2.5mm,光反应灵敏,双上肢肌力 3 级,双下肢肌力 2 级,上肢末梢型及 T10 以下痛温觉减退。吞咽障碍,咳嗽无力,洼田饮水试验 4 级。

> 🏳 **思维提示**
>
> ◆ 患者疾病造成吞咽功能障碍。
> ◆ 需要给予患者有效营养支持,促进吞咽功能康复锻炼。

(二) 救治方案

1. 救治原则

(1)生命体征监测。

(2)维持有效呼吸功能。

(3)肠内营养支持。

(4)药物治疗:脑保护、营养神经、清除自由基等。

(5)康复治疗:针对吞咽障碍进行康复。

(6)预防并发症:吸入性肺炎、脱水、营养不良等。

2. 吞咽障碍患者的护理策略 肠内营养支持,给予吞咽功能障碍康复治疗。

(1)营养支持及康复过程,见表 6-7-2。

表 6-7-2　患者营养支持及康复的过程

时间	营养支持	康复训练	饮水试验结果
2020 年 12 月 13 日	给予患者留置胃管,营养液 500ml 以 50ml/h 泵入,每 4 小时抽胃内残留一次,观察有无腹胀、腹泻等	根据患者吞咽功能指导患者吞咽功能康复训练每日两次,观察患者有无呛咳、呼吸、血氧	4 级
2020 年 12 月 25 日	遵医嘱给予患者营养液 1 500ml 以 80ml/h 泵入,每 4 小时抽取胃内残留一次。每天早中晚三餐经口进食米汤 100ml	吞咽功能康复训练每日两次	3 级 V-VST
2020 年 12 月 30 日	给予患者营养液 1 000ml 以 80ml/h 泵入,每 4 小时抽取胃内残留一次。每天早中晚三餐经口进食鸡蛋羹 100g	吞咽功能训练,每日两次	2 级 V-VST

(2)护理评价。在给予患者生命体征监测,维持有效的呼吸功能的前提下,为患者提供合理的营养支持。为了预防吸入性肺炎,从体位、营养液输注速度、口腔护理、防反流误吸等方面进行胃肠营养集束化管理。责任护士每天评估患者吞咽功能,重症患者需要在 GCS 评分 ≥12 分时,进行洼田饮水试验,在吞咽功能康复训练期间,观察患者体温、生命体征、有无腹胀、反流发生、吞咽时面色、呼吸等情况,及时与医生沟通。最终患者病情逐步恢复,同时患者的吞咽功能由原来的饮水试验 4 级恢复到 2 级,且言语较前清晰,转入康复医院进一步治疗。

三、链接相关护理知识

(一) 护理干预的依据

吞咽障碍临床上分为两种,一种是器质性吞咽障碍,是由相关器官解剖结构异常而产生;另一种是功能性吞咽障碍,主要是由中枢神经系统和周围神经系统损伤而引起的肌肉运动功能异常,神经重症患者功能性吞咽障碍居多。患者因吞咽障碍会引起误吸、吸入性肺炎、营养不良、心理与社会交往障碍等并发症,其中吸入性肺炎和反流性肺炎并非一致,需要了解,见表 6-7-3。

表 6-7-3　吸入性肺炎和反流性肺炎的区别

	吸入性肺炎	反流性肺炎
原因	误吸了口咽部的存留物	误吸胃内容物
病理生理	细菌导致的急性肺部炎症	胃内酸性物质导致的急性肺损伤
细菌	G^+ 球菌、G^- 杆菌及少量厌氧菌	最初是无菌的,随后有细菌感染的可能
危险因素	意识状态低下、吞咽困难	胃动力障碍
X 线检查	局部渗透	毛玻璃样或弥漫性渗透
临床特点	呼吸急促、咳嗽、肺炎体征	无咳嗽、支气管痉挛等症状

护理干预特点

(1)通过吞咽筛查判断患者是否存在吞咽障碍及风险程度,如果有或高度怀疑患者有风险,则可进一步进行临床吞咽评估和 / 或仪器检查。临床吞咽评估(clinical swallow evaluation,CSE)称为非仪器评估(clinical non-instrumental evaluation)或床旁检查(bedside examination)。包括全面的病史、口颜面功能和喉部功能评估及进食评估三个部分,需由多学科团队合作完成。

(2)根据患者吞咽功能评估结果调整饮食方式,见表 6-7-4。护理过程中指导帮助患者进行吞咽功能锻炼,促进吞咽功能恢复。责任护士评估患者吞咽功能,根据吞咽功能改善情况选择合适性状食物给予摄食训练,帮助患者逐步恢复到正常饮食。

表 6-7-4 根据吞咽困难的分类进行饮食的干预

分级	症状评估	措施
无	无误吸、吞咽障碍、咳嗽反射正常	无调整
轻度	无误吸,吞咽障碍、咳嗽反射正常,轻度咀嚼功能异常	正常经口进食,提示禁忌的饮食
中度	有误吸可能,吞咽和咳嗽反射正常,中度咀嚼功能异常	经口进食,改变食物质地,有必要提供补充剂,进食时需要帮助或减慢速度
中到重度	有误吸风险,有吞咽和咳嗽反射,但存在异常或延迟;咀嚼功能异常	限制经口进食,看护人员严密监护,需添加营养制剂达到最佳营养状态
重度	高误吸风险,吞咽不足,咀嚼障碍,块状食物吞咽不能	禁止经口进食,须有护理人员指导与监测,管饲喂养时严重吸收不良的患者考虑给予肠外营养
极重度	存在误吸,无咳嗽反射,需要气管吸引,无吞咽能力	禁止经口进食,需要管饲喂养严重吸收不良,考虑肠外营养

(3)发音运动:发音与吞咽有关,先让患者从"啊、喔"等开始,一般在晨间和下午进行,逐渐要求其发声、发音准确,语言肌群节奏与力量协调。舌肌、咀嚼肌运动:嘱患者将舌尽力向外伸出,先舔下唇及左右口角,转至舔上唇及硬腭部,然后将舌缩回,闭口做上下牙齿互击及咀嚼 10~15 次,分别于早、中、晚饭前进行。颊肌、喉部内收肌运动:嘱患者轻张口后闭上,使双颊部充满气体,鼓腮,随呼气轻轻吐出,每天 2 次。

(二)护理干预的安全提示

主要是吞咽障碍的评估内容,见第五章第二节三。

第八节 运动障碍

偏瘫导致运动障碍患者的致残率高达 86.5%,发病后早期有效的康复干预能促进肢体功能的恢复,减轻功能残障,从而降低后续长期的护理成本(1A 级证据)。文献报道,ICU 患者最早可在 1 周内发生骨骼肌明显萎缩,患者表现为对称性肢体反射减少、肌萎缩、瘫痪、出院时站立和行走困难等,即 ICU 获得性肌无力;若肢体制动超过 3 周,关节周围的疏松结缔组织将变为致密的结缔组织而导致关节挛缩变形。研究证实,重症患者早期康复运动尤其抗阻运动能延缓或避免 ICU 获得性肌无力的发生。此外,国内一项 Meta 研究分析的结果显示,良肢位摆放与脑卒中偏瘫患者的肢体功能恢复以及减少并发症发生明显相关。为此临床上常使用肌力的六级评定法对肌力进行评定,用肢体瘫痪评价量表给予评估,并采取健侧卧位、患侧卧位、仰卧位、半卧位为过渡体位,实施患者良肢位摆放(2 级证据,A 级推荐)。

一、常见的运动障碍疾病

见表 6-8-1。

表 6-8-1　常见引起运动障碍的疾病

疾病种类	发生时机	发病部位	发病原因
帕金森病	多见	纹状体	帕金森病时由于黑质多巴胺能神经元变性、丢失,纹状体多巴胺含量显著下降,乙酰胆碱系统功能相对亢进,产生震颤、肌强直、运动减少等临床症状
小舞蹈病	多见	黑质、纹状体、丘脑底核、小脑齿状核和大脑皮质	与 A 组 β- 溶血性链球菌感染有关,是风湿热在神经系统的常见表现,以不自主舞蹈样动作、肌张力降低、肌力减弱等为临床特征
亨廷顿舞蹈症	少见	尾状核	大脑对称性萎缩,以额叶和尾状核萎缩较明显。脑室系统明显扩大,尾状核严重萎缩,使侧脑室表面弧形突出部位出现凹陷。镜检多见额叶皮质神经细胞广泛脱失,且伴有神经胶质增生。尾核、豆状核和白质也有神经纤维脱失
Wilson 病	多见	基底节和大脑皮层	单基因遗传病之一,为第 4 号染色体基因突变的常染色体显性遗传,本病以脑内广泛的神经元变性为特征,主要病理改变在基底节和大脑皮层
原发性扭转痉挛		基底核	壳核、丘脑及尾状核小神经元变性,基底节脂质和脂色素增多
迟发性运动障碍		黑质及尾状核	多于长期应用抗精神病药治疗的患者,减量或突然停药时发生
脑血管病	多见	锥体外系受累	脑血管病可发生于全脑各部位,临床表现有锥体束受累的运动功能障碍,也可有锥体外系受累的异常不随意运动

二、病例分析与干预

(一)病例介绍

患者,男性,57 岁,主因突发言语不利,左侧肢体无力 9 小时,急诊以"急性脑梗死"于 2019 年 7 月 30 日收入院。既往病史:高血压病史 10 年。辅助检查:右侧半球大面积脑梗死。入院查体:患者嗜睡状态,言语含糊,双侧瞳孔等大等圆,直径 3mm,光反应灵敏,双眼右侧凝视,左侧肢体肌力 0 级,右侧肌力 V 级,左侧肌张力减低,右侧肢体肌张力正常,GCS 评分 10 分。

⊟ **思维提示**

◆ 患者疾病受损的位置易导致运动障碍。

◆ 患者病情稳定后,尽快进行早期康复,床上运动包括被动运动、辅助主动运动和主动运动三大类,其中包含病床上良肢位摆放、体位转换、保持关节活动度、躯体被动活动和循序渐进的抗阻运动等。

(二)救治方案

1. 救治原则

(1)降颅压。

(2)药物对症治疗。

(3)营养支持。

(4)安全护理。

(5)早期康复训练。

(6)心理护理。

2. 早期康复运动功能训练

(1)被动及主动训练,见表 6-8-2。其次使用床上脚踏车训练,促进患者床上进行被动 - 主动训练。踏步训练需将仪器平放床上置于床尾,制动、固定底座放置于最后一档,连接电源,制订患者的个体化训练策略,促进患者的肢体功能训练。

表 6-8-2　早期运动障碍患者的康复过程

时间	运动功能康复训练	肢体肌力及肌张力
2019 年 7 月 30 日	良肢位摆放	左侧肢体:0 级,肌张力高;右侧肢体:V 级,肌张力正常
2019 年 8 月 4 日	良肢位摆放,进行床上患肢被动锻炼 2 次 /d,20min/ 次。同时指导患者健肢主动运动或协助患肢被动运动	左侧肢体:Ⅰ 级,肌张力高;右侧肢体:V 级,肌张力正常
2019 年 8 月 15 日	良肢位摆放,进行床上患肢被动锻炼 2 次 /d,20min/ 次。同时指导患者健肢主动运动或协助患肢被动运动,并指导患者自行进行肢体功能训练	左侧肢体:Ⅱ 级,肌张力正常;右侧肢体:V 级,肌张力正常

(2)护理评价。通过整体护理,给予降颅压、营养支持、功能锻炼、安全教育及心理护理,患者能积极配合治疗,未发生跌倒、坠床、误吸等不良事件。早期给予患者多学科联合的康复训练,避免继发性功能障碍如关节痉挛、肌肉萎缩的发生,患者左侧肢体肌力由 0 级恢复至Ⅱ级,肌张力恢复至正常,后转至康复医院继续进行康复治疗。

三、链接相关护理知识

(一)护理干预的依据

1. 急性期患者运动障碍的康复干预关系到患者是否最终获得最大限度的功能恢复,这些运动障碍会导致静脉血栓风险增加、身体的灵活性下降、步态异常、步速减慢、肌肉萎缩、肌力下降、消耗增加进一步影响活动与参与能力。

2. **护理干预的特点** 脑卒中存活的患者基本都会遗留神经功能障碍,根据患者发病及治疗方案的差异性,神经运动障碍程度各有不同。症状有偏瘫、姿势控制障碍、平衡障碍、共济失调等,尤以偏瘫或非对称性运动功能障碍最为普遍。所以对于脑卒中患者,运动功能评估是判断其适合开展运动功能干预的前提。常见功能问题的评定包括肌张力、肌力、关节活动度和活动能力、运动模式、协调性和平衡等。其中肌张力和关节活动度无论患者清醒与否均可评定,其他评估则须在意识清醒条件下实施。

(二)护理干预的安全提示

1. 对无禁忌的急性脑梗死患者进行康复治疗是有益的。

2. 根据患者卒中病因分型、发病机制制订个体化康复治疗方案。2018年发布的神经重症康复中国专家共识中提及:入NCU 24~48小时后,符合心率P>40次/min或P<120次/min;收缩压(SBP)≥90或≤180mmHg,或/和舒张压(DBP)≤110mmHg,平均动脉压(MBP)≥65mmHg或≤110mmHg;呼吸频率≤35次/min;血氧饱和度≥90%,机械通气吸入氧浓度(FIO_2)≤60%,呼气末正压(PEEP)≤10cmH_2O;在延续生命支持阶段,小剂量血管活性药支持,多巴胺≤10mg/(kg·min)或去甲肾上腺素/肾上腺素≤0.1mg/(kg·min),即可实施康复介入。除以上之外,神经重症患者给予康复训练之前应保证其颅内压处于正常范围,防止因颅内压升高而造成不可挽回的结局。神经重症病房(NICU)康复流程,见图6-8-1。

3. **护理评估** 早期身体结构和功能障碍的评定可通过偏瘫功能分期(Brunnstrom)、Fugl-Meyer运动功能评定、Fugl-Meyer平衡评定、Fugl-Meyer感觉评定、Fugl-Meyer关节活动度评定、改良的Asworth痉挛评定量表等进行测试。

4. **运动障碍的康复训练**

(1)良肢位摆放:对于肢体瘫痪严重者,应注重良肢位的摆放,并鼓励患者要更多的患侧卧位,以增加患肢本体感觉的传入,适当健侧卧位,尽可能少采用仰卧位,应尽量避免半卧位,保持正确的姿势。见第九章第一节四。

(2)体位转换训练:包括病床上翻身训练及卧位与坐位转换训练,特别强调早期体位转换训练对于患者平衡功能恢复所起的积极作用,这一点也是在脑梗死早期康复过程中容易被医生、治疗师及家属所忽略。

(3)平衡能力训练:脑梗死后有83%的患者存在平衡障碍,其严重程度和疾病的严重程度呈正相关,在早期如何更多保留原有平衡,更早地建立新平衡是康复医师在制订康复治疗计划时必须考虑的问题,由于患者躯体、前庭和视觉信息对平衡的维持和调节具有前馈(feed forward)和反馈(feedback)的作用,因此在康复治疗过程中应根据患者病情早期进行床上各方向的翻身训练及卧位与坐位转换适应训练。

(4)躯干控制能力训练:早期于病床上做桥式及躯干旋转等运动可提高患者脊柱及骨盆的核心控制能力,并提高运动时由核心向四肢及其他肌群的能量输出,改善肌肉的协调与平衡,增强本体感受功能,为日后的坐位及立位平衡训练打好基础。

(5)保持关节活动度治疗:对患者偏瘫肢体各关节进行小于正常活动度10°的重复被动运动,注意保护患侧肢体避免机械性损伤。依患者病情可逐渐增加主动参与成分,变被动运动为助力运动训练,对于轻症患者可根据病情早期开展特定动作任务导向性训练等。被动运动训练包括肢体的摆放、被动按摩、被动运动,护理人员帮助患者按摩患肢的关节,活动关节从大关节到小关节,幅度由小到大,包括被动屈伸、旋转、外展、内收训练。

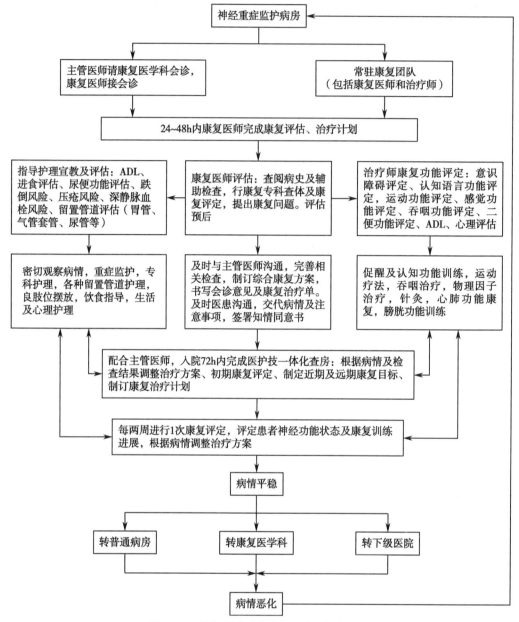

图 6-8-1 神经重症病房（NICU）康复流程图

（6）早期站立、步行康复训练：脑卒中偏瘫患者应在病情稳定（生命体征平稳，且 48 小时内病情无进展）后尽快离床，借助器械进行站立、步行康复训练。应早期进行抗阻力训练、患侧下肢负重支撑训练，以尽早获得基本步行能力。

（7）肌力训练：脑卒中早期应重视瘫痪肌肉的肌力训练，针对相应的肌肉进行渐进式抗阻力训练、交互性屈伸肌肉肌力强化训练；针对相应的肌肉进行功能电刺激治疗、肌电生物反馈疗法。

（8）其他治疗：物理因子治疗、中医药等治疗亦是脑梗死后早期常用的康复治疗技术。

（9）对于神经重症无反应或不能主动配合的患者（RASS<-2 分）应重视其早期运动，具

体参考方案：包括良肢位摆放，床上被动体位转换；关节肌肉被动牵伸；被动四肢及躯干关节活动度维持；床上被动坐位，不同角度体位适应性训练；电动斜床站立；神经肌肉电刺激。急性脑梗死患者病情稳定期的 6 个月内是神经功能恢复的关键阶段，研究显示早期康复训练可以诱发运动感受器的传入活动和大脑皮质的传出活动，促进大脑皮层神经功能重建，有利于恢复神经功能。

第九节　言 语 障 碍

　　言语和语言障碍是指对口语、文字或手势的应用或理解存在的各种异常。研究显示，57%~69% 脑血管病患者伴有言语障碍，言语障碍不仅严重损害患者的交流沟通能力，影响康复措施的实施，更严重危害患者的身心健康。在脑出血部位统计中，累及语言区的半球出血（内囊和基底核）占到 80%；在缺血性脑血管病发病部位统计中，累及语言区的大脑中动脉血栓形成也占到 60%~80%。失语症和构音障碍是重症脑卒中常见的言语障碍形式。失语症是指在意识清楚，发音和构音没有障碍的情况下，大脑皮质与语言功能有关的区域受损导致的语言交流能力障碍，是大脑优势半球损害的重要症状之一。构音障碍则是指由于脑干、小脑或双侧大脑半球广泛损伤累及构音相关的神经肌肉所致功能障碍，导致发音器官的肌肉无力、瘫痪，或肌张力异常和运动不协调等表现为发声、发音、共鸣、韵律及吐字不清等异常。言语康复训练越早越有利于语言功能的重建，改善功能转归。

一、常见言语障碍类型及临床特点

　　见表 6-9-1。

表 6-9-1　常见失语症的临床特点、伴随症状及病变部位

类型	临床特点	伴随症状	病变部位
Broca 失语	典型非流利型口语、言语缺乏、语法缺失、电报样言语	轻偏瘫	额下回后部（Broca 区）
Wernicke 失语	流利型口语，口语理解严重障碍，语法完好，有新语、错语和词语堆砌	视野缺损	颞上回后部（Wernicke 区）
传导性失语	复述不能、理解和表达完好	书写障碍	缘上回皮质或深部白质内的弓状纤维束
命名性失语	命名不能		颞中回后部
完全性失语	所有语言功能明显障碍	偏瘫、偏身感觉障碍	大脑半球大范围病变
失写	能抄写，不能自发书写或写出的句子有遗漏错误	运动或感觉性失语	优势半球额中回后部
失读	不认识文字、词句、图画	不能书写，也不能抄写	优势半球顶叶角回

二、病例分析与干预

(一) 病例介绍

患者 3 天前无明显诱因突发言语不能,伴右侧肢体无力,无恶心,无呕吐,无耳聋、耳鸣,无视物双影,无四肢抽搐,出现语言交流障碍,确诊为"左侧额顶叶脑梗死",为进一步就诊,于 2019 年 2 月 2 日转入 NCU 进行治疗,予以波立维片、拜阿司匹林片等药物治疗。查体:双侧瞳孔等大等圆,直径 3mm,光反应灵敏,四肢肌力 5 级。患者可理解语句,仅发音不能,伴有失写。既往史:高血压病史 15 年,糖尿病史 10 年,服药不规律。

> **思维提示**
>
> ◆ 患者左侧额叶病变可以造成运动性失语,导致语言交流障碍,但是患者能够听到说话的意思,不能表达。
>
> ◆ 需要尽快进行语言的康复训练。

(二) 救治方案

1. 救治原则

(1)生命体征监测。

(2)药物治疗。

(3)预防感染。

(4)饮食控制与指导。

(5)肢体与言语康复训练。

2. 言语康复训练　见表 6-9-2。

表 6-9-2　言语障碍的训练过程

时间	言语康复训练	结果
2019 年 2 月 5 日	根据患者言语障碍情况指导患者使用手势方法表达	患者可使用手势方式表达,仍发音不能伴失写
2019 年 2 月 8 日	评估患者言语障碍程度,给予患者发音、命名、阅读、组句等康复训练	患者能耐心进行康复训练,发音情况较前好转
2019 年 2 月 14 日	根据患者失写情况指导书写功能锻炼,加强言语康复训练	患者可说简单词汇,仍有命名困难,无法使用较长句子表达

3. 护理评价　遵医嘱给予患者药物治疗原发疾病,入院第三天,护士在患者生命体征平稳,病情稳定的情况下开始指导与帮助患者言语康复锻炼。给予患者心理护理,积极配合康复训练,树立信心,使得患者 2 周后可用简单句完成日常交流,但有时有命名困难,尚不能使用复杂长句。

三、链接相关护理知识

(一) 护理干预的依据

1. 脑卒中急性期患者的语言康复有自然恢复的倾向,主要是因为在患者发病后 1~3

周,脑血液供应的再疏通和病灶周围水肿的消失所带来的语言功能恢复。初期应对患者的言语功能进行评定,临床上常用的失语症评估量表为中国康复研究中心汉语标准失语症检查,是按照汉语词句用语的习惯和规则编制而成的适用于汉语语言环境,并能用于失语症的诊断和治疗评估用途的评定量表,广泛应用于康复机构及医院,此外还有西方失语症成套检测、汉语失语症成套检测、波士顿诊断性失语症检查等。

2. **失语症的治疗目标** 可分为两类,一类是以改善语言功能为目的;另一类以改善日常生活交流能力为目的。在脑梗死急性期可在病床旁进行,训练内容以提高患者听、理解能力开始,随着理解能力的改善,再将重点转移至口语训练,应用适当难度的听觉、感觉刺激任务引发患者的反应;对于重症患者,可考虑给予使用手语及画板进行交流。患者病情进一步稳定可进行系统的言语、语言功能障碍的治疗,如音乐疗法、强制诱导治疗、经颅直流电刺激等。

3. 构音障碍的康复措施主要为:①语言治疗,治疗内容包括呼吸训练、构音改善训练、克服鼻音化的训练等;②手法训练:适用于重度构音障碍,治疗内容包括呼吸训练、舌训练及唇的训练;③代偿措施:利用节拍器控制速度,由慢逐渐变快,患者随节拍器的节拍的发音可以明显增加言语清晰度和理解度;④口部肌肉训练:口部肌肉训练可以改善发音说话的能力,强化说话的清晰度。此外还可进行强化治疗、生物反馈或者扩音器治疗、增强和交替交流系统对患者语言功能进行康复锻炼。

(二) 护理干预的安全提示

1. 脑卒中急性期患者的语言康复有自然恢复的倾向,正规的语言训练开始时间一般为急性期后患者病情稳定,能够耐受集中训练至少 30 分钟,可逐渐开始训练,发病 3 个月内为语言恢复的高峰期(2B 级证据)。

2. 对失语症的语言训练早期开始治疗更为有效,尤其在患者生命体征平稳,神经症状不再发展后 48 小时即可开始,此时患者的 GCS 评分应>8 分(1 级证据,B 级推荐)。

3. 训练的时间安排上,应该根据患者的状态决定,状态差时可提前结束。

4. 构音障碍的评定,即言语表达评定,确定患者构音障碍的存在与否、类型及严重程度。评定分 4 个方面:构音器官、构音运动、发音评定、交谈评定。评定内容包括呼吸评定(如呼吸支持和呼吸控制)、发声(发音能力)、共鸣(鼻音的程度)、语调和清晰程度等。重度构音障碍时,可通过手法、图片版等方式进行训练(1 级证据,B 级推荐)。

5. 失语症的评定,即语言交流障碍的评定,确定患者是否存在失语症、类型及严重程度。评定内容包括:听理解、口语表达、复数、命名、阅读、书写能力等。对于受损严重的患者可以通过手势、绘画进行评定。

6. 首先耐心聆听患者的言语表达,使患者得到心理安慰,有利于锻炼其言语功能。帮助患者进行心理调护,尽早适应身体残疾的现实,变被动为主动参与训练的自护心态。

7. 根据患者言语障碍情况,指导患者手势法辅助表达,见表 6-9-3,强化患者表达情况。

8. 配备镜子、黑板、各种图片、单词和短语卡、录音机、电视、电脑等设备。有条件的可选有隔音、温湿度适宜、光线良好的房间为专门的训练室。

9. 根据失语类型和程度,制订训练计划,选择合适的训练课题。在训练过程中,随着患者的言语障碍程度不同选择由简单到复杂的课题。

表 6-9-3　手势法

手势	代表意义
伸大拇指	大便
伸小拇指	小便
伸示指	有痰
握空心拳	口渴
握实心拳	疼痛
用手拍床	想交流
握笔写字式	想写字

(1)理解训练:可选择图片、实物、词卡或镶嵌板。桌上摆放数个相应的训练用具,让患者根据指令进行指认,水平高则增加图片,水平低则减少图片。

(2)复述训练:让患者随训练者进行复述,根据患者的实际水平可选择语句的长度,一般按单音节、多音节、短句、长句的顺序进行训练,要在完全理解的情况下进行复述训练并纠正语音的清晰度。

(3)命名训练:将名词图片放在患者的面前,让患者逐一命名,如果说不出,可给予听觉刺激和视觉刺激。

(4)组句训练:将名词卡片放在患者的面前,加上适当的动词或形容词组成词组,如戴帽子,红色的苹果等。

(5)阅读训练:将数张图片放在患者的面前,然后将字卡逐一呈现给患者让患者将字卡予相应的图片匹配,训练顺序:单词、短句、长句、文章段落,然后回答相应的问题,从而训练患者的理解能力。

(6)书写训练:训练书写时要根据患者的实际水平而定,如果患者的书写水平很低,可以从抄写开始训练。抄写训练时将字卡放在患者面前,让患者抄写,稍有改善时可采取让患者看一眼字卡然后将字卡移开,让他凭记忆将字卡上的字书写出来。

(7)训练时间一般一次半小时,一天一次,一个月为一疗程,每两周进行一次评估。

第十节　认　知　障　碍

认知功能障碍泛指各种原因导致的各种程度的认知功能损害的临床综合征,从轻度认知功能损害到痴呆。临床上引起认知功能障碍的危险因素有人口学因素、遗传学因素、血管性危险因素、不良生活方式、个人史和其他(如抑郁、工作极度紧张等)。认知障碍在危重病患者中很常见,然而也经常被 ICU 医护人员所忽视。持续而严重的记忆力下降、注意力不集中和执行功能障碍影响了患者的功能状态和健康相关生存质量。蒙特利尔认知评估(Montreal cognitive assessment,MoCA)量表是快速筛查认知功能最常用的评估工具,简易精神状态检查(mini mental state examination,MMSE)是目前研究最透彻的评估工具。有研究显示 32% 的轻度认知障碍患者会在 5 年内发展为痴呆;急性脑梗死后血管性认知障碍的发生率为 45.0%;其中,首次脑梗死后认知障碍的发生率为 32.5%,多次脑梗死患者认知障碍的发生率为 64.9%。通过预防和早期康复治疗可以改善 ICU 生存患者认知功能障碍。

一、常伴认知障碍的疾病

见表 6-10-1。

表 6-10-1　常见引起认知障碍的疾病

疾病种类	发生概率	发病部位	认知障碍原因
阿尔茨海默病(AD)	最常见	额叶、颞叶和顶叶	脑回萎缩伴脑沟加宽;脑室扩大,常见海马复合体缩小;神经元数目减少;蓝斑有广泛的色素脱失;有淀粉样蛋白核心的老年斑广泛存在于皮质;神经纤维缠结
血管性痴呆、锥体外系痴呆	比较常见	新皮质(额叶、颞叶、顶叶)、异生皮质(海马复合体,内嗅区皮质)	神经功能受损;神经蛋白质改变
额、颞叶痴呆	少见	额叶、颞叶	局灶性大脑萎缩

二、病例分析与干预

(一)病例介绍

患者男性,75 岁,小学学历,因"记忆力下降 2 个月余"于 2019 年 8 月 15 日入院。患者 2 个月前逐渐出现反应迟钝,少言寡语,健忘等症状。此后病情缓慢进展,记忆力逐步下降。两周前症状加重表现为计算能力进一步下降,近期记忆和远期记忆完全丧失,画图时只能画一部分,不能执行日常生活功能,以致生活不能自理。既往史:高血压病史 10 余年,最高血压为 190/120mmHg,使用缬沙坦和硝苯地平控释片治疗;2 型糖尿病 6 年,服用二甲双胍和拜糖平控制血糖;5 年前有脑梗死病史。体格检查:神清,少语,动作迟缓,计算力、定向力下降。左侧肢体肌力 4 级。头颅 CT 提示脑室扩大、广泛脑白质病变、脑萎缩。头颅 MRI 提示颅内多发缺血梗死灶。MoCA 量表评分:20 分,有认知功能障碍。

> ◻ **思维提示**
>
> ◆ 患者少语,动作迟缓,计算力、定向力下降,有认知功能障碍。
> ◆ 患者有高血压、糖尿病、认知障碍,需要给予对症处理。

(二)救治方案

1. 救治原则

(1)对症治疗。

(2)药物治疗。

(3)高压氧治疗。

(4)针刺治疗。

(5)认知康复训练。

（6）重复经颅磁刺激术（rTMS）治疗。

2. 采用纸笔式或计算机化的训练形式等，针对定向力、记忆、注意和执行加工过程等一个或多个认知域开展训练，并结合认知康复、认知刺激等进行综合的认知干预。

（1）认知障碍的护理干预，见表 6-10-2。

表 6-10-2　认知障碍的护理干预

时间	认知障碍的干预	结果
2019 年 8 月 17 日	定向力训练：反复讲述所处的地点、时间、在场的人物，并经常提问；将常用的生活用品放在固定的地方，建立起条件反射；常去的地方用明显的标记标注	改善定向力，增加认知储备力和社会功能
2019 年 8 月 18 日	记忆力训练：向患者讲述系列图片，让其复述；将较长一串数字先分段记忆，然后连续记忆；记日记，通过回忆每日经历训练记忆力；贴纸条，将室内各种物品贴上名称，经常阅读，帮助记忆	改善记忆力，增加认知储备力
2019 年 8 月 20 日	注意和执行加工训练：复述性训练、听语指图训练、读写训练，设计一些游戏提高患者数字与数学计算能力	改善注意力和执行力及逻辑思维能力
2019 年 8 月 22 日	认知康复：结合患者的日常生活，与照料者一起采用个体化干预手段或策略，帮助患者维持或改善进食、服药、洗漱和如厕日常生活能力	改善日常生活能提升认知功能
2019 年 8 月 25 日	认知刺激：以团队活动或讨论的形式，采用非特异性的认知干预手段，如手工制作、主题讨论和数字迷宫任务安排一些患者感兴趣的活动	改善整体认知功能和社会功能

（2）护理评价。通过对症治疗联合药物干预以及非药物干预手段，在患者入院 3 天后将血压、血糖控制在理想范围内，并在患者和照护者的配合下，逐步开展认知干预，以改善患者的认知功能、生活能力及社会功能。每 3~6 个月对患者进行神经心理评估和认知量表筛查，及时调整认知干预方案，以延缓认知障碍的进展，改善患者的生活质量。

三、链接相关护理知识

（一）护理干预依据

脑卒中患者注意力、空间结构能力、计算能力和推理能力等会受到一定程度损伤。有研究表明，脑组织受损后具有较好可塑性，即脑皮质受外界环境刺激与自然恢复而出现良性功能重组和结构改变，同时其他正常的神经组织可发挥代偿作用。早期积极护理干预可使患者在认知方面有很大程度提高，使患者更好地配合治疗、护理工作，促进疾病早日康复、降低致残率和提高患者生活质量，对患者全面康复，回归家庭社会有明显的促进作用。适当锻炼、健康饮食、戒烟和教育可降低血管性认知障碍的风险。

（二）护理干预的安全提示

1. 认知障碍患者因生活不能自理而产生焦虑、抑郁等心理精神障碍，表现为易激惹、哭泣、执拗、反抗等行为，影响护理干预的顺利进行。早期认知功能训练应首先关注患者心理状态，并稳定其情绪。及时与患者和家属沟通交流，给予安慰和帮助。

2. 认知障碍的患者由于确诊后压力大和生活质量的降低,易出现抑郁情绪,所以在进行认知功能训练时,要尊重患者,语气温和、动作轻柔,建立一种轻松、愉悦的氛围。

3. 对伴有执拗、反抗等情绪的患者,要避免命令口吻和强制性动作,以免加重他们的心理精神障碍,可代之以听轻音乐、做简单的游戏,缓和其心理紧张。

4. 认知功能康复治疗需重点关注患者的注意力问题,在干预记忆语言、抽象思维等复杂功能前要尽量保障患者的注意可持续时间。注意力涣散将直接影响患者整体的康复效果。可通过视觉注意训练,根据警觉水平安排训练时间,于警觉水平最高时安排高警觉要求的任务,每日记录治疗维持时间,对患者的进步予以鼓励。随着患者病情进一步稳定,对于认知功能障碍患者逐步增加系统认知功能训练内容。

5. 痴呆患者在很多情况下谵妄发生的风险增加,如肺炎、皮肤感染、便秘、药物副作用,特别是抗胆碱能药物。痴呆老年患者伴发谵妄会降低精神运动活性。认知障碍患者发生谵妄需与认知障碍的进展或痴呆合并精神行为症状加以鉴别(表 6-10-3),并针对性的采取干预措施。

表 6-10-3　谵妄和痴呆鉴别

特性	谵妄	痴呆
起病	急性起病	慢性起病
认知障碍	急剧下降	缓慢变化
注意力	损害	完整(路易体痴呆和疾病终末期除外)
语言	混乱	贫乏
是否波动	波动	无波动(路易体痴呆除外)

6. 照顾认知障碍患者时还应考虑改善照顾者负担和抑郁;调整和完善患者、护理人员和临床医生的决策。

7. 对于轻度认知功能障碍(mild cognitive impairment,MCI)的患者,推荐在认知功能训练护理工作室进行专业的认知训练。研究显示,经过 24 周认知训练后,其精神状态检查量表评分均高于未进行训练的人群,该结果说明认知训练在一定程度上延缓了 MCI 患者整体认知功能的减退。可见,MCI 患者在护理工作室参加个性化认知训练可延缓认知功能的下降。

第十一节　自主神经功能障碍

自主神经系统支配内脏器官、平滑肌、心肌、腺体等活动。内脏活动属于不随意运动,不受意志的控制,所以称自主神经。维持人体内环境稳定的自主神经系统遍布全身各组织、器官,对机体生理功能的调节和整合起着十分重要的作用。自主神经功能障碍(交感过度兴奋)在创伤性脑损伤患者中其发生率约为 10%~28%,而在植物状态患者中发生率更高,出现这类症状会加重患者病情,预后不良。在 NCU 病房常见的重症神经疾病伴有自主神经功能障碍,常出现心律失常、呼吸频率增加、大汗、体温波动、急性胃黏膜病变、中枢性高热等,自主神经功能监测已经成为 NCU 常规护理监测的重要部分。

一、常见自主神经功能障碍疾病

常见的自主神经功能障碍疾病,见表 6-11-1。

表 6-11-1 常见引起自主神经功能障碍疾病情况

疾病种类	发病时机	发病部位	发病原因
重型颅脑创伤	多见	下丘脑、脑干、自主神经高级中枢	由下丘脑、脑干或自主神经高级中枢如岛回、扣带回或杏仁体等部位病变所致。
自身免疫疾病:如吉兰-巴雷综合征	多见	神经受损	脑神经,脊神经前、后根,后根神经节及周围神经,运动及感觉神经受损,交感神经链及神经节也可受累
神经系统感染		中枢神经系统	脑和脊髓受到感染

二、病例分析与干预

(一)病例介绍

患者男性,56 岁,主因"四肢无力 4 天伴高热大汗 3 天"于 2020 年 3 月 12 日,急诊以"吉兰-巴雷综合征"收入神内监护室。既往:糖尿病病史 5 年,冠心病病史 3 年。入院查体:神志清楚,双侧瞳孔 3mm,对光反射灵敏,双上肢肌力 I 级,双下肢肌力为 0 级,四肢肌张力高,T:38.6℃,HR:133 次/min,R:29 次/min,SpO_2:100%。血糖值:16.8mmol/L。洼田饮水试验III级。

> **思维提示**
> ◆ 患者疾病常伴自主神经功能紊乱,出现了高热、心率增加、呼吸增加等症状。
> ◆ 患者合并糖尿病及冠心病病史,注意生命体征及血糖监测,做好基础护理。

(二)救治方案

1. 救治原则

(1)监测生命体征。

(2)观察自主神经功能紊乱。

(3)降温。

(4)控制血糖。

(5)对症治疗。

(6)营养支持。

(7)基础护理。

2. 根据病情给予患者对症护理

(1)护理干预,见表 6-11-2。

(2)护理评价。患者入院后,立即给予对症治疗及护理,给予物理降温,并给予胰岛素泵入,降血糖治疗,遵医嘱给予患者免疫球蛋白及激素治疗,一周后,患者自主神经功能紊乱得到控制,生命体征平稳,体温恢复正常,大汗消退,皮肤无异常,血糖控制良好,四肢肌力较前有所恢复,继续做好基础护理,预防相关并发症的发生。

表 6-11-2　患者自主神经功能障碍恢复过程

日期	对症护理	患者生命体征	四肢肌力
2020 年 3 月 12 日	物理降温,温水擦浴,保持皮肤清洁干燥,监测血糖及生命体征,良肢位摆放。遵医嘱给予静注免疫球蛋白及激素治疗,静脉泵入胰岛素	T:38.6℃,HR:133 次 /min,R:29 次 /min,SpO$_2$:100%	双上肢肌力Ⅰ级,双下肢肌力为 0 级
2020 年 3 月 15 日	监测生命体征及血糖,遵医嘱给予静注免疫球蛋白及激素治疗,静脉泵入胰岛素。肢体功能锻炼	T:37.6℃,HR:113 次 /min,R:24 次 /min,SpO$_2$:100%	双上肢肌力Ⅰ级,双下肢肌力为 0 级
2020 年 3 月 19 日	监测生命体征及血糖,静脉泵入胰岛素。肢体功能锻炼,激素治疗	T:36.6℃,HR:102 次 /min,R:20 次 /min,SpO$_2$:100%	双上肢肌力Ⅱ级,双下肢肌力为Ⅰ级
2020 年 3 月 22 日	监测生命体征及血糖,静脉泵入胰岛素。肢体功能锻炼	T:36.3℃,HR:96 次 /min,R:22 次 /min,SpO$_2$:100%	双上肢肌力Ⅱ级,双下肢肌力为Ⅰ级

三、链接相关护理知识

(一) 护理干预依据

1. **自主神经损害临床表现**　有两方面:一方面心血管系统表现,较常见且严重,主要表现为心脏损害及血压异常,有心动过速、心动过缓、急性心律失常、非特异性心电图变化、高血压、低血压、波动性血压。另一方面表现有出汗异常、睡眠障碍、括约肌功能障碍、面色潮红或苍白、流涎、肠梗阻、毛发脱落、指甲变薄等,护理患者的过程中是一个难点。

2. **自主神经功能障碍的临床评定**　具有 7 项中的 5 项可作为判断依据。

(1)心率加快(>120 次 /min)或减慢(<50 次 /min)。

(2)呼吸频率增加>24 次 /min。

(3)体温升高(>38.5℃)。

(4)收缩压升高(>160mmHg)或降低(<85mmHg)。

(5)肌张力增高。

(6)去大脑强直(过伸或屈曲)状态。

(7)大汗明显。

(二) 护理干预的安全提示

1. 监测 24 小时体温变化,心率与心律变化,呼吸频率与节律变化,血压变化以及有无出汗、姿势异常等症状。监测皮肤与黏膜的颜色、弹性、湿润度、水肿、溃烂,以及毛发增生、脱失或分布异常。监测皮肤汗腺分泌、泪液与唾液分泌。监测胃肠蠕动的异常。监测排尿与排便的控制功能。

2. 避免外部刺激,如疼痛、噪声、强光、尿潴留、翻身等,易诱发交感神经兴奋。尤其在吸痰时应动作轻柔,带有呼吸机的患者吸痰前给予纯氧,观察吸痰时心率的变化,如下降明显时暂停吸痰操作。有报道提示吉兰 - 巴雷综合征患者吸痰时突发心搏骤停而死亡,可能与吸痰反射性兴奋了迷走神经有关；在进行翻身、叩背等操作时动作适宜，及时观察心率变化，防止心搏骤停的发生；更有报道提示，此类患者易出现更换卧位后心率的下降，神志清楚的患者会主诉心前区不适，部分患者可以自行缓解。

3. 吉兰 - 巴雷综合征的患者病情越重，心电图异常发生率越高，心电图异常与病情的严重程度相关，患者出现异常的心电图常提示预后不良。重症 GBS 患者出现延髓肌受累时，在关注其呼吸衰竭的同时，还应高度警惕心脏功能的异常。

4. **早期康复护理可改善患者的功能状态**　康复早期根据患者的特点，进行主动及被动运动，并且活动肢体关节肌肉，防止其萎缩、失用；神经功能的恢复与日常生活能力的培养相互促进，共同提高，同时使患者保持稳定的心理状态，增强自信心，利于病情稳步恢复。

5. **输注丙种球蛋白及激素治疗的护理**　输注丙种球蛋白的过程中，观察患者有无头痛、发热、恶心、呕吐、皮疹等不良反应。注意调节输注速度，避免外渗，预防静脉炎的发生。大剂量长时间服用激素容易发生感染、胃肠道出血、失眠等并发症。观察患者大便的性质和颜色，观察患者的情感和行为变化，患者应用激素期间出现兴奋性情绪改变，常见有失眠，必要时给以镇静治疗，严重者出现精神异常应及时通知医生处理。

6. **心理护理**　由于该病病程较长，且有多器官功能障碍，患者承受着巨大的心理、家庭和社会压力，容易出现恐惧、焦虑的心理。对于使用激素后发生满月脸、肥胖、痤疮等现象，要予以重视，主动做好患者尤其是女性患者的宣教工作，加强她们的治疗依从性，同时，加强支持性心理护理，做好家属的配合工作。

（曹闻亚　邓秋霞　刘光维　孙蕊）

第七章

NCU 常见疾病的护理分析

第一节　缺血性脑卒中患者的护理

缺血性脑卒中是指各种脑血管病变所致脑部血液供应障碍,是最常见的卒中类型,占我国脑卒中的 69.6%~70.8%,具有高发病率、高致残率、高死亡率的特点。缺血性脑梗死由于梗死的部位、大小、侧支循环代偿能力,继发脑水肿等的差异,可有不同的临床表现类型,因此可采用牛津郡社区卒中研究分型(Oxfordshire community stroke project,OCSP),详见表 7-1-1。

表 7-1-1　OCSP 临床分型标准

类型	表现	部位
完全前循环梗死(TACI)	表现三联征:完全大脑中动脉综合征表现,大脑较高级神经活动障碍(意识障碍、失语、失算、空间定向力障碍等);同向偏盲;对侧三个部位(面、上下肢)较严重运动和/或感觉障碍	多为大脑中动脉近段主干,少数为颈内动脉虹吸段闭塞
部分前循环梗死(PACI)	有以上三联征中的两个或只有高级神经活动障碍,或感觉运动缺损较 TACI 局限	大脑中动脉远段主干、各级分支或 ACA 及分支闭塞
后循环梗死(POCI)	表现为各种不同程度的椎-基底动脉综合征:同侧脑神经瘫痪及对侧感觉运动障碍;双侧感觉运动障碍;双眼协同活动及小脑功能障碍,无长束征或视野缺损等	椎-基底动脉及分支闭塞
腔隙性梗死(LACI)	表现为腔隙综合征,如纯运动性轻偏瘫、纯感觉性脑卒中、共济失调性轻偏瘫、手笨拙-构音不良综合征	基底节或脑桥小穿通支病变引起

一、前循环脑梗死患者的护理

大面积脑梗死(large hemispheric infarction,LHI)通常是由颈内动脉主干、大脑中动脉主干或皮质支闭塞所致,表现为病灶对侧完全性偏瘫、偏身感觉障碍及向病灶对侧凝视麻痹。病程呈进行性加重,如果患者发病早期神经功能缺失伴意识障碍进行性加重,并迅速脑疝形成,称为恶性大脑中动脉梗死(malignant middle cerebral artery infarction,MMI)。MMI 患者预后不良,病死率高达 78%;即便存活,严重神经功能残疾(mRS4~5 分)率也高达 89%。

（一）疾病发生的机制与临床症状

大面积脑梗死主要是由于颅内大动脉粥样硬化斑块形成、血管狭窄、闭塞；栓子脱落栓塞颅内动脉，可由动脉 - 动脉性、心源性或不明原因性栓子所致。常见颈内动脉或大脑中动脉主干闭塞所致。

1. **引起血管闭塞的图示**　大脑动脉环（Willis 环）是由双侧大脑前动脉、大脑后动脉、前交通动脉和后交通动脉、颈内动脉组成。引起前循环梗死的供血动脉在 Willis 中的分布，见图 7-1-1，侧位供血主干分布图，见图 7-1-2。

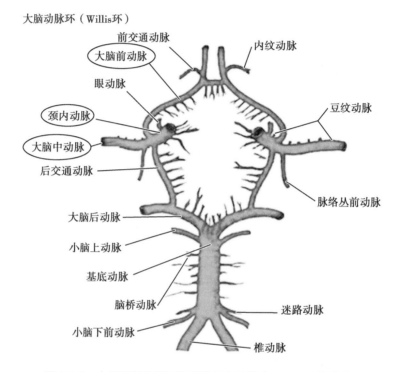

图 7-1-1　主要引起前循环梗死的供血动脉在 Willis 中的分布

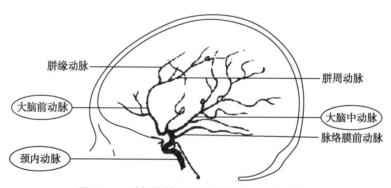

图 7-1-2　引起前循环脑梗死的供血主干（侧位）

2. **常见前循环脑梗死引起的相关受累的组织与临床症状**　见表 7-1-2。

表 7-1-2　常见前循环脑梗死引起的相关受累的组织与临床症状

受累血管	受累的脑组织	临床症状
颈内动脉	额叶、顶叶、基底节部分颞叶	病变对侧偏瘫、偏身感觉障碍、偏盲和失语(优势半球受累);患侧 Horner 征、视力障碍、颈动脉波动减弱或消失;重者出现意识障碍
大脑中动脉	大脑半球凸面(中央前回、中央后回、缘上回、颞中回、角回、颞上回、额下回)和基底节	病变对侧出现三偏征和失语(优势半球受累),注视麻痹,失写
大脑前动脉	额叶内侧、额极、额上回、胼胝体、内囊等	病变对侧出现下肢瘫痪和感觉障碍,尿潴留或尿急,精神障碍

(二) 护理病例的分析

1. 病例介绍

(1) 入院时:患者男性,51 岁,主因"头痛伴左侧肢体无力 30 小时"急诊以"脑梗死"收入神内重症病房。患者 CT 为右侧额颞顶叶大面积脑梗死,见图 7-1-3。神志清楚,构音障碍,左侧偏盲,左侧上下肢肌力 0 级。既往史:高血压病史十余年,血压最高可达到 200/120mmHg,未规律服药,吸烟史 30 余年。

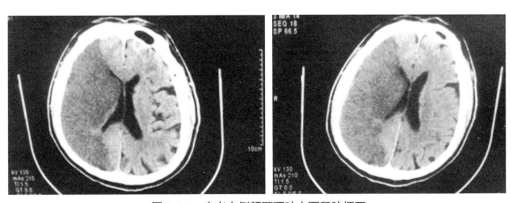

图 7-1-3　患者右侧额颞顶叶大面积脑梗死

护理提示:

1. 患者为大面积脑梗死,提示有脑水肿加重导致脑疝的可能。

2. 大面积脑梗死常合并意识障碍,应关注患者意识变化,患者血压高提示需动态进行血压的监控。

3. 构音障碍有误吸的危险。

(2) 入院后查体:患者神志为嗜睡状态,GCS 评分为 12 分;体温为 37.9℃,心率 69 次/min,呼吸急促 24 次/min;血压 183/107mmHg,双侧瞳孔 2.5mm,光反应灵敏,左侧肢体偏瘫,右侧肢体肌力Ⅳ级。入院后表现为双眼外展充分,左侧中枢性面舌瘫,左侧偏身感觉减退,左侧巴宾斯基征(Babinski sign)阳性,右侧颈动脉可闻及血管杂音,双肺呼吸音粗。立即遵医嘱给予降颅压、抗凝与血管内低温治疗。

护理提示：

1. 左侧三偏征、右侧颈动脉血管杂音，提示患者为右侧颈动脉闭塞的可能。
2. 神志处于嗜睡状态，患者的意识障碍逐渐在加重。
3. 出现双肺呼吸音粗，体温为 37.9℃，警示患者会出现下呼吸道感染。

（3）住院期间：遵医嘱给予患者 20% 甘露醇 125ml、每 8 小时一次，甘油果糖 250ml、每 12 小时一次脱水降颅压，并给予患者盐酸乌拉地尔静脉持续泵入，每 2 小时进行一次血压的监测，使血压控制在(155~170)/(80~102)mmHg 之间，平均动脉压在 125~128mmHg 之间。入院第 3 天，患者神志处于浅昏迷状态，GCS 评分 9 分，双侧瞳孔 2.5mm，对光反射均迟钝，吞咽障碍加重，应用洼田饮水试验评估吞咽为 4 级，同时出现了胃潴留、呃逆等并发症，胃潴留量为 230ml，此时给予鼻肠管放置，并加用盐酸甲氧氯普胺 10mg，3 次 /d。经保守治疗后，患者病情未见好转，医生立即给予去骨瓣减压术与低温治疗，并实施患者机械通气、肌松剂以及控温毯的应用。

护理提示：

1. 大量降颅压药物应用，警示患者出现电解质紊乱、肾功能衰竭。
2. 动态监测患者的血压变化，防止血压过低。
3. 意识障碍在加重，提示护士需要密切观察患者脑水肿、脑疝的发生。
4. 患者实施去骨瓣减压术，需动态监测颅内压，保持患者颅内压 < 20mmHg。
5. 进行低温治疗过程中，并发症的预防非常关键。

（4）恢复期：患者经过 72 小时的血管内降温治疗后，生命体征平稳，颅内压下降至正常水平，开始予患者复温，复温 24 小时后患者核心温度平稳地恢复到 36℃，低温治疗结束后经过常规的药物治疗，患者生命体征平稳，神志由药物镇静状态恢复到神志清楚，开始进行呼吸机的撤离，随着患者意识状态的好转，3 天后停止呼吸机应用。并经过早期的康复治疗，患者肌力从 0 级恢复到 4 级，10 天后，将气管插管拔除，吞咽功能恢复，最终可自行进食，好转出院。

护理提示：

1. 患者复温后要警惕相关并发症的发生，做好预见性护理。
2. 随着患者的病情逐步好转，注意非计划性拔管等不良事件的发生。
3. 呼吸机撤离前需要进行撤机的评估。

2. 救治依据 临床表现为偏瘫、偏身感觉障碍、偏盲、凝视障碍、头眼分离和失语(优势半球)的缺血性卒中，应高度怀疑 LHI；发病早期神经功能缺失伴意识障碍进行性加重，并迅速出现脑疝时，可判断为 MMI(专家共识，A 级推荐)。发病早期 NIHSS 评分>15 分(非优势半球)或>20 分(优势半球)，并伴有意识障碍，可作为 MMI 临床预判指标(2B 级推荐)。发病 6 小时内神经影像学检查显示梗死体积大于大脑中动脉供血区域 2/3、早期占位效应、同侧大脑前动脉和 / 或大脑后动脉供血区域受累,可作为 MMI 影像预判指标(1B 级推荐)。年龄 18~80 岁的 LHI 患者,在发病 48 小时内应尽早实施部分颅骨切除减压治疗(2B 级推荐)。手术指征包括:伴有意识障碍、NIHSS>15 分、梗死范围 ≥ 大脑中动脉供血区 2/3,伴或不伴同侧大脑前动脉 / 大脑后动脉受累;手术排除指征包括:病前 mRS>2 分、双侧大脑半球 / 幕下梗死、出血转化伴占位效应、瞳孔散大固定、凝血功能异常或患有凝血疾病(专家共识,A 级推荐)。发病 48 小时内低温治疗可能改善 LHI 患者神经功能预后,但还需多中心、大样本临床研究证实(专家共识,A 级推荐)。低温治疗的诱导低温阶段最好在数小时内,低温目标 33~34℃,维持目标温度的最大温度偏差 ≤ 0.3℃,复温持续时间至少 24~48 小时(专家共识,A 级推荐)。

3. 护理方法

(1)急救护理。对于疑似卒中患者,护士应协助医生快速完善各项检查,完成评估和诊断,观察患者的意识、基本生命体征(体温、心率 / 律、呼吸、血氧、血压、血氧饱和度、瞳孔)的变化,监测是否存在高颅压体征、癫痫样发作、评估肢体瘫痪的程度、是否存在尿便失禁、吞咽障碍等病情加重的体征。即刻为患者实施:连接多参数监护仪、清除口鼻腔分泌物、吸氧(维持氧饱和度>95%)、呼吸衰竭患者应给予呼吸机支持(气管插管或切开)进行辅助呼吸、无禁忌证时将患者床头抬高 30°、建立和保持输液通畅以保证药物的及时应用。

(2)颅内压增高的护理

1)未进行有创颅内压监测前紧急处理步骤,见图 7-1-4。

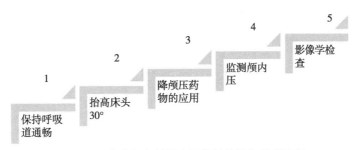

图 7-1-4 未进行有创颅内压监测前紧急处理流程

2)有创颅内压监测后护理流程,见图 7-1-5。

3)防止护理操作引起瞬间颅内压增高:颅内压会随着吸痰时间延长明显高于吸痰前,瞬间颅内压增高可能会导致脑疝,因此颅内高压患者最佳吸痰时间应保持在 10 秒以内;体位移动、翻身前中后、振动排痰时需观察颅内压变化,当颅内压<15mmHg 时,可进行体位改变或翻身,动作要轻柔、不要过度用力、防止脑疝。

(3)去骨瓣减压术的护理。需要做好减压窗监测,为患者翻身时,专人固定头部,防止去骨瓣减压窗部受压;观察患者头部伤口,保持伤口敷料干燥,无渗血、渗液情况;动态观察减压窗肿胀情况,防止患者出现高颅内压症状;保持无菌,头下垫无菌小巾 24 小时更换,一旦被血液浸渍或污染需及时更换;预防患者枕部压力性损伤,头下垫软枕或脂肪垫。去骨瓣减压术后,常规给予冰帽使用,且定时更换,保障减压窗局部处于低温状态,降低颅内压力。

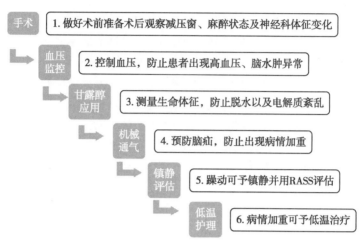

图 7-1-5　有创颅内压监测后的护理流程

（4）血压监护。对于去骨瓣减压术后的患者以及大面积脑梗死患者的血压监测十分必要，准确的监测技术可以为临床的治疗提供可靠的证据。此时会由于血压的增高导致患者发生脑疝，因此需要动态监测患者血压，每2小时一次，同时观察患者呼吸、瞳孔、心率的变化，给予持续泵入降压药物时，需要注意患者对药物的敏感性，如果患者血压降低速度过快，容易出现并发症。共识推荐对LHI患者进行血压管控，部分颅骨切除减压术前，血压目标≤180/100mmHg；术后8小时内，收缩压目标为140~160mmHg。用药期间，常规监测血压，至少每15分钟测量一次。

（5）血氧的维持。对LHI患者需要血氧维持，目标为血氧饱和度≥94%，$PaO_2 \geq 75mmHg$，$PCO_2\ 36~44mmHg$。血氧监测方法包括无创持续脉搏血氧饱和度和呼气末二氧化碳监测，或间断动脉血气分析监测。当患者颅内压增高时，血氧的目标调整至$PaO_2>100mmHg$，$PCO_2\ 35~40mmHg$。如 GCS ≤8分、$PaO_2<60mmHg$、$PCO_2>48mmHg$ 或气道功能不全可作为LHI患者气管插管和/或机械通气指征。

（6）脱水药物的监测。脱水药物首选甘露醇，当甘露醇无效时，可试用高浓度氯化钠溶液，同时密切监测血钠和血浆渗透压变化。患者应用大剂量的脱水药物，需动态进行电解质的观察，尤其血钠，每6小时一次静脉血采集。血钠目标为135~145mmol/L，当颅内压增高时，将目标调整至145~155mmol/L。在纠正异常血钠过程中，避免血钠波动过大（每日<8~10mmol/L），以防渗透性脑病发生。纠正低钠血症方法包括限制管饲或静脉水的摄入和促进水排出（针对稀释性低钠血症），增加管饲钠摄入或静脉输注高浓度氯化钠溶液（针对中、重度低钠血症者），并根据血钠浓度调整泵注速度。纠正高钠血症的方法包括限制管饲或静脉钠的摄入，增加管饲白水泵注或静脉等渗溶液泵注（针对中、重度高钠血症患者）。

（7）预防脑疝。每2小时观察一次生命体征，低温过程中给予每30分钟进行生命体征的观察，防止脑疝发生。病灶侧颞叶钩回疝常常压迫同侧中脑，故而出现病灶侧瞳孔变化，随着病情的进展病灶侧瞳孔明显散大，对光反射消失；颞叶钩回疝可将脑干推向对侧，中脑受累严重时出现大脑强直发作，因此需要密切观察，如出现脑疝需要紧急救治，详见图7-1-6。如若患者麻醉术后躁动明显，可给予镇静，减轻高颅内压脑水肿情况的发生，同时需要应用RASS评分进行镇静评估。

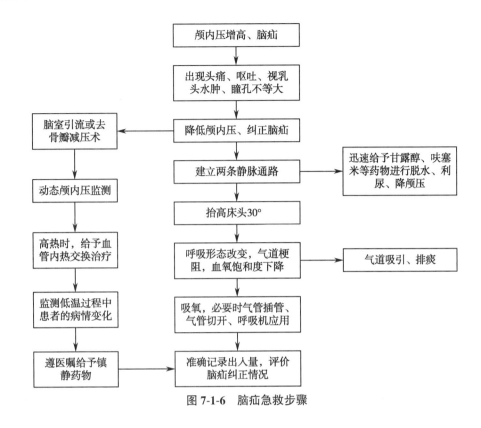

图 7-1-6　脑疝急救步骤

（8）做好下呼吸道感染的控制。首先做好机械通气的护理，适时进行气道吸引，保持呼吸道通畅；每周更换一次呼吸机外管路，做好呼吸机外管路的管理；做好手卫生，防止交叉感染；低温治疗的复温期，需要给予患者增加胸肺部护理，实施振动排痰；动态监测胃内残留液，防止患者反流、误吸的发生；根据患者的胃残留的增多，早期给予胃肠动力药物应用，每日超过3次胃内残留量＞100ml，可放置鼻肠管，保持患者的有效营养状态。根据患者的病情，早期给予患者呼吸机撤离，当患者的意识状态好转、咳嗽反射明显，同时伴有血气分析指标正常时，考虑患者进行呼吸机撤离。

（9）血管内低温治疗的护理。血管内低温治疗是有创低温技术，其安全可行、耐受性好、控温精准，且允许体表加温，从而使寒战程度减轻，抗寒战药物剂量减少，但存在有创操作的风险。血管内低温治疗具有温度达标时间明显缩短，较少出现不达标或过度降温，维持温度波动性小（图7-1-7）的优点，复温控制更好，但是护理中需要做好降温、维持、复温三期的护理。

1）低温诱导期：此期目的是2~3小时内达到目标温度（32~34℃或32~35℃）。文献报道温度每降低1℃，脑代谢降低6%~10%。随着体温降低，肾小管功能失调，下丘脑释放的抗利尿激素减少，导致低温性多尿，易造成血容量不足及心律失常的发生。

①循环的监护：给予患者持续床旁心电监护，维持心率60~100次/min，呼吸18~22次/min，平均动脉压≥80mmHg，同时应用中心静脉压评估患者血容量。正常心率在核心温度为32℃时，可下降至34~40次/min，治疗时可遵医嘱使用异丙肾上腺素或者多巴胺进行纠正。监测生命体征30min/次，观察患者心率/律的改变，尤其心率减慢时，护士在进行翻身、叩背

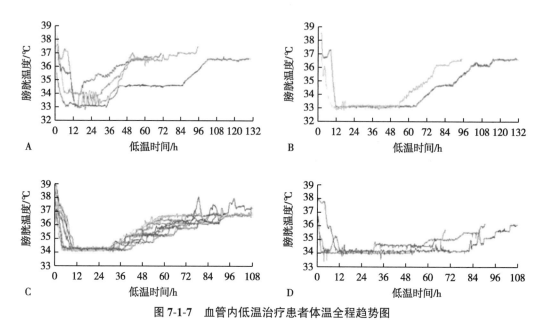

图 7-1-7 血管内低温治疗患者体温全程趋势图

A. 4 例患者低温全程图,目标温度 33℃,持续低温 12~36 小时;B. 2 例患者低温全程图,目标温度 33℃,持续低温 48~72 小时;C. 12 例患者低温全程图,目标温度 34℃,持续低温 24~36 小时;D. 3 例患者低温全程图,目标温度 34℃,持续低温 48~72 小时

以及吸痰操作时,动作应轻柔,防止出现一过性心率下降,导致患者心律失常。输注的药液严格控制速度,每 2 小时监测一次尿量,防止低温期间的多尿。

②肢体的保暖:文献报道每增加皮肤温度 4℃可"弥补"核心温度 1℃的减少,以此防止寒战反应。控温毯可维持患者全身体表温度在 36.5~37.5℃,能有效减少寒战,同时不影响血管内热交换诱导目标温度的达标时间,这样减少了镇静药物与机械通气的应用,提高患者的舒适度。使用控温毯时,可用床单包裹毯面铺至患者身下,表面覆盖棉被,双手、双脚用棉套包裹,让患者全身体表感受到温暖,并传导至下丘脑,不致引发肌肉收缩及寒战。

③营养支持:给予患者放置胃管,对于胃肠功能正常患者(胃内残留量<100ml,且肠鸣音恢复、无消化道出血)应及早给予肠内营养。营养液温度不应超过患者体温,采用鼻饲泵持续匀速输注,初始速率为 30~50ml/h。肠内营养期间抬高床头至 30°,频繁胃潴留的患者,可遵医嘱给予患者胃动力药物或留置鼻肠管。

④预防下肢静脉血栓:每周对患者进行下肢深静脉超声评估,无静脉血栓患者建议使用气压式血栓循环泵物理预防下肢静脉血栓。血栓形成应给予患者抬高下肢 20°~30°,促进静脉回流,减轻血液阻滞,同时可遵医嘱联合使用低分子肝素进行皮下注射。皮下注射后注意不要立即将针拔除,需要停留 10 秒以上,棉签不应揉压穿刺处,减少患者出现皮肤的瘀斑,如有穿刺处出血或渗液,以穿刺点为中心,垂直向下按压 3~5 分钟。

⑤控制寒战:使用床旁寒战评估量表(BSAS)对患者进行寒战分级评估,做好记录;遵医嘱持续给予微量静脉泵入镇静、镇痛药等,采用双通道轮换法更换泵用药物(即持配好药液的注射器,连接延长管排气后开始泵入;关闭输液三通,在三通处撤下原延长管,连接新延长管,开放三通泵入药物),保证药物浓度、速度的稳定。监测血药浓度,防止药物蓄积,建议

药物与控温毯联合应用来降低寒战发生。

⑥监测生化指标：随着核心体温的降低，患者可出现应激性的高血糖、低血钾、动脉血气指标的改变等问题，在护理过程中应及时遵医嘱进行血生化各系统的化验标本留取，动态监测各种指标，及时遵医嘱给予患者治疗措施，防止电解质紊乱。

2) 低温维持期：目的是维持目标温度 24~48 小时，严格控制核心温度，观察有无轻微波动（±0.5℃）。此期患者核心温度趋于稳定，内环境、血流动力学参数波动较小，重度寒战得到了有效控制。但易发生电解质紊乱、医源性的肺部感染、皮肤压力性损伤等并发症，所以需加强监护和基础护理，防止并发症的发生。

①基础监护：维持稳定的核心温度，每 30 分钟巡视 1 次，维持降温仪的正常运转，温度维持在 34.2~34.5℃。核心体温若超出波动范围应及时通知医生予以处理。监测患者颅内压，同时准确记录患者瞳孔大小、对光反射、生命体征变化及 24 小时出入量，如出现血压升高、脉搏减慢、呼吸深慢、瞳孔较前增大，则提示颅内高压，警惕迟发型颅内血肿。

②皮肤护理：定时进行 Braden 压疮风险评估，当患者评分 ≤ 12 分时床尾应给予黄色警示牌"防压疮"提示并做好交接班。采用气垫床并每 1~2 小时翻身 1 次，对患者骨隆突处皮肤、耳廓、受压部位可给予敷料进行保护。降温仪冷水管与中心静脉置管连接处用纱布包裹，以防冻伤患者下肢皮肤。注意观察中心静脉穿刺部位有无红肿、渗血、渗液、导管是否脱出等，保持穿刺部敷料干燥、完整及其紧密性，如有潮湿、污染时随时更换。

③预防肺炎：给予患者振动排痰，有利于痰液排出。根据患者的胸片、肺部听诊结果，制订振动排痰计划，针对不同部位进行振动叩击，振动频率由低至高，1~2 次/d，每次 20 分钟。操作中须密切观察患者心率、呼吸、血氧饱和度等，颅内压应保持在 20mmHg 以下。患者不需平卧时，床头应抬高 30°~45°。每 6 小时选用 0.12% 的氯己定给予患者口腔护理 1 次。维持患者人工气道气囊压力在 25~30cmH$_2$O 之间并按需吸痰。

3) 复温期：复温期的关键是控制复温速度，目前常用的速率为 ≤ 0.25℃/h，缓慢复温至36.5~37.5℃，加强瞬间颅内高压及其他并发症的预防和护理。

①预防瞬间颅内高压：为患者更换体位、床单时，移动身体幅度与动作要小，1 名护士观察颅内压的数值变化，保持患者平卧头正位。进行集中护理时，可在甘露醇使用后，集中进行气道湿化、振动排痰、气道吸引等操作。气道吸引时间应控制在 15 秒内，同时观察颅内压波动。

②预防非计划性拔管：当患者意识逐步恢复，护士需与医生共同给予每日格拉斯哥昏迷评估与镇静评分，确认患者的镇静效果与意识状态，必要时给予患者保护性约束。符合拔管指征时，应尽早计划脱机及拔管。

（三）文献或经验分享

对 LHI 患者需要在患者转出 NCU 或出院后进行随访和评估。大多数重症卒中临床研究的预后评估项目分为：主要终点指标，即病死率、生存率、生存曲线、并发症、NIHSS 和mRS 评分等；次要终点指标，即 NCU 停留时间、住院时和住院费用等。随访评估时间为住院期间，病后 30 天、3 个月、6 个月、12 个月。

二、后循环脑梗死患者的护理

后循环又称为椎 - 基底动脉系统,为大脑半球后 2/5 供血,由椎动脉、基底动脉、大脑后动脉及其各级分支组成,主要供血给脑干、小脑、丘脑、枕叶、部分颞叶及上段脊髓。脑干内分布着重要的神经核和传导束,被称为人的生命中枢。后循环脑梗死(posterior circulation infarction,PCI)约占所有脑梗死的 20%,多数患者发病急,病情凶险,致死率高。

(一)疾病发生的机制与临床症状

发病原因及机制　动脉粥样硬化是后循环脑梗死的主要原因,椎动脉起始部位是发生动脉粥样硬化最常见的部位。栓塞也是引起 PCI 的重要原因,大部分栓子来源于心房血栓、心脏瓣膜的赘生物、病变心肌的附壁血栓等。脂肪变性可使血管壁增粗、动脉瘤样扩张,导致局部组织缺血,因其病灶小且为圆形,称为腔隙性脑梗死,约占后循环脑梗死的 14%。此外,椎动脉起始部之前的锁骨下动脉闭塞造成椎动脉血液向锁骨下动脉逆向分流,脑循环血液大量逆向分流,形成锁骨下动脉盗血综合征,可以诱发 PCI 的发生。

引起后循环梗死的供血动脉的分布,见图 7-1-8。后循环血管供应的脑组织部位见图 7-1-9。

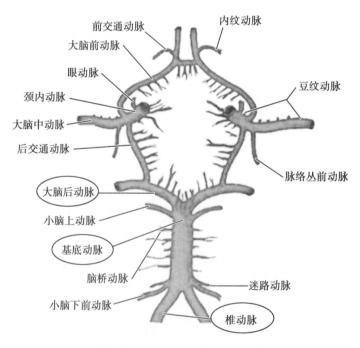

图 7-1-8　主要引起后循环梗死的供血动脉中的分布

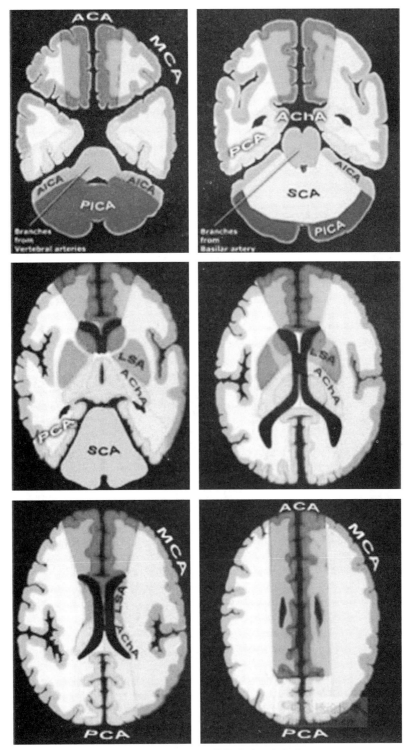

图 7-1-9　各主要血管供应脑组织部位

注：蓝色：小脑后下动脉；紫色：小脑前下动脉；灰色：小脑上动脉（SCA）；浅蓝：椎动脉分支；
墨绿：基底动脉分支；天蓝：脉络膜前动脉；橙色：大脑中动脉穿支（MCA）；暗红：回返动脉；
红色：大脑前动脉（ACA）；黄色：大脑中动脉；绿色：大脑后动脉（PCA）

常见后循环脑梗死引起的相关临床症状,见表 7-1-3。

表 7-1-3　常见后循环脑梗死引起相关组织受累

受累血管	受累的脑组织	临床症状
大脑后动脉闭塞	丘脑底面、下丘脑、颞叶内侧面及底面,枕叶	偏盲、偏瘫、偏身感觉障碍,丘脑综合征等症状
基底动脉	中脑、丘脑、枕叶、颞叶内侧面以及小脑上部	基底动脉尖综合征:意识障碍、瞳孔改变、偏盲、谵妄等症状眩晕、四肢瘫或交叉瘫、延髓麻痹、共济运动障碍、意识障碍等,部分表现为闭锁综合征
椎动脉	延髓、小脑	眩晕、呕吐、吞咽困难、构音障碍、病变侧 Horner 综合征,病变对侧肢体痛觉和温度觉丧失等

(二)护理病例的分析

1. **病例介绍**　患者,男性,76 岁,主因“四肢无力,言语不清 1 天”急诊以“脑梗死”收入。患者 MRI 示脑内多发腔隙性脑梗死,脑桥片状低密度影,见图 7-1-10。患者浅昏迷,失语,双侧瞳孔等大同圆,对光反射灵敏,水平眼震,双上肢肌力 0 级。既往史:15 年前诊断为脑梗死,遗留右侧肢体活动欠佳;高血压 20 年,血压维持在 180/110mmHg,规律服用药物;冠心病 4 年,用药不详。

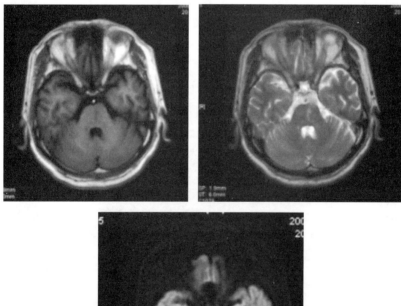

图 7-1-10　患者后循环脑梗死

护理提示：

1. 出现脑桥梗死，提示脑干部位有脑水肿加重，脑疝发生的可能。
2. 脑桥梗死会导致延髓麻痹，吞咽功能障碍，有误吸的危险。
3. 患者既往高血压、冠心病，加强心功能及心电图的监测。
4. 患者既往脑梗死，再次以脑梗死入院，提示脑血管条件较差。

（1）入院后查体：患者处于闭锁状态，体温为37.5℃，心率98次/min，呼吸急促26次/min，血氧饱和度93%（储氧面罩吸氧10L/min），血压150/100mmHg。双肺呼吸音粗，散在湿啰音，心音强弱不等。双侧瞳孔3.0mm，光反应灵敏，双眼水平眼震，伸舌不配合，双上肢肌力0级，四肢肌张力减低，膝腱反射减弱，余反射未引出。左侧Babinski征阳性，余神经系统查体不配合。

护理提示：

1. 患者入院GCS评分5分，FOUR评分6分，提示患者病情较重，意识状态变化较快。
2. 呼吸急促，血氧饱和度93%（储氧面罩吸氧10L/min），提示脑水肿进行性加重。

（2）住院过程中

1）入院时患者呼吸频率稍快，保持患者呼吸道通畅，吸净口鼻腔分泌物，给予储氧面罩吸氧，监测血氧饱和度变化情况。

2）患者既往高血压病史，维持在180/100mmHg，入院时血压150/100mmHg，严密监测血压变化，预防低灌注的发生。

3）给予患者甘露醇125ml每6小时一次，甘油果糖250ml每12小时一次，降低患者颅内压。

4）患者病变部位位于脑桥，存在延髓麻痹，有吞咽障碍营养不良风险，给予留置胃管启动肠内营养，监测24小时出入量，保持电解质平衡。

5）患者体温37.5℃，双肺散在湿啰音，首先给予患者物理降温，行温水擦浴，敷贴降温。既往冠心病史，急检血常规、心肌损伤标志物、D-二聚体、B型钠尿肽前体（BNP）化验，明确患者感染情况及心功能状况，预防肺炎的发生。

6）入院时患者四肢肌力减弱，进行四肢静脉超声，加用低分子肝素钙，防止深静脉血栓的形成。

7）入院第2天，患者因Ⅱ型呼吸衰竭给予气管插管、呼吸机辅助呼吸。化验检查提示：白细胞13.2×10^9/L，BNP 11 300pg/ml，D-二聚体6 890μg/L，肌钙蛋白Ⅰ0.047ng/ml，肌红蛋白886.4ng/ml。给予患者限制液体入量，呋塞米、硝酸异山梨酯注射液适量泵入，定期复查心肌损伤标志物及心电图，密切监测患者24小时出入量情况。

护理提示：

1. 大量脱水药物应用，警示患者出现电解质紊乱、肾功能损伤。
2. 患者呼吸形态及频率异常，警示脑水肿导致呼吸中枢受累。

3. 闭锁综合征出现,提示患者预后较差,护士加强心理护理。

4. BNP 11 300pg/ml,结合临床,提示患者有心衰的可能,限制液体入量。

5. 硝酸异山梨酯持续泵入,警示外周扩容导致血压下降,引起低灌注。

(3)患者恢复期:患者气管插管 10 天后气管切开,评估患者呼吸功能状态,给予患者试脱机,3 天后脱机成功。生命体征平稳,白细胞 8.7×10^9/L,心功能状况有所改善,给予吞咽康复锻炼及四肢肌力康复锻炼,病情稳定后,需要防控坠积性肺炎的发生,可采取俯卧位,促进患者痰液排出。

护理提示:

1. 患者气管插管 10 天后行气管切开,警惕气道水肿、口腔破溃及感染。

2. 脱机前应准确评估撤机指征。

2. 救治依据 《中国急性缺血性脑卒中诊治指南(2018)》指出,后循环脑梗死患者应维持血氧饱和度在 94% 以上,气道功能障碍者应给予气道支持及辅助呼吸。缺血性脑卒中患者发病 24 小时内血压升高者,应谨慎处理,控制恶心、呕吐、颅内压增高等原因后,若收缩压>200mmHg,舒张压>110mmHg,或伴有严重心功能不全,高血压脑病的患者可以给予降压治疗,严密观察病情变化。患者因恶心、呕吐、延髓麻痹等无法进食,应尽早给予营养支持,保证患者的营养供应。对患者进行全面系统的评估,选择最佳治疗方式。《急性缺血性卒中血管内治疗中国指南(2015)》指出,对于急性后循环动脉闭塞的患者,动脉溶栓时间窗可延至 24 小时(Ⅱb 类证据,C 级推荐),急性基底动脉闭塞者应行多模态(CT 或 MRI)检查,评估后可实施机械取栓,可在静脉溶栓的基础上进行(Ⅱa 类证据,B 级推荐)。

3. 护理方法

(1)急救护理。后循环梗死的患者病情危重,病情进展快,常伴有延髓麻痹及舌后坠,口鼻腔分泌物较多,且咳痰能力较弱,患者入院后应给予清理口鼻腔分泌物,必要时给予口腔分泌物引流装置使用,详见图 7-1-11。观察患者生命体征及意识状态,保证血氧饱和度维持 94% 以上。舌后坠的患者抬高床头 30°,给予 90° 侧卧或留置口咽通气道,使气道通畅。检测血气分析,防止患者发生 CO_2 潴留,必要时给予气管插管、呼吸机辅助呼吸。

(2)对症护理

1)心衰的护理:患者冠心病病史 4 年,入院后

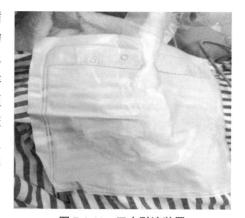

图 7-1-11 口水引流装置

心肌损伤标志物、D-二聚体及 BNP 显著高于正常水平,警惕心衰的发生。护理过程中要保证患者休息,密切观察患者 24 小时出入量,限制液体入量,限制输液速度,防止水钠潴留。适当抬高床头,减少回心血量,给予吸氧,缓解心衰症状。机械通气后可通过调节 PEEP 来减轻心脏负荷。遵医嘱应用螺内酯、呋塞米、去乙酰毛花苷注射液等药物,注意洋地黄类药物中毒的预防。

2）闭锁综合征的护理：患者意识清醒，能听懂语言、看懂文字、有睡眠觉醒周期，但肢体随意运动丧失、不能言语、仅能以睁闭双眼及眼球运动与周围环境建立联系，有自主呼吸及咳嗽反射，但不能随意自主呼吸和随意咳嗽，护理闭锁综合征的患者重点要保持气道通畅，促进痰液排出，加强皮肤护理，预防肺部感染。患者视、听、感觉均存在，无法表达自己的想法，易出现悲观、紧张、焦虑等不良情绪，发病初期要定期呼唤患者，注意区分昏迷与闭锁综合征的表现，与患者讲解病情，建立信心，教会患者使用睁眼、闭眼表达意愿，满足患者的要求。闭锁综合征的患者应进行 FOUR 的评估，从而了解患者疾病进展情况，见第五章第二节二。

（3）营养支持治疗：患者存在延髓麻痹，进入监护病房 24 小时内应给予患者吞咽功能评估、营养风险筛查，选择合适的营养支持途径及营养制剂。该患者由于心衰需要限制液体入量，因此可给予高能量密度的营养制剂来满足患者的机体需要。每 4 小时监测患者胃残留量，防止误吸及吸入性肺炎的发生。观察患者有无肠内营养并发症如便秘、腹胀，发病急性期极易出现应激性溃疡，应结合实际情况给予辅助肠外营养。患者病程较长，长期卧床容易导致误吸引起肺内感染，必要时给予幽门后喂养。

（4）用药的护理：患者每日静脉应用甘露醇等大量高渗药物，血管条件较差，建议早期留置 PICC，保证患者及时用药，减少因输液导致的不良并发症的发生。计算患者应用甘露醇及托拉塞米的总用量，密切观察患者出入量、血压及电解质情况。患者血管条件较差，防止大量脱水导致低灌注，诱发形成新的梗死。大剂量应用甘露醇时应警惕急性肾功能损伤。由于大量水分与离子的丢失，警惕低钾、低钠血症的发生，定期监测离子变化，及时给予患者每日钾、钠离子的补充。应用强心药物时，观察用药效果及药物副作用，密切观察心电图变化，防止心律失常的发生。

（5）并发症的预防及护理

1）预防压力性损伤的形成：长期卧床可导致压力性损伤及坠积性肺炎的发生，使用气垫床及翻身床，给予患者每 2 小时翻身一次，有高血糖、严重低蛋白血症以及 GCS 评分<9 分时，建议在给予气垫床使用的同时，增加翻身频次，同时保持床单元干净整洁，每日给予患者温水擦浴，减少汗液对皮肤的刺激。合理摆放体位，减少剪切力。

2）肺部感染、泌尿系统感染的预防：患者建立人工气道后，应给予气道湿化、气囊上滞留物吸引，清除口鼻腔分泌物。气囊压力每 4 小时监测一次，听诊肺部情况，适时给予患者机械排痰。加强手卫生，使用密闭式吸痰管吸痰，按时更换呼吸机相关一次性物品，呼吸机管路污染时及时更换，加强多重耐药菌感染及呼吸机相关肺炎的预防。患者长期留置尿管，应定期进行导尿管撤离后患者自行排尿的观察，即拔除导尿管后，维持 3~4 小时，患者能够自行排尿，即停止导尿，如果患者仍旧不能自行排尿，通知医生判断后，对于病灶未影响排尿功能时，可采用间歇导尿，为患者能自行排尿起到过度作用。持续导尿患者每日彻底冲洗 2次，防止泌尿系感染的发生。妥善固定尿管，防止牵拉形成血尿。

3）预防深静脉血栓的形成：患者长期卧床，四肢肌力 0 级，缺少肌肉泵的作用，血液流动缓慢，容易发生深静脉血栓。在预防性应用抗血栓药物的同时，确定没有新发血栓的基础上给予患者应用压力梯度泵等物理方法预防深静脉血栓的形成。文献报道，神经重症患者，抗血栓压力泵的使用可延迟患者血栓的发生。

4. 文献或经验分享　脑水肿及颅内压增高的卧床患者，床头可抬高至 30°，避免出现引起颅内压增高的因素,包括头颈部过度扭曲、激动、用力、发热、癫痫、呼吸道不通畅、咳嗽、便秘等(Ⅰ级推荐,D级证据)。吞咽功能障碍的患者,建议予患者进食前采用洼田饮水试验进行吞咽功能评估(Ⅱ级推荐,B级证据)。吞咽困难短期内不能恢复者可早期放置鼻胃管(Ⅱ级推荐,B级证据),吞咽困难长期不能恢复者可行胃造口进食(Ⅲ级推荐,C级证据)。早期评估和处理吞咽困难和误吸问题,对意识障碍患者应特别注意预防肺炎(Ⅰ级推荐,C级证据)。鼓励患者尽早活动、抬高下肢;尽量避免下肢尤其是瘫痪侧静脉输液(Ⅰ级推荐),可联合加压治疗(交替式压迫装置)和药物预防深静脉血栓形成,不推荐常规单独使用加压治疗;但对有抗栓禁忌的缺血性卒中患者,例如梗死伴出血患者,推荐单独应用加压治疗预防深静脉血栓。

三、急性缺血性脑卒中患者血管再通治疗的护理

急性缺血性脑卒中(acute ischemic stroke,AIS)救治的关键在于尽早开通阻塞血管、挽救缺血半暗带,避免或减轻原发性脑损伤。缺血性卒中的管理包含4个主要目标:恢复脑血流(再灌注)、预防复发性血栓形成、神经保护和支持治疗。目前早期血管再通的治疗方法有静脉溶栓、血管内机械取栓、支架/非支架机械取栓治疗等。为了积极治疗缺血性卒中,明确发病时间非常重要,临床管理的每一项措施必须按照时间安排果断地实施。对于符合条件的患者,需要进行积极救治,保障重症卒中患者的病情早期恢复。

血管内再通治疗方法目前有诸多指南与共识,临床可依据标准开展早期缺血性卒中患者的再通技术。遵循静脉阿替普酶(组织型纤溶酶原激活物)溶栓优先原则,静脉溶栓是血管再通的首选方法(1A级证据)。如果该患者符合静脉溶栓和血管内机械取栓指征,应该先接受阿替普酶静脉溶栓治疗(1A级证据);对存在静脉溶栓禁忌的部分患者使用机械取栓是合理的(2C级证据),缩短发病到接受血管内治疗的时间,有利于改善预后,在治疗时间窗内应尽早实现血管再通,不应等待观察其他治疗的疗效而延误机械取栓(Ⅰ级推荐,B级证据);推荐结合发病时间、病变血管部位、病情严重程度综合评估后决定患者是否接受血管内机械取栓治疗(1A级证据);对发病后不同时间窗内的患者,发病后6小时内可以完成股动脉穿刺者(1A级证据)、距最后正常时间6~16小时(1A级证据)及距最后正常时间16~24小时者(2B级证据),经严格临床及影像学评估后,可进行血管内机械取栓治疗;发病6小时内由大脑中动脉闭塞导致的严重卒中且不适合静脉溶栓或未能接受血管内机械取栓的患者,经过严格选择后可在有条件的医院进行动脉溶栓(1B级证据);由后循环大动脉闭塞导致的严重卒中且不适合静脉溶栓或未能接受血管内机械取栓的患者,经过严格选择后可在有条件的单位进行动脉溶栓,虽目前有在发病24小时内使用的经验,但也应尽早进行避免时间延误(3C级证据);对于静脉溶栓或机械取栓未能实现血管再通的大动脉闭塞患者,进行补救性动脉溶栓(发病6小时内)可能是合理的(2B级证据)。

(一)静脉溶栓的护理

1. 静脉溶栓的机制 急性缺血性脑卒中按病因及发病机制分型可分为大动脉粥样硬化型、心源性栓塞型、小动脉闭塞型、其他明确病因型、不明原因型等五类。无论是血栓或是栓塞引起的脑血管闭塞,结果都将使脑组织缺血缺氧,6秒内神经元代谢即受影响,2分钟内脑电活动停止,5分钟起能量代谢和离子平衡遭到破坏,ATP耗尽,持续5分钟以上大脑发生不可逆的损害。急性缺血性脑卒中发生后,在严重缺血脑组织中心周围仍然存在无电兴

奋性但存活的脑细胞,这部分区域脑灌流处于"临界"水平,若脑灌流压进一步下降,可使仍存活的缺血半暗带神经元死亡,但同时也可因再灌流或脑保护治疗而免于死亡。急性缺血性脑卒中治疗的关键在于尽早溶开堵塞的血管,抢救缺血半暗带。

静脉溶栓并非直接溶解血栓,而是通过激活血管内纤溶酶原形成纤溶酶,纤溶酶再降解血栓中的纤维蛋白,进而形成可溶性的纤维蛋白降解产物,从而使血栓溶解,抢救脑组织缺血半暗带,促使脑组织再灌流。发病 3 小时内重组组织型纤溶酶原激活剂,静脉溶栓可使神经功能完全或接近完全恢复,3~4.5 小时行静脉溶栓仍然有效。6 小时内对发病的缺血性脑卒中患者进行静脉溶栓亦可获益。

溶栓前缩短患者到达医院后至开始溶栓治疗的时间(door to needle time,DNT)显得尤为重要。目前,宣武医院建立了溶栓绿色通道和卒中中心,护理人员通过规范化的护理流程为溶栓期的患者进行护理,有效地缩短了患者从入院到开始溶栓治疗的时间。

2. **静脉溶栓常用药物**　尿激酶(urokinase,UK)为静脉溶栓的第一代药物,为非特异性纤溶酶原激活剂,可直接将循环血液中的纤溶酶原转变为有活性的纤溶酶,加速血栓溶解。重组组织型纤溶酶原激活剂(recombinant tissue plasminogen activator,rt-PA)是由血管内皮细胞产生的一种组织型纤溶酶原激活剂,相较于非特异性的纤溶酶原激活剂(如第一代的溶栓药物),rt-PA 对全身性纤溶活性影响小,出血的副作用更小,溶栓能力更强、速度更快,临床症状缓解更为彻底。时间窗内使用 rt-PA 静脉溶栓治疗 AIS 是目前国际公认的有效的治疗方法。

3. **护理病例的分析**

(1)病例介绍:患者男性,70 岁,主因"意识障碍伴右侧肢体活动不灵,言语不能 1 小时 34 分钟"急诊以"急性脑血管病"收入 NCU。患者 CT 未见明显异常高密度影,意识呈嗜睡状态,完全运动性失语。既往史:高血压病史 10 年,未规律服药,具体血压不详。入院后查体:患者神志为嗜睡状态,GCS 评分 12 分;体温 36.7℃,心率 102 次/min,血压 188/102mmHg,双侧瞳孔 2.0mm,对光反射灵敏,向右侧水平眼震。右上肢肌力 0 级,右下肢肌力 I 级,左侧肢体肌力 III 级,双侧病理征阳性,Kerning 征阴性。基线 NIHSS 评分 24 分。心电图示:窦性心律,QT 间期延长,心电轴左偏。血常规、凝血、生化、肌钙蛋白未见明显异常。

护理提示:

1. 患者目前处于静脉溶栓时间窗内,符合静脉溶栓适应证,立即建立静脉通路,抽血留取化验。

2. 密切监测患者血压、血糖、心率、血氧饱和度,纠正患者电解质紊乱。

院前处理:院前处理的关键是迅速识别疑似脑卒中患者并尽快送到医院,目的是尽快对合适的急性缺血性脑卒中患者进行溶栓治疗或血管内取栓治疗。

① 院前脑卒中的识别:急救人员采用辛辛那提院前卒中量表(Cincinnati prehospital stroke scale,CPSS)、洛杉矶院前卒中量表(Los Angeles prehospital stroke scale,LAPSS)或面-臂-语言试验(the face arm speech time,FAST)等标准化工具进行卒中院前筛查,使卒中患者得到快速识别。

②现场处理及运送:现场急救人员应尽快进行简要评估和必要的急救处理,主要包括:处理气道、呼吸和循环问题;心脏监护;建立静脉通道;吸氧;评估有无低血糖。应避免:非

低血糖患者输含糖液体；过度降低血压；大量静脉输液。应迅速获取简要病史，包括：症状开始时间，若于睡眠中起病，应以最后表现正常时间作为起病时间；近期患病史；既往病史；近期用药史。应尽快将患者送至附近有条件的医院（能全天进行急诊 CT 检查、具备溶栓和 / 或血管内取栓条件）。

③院前预通知：医疗机构与急救中心建立预警系统，院前急救人员在疑似卒中患者到达接诊医院前预先传递患者简要信息，使接诊医院提前启动卒中绿色通道。院前急救人员与接诊医院医护人员应做好患者交接工作。

（2）溶栓前准备：患者处于静脉溶栓时间窗内，符合静脉溶栓的适应证，建议行急诊 rt-PA 静脉溶栓治疗，和家属交代风险后，签署静脉溶栓知情同意书，密切观察患者意识状态、血压、血糖、血氧饱和度、心率、凝血常规及电解质情况。目前患者体重 77kg，血压 188/103mmHg，遵医嘱给予盐酸乌拉地尔持续泵入，使血压控制在 160/90mmHg 左右。

护理提示：

1. 静脉溶栓前应明确溶栓的适应证及禁忌证，准确测量患者的生命体征。

2. 血压升高而其他方面都适合静脉 rt-PA 治疗的患者，应当在溶栓前谨慎降压，使收缩压＜180mmHg，舒张压＜105mmHg。

3. 快速准确进行相关护理操作，避免因此错过最佳溶栓时间。

（3）静脉溶栓：患者于发病 2 小时 5 分钟后在心电监护下行 rt-PA 静脉溶栓治疗，基线 NIHSS 评分 24 分，使用 rt-PA，根据体重计算患者总剂量为 69.3mg，于 1 分钟内静脉推注 6.9mg rt-PA，余 62.4mg 于 60 分钟内静脉持续泵入，输注结束后用 0.9% 生理盐水冲管。严密观察溶栓过程中患者意识状态及生命体征变化，溶栓过程中患者无明显出血倾向，生命体征平稳，溶栓结束后患者症状无明显改变，即刻 NIHSS 评分 30 分，继续监测生命体征及病情变化。溶栓结束 2 小时后，患者右侧上肢肌力恢复至Ⅲ级，下肢肌力恢复至Ⅲ级。

护理提示：

1. 溶栓过程中患者若出现头痛、急性血压增高、恶心呕吐、血管性水肿、意识状态改变、生命体征剧烈波动等情况，立即通知医生，警惕颅内出血的发生。

2. 溶栓过程中每 15 分钟监测血压，溶栓 24 小时内不予放置胃管、尿管，静脉穿刺。

3. 动态评估患者神经功能恢复情况。

4. 溶栓过程中及溶栓后 24 小时内患者绝对卧床休息。

（4）护理方法

1）围溶栓期的护理：溶栓前，嘱患者暂禁食，对可以耐受平躺且无低氧的患者取仰卧位，对有气道阻塞或误吸风险及怀疑颅内压增高的患者，建议头部侧位且抬高 20°~30° 以避免呕吐导致误吸。对于血氧饱和度＜94% 的患者应遵医嘱给予氧疗。遵医嘱给予血糖低于 3.3mmol/L 患者口服葡萄糖或注射治疗。最优血压区间应依据患者卒中亚型及其他合并症情况设定，避免过度降低血压（血压显著低于病前状态或收缩压＜120mmHg）。选择患者较为粗大的血管，使用 22G 的耐压型留置针穿刺，及时留取检验标本如血常规、凝血常规、血糖、心肌酶、肝肾功能。协助医生转运患者进行脑部影像学检查。密切监测患者意识、瞳孔、肌力及生命体征等神经功能变化,适时对家属进行静脉溶栓相关健康教育。rt-PA 使用剂量为 0.9mg/kg,遵医嘱根据患者体重准确计算溶栓药物剂量,溶解并抽取相应的药量。溶栓时,静脉溶栓药物不可与其他药物同一通路输注。溶栓过程中每 15 分钟监测患者的血压、意识状态、语言及肌力恢复情况。溶栓后,患者绝对卧床 24 小时,减少搬动和不必要的探视,继续病情观察,24 小时后常规复查头部 CT、血常规、凝血常规,无禁忌证者视病情给予抗凝及 / 或抗血小板聚集药物,防止血栓形成。

2)病情观察。血压监测:急性脑梗死患者的血压升高可以保证脑组织稳定的血流量。在溶栓后 2 小时内,每 15 分钟监测血压和神经功能评估,之后每 30 分钟一次,持续监测 6 小时,之后每小时监测一次直至 24 小时。静脉 rt-PA 溶栓治疗后 24 小时内血压应<180/105mm Hg,如高于上述数值应通知医生。意识状态的评估:患者在溶栓后如出现神经功能快速恶化、头痛、意识状态加重、瞳孔不等大、突发的血压持续升高(>180mmHg),恶心呕吐等应立即通知医生。出血倾向的观察:观察患者溶栓后是否有牙龈出血、胃肠道、泌尿系统的出血、中枢神经系统及实质脏器的出血,如病情允许,相关有创操作如留置胃管、经鼻腔进行吸引应延后至静脉溶栓后 24 小时给予。

(5)并发症的预防

1)再灌注损伤:当脑组织重新灌注后可出现再灌注损伤,发生脑水肿引起颅内压增高,严重者可发生脑疝而导致患者死亡。护士应密切观察患者瞳孔及意识状态的变化,是否有头痛、视乳头水肿的发生,若出现以上症状,应立即给予脱水治疗,防止脑水肿进一步加重。

2)过敏反应的发生:溶栓过程中患者出现显著的低血压、血管性水肿应警惕过敏反应的发生,应立即停止用药,给予抗过敏治疗。

3)中枢神经系统出血的预防:嘱患者溶栓过程中及溶栓后保持平静,若患者出现烦躁、意识障碍加重、血压下降等情况应立即通知医生,复查血常规、凝血常规、头部 CT,警惕中枢神经系统出血的可能。

4)血管再闭塞:急性脑梗死静脉溶栓治疗不是百分之百有效,可能存在溶栓无效,临床症状无改善及血管再通后血管再次闭塞,针对溶栓后血管再闭塞的患者,应遵医嘱给予抗凝药物的应用。

(二) 血管内机械取栓治疗

血管内介入治疗包括血管内机械取栓、动脉溶栓、血管成形术。动脉溶栓治疗是经皮穿刺后借助导管直接将溶栓药物注射至血栓局部,选择相关动脉行溶栓。动脉溶栓使溶栓药物直接到达血栓局部,理论上血管再通率应高于静脉溶栓,且出血风险降低,然而其益处可能被溶栓启动时间的延迟所抵消。由于缺乏充分的证据证实动脉溶栓的获益,因此目前一线的血管内治疗是血管内机械取栓治疗。

1. 机械取栓的机制 机械取栓是利用导丝、支架、导管等器械将血栓取出体外。对于颈动脉的 T 型闭塞、大脑中动脉 M1 段闭塞、后循环常见的粥样硬化斑块导致的血管闭塞,单纯药物溶栓,血管再通率较低,机械取栓可用于弥补静脉溶栓治疗大动脉栓塞的不足。

2. 静脉溶栓同时桥接治疗 有血管内治疗指征的患者应尽快实施治疗。当符合静脉 rt-PA 溶栓标准时,应首先进行静脉溶栓治疗,同时桥接机械取栓治疗。静脉溶栓禁忌的患者,建议将机械取栓作为符合条件的大血管闭塞的治疗方案。

3. 护理病例的分析

（1）病例介绍：患者，男，47 岁。主因"突发意识丧失 5 小时"以"急性脑梗死"收入院。NIHSS 评分 20 分。多模式 MRA 检查提示：左侧大脑中动脉供血区脑梗死。

护理提示：

1. 患者发病 5 小时入院，该患者符合静脉溶栓和血管内机械取栓指征，应该先接受阿替普酶静脉溶栓治疗。

2. 积极配合医生进行查体及常规血压、血糖、实验室检查，为患者下一步治疗节约时间。

1）入院后查体：患者神志为嗜睡状态，GCS 评分为 12 分；体温为 36.4℃，心率 87 次 /min，血压 134/88mmHg，双侧瞳孔 2.0mm，光反应灵敏，双眼向右凝视麻痹，混合型失语，右侧鼻唇沟变浅，右侧肢体肌力 Ⅱ 级，左侧肢体肌力 Ⅴ 级。

护理提示：

1. 完成护理专科评估：症状发生时间、意识、瞳孔、肌力、言语及患者的既往史等。

2. 患者目前处于静脉溶栓时间窗内，符合静脉溶栓适应证，立即建立静脉通路，抽血留取化验。

3. 患者发病 5 小时，注意评估静脉溶栓后效果，以进行下一步治疗方案的拟定。

2）治疗经过：患者通过急诊绿色通道 12：15 入卒中单元，给予血、尿常规、生化、凝血功能检查，12：20 开始予 r-PA 静脉溶栓治疗，评估静脉溶栓效果不佳，遵医嘱立即给予双侧腹股沟及会阴部皮肤备皮，禁食水，监测足背动脉及双侧股动脉搏动，13：15 在局麻下进行 Solitaire 支架取栓术，取栓过程顺利，取栓后造影显示大脑中动脉开放。术后患者带鞘返回卒中单元，双足背动脉搏动正常 80 次 /min。24 小时后将动脉鞘拔除，取栓治疗当天患者呈浅昏迷，第 2 天患者呈嗜睡状态，第 4 天患者意识转清，能自发言语，右侧肢体肌力 Ⅲ+ 级，左侧肢体 Ⅴ 级，经过 17 天治疗后患者康复出院。

护理提示：

1. 需要机械取栓的患者遵医嘱给予术区备皮，注意监测术前患者下肢动脉搏动情况。

2. 治疗后注意监测患者四肢肌力恢复情况，患者有无烦躁不安，血压升高，意识状态改变，及时与医生沟通。

3. 患者带鞘返回病房，注意穿刺点有无出血及皮下淤斑、皮下血肿的形成，注意加压包扎部位皮肤保护。

4. 拔除鞘后，注意按压及加压包扎，防止出血，术侧肢体 8 小时制动，绝对卧床 24 小时。

（2）护理方法

1）术前急救与护理：静脉溶栓过程中严密观察患者意识、神经功能障碍、生命体征变化，如有异常及时通知医生;可使用 NIHSS 评估患者,评分大于 8 分作为判断指征;经医生确认血管内介入治疗方案后,立即通知介入科准备接诊患者,做好患者转运准备;与医生共同将患者转运至介入,双方护士确认患者信息。

2)术后护理

①严密监测生命体征,加强病情观察:术后回病房给予患者持续心电监护密切监测患者神志、瞳孔、生命体征、肌力等,如出现患者严重头痛、高血压、恶心或呕吐或神经症状体征恶化,应立即报告医生并配合医生进行相应处理;要求术前至术后 24 小时患者血压控制在 180/105mmHg 以下,血管再通成功患者可控制在 140/90mmHg 以下或较基础血压降低 20mmHg 左右,但不低于 100/60mmHg;桥接治疗患者,严格遵医嘱给予患者低分子肝素皮下注射、替罗非班微量泵持续泵入、阿司匹林口服、氯吡格雷口服等抗栓治疗,观察患者是否有皮肤黏膜出血、呕血、黑便、血尿等出血倾向。

②术肢肢体的护理:拔除动脉鞘前应保持患者术肢制动,医生拔除鞘管加压包扎伤口后,需要用弹力绷带加压固定穿刺点,观察敷料有无皮下渗血渗液,防止假性动脉瘤发生。双足背动脉搏动、双下肢皮温、肤色 12 小时内每 2 小时观察记录一次,12~24 小时内每 3 小时观察记录一次。术后患者平卧 24 小时,术侧肢体制动 8 小时,术肢禁止测量血压。若术侧足背脉搏动较对侧明显减弱、下肢疼痛明显,皮肤色泽发绀,提示有下肢栓塞可能,应及时告知医生协助处理,术肢加压包扎 12 小时后拆除敷料。

③药物的治疗及护理:遵医嘱给予患者抗凝药物,注意监测用药后患者不良反应的发生,定期监测患者凝血及血常规。密切观察有无皮下、齿龈、鼻腔及脏器出血症状,在进行血管穿刺处压迫止血时,确保无活动性渗血方可完成,监测血压时应观察袖带处皮肤有无压力性紫癜。

④并发症的预防:穿刺部位血肿形成是股动脉介入治疗最常见的并发症,随时观察穿刺部位有无渗血,肢体皮肤的颜色、感觉、温度,足背动脉搏动等情况以及患者肢体末梢血液循环的变化情况,防止下肢静脉血栓及血肿;高灌注综合征的监测:监测血压、维持血压稳定,根据患者的基础血压制定个体化目标血压;有高血压的患者术前严格控制血压在 130/80mmHg 左右,术后血压(100~110)/(60~75)mmHg,发现有高灌注综合征表现需要及时报告医生,按医嘱进行镇静、脱水、脑保护、清除自由基等治疗;过度灌注综合征:是由于脑动脉重度狭窄被解除后,同侧脑血流量成倍增加超出脑组织的正常代谢需要所致,常表现为头痛、谵妄、癫痫发作,严重者可出现脑出血,表现为原有临床症状突然加重。应及时观察症状加重,及时行头颅 CT 检查,排除脑出血的可能。大面积脑梗死在进行支架取栓获得再通后,急性脑梗死患者仍有可能发生再次闭塞而病情加重,术后患者血压过低会影响血液灌流,也会导致血管再次闭塞或影响其他脏器供血情况。血管再闭塞再次开通可能性较小,大多数患者的预后差。

4. 文献或经验分享 急性缺血性脑卒中患者的血管内治疗围手术期血压管理目标值仍不明确。近年来,多项多中心随机对照临床试验均按照既往指南要求,将术后血压控制在 180/105mmHg 以下。为防止过度灌注综合征及症状性颅内出血,术前至术后 24 小时血压控制在 180/105mmHg 以下(Ⅱ级推荐,B 级证据)。血管再通成功的患者(mTICI 分级为 2b 级和 3 级),可以控制血压在 140/90mmHg 以下或较基础血压降低 20mmHg 左右,但不应低于 100/60mmHg(Ⅱ级推荐,C 级证据)。血管再通情况不佳(mTICI 分级 ≤ 2a 级)或有血管再闭塞风险的患者,不建议控制血压至较低水平(Ⅰ级推荐,C级证据)。

四、急性脑栓塞患者的护理

脑栓塞(cerebral embolism)是一种常见的缺血性脑血管疾病,是指血液中的各种栓子,如心脏内的附壁血栓、动脉粥样硬化的斑块、脂肪、肿瘤细胞、纤维软骨或空气等随血流进入脑动脉进而阻塞血管,当该部位脑组织的侧支循环不能代偿时,引起该动脉供血区脑组织缺血缺氧,出现神经功能缺损。脑栓塞发生率为脑卒中的15%~20%。房颤患者在心房内可形成附壁血栓,栓子脱落后可栓塞至大脑动脉,是缺血性脑卒中最重要的独立危险因素之一,其导致脑卒中的风险是无房颤患者的5倍。房颤患者缺血性脑卒中的复发率也远高于无房颤者。

(一)疾病发生的机制与临床症状

1. 发病原因及机制 脑栓塞按栓子来源分为三类。

(1)心源性脑栓塞是脑栓塞中最常见的,约75%心源性栓子栓塞于脑部。常见的引起脑栓塞的心脏疾病有心房颤动、心脏瓣膜病、感染性心内膜炎、心肌梗死、心肌病等。房颤是心源性脑栓塞中最常见的病因,且为独立危险因素,见图7-1-12。

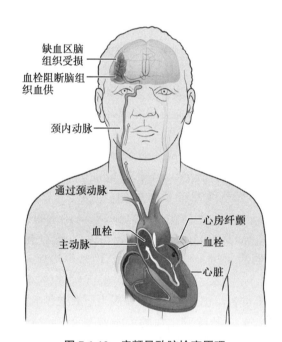

图 7-1-12 房颤导致脑栓塞原理

(2)非心源性脑栓塞:主动脉弓和颅外动脉(颈动脉和椎动脉)的动脉粥样硬化性病变,斑块破裂及粥样物从裂口进入血液,形成栓子,导致栓塞。损伤的动脉壁极易形成附壁血栓,当血栓脱落后也可导致脑栓塞。

(3)少数来源不明的栓子也可发生脑栓塞。

2. 临床症状 脑栓塞可以发生在脑的任何部位,由于左侧颈总动脉直接起源于主动脉弓,因此,左侧大脑中动脉的主干是最常见的栓塞部位。脑栓塞可发生于任何年龄,多伴有风湿性心脏病、心房颤动及大动脉粥样硬化病史,一般无明显诱因及前驱症状,是起病速度最快的一类脑卒中,常在数秒或数分钟内达到高峰,且多为完全性卒中。

发病后患者多有意识障碍,但持续时间较短。当栓子堵塞较大动脉时,可出现脑水肿导致颅内压增高,患者短时间内出现昏迷。发生于颈内动脉系统的脑栓塞约占80%,临床症状主要取决于栓塞的血管及阻塞的位置,具体部位与护理内容见第七章第一节与第二节。

(二)护理病例的分析

1. **病例介绍** 患者,女性,72岁,主因“突发言语不清伴左侧肢体活动障碍”急诊以“脑梗死”收入。患者MRI示右侧额颞顶叶急性脑梗死,见图7-1-13。患者意识模糊,嗜睡,双侧瞳孔等大同圆,对光反射灵敏,眼球略右侧偏斜。既往病史:风湿性心脏病,二尖瓣狭窄,糖尿病。

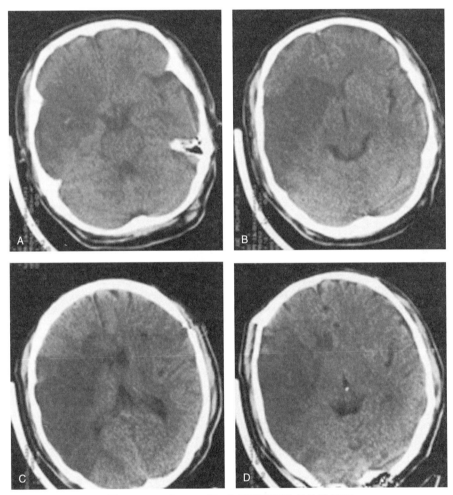

图 7-1-13 头 MRI 示:右侧额颞顶叶急性脑梗死

护理提示:

1. 患者既往风心病病史,不除外附壁血栓脱落至脑栓塞形成。
2. 患者脑梗死面积较大,警惕脑水肿加重导致脑疝的发生。

3. 患者既往风心病、二尖瓣狭窄,应加强心功能及心电图的观察。

(1) 入院后查体:患者嗜睡,GCS 评分为 12 分,体温 37.0 ℃,呼吸 18 次 /min,血压 80/37mmHg,空腹血糖 12.3mmol/L,心率 113 次 /min,且心律不齐,二尖瓣听诊区可闻及 3/6 级收缩期及舒张期杂音,双下肢轻度水肿,周围血管征(−)。双侧瞳孔 3.0mm,光反应灵敏,左侧中枢性面舌瘫,左侧偏身感觉减退,左侧 Babinski 征阳性,右侧肢体肌力 V 级,左侧肢体肌力 0 级。

> **护理提示:**

1. 患者入院时心率不齐,应及早给予心电图及相关心功能指标检查。
2. 老年患者入院时血压较低,提示有血容量不足及心衰的可能,防止因血压过低导致脑组织低灌注的发生。
3. 颞叶脑梗死患者常合并精神异常、幻觉,加强患者的安全护理。
4. 患者既往糖尿病病史,应给予定期监测血糖。

(2) 住院过程中:遵医嘱给予改善脑循环,脱水降颅内压,营养神经治疗,持续心电、血压、呼吸、血氧监测,双鼻导管吸氧。甘露醇 125ml 每 6 小时一次,甘油果糖 250ml 每 12 小时一次脱水降颅压。BNP 23 300pg/ml,给予西地兰强心治疗。颈内静脉留置双腔中心静脉导管,多巴胺根据血压情况泵入。控制心率,倍他乐克 23.75mg 每天一次。低分子肝素钠 5 000IU 每 12 小时一次皮下注射,华法林 2.5mg 鼻饲,定期监测凝血功能。

入院第 2 天,患者浅昏迷状态,GCS 评分 9 分,遵医嘱给予留置胃管,行肠内营养,每 2 小时监测血糖,根据血糖情况泵入胰岛素。存在尿潴留,给予留置尿管。

入院第 3 天,患者血氧下降至 80%,呼吸频率达 40 次 /min 以上,咳粉红色泡沫痰,急检血气分析:pH 7.48,PO_2 55mmHg,PCO_2 30mmHg,协助麻醉科医生给予患者气管插管,呼吸机辅助呼吸,呼吸机模式为同步间歇指令通气(SIMV),PEEP 8cmH$_2$O,改善患者氧合,减轻患者心脏负荷。

> **护理提示:**

1. 大量脱水药物应用,患者心功能较差,警示患者出现电解质紊乱、肾功能损伤。
2. 患者浅昏迷状态,吞咽功能障碍,应尽早开始营养支持。
3. 多巴胺持续泵入,注意监测血压变化,及时调整用量。
4. BNP 23 300pg/ml,结合临床,提示患者心衰的可能,限制液体入量及输液速度,给予高能配方营养液。
5. 患者出现 I 型呼吸衰竭,给予呼吸机辅助呼吸,合理设置呼吸机参数。

(3) 恢复期:患者气管插管 5 天后给予试脱机,3 天后脱机成功,地塞米松 5mg 静推后给予拔除气管插管。拔除气管插管后患者表现为吸气性呼吸困难,血氧维持在 90%,保持患者气道通畅,吸净口鼻腔分泌物,立即给予布地奈德混悬液联合其他药物进行雾化,床旁备好再次气管插管用物。2 小时后患者呼吸困难缓解,血氧饱和度 96%,生命体征平稳。入院第 14 天,患者心功能状况有所改善,病情平稳,家属要求出院转回当地医院治疗,准予出院。

护理提示:

1. 患者拔除气管插管后出现吸气性呼吸困难,提示可能有喉头水肿发生。
2. 拔除气管插管前应充分评估患者气道情况,备好再次气管插管用物。

2. **救治依据**　《中国急性缺血性脑卒中诊治指南(2018)》指出,对于急性缺血性脑卒中患者,必要时给予吸氧,维持血氧饱和度在 94%。急性脑卒中患者约 40% 的患者存在卒中后高血糖,对预后不利,血糖超过 10mmol/L 时可给予胰岛素治疗,同时应加强血糖监测,血糖值控制在 7.7~10mmol/L。《中国脑血管病临床管理指南—缺血性脑血管病临床管理》中指出,所有卒中患者均应适时完善常规胸部 X 线及心脏超声检查,以排查所有可能的心脏结构性疾病引起的卒中(Ⅰ类推荐,C 级证据)。在存在栓塞可能的隐源性卒中患者中,进行 ≥24 小时的长程心电监测以发现阵发性心房颤动或房性心动过速的证据是合理的(Ⅱa 类推荐,B 级证据)。对于非持续性心房颤动患者监测发现的 30 天内阵发性心房颤动 / 房性心动过速负荷 >5.5 小时或阵发性心房颤动持续时间超过 30 秒,按照持续性心房颤动进行卒中预防处理可能是合理的(Ⅱb 类推荐,B 级证据)。

3. **护理方法**

(1)颅内压增高的护理:见第六章第二节。

(2)心衰的护理:患者既往风湿性心脏病病史,入院后心功能指标显著高于正常水平,心率 110 次 /min 以上,血压 80/37mmHg,警惕心衰的发生。密切监测患者心电图变化与 BNP 值,控制心率,迅速建立静脉通路,给予患者持续多巴胺泵入,维持有效的血容量及组织灌注压,预防低灌注形成新发脑梗死。遵医嘱应用毛花苷 C,密切观察患者有无黄绿视、心律失常、胃肠道功能障碍,警惕洋地黄类药物中毒。严格限制患者的液体入量及输液速度,减轻心脏功能负担,预防心源性肺水肿的发生。

(3)呼吸衰竭的护理:患者血气分析提示Ⅰ型呼吸衰竭,咳粉红色泡沫样痰,呼吸频率达 40 次 /min,不除外心源性肺水肿的可能,给予患者静脉输入多索茶碱,建立人工气道,妥善固定气管插管及呼吸机管路,合理设置呼吸机参数,利用 PEEP 减少回心血量,减轻患者心脏负荷,维持有效的氧合。

(4)营养支持治疗:患者入院后昏迷状态,应尽早开展肠内营养,给予患者留置鼻胃管。应激期允许低热量 20~25kcal/(kg·d),计算出患者急性期所需热量为 1 200kcal,患者存在心衰,需要严格限制液体入量,因此选用高能量密度营养制剂,持续泵入,每 4 小时监测胃残留量,抬高床头 30°,预防误吸的发生。营养支持过程中,维持血糖在 10mmol/L 左右。

(三) 文献或经验分享

心源性卒中被定义为心源性栓子脱落,造成缺血性脑卒中。据报道,在全部缺血性卒中患者中占 14%~30%。心源性卒中的机制通常归纳为三种:血流缓慢导致心腔(特别是各种病因造成心腔扩大、心房规律收缩功能丧失、左心室室壁瘤等)内血栓形成并脱落;异常瓣膜表面的附着物(退行性变瓣膜表面的钙化物、感染性心内膜炎的瓣膜赘生物、人工瓣膜表面的血栓等)脱落;体循环静脉系统血栓经异常心房间通道(房间隔缺损或未闭的卵圆孔)进入动脉系统造成栓塞(即"矛盾栓塞")。心源性卒中与多种心血管疾病密切相关,最常见的高危因素包括心房颤动、近期(4 周内)心肌梗死、人工机械瓣膜、扩张型心肌病、风湿性二尖瓣狭窄等,其次为感染性及非感染性心内膜炎、心房黏液瘤等;其中房颤(合并或不合并其他心血管疾病)相关的卒中占全部心源性卒中的 79% 以上,是最主要的心源性卒中危险因素。心源性卒中患者病情通常更加严重,具有更高的死亡率和更低的无症状出院率,复发率更高。大多数心源性卒中可以通过基础疾病的治疗、危险因素的纠正以及抗凝治疗等措施加以预防,因此早期识别和积极干预尤其重要。

第二节　出血性脑卒中患者的护理

出血性卒中包括脑出血和蛛网膜下腔出血,是严重的脑血管疾病,约占脑卒中的 20%。出血性脑卒中的原因有原发性和继发性两大类,继发性本节不作叙述,而着重介绍原发性非外伤性的出血性脑卒中。脑出血(intracerebral hemorrhage,ICH)是一种致残率和致死率高的临床急症,亚洲国家 ICH 占脑卒中患者的 25%~55%,而欧美国家 ICH 仅占脑卒中患者的10%~15%。ICH 1 个月死亡率高达 35%~52%,6 个月仍有 80% 左右的存活患者遗留残疾,是中国居民死亡和残疾的主要原因之一。

脑出血是指非外伤性脑实质内的出血,临床表现的轻重主要取决于出血量和出血部位,临床分类常见基底节区出血、脑叶出血、脑干出血、小脑出血和脑室出血,占脑卒中的20%~30%。蛛网膜下腔出血是指脑底或脑表面血管破裂后,血液流入蛛网膜下腔引起相应临床症状的一种脑卒中,占所有脑卒中的 5%~10%。脑出血最常见的病因是高血压伴动脉粥样硬化,其他还有脑动静脉畸形、动脉瘤、血液病、脑动脉炎、抗凝或溶栓治疗的并发症等。蛛网膜下腔出血最常见的病因是颅内动脉瘤,其次是脑血管畸形,脑底血管网病,夹层动脉瘤、血液病、抗凝治疗并发症等,见图 7-2-1~7-2-3。出血性脑卒中的鉴别要点,见表 7-2-1。

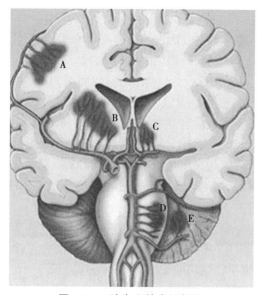

图 7-2-1　脑出血的常见部位

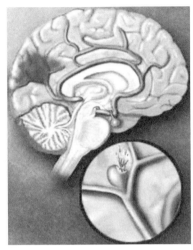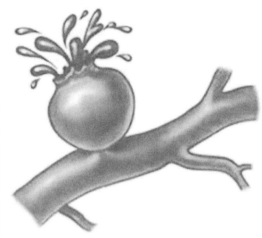

图 7-2-2　引起脑出血的动脉瘤图示

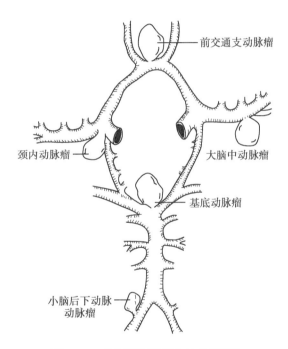

图 7-2-3　蛛网膜下腔出血的常见部位

表 7-2-1　出血性脑卒中鉴别要点

	脑出血	蛛网膜下腔出血
好发年龄	50~60 岁	中青年
主要病因	血压脑动脉硬化	脑动脉瘤或血管畸形
起病方式	急	急骤
起病时血压	明显增高	增高或正常
好发部位	脑内穿通动脉	脑底动脉环附近血管

续表

	脑出血	蛛网膜下腔出血
全脑症状	持续/较重	明显
头痛特点	疼痛明显	爆炸样疼痛
局灶性脑损害	有	无
脑膜刺激征	有	明显
头 CT	脑内高密度灶	蛛网膜下腔高密度灶

一、基底节脑出血患者的护理

基底节区出血中壳核是高血压脑出血最常见的出血部位,约占 50%~60%,丘脑出血占 24%,尾状核出血少见。

(一)疾病发生机制与临床症状

1. 引起基底节区出血的位置　见图 7-2-4。

壳核出血主要是豆纹动脉破裂引起,因血肿扩散常波及内囊。临床表现与血肿的部位和血肿量有关。丘脑出血是丘脑穿通动脉或丘脑膝状体动脉破裂所致。大量的丘脑出血损伤内囊是引起病灶对侧偏瘫或偏身感觉障碍的主要原因。尾状核出血易经侧脑室前角破入脑室。

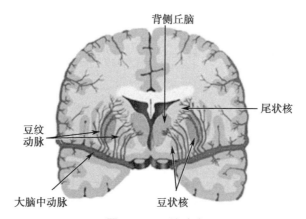

图 7-2-4　豆纹动脉

2. 基底节区出血的受累组织与临床症状　见表 7-2-2。

表 7-2-2　基底节区出血的受累组织与临床症状

出血部位	受累的脑组织	临床症状
壳核出血	壳核、内囊	壳核出血临床症状与血肿部位和血肿量有关,中等和大量出血可见病变对侧偏瘫、偏身感觉障碍、偏盲和失语(优势半球受累);双眼向病灶侧凝视;重者出现意识障碍。出血量较小可表现为纯运动或纯感觉障碍
丘脑出血	丘脑、内囊	丘脑出血:中等量或大量出血,引起病灶对侧偏瘫或偏身感觉障碍。失语,精神障碍,丘脑语言,丘脑痴呆等。破入第三脑室者意识障碍加深,瞳孔缩小,中枢性高热、去皮质强直等症状
尾状核出血	尾状核、脑室	尾状核出血:头痛、呕吐,对侧中枢性舌瘫与蛛网膜下腔出血的表现相似

（二）护理病例的分析

1. **病例介绍** 患者女性,59岁,因"突发头痛、恶心呕吐伴右侧肢体乏力2小时",以"左侧基底节区脑出血"收入神经内科ICU。急诊CT提示:左侧基底节区脑出血。患者意识清醒,查体合作,构音含糊不清,双侧瞳孔等大等圆,对光反射灵敏,鼻唇沟右侧较浅,伸舌居中,口角歪向左侧,右侧口角流涎。既往史:高血压史8年,最高血压220/140mmHg,未规律口服降血压药物。糖尿病病史4年,间断服药,血糖未进行动态监测。

> **护理提示:**
>
> 1. 出现意识障碍,提示有中等或大量出血的可能。
> 2. 构音含糊提示有失语,优势半球受损可能。
> 3. 患者血压高提示需动态进行血压的监控。
> 4. 口角流涎提示有误吸的危险。

（1）入院后查体。患者收入重症监护室即行护理体格检查:意识呈嗜睡,T36.7℃,P74次/min,R20次/min,BP左上臂185/105mmHg,回答问题构音含糊,双侧瞳孔等大等圆,对光反射灵敏,鼻唇沟右侧较浅,伸舌居中,口角歪向左侧,右侧上肢肌Ⅲ级,右下肢肌力Ⅳ级,左侧上下肢肌力Ⅴ级。入院立即给予重症监护,吸氧,持续心电、血压监测;予以降颅内压,神经功能保护及保护胃黏膜等对症治疗。其间呕吐1次,为咖啡色胃内容物。护理评估:Braden评分13分,疼痛评分2分,Barthel指数评分20分,营养风险筛查(NRS2002)≥3分,洼田饮水试验4级,AGI功能评定Ⅱ级。NIHSS 12分、APACHII 20评分,其中GCS评分13分。随机指血糖18mmol/L,血脂检查甘油三酯2.6mmol/L,低密度脂蛋白3.5mmol/L,高密度脂蛋白0.6mmol/L。

> **护理提示:**
>
> 1. 右侧肢体偏瘫、右侧中枢性面瘫,右侧偏身感觉减退,右侧病理征阳性等提示左侧基底节区受损。
> 2. 神志嗜睡状态,患者的意识障碍较入院前加重,提示病情在进一步进展。
> 3. 呕吐胃内容物为咖啡色液体警示有应激性胃黏膜病变发生。
> 4. 快速的神经系统专科护理评估是准确判断病情严重程度的量化指标。

（2）住院过程中:建立中心静脉双通路,遵医嘱予20%甘露醇降颅内压、胃黏膜保护剂、胰岛素控制血糖、阿伐他汀钙片降脂,监测生命体征变化。入院第2天,24小时血压波动在(152~188)/(93~112)mmHg之间;监测空腹血糖8.9mmol/L,最高血糖23.4mmol/L。患者意识呈昏睡状态,GCS评分11分,复查CT提示:左侧基底节区脑出血血肿扩大,未破入脑室,见图7-2-5。体格检查发现右侧上肢肌力Ⅱ级,右下肢肌力Ⅲ级,监测肝功能、肾功能、电解质,拟行微创血肿清除术。与家属进行医护患沟通知情同意,于当日在局麻下行微创血肿清除术,手术顺利。

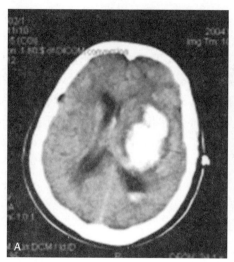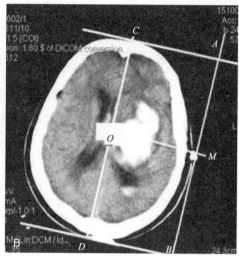

图 7-2-5 微创血肿清除术

护理提示：

1. 20% 甘露醇脱水降颅压，警惕肾功能损害和电解质紊乱。

2. 血压波动大，过高的血压警示有血肿扩大的风险。

3. 血肿扩大，神经功能可能出现恶化，提示应进一步观察库欣综合征，早期发现脑疝的前期征兆。

4. 意识障碍进行性加重，病情发生变化，警惕脑出血加重、颅内高压甚至脑疝形成，严重时可能有生命危险。

5. 实施微创血肿清除术，注意引流状态观察。

6. 预防非计划性拔管。

(3)患者恢复期：经上述处理后，患者生命体征平稳，继续予以甘露醇降颅压、保持血肿穿刺引流管通畅。在 NICU 住院 6 天后复查头颅 CT 血肿较前吸收，转入普通病房继续治疗。给予患者早期床旁康复治疗、物理方式预防下肢深静脉血栓形成等。住院 10 天后查体：意识清醒，生命体征平稳，双侧瞳孔等大等圆，对光反射灵敏，伸舌居中，口角向左歪斜，咽反射正常，颈软，右侧上肢肌力Ⅲ级，下肢肌力Ⅳ级，左侧上下肢肌力Ⅴ级，住院第 14 天转康复院继续治疗，办理出院。

护理提示：

1. 急性期护理安全专项评分提示其安全风险大。
2. 良肢位摆放。
3. 深静脉血栓的预防性治疗与护理。
4. 早期康复介入是提高生存质量的重要手段。

2. **救治依据** 推荐应用神经影像（CT 或 MRI）进行快速影像学检查来鉴别缺血性卒中

与脑出血(Ⅰ类推荐,A 级证据)。对于收缩压超过 150mmHg、无急性降压治疗禁忌证的 ICH 患者,将收缩压降至 140mmHg 是安全的(Ⅰ类推荐,A 级证据)。当患者收缩压>220mmHg 时,在持续血压监测下积极降压是合理的(Ⅱa 类推荐,C 级证据)。在降压治疗期间应监测血压,避免血压变异性过大(Ⅰ类推荐,C 级证据)。对于危及生命的继发性脑出血,可考虑手术治疗。手术清除血肿的同时,应根据挽救患者生命和祛除原发病因的相对风险和获益对治疗策略进行权衡(Ⅱa 类推荐,C 级证据)。所有患者开始经口进食前都要进行吞咽困难的筛查,以降低肺炎风险(Ⅰ类;B 级证据)。卧床患者应注意预防深静脉血栓(DVT)形成(Ⅰ类推荐,C 级证据)。如疑似患者,可进行 D 二聚体检测及多普勒超声检查(Ⅰ类推荐,C 级证据),鼓励患者瘫痪侧肢体(Ⅰ类推荐,C 级证据)早活动、早抬腿运动,避免下肢静脉输液。卒中患者病情稳定(生命体征稳定,症状体征不再进展)后应尽早介入康复治疗,选择循序渐进的训练方式(Ⅰ类推荐,A 级证据)。

3. 护理方法

(1)急救护理:ICH 患者收住重症监护病房可以显著降低死亡率。给予持续生命体征监测,神经系统功能及脑损伤评估,持续心肺监护,包括无创血压监测、心电图监测、氧饱和度监测,密切观察病情及血肿变化,应用血管活性药物的患者可考虑有创动脉血压监测。保持环境安静,防止继续出血,根据情况,适当降低颅内压,防治脑水肿,维持水电解质、血糖、体温平衡;同时加强呼吸道管理及护理,预防及防止各种颅内及全身并发症发生。对大量脑出血患者进行外科手术指征评估,开展微创血肿清除术是脑出血的重要急救措施之一。

(2)意识障碍的管理

1)准确判断意识障碍严重程度,常用方法有:声音刺激,呼唤患者姓名;强烈疼痛刺激,压眶反射;病理反射的观察;脑干反射、结膜反射等。

2)准确判断意识障碍程度,注意意识障碍的变化特点:

①评估意识水平,Ⅰ级:清醒或嗜睡伴不同程度偏瘫及 / 或失语;Ⅱ级:嗜睡或朦胧伴不同程度偏瘫及 / 或失语;Ⅲ级:浅昏迷偏瘫、瞳孔等大;Ⅳ级:昏迷偏瘫瞳孔等大或不等。②成人昏迷严重程度评估:格拉斯哥昏迷评分的应用,或使用全面无反应性量表(FOUR)进行评估,具体评估方法详见第五章第二节专科护理评估。

3)意识内容的改变包括意识模糊、谵妄、特殊型的意识障碍(含去皮层综合征、睁眼昏迷、闭锁综合征、持久性植物状态)。

(3)血压管理:遵循慎重、适度的原则,降压治疗做到个体化,动态监测血压。

1)根据病情需要选择无创血压监测或有创动脉血压监测。

2)根据医嘱制订血压监测时间计划。如收缩压(SBP)>200mmHg 或平均动脉压(MAP)>150mmHg 持续静脉降压治疗,每 5 分钟监测血压 1 次,根据实际血压调整监测时间。

3)根据降压药物特点,观察疗效及副作用。

(4)降低颅内压控制脑水肿,警惕脑疝发生,护理措施见第六章第二节。

(5)血糖的管理:监测血糖,注意危急值;警惕低血糖和高血糖风险。

(6)呼吸道管理:若意识障碍程度重,排痰效果不佳或肺部感染者可考虑气管插管或尽早气管切开,实施振动排痰防治肺部感染。怀疑肺部感染患者,应早期作痰培养及药敏实验,选用有效抗生素治疗。

(7)胃黏膜病变的预防和观察:观察患者有无恶心、上腹部疼痛、饱胀、呕血、黑便、尿量减少等症状和体征。胃管鼻饲患者每次鼻饲前先抽吸胃液,如为咖啡色或血性提示发生出血,留取标本做胃液隐血试验。观察大便颜色、量和性状,进行大便隐血试验,及时发现出血。

(8)下肢深静脉血栓和肺栓塞的预防:根据患者的病情进行 D- 二聚体检测及多普勒超声检查。可使用抗血栓压力泵,每日持续使用 24 小时,预防深静脉血栓。对易发生深静脉血栓的高危患者(排除凝血功能障碍所致的脑出血患者),遵医嘱用皮下注射小剂量低分子肝素预防深静脉血栓形成,注意出血风险。

(9)营养管理:所有患者开始经口进食前都要进行正式的吞咽功能筛查,以明确是否存在吞咽障碍。进行营养风险评估,评估机体需要量,实行个体化营养支持。

(10)并发症的管理

1)压力性损伤风险:根据 Braden 评分结果采取相应防范措施,加强皮肤护理。

2)跌倒风险:根据 Morse 评分结果采取安全措施,脑出血患者易发生偏瘫侧忽略导致坠床或跌倒风险增加。

3)自理能力:根据 Barthel 指数评估患者日常生活自理能力,确定恰当的护理级别,实施分级护理。

(11)颅内血肿微创穿刺清除术(MPST)的护理:颅内血肿微创清除术采用 YL-1 型颅内血肿穿刺针,以 CT 片为依据进行简易立体定向血肿穿刺术,该技术适用于基底节区、丘脑、颞叶及额叶血肿。操作简单、创伤小、术后并发症少、生存率高,是高血压脑出血较为理想的治疗方法之一。

1)术前准备。通知患者及家属签订手术知情同意书。常规准备:头部备皮,完成头部 CT 及常规化验检查;物品准备:穿刺针、无菌手套、口罩、帽子、棉签、碘伏、甲紫、胶布等;药品准备:地西泮 2 支,曲马多 2 支,甲氧氯普胺 2 支,生理盐水 2 瓶,利多卡因 2 支,尿激酶 1 支,肝素钠 2 支。建立 2 条静脉通道,按医嘱用药控制血压和留置导尿管。手术用物准备:专用颅内血肿微创穿刺手术包 1 个,手术钻 1 把,穿刺针 1 套,引流袋 1 个。

2)术前定位流程:

第一步:行 CT 片定位检查,扫描基线一定要用标准的 OM 线、EM 线或 RB 线,否则血肿定位不准。

第二步:工具准备:铅笔、三角板,两脚规和直角尺。

第三步:CT 上血肿量的计算和血肿穿刺平面(N)的选择:颅内血肿体积 =(长径 × 宽径 × 层面数)×π/6。公式中长与宽系指 CT 扫描片中血肿最大层面长与宽,均以 cm 为单位,层面数为片中含血肿的层面,π 为圆周率(3.14)。原则上选择既是血肿的最大 CT 层面,又是血肿中心的层面作为穿刺平面 N。

第四步:CT 引导标志物定位。

①在模型上确定头表穿刺点,见图 7-2-6,头部描记标识点。

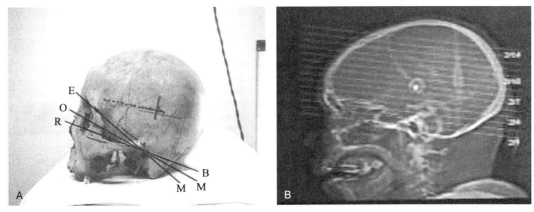

图 7-2-6 头部描记标识点

②确定血肿穿刺层面,见图 7-2-7。

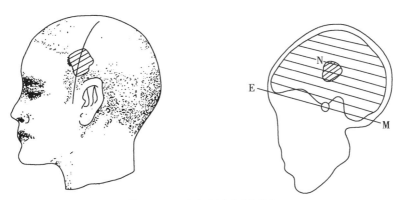

图 7-2-7 确定血肿穿刺层面

③确定血肿头表穿刺点(G),见图 7-2-8。

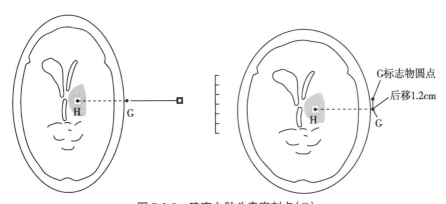

图 7-2-8 确定血肿头表穿刺点(G)

④确认血肿穿刺平面、头表穿刺点、确定血肿穿刺的深度,行血肿穿刺,见图 7-2-7~7-2-9。

3)手术配合及术中护理。协助患者躺在床上,将患者固定在安全位置上,躁动者给予镇静剂。连接心电监护仪,持续吸氧,做好护理记录;穿刺血肿:穿刺部位常规消毒、铺巾、局麻；将选取好的穿刺针在头表穿刺点，用电钻钻透头皮直达颅骨外板；调整穿刺针尾上下方向，使穿刺针体始终保持在头表水平标记线平面上，让穿刺针体保持在血肿最大穿刺平面上；在上述基础上再调整穿刺针前后方向，让针尖直指穿刺靶点；此时把持好电钻和穿刺针穿刺方向，钻透颅骨内板和硬脑膜，穿刺血肿。术中密切观察患者生命体征及肢体功能变化，如发现病情严重、出血量多或脑疝时应做好开颅手术准备。密切观察患者意识、瞳孔、血压、体温、脉搏以及呼吸情况，积极做好各项器官功能的监护，发现问题应立即报告医生采取必要的措施。

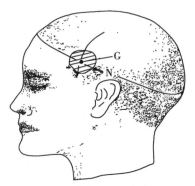

图 7-2-9　确定头皮穿刺点位置

4）术后观察重点和引流管的护理：①抬高床头 15°~30°，保持呼吸道通畅，及时彻底吸痰，定时翻身、拍背，清醒患者鼓励其咳嗽、咳痰、雾化吸入等；给予合理饮食，保持大便通畅；做好口腔、皮肤护理。密切注意血压变化，注意观测体温；心电监护、意识状态如意识状态恶化或出现烦躁不安时提示再出血或血压升高或头部引流不畅等可能，同时注意肢体功能的观察，及时发现病情的好转与恶化趋势。②引流管的护理：密切观察引流液的量、颜色并做好记录；防止引流管扭曲、受压，严格执行无菌操作，预防逆行感染；正确把握引流管最高点的位置，若血肿破入脑室、引流袋有脑脊液引出时，应该注意将引流管的最高点固定在穿刺点上 10~15cm 高度，过高或过低都将因引流不畅或引流过度出现继发出血或低颅压；搬运患者时应暂时夹闭引流管，防止逆行感染和颅压波动。连续监测血压的动态变化，使用降压药应准确，避免血压骤升骤降。保持患者安静，避免情绪激动、剧烈咳嗽、用力排便等。

（三）文献或经验分享

ICH 患者给予影像学的检查非常重要。CT 及 MRI 可反映出血的部位、出血量、波及范围及血肿周围脑组织情况。根据 CT 检查结果初步计出血量：T（ml）=n/6×L×S×Slice，L 为血肿的长轴，S 为短轴，Slice 为所含血肿层面的厚度（cm）。

二、小脑出血患者的护理

（一）疾病发生机制及临床症状

小脑出血约占脑出血的 10%，多由小脑上动脉破裂所致。发病突然，眩晕和共济失调明显，可伴频繁呕吐和枕部疼痛。小量出血者主要表现为眼球震颤、站立或步态不稳等，无肢体瘫痪。出血量较大者，尤其是小脑蚓部发病时或发病后 12~24 小时内出现颅内压迅速增高、昏迷、枕骨大孔疝形成而死亡。

（二）护理病例的分析

1. **病例介绍**　患者男性，62 岁，因"突发头昏、走路不稳 3 天"门诊以"小脑出血"收入神经内科重症监护病房。患者主要表现为头昏、走路不稳，伴构音不清、恶心。CT 及 MRI 为左侧小脑半球出血（图 7-2-10）。既往史：高血压病史 2 年，最高可达 180/120mmHg，未服用降压药治疗，吸烟史 24 年。

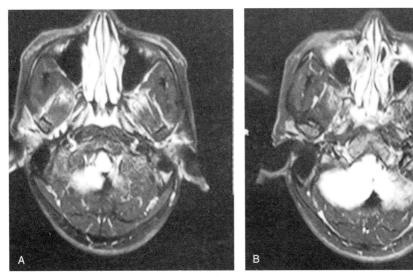

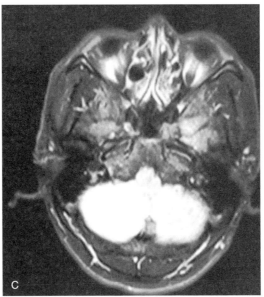

图 7-2-10　患者 CT 提示小脑出血

护理提示：

1. 突然出现头昏、走路不稳,提示有小脑病变的发生。

2. 小脑出血伴恶心呕吐,警示有高颅压脑疝的危险。

3. 患者血压高提示需动态进行血压的监控。

(1)入院后查体:患者神志清楚,能正确回答问题,吐词欠清,双瞳孔等大等圆,直径 2mm,对光反射灵敏。T 36℃,P 88 次 /min,R 16 次 /min,BP 220/118mmHg。左侧指鼻试验、跟膝胫试验笨拙,不准,不协调,左侧快速轮替动作笨拙,右侧共济运动未见明显异常。立即遵医嘱脱水降低颅压、营养神经、改善脑代谢、保护胃黏膜、营养支持等治疗。

护理提示：

1. 指鼻动作笨拙、不准确、不协调、不平稳提示小脑半球的病变以病侧上肢的共济失调为明显。

2. 小脑损害抬腿触膝时出现辨距不良和意向性震颤,下移时摇晃不稳。跟膝胫试验取仰卧位,上举一侧下肢,用足跟触及对侧膝盖,再沿胫骨前缘下移。

(2)住院过程中:遵医嘱给予患者20%甘露醇125ml,每8小时一次,脱水降颅内压,药物控制血压,每2小时进行血压监测,使血压控制在160/90mmHg。患者头昏较前好转,但患者肾功能提示肌酐、尿素氮升高,密切监测肾功能,关注患者意识、瞳孔、肢体活动及生命体征,复查肝、肾功、电解质、凝血四项等,警惕再出血或颅内高压脑疝形成等,预防感染及营养不良等并发症。

护理提示：

1. 肾功检查提示肌酐、尿素氮稍升高,提示可能导致肾功能损害发生。

2. 头晕稍好转但持续存在,提示小脑病变症状维持时间长,患者舒适状态改变。

(3)患者恢复期

在NCU住院10天后转入普通病房,继续脱水降颅内压、营养神经、改善脑代谢、保护胃黏膜、营养支持治疗,继续观察患者头昏症状、左侧肢体共济运动、意识状态、生命体征。患者于住院治疗14天后,生命体征平稳,诉头昏,血压已控制到140/90mmHg,未出现颅内高压,脑疝,肺部感染、压力性损伤等并发症,好转出院。

护理提示：

1. 头晕症状提示舒适状态改变。

2. 左侧肢体共济运动警示受伤的危险。

3. 出院时仍有头晕症状,警示出院后发生跌倒风险,应加强防跌倒的宣教。

2. **救治依据** 小脑出血患者神经功能恶化或脑干受压/梗阻性脑积水的患者应尽快手术清除血肿(Ⅰ类;B级证据)。当急性脑出血患者收缩压>220mmHg时,积极使用静脉降压药物降低血压;当患者收缩压>180mmHg时,可使用静脉降压药物控制血压,根据患者临床表现调整降压速度,160/90mmHg可作为参考的降压目标值(Ⅲ级推荐,C级证据)。在降压治疗期间应严密观察血压变化,每隔5~15分钟进行1次血压监测(Ⅰ级推荐,C级证据)。对ICH患者进行复发风险评估,并针对病因控制危险因素(Ⅱ级推荐,B级证据)。积极治疗高血压病是预防ICH复发的有效手段(Ⅰ级推荐,B级证据)推荐血压控制目标为<140/90mmHg(Ⅱ级推荐,B级证据)。确诊脑出血患者,有条件的情况下尽早收入NCU病房(Ⅰ级推荐,A级证据)

3. **护理方法**

(1)急性期绝对卧床休息,抬高床头15°~30°,重点观察颅内压增高及脑疝早期表现。

(2) 密切监测血压,遵医嘱用降压药。

(3) 并发症的防治:预防肺部感染、急性胃黏膜病变、深静脉血栓、压力性损伤和跌倒等。

(4) 安全护理:防跌倒和坠床。

(三) 文献或经验分享

小脑病变患者在护理监测时应严格注意患者的枕骨大孔疝的发生,尤其是患者在翻身、气道吸引时,动作要轻柔,同时要观察患者的头痛情况有无好转,在大剂量使用脱水药物时,还应提前给予鼻胃管的置入,保证患者的出入量的平衡。根据患者的病情的变化,提前给予剃头,便于患者出现脑疝时给予穿刺引流。

三、脑干出血患者的护理

(一) 疾病发生机制及临床症状

脑干出血约占脑出血的 10%,绝大多数为脑桥出血(脑干出血最常见部位),系基底动脉的脑桥支破裂所致,偶见中脑出血,延髓出血罕见。脑桥出血患者常表现为突发头痛、呕吐、眩晕、复视、交叉性瘫痪或偏瘫、四肢瘫等。大量出血(血肿>5ml)者,患者可出现昏迷、针尖样瞳孔、中枢性高热、中枢性呼吸衰竭和四肢瘫痪,出血少的患者一般意识障碍。

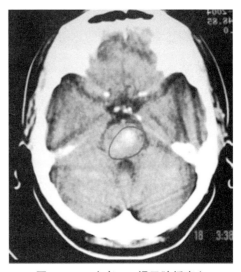

图 7-2-11　患者 CT 提示脑桥出血

(二) 护理病例的分析

1. **病例介绍**　患者女,59 岁,因"突发头昏 1 天"入院。头颅 CT 提示:脑桥偏左侧斑片状高密度影,以"脑桥出血"收入神经内科 ICU,见图 7-2-11。患者神志清醒,精神欠佳,构音清晰,平车送入病房,既往体健。

> **护理提示:**
>
> 1. 突发头晕,左侧眼球外展受限,视物成双提示外展神经受损,有脑桥病变发生。
> 2. 左侧眼球外展受限,右侧肌力 Ⅳ 级提示病变为左侧脑干单侧损害。

(1) 入院后查体:意识嗜睡,感头晕,手指及足趾麻木感,左眼视物有双影,精神欠佳,构音清晰。T 38.3℃,P 118 次 /min,R 30 次 /min,BP 161/94mmHg,双侧瞳孔等大等圆,对光反射灵敏,左侧眼球外展受限,鼻唇沟对称,伸舌居中,视物成双,左侧肌力 Ⅴ 级,右侧肌力 Ⅳ 级。

> **护理提示:**
>
> 1. 意识嗜睡,感头昏提示脑干上行网状激活系统受损。
> 2. 意识加深提示可能出血量大,病情严重。
> 3. 患者血压高提示需动态进行血压的监控。
> 4. 入院体温高,警惕中枢性高热。

(2)住院过程中:予以甘露醇降颅压、泮托拉唑抑酸、巴曲亭止血、注射用单唾液酸四己糖神经节苷脂钠营养神经、物理降温等对症治疗。住院 4 天后患者意识呈浅昏迷,双侧瞳孔呈针尖样大小,对光反射(+),出现四肢瘫痪,查体:T 40℃,P 120 次 /min,R 35 次 /min,节律不规则,SpO$_2$ 93%,BP 181/94mmHg。复查头颅 CT 提示脑桥偏左侧高密度影,出血量约 10ml。行低温治疗,请神经外科会诊,与家属沟通,暂行保守治疗。

护理提示:

1. 双侧瞳孔呈针尖样大小提示血肿波及脑桥双侧基底和被盖部。
2. 呼吸节律不规则提示患者有生命的危险。

(3)患者转归:住院 8 天后患者意识呈深昏迷,双侧瞳孔散大,对光反射(-),四肢瘫痪。中枢性高热行低温治疗。予呼吸机辅助呼吸,患者突发室颤,立即予除颤仪除颤。行 CPR,遵医嘱静脉给予抢救用药,经积极抢救宣布临床死亡。

护理提示:

1. 脑干是管理调节体温、呼吸、心跳、血压等生命体征的中枢,脑干出血可在短时间内引起呼吸、心跳停止,死亡率极高。
2. 中枢性高热提示患者降温困难。
3. 患者瞳孔由针尖样变为散大提示有脑疝的发生。

2. 护理方法

(1)脑干出血患者病情发展迅速,瞳孔多变,密切观察意识瞳孔变化,防止出现脑疝发生,一旦出现以上症状可进行脑疝急救,见第十章第三节。
(2)中枢性高热的护理:体温过高(>38.5℃)给予低温治疗,缓解脑缺氧减轻脑损伤。
(3)加强昏迷患者的护理。
(4)并发症的防治。

(三)文献或经验分享

脑干出血病情危重,患者出现意识障碍、偏瘫、去脑强直状态以至于出现中枢性高热、感觉障碍等伴随症状,因此针对脑干出血患者需要进行动态的监测,尤其血压的变化。脑出血治疗的首要原则是保持安静,稳定血压,防止继续出血,根据情况防止脑水肿,维持水电解质平衡,管理血糖及体温,对于重症患者加强呼吸道管理与护理,预防及防止颅内高压及全身并发症的发生。

四、蛛网膜下腔出血患者的护理

(一)疾病发生机制及临床症状

蛛网膜下腔出血(SAH)最常见病因为动脉瘤,其次为脑动静脉畸形。动脉瘤可由动脉壁先天性肌层缺陷或后天获得性内弹力层变性或两者的联合作用所致。颅内动脉瘤破裂出血的主要危险因素包括高血压、吸烟、饮酒过量、既往有动脉瘤破裂史、动脉瘤体积过大、多发性动脉瘤等。脑动静脉畸形是发育异常形成的畸形血管网,血管壁薄弱易破裂。

SAH 主要临床特点为：多有剧烈运动、极度情绪激动、用力咳嗽和排便等明显诱因而无前驱症状，突发异常剧烈的头部胀痛和爆炸样疼痛、呕吐、脑膜刺激征阳性。严重头痛是动脉瘤性 SAH 的典型表现。动静脉畸形破裂所致 SAH 头痛程度较轻。本病主要常见并发症为再出血、脑血管痉挛和脑积水。

（二）护理病例的分析

1. **病例介绍**　患者男性，46 岁，因"突发头痛 4 小时"急诊以"蛛网膜下腔出血"收入神经内科 ICU。患者主要表现为 4 小时前淋浴时突然出现爆炸样头痛，不能忍受，伴恶心呕吐。我院急诊行头颅 CT 检查提示蛛网膜下腔出血，见图 7-2-12。

（1）入院后查体：患者意识清醒，GCS 评分 15 分。T 36.8℃，P 68 次 /min，R 18 次 /min，BP 120/70mmHg。双侧瞳孔等大等圆，直径约 3mm，对光反射灵敏。面部感觉对称存在，双侧额纹对称，双侧鼻唇沟对称，伸舌居中，颈抵抗阳性，四肢自主活动，生理反射存在，病理征未引出。四肢肌力正常。

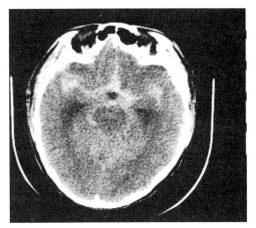

图 7-2-12　患者 CT 提示蛛网膜下腔出血

> **护理提示：**
>
> 1. 淋浴时突然出现爆炸样头痛，不能忍受，颈抵抗阳性提示有蛛网膜下腔出血。
> 2. 头痛伴呕吐提示颅内压增高。

（2）住院过程中，患者意识清楚，双侧瞳孔等大等圆，直径约 3mm，对光反射灵敏。右侧肢体肌力Ⅲ级，左侧肢体肌力正常，考虑脑血管痉挛可能。遵医嘱予氨基己酸止血，甘露醇降颅压，尼莫地平解除血管痉挛，营养神经等对症支持治疗。嘱患者绝对卧床休息，避免情绪波动，保持大便通畅，防止再出血。监测意识、瞳孔、生命体征变化。患者入院后出现痰多，呈黄色黏液样痰，浓稠，体温 38.9℃，查体：P 114 次 /min，R 34 次 /min，BP 102/59mmHg，监测体温、血常规检查：白细胞总数 15×10^9/L，中性粒细胞 80%。

> **护理提示：**
>
> 1. 右侧肢体肌力Ⅲ级提示有脑血管痉挛并发症发生的可能。
> 2. 体温高，黄色黏痰，白细胞总数 15×10^9/L。中性粒细胞 80%，提示并发肺部感染。

（3）患者恢复期，经抗感染、营养支持治疗，患者肺部感染控制。数字减影血管造影（DSA）提示前交通动脉瘤，见图 7-2-13。请神经外科会诊，转神经外科继续治疗。

> **护理提示：**
>
> 1. DSA 提示前交通动脉瘤警示有破裂出血的风险。

2. 外科手术是根治颅内动脉瘤的重要方法之一。防治蛛网膜下腔再出血。

3. DSA是确诊SAH病因特别是颅内动脉瘤最有价值的检查方法。宜在发病3天内或3周后进行，以避开脑血管痉挛和再出血的高峰期。

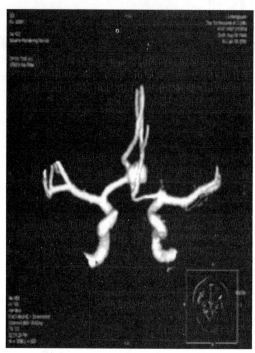

图 7-2-13　DSA 提示前交通动脉瘤

2. **救治依据**　动脉瘤早期再出血很高，而且再出血预后极差。推荐疑似SAH患者进行紧急评估和治疗，使用降压药物治疗高血压，预防缺血性卒中、脑出血以及心、肾和其他终末器官的损害。治疗与控制高血压可以降低SAH发生的风险。避免吸烟和酗酒，以降低SAH发生的风险。动脉瘤的危险因素包括年龄、身体基本状态、动脉瘤的大小、位置、形态和血流动力学特点。DSA是确诊SAH特别是颅内动脉瘤最有价值的检查方法。临床一般采用Hunt-Hess分级法对动脉瘤性SAH的临床状态进行分级以选择手术时机和判断预后，见表7-2-3。

表 7-2-3　Hunt 和 Hess 分级法

分类	标准
0级	未破裂动脉瘤
Ⅰ级	无症状或轻微头痛
Ⅱ级	中~重度头痛、脑膜刺激征、脑神经麻痹
Ⅲ级	嗜睡、意识模糊、轻度局灶神经体征
Ⅳ级	昏迷、中或重度偏瘫、有早期去脑强直或自主神经功能紊乱
Ⅴ级	深昏迷、去大脑强直、濒死状态

3. 护理方法

（1）脱水降颅压、控制脑水肿、调整血压、维持水电解质和酸碱平衡，预防感染。

（2）防止再出血：绝对卧床休息4~6周，保持平卧位，避免光声刺激。避免一切引起血压和颅内压增高的因素，必要时使用止痛镇静剂，禁忌使用哌替啶。合理调控血压，正确使用抗纤溶药物。

（3）防治脑血管痉挛：维持血容量和血压，保证有效灌注。应用钙通道阻滞剂，其使用过程中可致皮肤发红、多汗、心动过缓或过速、胃肠不适、血压下降等，应予微量泵控制输入速度，提前给予中心静脉导管的置入，防止药液渗漏，导致外周皮肤受损。

（4）心理护理：告知患者和家属疾病的过程和预后，耐心解释头痛发生的原因及可能持续的时间，消除患者紧张、恐惧和焦虑心理。

（5）健康指导：介绍疾病的病因、诱因、临床表现、应进行的相关检查、病程和预后、防治原则和自我护理的方法。

（三）文献与经验分享

SAH需要尽早行动脉瘤修补术，在发病48小时内，短程（不超过72小时）应用抗纤溶药和控制严重高血压（平均动脉压>110mmHg）避免再出血，因再出血后患者的转归极差；其次维持等血容量治疗，避免低血容量引起心肺并发症；应用尼莫地平预防脑血管痉挛发作和改善预后。

第三节 癫痫持续状态患者的护理

癫痫持续状态（status epilepticus，SE）是最常见神经系统急重症之一，年发病率约为（10~20）/10万。根据年龄、病因、分类的不同，其死亡率高达3%~40%。SE是指癫痫发作持续一段时间未终止或该段时间内反复发作，发作间期意识仍未恢复的状态。然而，癫痫发作持续多长时间可以定义为癫痫持续状态，一直在不断更新。通过国内外各大样本的研究，2010年欧洲神经病学会（European Federation of Neurological Societies，EFNS）提出惊厥发作持续到5分钟可诊断为癫痫持续状态，可开始控制癫痫发作。

在临床当中，癫痫的共性特点是一发作、二短暂、三重复、四刻板等四个特征，发作形式是部分、持续及全面性发作。重症的癫痫持续状态常伴有不同程度的意识、运动功能障碍，可因高热、循环衰竭或神经元兴奋毒性损伤导致不可逆的脑损伤和严重的生理功能紊乱，其致残率和病死率很高。

一、疾病发生的机制与临床症状

临床上癫痫发作通常是短暂和自限性的，与体内存在的发作终止神经元抑制机制有关，包括GABA的抑制效应、钙离子依赖的钾离子电流、镁离子对NMDA通道的阻断等。当这种内源性发作终止机制损害或功能障碍时，即形成癫痫持续状态。

（一）癫痫持续状态的分类及症状

见表7-3-1，7-3-2。

表 7-3-1　全面性惊厥性癫痫持续状态进行分类

分类	临床症状
早期 SE(early status epilepticus)	癫痫发作>5 分钟,持续 5~10 分钟
确定性 SE(established status epilepticus)	应用一线抗癫痫药物,发作持续 10~30 分钟
难治性 SE(RSE)	应用一线及二线抗癫痫药物发作仍持续,发作持续时间>60 分钟,需全身麻醉治疗
超难治性 SE(super RSE)	全身麻醉 24 小时仍不能终止发作(包括在停麻醉药物过程中复发)

表 7-3-2　按照癫痫发作类型分类

分类	临床症状
惊厥性 SE/伴明显运动症状的 SE(convulsive SE,CSE)	根据惊厥发作类型进一步分为全面性及局灶性
非惊厥性 SE/不伴明显运动症状的 SE(non-convulsive SE,NCSE)	是指持续性脑电发作导致的非惊厥性临床症状。NCSE 又分为可活动患者的 NCSE(包括某些癫痫患者的不典型失神持续状态、复杂部分性发作持续状态等)和危重患者的 NCSE(包括 CSE 治疗后、中枢神经系统感染、中毒性脑病、脑血管卒中后、代谢性脑病等危重症意识障碍患者)

不同于惊厥性癫痫持续状态,非惊厥性癫痫持续状态的诊断及分类依赖于脑电图表现,更需要强调的是脑电图应尽早在所有患者中实施,协助诊治及预后判断、防止误诊与漏诊。

（二）引发癫痫持续状态的发作原因

见表 7-3-3。

表 7-3-3　按照癫痫发作的病因分类

分类	临床症状
急性症状性(acute symptomatic)	SE 发生与感染性、代谢性、中毒性或血管性等因素所导致的脑急性损伤(通常<7 天)有关
远期症状性(remote symptomatic)	SE 发生与既往脑损伤或先天皮层发育异常等静止性脑部病灶有关。
进行性脑病(progressive)	SE 发生与进展性疾病累及脑部有关,例如:脑肿瘤、遗传代谢病、神经变性病、自身免疫性疾病等
隐源性或特发性(cryptogenic 或 idiopathic)	与基因有关或原因不明
热性惊厥(febrile seizure)	符合儿童热性惊厥的诊断标准

（三）护理病例分析

1. **病例介绍**　患者女性,32 岁,因"反复发作性意识丧失,四肢抽搐 2 小时,发作间歇期仍呼之不应,呈喷射状呕吐 2 次"急诊以"癫痫持续状态"收入神经内科 ICU。患者发病前 2 小时在淋浴时突然倒地,当时浴室门窗紧闭,摔倒时头部着地,随后出现意识丧失、四肢抽搐、牙关紧闭、双眼向上凝视、口吐血沫,小便失禁。家人将其移至卧室休息,其间反复发作多次,意识始终未恢复,口唇发绀,急送我院急诊科,查体:未见明显脑外伤,体温、脉搏、血压正常,但呼吸急促,呼吸道分泌物多,血氧饱和度 85%,紧急行气管插管后血氧饱和度达 96%。颈抵抗阳性,急诊行头颅 CT 检查提示蛛网膜下腔出血。急查脑电图提示棘慢波背景节律(图 7-3-1)。既往史:5⁺ 年前,患者骑摩托车时不幸被汽车撞伤头部,当时倒地,呼之不应,检查发现头枕部有 3cm × 4cm 大小的头皮血肿,其他检查未见异常。CT 检查未发现颅骨骨折和颅内血肿。经住院治疗好转出院,出院后常感头痛、头昏;4 年前患者因感冒后出现反复发作性意识丧失、四肢抽搐、牙关紧闭、双眼向上凝视,事后不能回忆发病当时情景。前往当地医院就诊并诊断为癫痫,给予抗癫痫药物治疗,具体药物不详,但治疗期间间断服药。

护理提示:

1. 关好浴室门窗进行沐浴突然倒地,提示有缺氧的可能。
2. 头部着地,提示有头颅外伤的风险。
3. 口吐血沫,提示可能出现舌咬伤或口腔内已出现破损。
4. 呈喷射状呕吐,提示患者已存在颅内压增高。
5. 间断服用抗癫痫药物,提示患者未规律服药,遵医行为差。

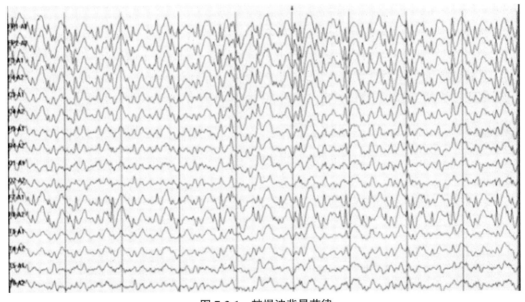

图 7-3-1　棘慢波背景节律

(1)入院后查体:患者 T 38.3℃,P 79 次 /min,R 19 次 /min,BP 130/85mmHg。意识呈昏睡状,查体不合作。双瞳等大等圆,右侧 3mm,左侧 3mm,双瞳对光反射(++),腱反射 ++,双侧病理征阴性。经口气管插管距离门齿 24cm,固定胶布有松动,呼吸道通畅,肺部听诊大量湿啰音,以右侧肺为明显。查体过程中患者四肢抽搐发作 1 次,大约 30 秒。发作间歇检查颈阻阳性,四肢腱反射正常。体形适中,体重约 50kg。

护理提示:

1. 强直阵挛发作,提示其体能消耗多。

2. 气管插管处胶布固定有松动,警示有非计划性拔管的危险。

3. 患者肺部听诊大量湿啰音提示已存在肺部感染的风险。

4. 颈抵抗(+)脑膜刺激征阳性,提存在脑膜刺激性病变。

(2)住院过程中

入院后给予重症监护,特级护理,病危通知,持续血压、心电和指氧饱和度监测、床旁动态脑电图监护,留置尿管、胃管、中心静脉 PICC 置管,急查电解质、肝功、肾功、血气分析,痰液标本培养等,完善药敏试验,立即予呼吸机辅助呼吸。患者收入神经重症监护后,频繁出现全面强直阵挛发作,每次持续时间约 1 分钟,间隔 10 分钟左右发作 1 次,遵医嘱立即予地西泮 10mg 静推(时间大于 5 分钟),5 分钟后患者发作未控制,再次予地西泮 10mg 静推(时间大于 5 分钟),并给予丙戊酸钠 400mg 加生理盐水 36ml,以 80μg/(kg·h)微量泵入(5ml/h)、20% 甘露醇 125ml 每 8 小时一次脱水降颅压、氨甲环酸抗纤溶、尼莫地平解痉、注射用泮托拉唑钠抑酸及补液等对症支持治疗。血气分析结果:pH 7.32,PaO_2 50mmHg,$PaCO_2$ 60mmHg,呼吸机模式为持续气道正压通气(CPAP)模式。24h 后患者癫痫发作症状明显缓解,意识呈嗜睡状态,血气分析结果 pH 7.36,PaO_2 90mmHg,$PaCO_2$ 40mmHg,暂停使用呼吸机,观察血氧饱和度一直维持在 96% 左右。48 小时后评估其意识呈嗜睡状态,咳嗽有力,能正确完成指令,肺部听诊呼吸音清晰,血气分析结果正常,拔除经口气管插管,遵医嘱给予面罩 3L/min 持续低流量吸氧,并逐渐减量丙戊酸钠泵速,加用口服奥卡西平抗癫痫治疗。通过以上救治,患者癫痫症状得以控制,但仍须重症监护继续监测瞳孔、意识、肢体活动,生命体征及其他一般情况。同时防止其出现坠床或舌咬伤。随时监测患者血气分析、肝肾功、电解质,血糖等指标的变化。

> **护理提示:**
>
> 1. pH 7.32,PaO_2 50mmHg ,$PaCO_2$ 60mmHg 提示呼吸性酸中毒,Ⅱ型呼吸衰竭与换气不足有关。
>
> 2. pH 7.36,PaO_2 90mmHg ,$PaCO_2$ 40mmHg 提示呼吸功能逐渐恢复正常。
>
> 3. 丙戊酸钠静脉泵入,警示有药物性静脉炎发生的可能,需中心静脉给药。

(3)患者恢复期,入住 NCU 72 小时后,未见癫痫发作,意识清楚,精神萎靡,诉头痛,头昏,住院治疗 2 周后出院。

> **护理提示:**
>
> 1. 患者精神萎靡,提示与丙戊酸钠药物副作用有关,也可能与本身病情变化有关。加强病情观察和风险识别。
>
> 2. 头痛、头昏提示患者有受伤的风险。

2. 救治依据

(1)诊断原则:①患者有癫痫发作病史,发作的临床表现对诊断有重要意义;② EEG 在诊断、鉴别诊断、分类、监护、疗效判断等方面有重要的价值。

(2)治疗原则:①尽早治疗,遵循癫痫持续状态处理流程,尽早终止其发作;②医护配合,细节并联,缩短各步骤时间;③查找癫痫持续状态病因,如有可能进行对因治疗;④支持治疗,维持患者呼吸、循环及水电解质平衡。癫痫持续状态患者的临床救治方案如图 7-3-2。

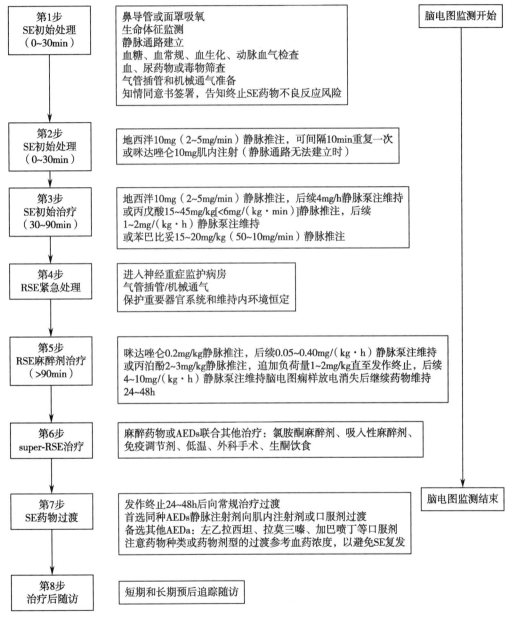

图 7-3-2　癫痫持续状态临床救治流程

(3)护士首次给药原则:短时间内(30 分钟之内)给予首次抗癫痫药物(antiepileptic drug,AED)使用,可以有效控制癫痫发作,也是降低死亡率和改善预后的关键。满足癫痫持续状态患者的早期用药,需完善以下环节:

1)临床加强培训,不断强化医生和护士对此类患者的重视程度。

2)完善入室(NCU)后各环节的优化,缩短医嘱开启、摆药配药、护士给药的时间。

3）推荐使用电子药柜，或科室自备足够剂量和多种类的AED，以满足此类患者的需要。

4）完善给药流程，医护需要配合，详见图7-3-3抗癫痫给药步骤实施流程。

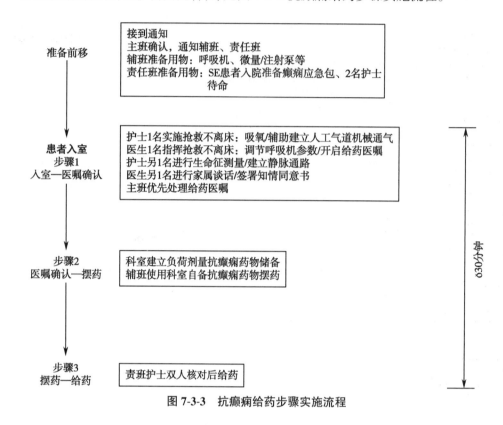

图7-3-3　抗癫痫给药步骤实施流程

3. 护理方法

（1）急救护理，接收癫痫持续状态患者时，护士应提前做好准备工作：包括床单位、用物、药品等均应处于备用状态，同时也应做好人员的准备，协助医生快速完善各项检查、完成评估和诊断，观察患者的意识、基本生命体征（体温、心率/律、呼吸、血氧、血压、血氧饱和度、瞳孔）的变化，监测是否存在高颅压体征、评估肢体功能、是否伴有尿便失禁、吞咽障碍等病情加重的体征。患者入住重症监护室后，应立即连接多参数监护仪、清除口鼻腔分泌物保持呼吸道通畅、吸氧（维持氧饱和度>95%）、呼吸衰竭患者应给予呼吸机支持（气管插管或切开）进行辅助呼吸、无禁忌证时将患者床头抬高30°、及时建立中心静脉通道（通畅的外周静脉通路至少2条），以保证药物能够及时应用。

（2）癫痫持续状态护理抢救流程，见图7-3-4。

（3）全面强直-阵挛发作的护理：①严密观察，观察意识、瞳孔及生命体征变化，注意记录癫痫发作的具体症状和表现；②注意保护，防止意外伤害，见图7-3-5。③连续脑电监测：重症监护室进行连续脑电监测（continuous EEG monitoring，cEEG）能准确识别和记录癫痫发作，在全面强直-阵挛发作特别是在癫痫持续状态下可指导治疗强度和时间。护士在观察到cEEG异常时应立即报告医生，并协助医生对症处置。护理时应密切监测头部电极是否脱落或移位，避免传输错误信息。监测过程中，因为仪器多、治疗多，伪差的形成多种多样，是脑电监测在NCU内实施需重点关注的问题。

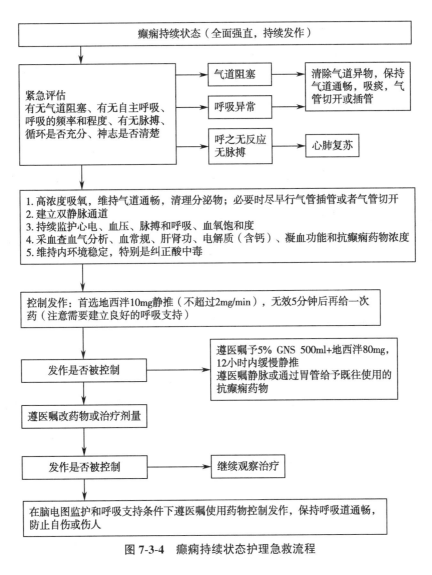

图 7-3-4　癫痫持续状态护理急救流程

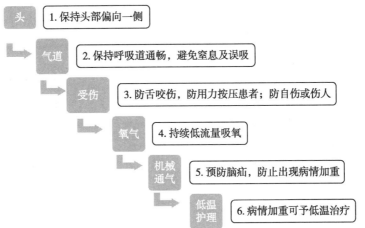

图 7-3-5　全面强直 - 阵挛发作的预防性护理措施

(4)做好经口气管插管患者的气道管理

1)导管的固定和非计划性拔管的预防:应根据患者的自身情况选择插管固定的方法,如昏迷或镇静的患者可以使用弹力胶带固定。而烦躁多动的则选择寸带固定或寸带+弹力胶布的固定方法(见图3-3-12),防止非计划性拔管发生。

2)气管导管气囊管理:防止机械通气时气体漏气,避免口腔分泌物、胃内容物误入气道,防止气体由上呼吸道反流,保证有效通气量,防止气道黏膜损伤。建议用气囊压力表进行评估和测定,维持在25~30cmH$_2$O。应用气囊压力表进行气管导管气囊的管理步骤如下:第一步:评估患者的病情、意识及合作程度,向清醒患者解释说明气囊压力测定的目的及意义。第二步:操作前检查气囊测压表,接一次性测压管连接三通,将三通关闭,挤捏球囊使压力值达120cmH$_2$O,保持2~3秒,压力值不降,说明气囊压力表性能完好。第三步:测定气囊压力挤捏球囊使压力值调整至25~30cmH$_2$O的范围,将三通关闭,取下气囊压力表。第四步:记录。气囊压力的测定应贯穿在护理工作中,如吸痰前后、进食前后、变换体位前后、气切伤口处换药前后等。

3)气道湿化:有创通气患者均应进行气道湿化。主动湿化时,Y型接头处气体温度在34~41℃之间,相对湿度达100%;被动湿化时,建议使用热湿交换器。

4)痰液黏稠度的管理,见表7-3-4。

表7-3-4　痰液黏稠度的评估与处理

痰液黏稠分度	Ⅰ度(稀痰)	Ⅱ度(中度黏痰)	Ⅲ度(重度黏痰)
痰液性状	稀痰 较稀薄	Ⅰ度黏稠 明显黏稠	明显黏稠
痰液颜色	米汤或白色泡沫状	白色或黄白色黏痰	黄色伴血丝痰、血痰
能否咳出	易咳出	用力咳	不易咳出
吸痰后玻璃头内壁痰液滞留情况	无,易被冲净	大量滞留,不易冲净	吸痰管常因负压过大而塌陷
处理			
补加湿化液时间及量	2ml/(2~3)h	4ml/1h	(4~8)ml/0.5h
备注:湿化程度效果评价	湿化不足:痰痂形成,湿化过度:呼吸急促、痰液呈水样、SpO$_2$下降3%以上		

(5)低温联合治疗癫痫持续状态的护理:低温治疗是神经功能保护治疗的常用方法。根据患者病情选择血管内或体表低温治疗。

(6)药物护理:熟悉常用药物的作用及副作用,正确实施药物治疗方案防止患者出现药物不良反应,引起皮肤的异常。目前使用的AEDs见表7-3-5,以及常见药物的不良反应见表7-3-6。

表 7-3-5　目前临床使用的 AEDs

传统 AEDs 物	新型 AEDs 物
卡马西平（Carbamazepine—CBZ）	非氨脂（Felbamate—FBM）
氯硝西泮（Clonazepam—CZP）	加巴喷丁（Gabapentin—GBP）
乙琥胺（Ethosuximide—ESM）	拉莫三嗪（Lamotrigine—LTG）
苯巴比妥（Phenobarbitone—PB）	左乙拉西坦（Levetiracetam—LEV）
苯妥英钠（Phenytoin—PHT）	奥卡西平（Oxcarbazepine—OXC）
扑痫酮（Primidone—PRM）	替加宾（Tiagabine—TGB）
丙戊酸钠（Sodium valproate—VPA）	托吡酯（Topiramate—TPM）
	氨己烯酸（Vigabatrin—VGB）
	唑尼沙胺（Zonisamide—ZNS）

表 7-3-6　抗癫痫药物常见的不良反应

药物	剂量相关的副作用	副作用	特异体质副作用	对妊娠的影响
卡马西平	复视、头晕、视物模糊、恶心、困倦、中性粒细胞减少、低钠血症	低钠血症	皮疹、再生障碍性贫血、肝损害	FDA 妊娠安全分级 D 级,能透过胎盘屏障,可能导致神经管畸形
氯硝西泮	常见:镇静(成人比儿童更常见)、共济失调	易激惹、攻击行为、多动(儿童)	少见,偶见白细胞减少	FDA 妊娠安全分级 D 级,能透过胎盘屏障,有致畸性及胎儿镇静、肌张力下降
苯巴比妥	疲劳、嗜睡、抑郁、注意力涣散、多动、易激惹(见于儿童)、攻击行为、记忆力下降	少见皮肤粗糙、性欲下降、突然停药可出现戒断症状,焦虑、失眠等	皮疹、中毒性表皮溶解症、肝炎	FDA 妊娠安全分级 D 级,能透过胎盘屏障,可发生新生儿出血
苯妥英钠	眼球震颤、共济失调、厌食、恶心、呕吐、攻击行为、巨幼红细胞性贫血	痤疮、齿龈增生、面部粗糙、多毛、骨质疏松、小脑及脑干萎缩(长期大量使用)、性欲缺乏、维生素 K 和叶酸缺乏	皮疹、周围神经病、Stevens-Johnson 综合征、肝毒性	FDA 妊娠安全分级 D 级能透过胎盘屏障,可能导致胎儿头面部畸形、心脏发育异常、精神发育缺陷及新生儿出血
扑痫酮	同苯巴比妥	同苯巴比妥	皮疹、血小板减少、狼疮样综合征	FDA 妊娠安全分级 D 级同苯巴比妥
丙戊酸钠	震颤、厌食、恶心、呕吐、困倦、	体重增加、脱发、月经失调或闭经、多囊卵巢综合征	肝毒性(尤其在 2 岁以下的儿童)、血小板减少、急性胰腺炎(罕见)、丙戊酸钠脑病	FDA 妊娠安全分级 D 级能透过胎盘屏障,可能导致神经管畸形及新生儿出血

续表

药物	剂量相关的副作用	副作用	特异体质副作用	对妊娠的影响
加巴喷丁	嗜睡、头晕、疲劳、复视、感觉异常、健忘	较少	罕见	FDA 妊娠安全分级 C 级
拉莫三嗪	复视、头晕、头痛、恶心、呕吐、困倦、共济失调、嗜睡	攻击行为、易激惹	皮疹、Stevens-Johnson 综合征、中毒性表皮溶解症、肝衰竭、再生障碍性贫血	FDA 妊娠安全分级 C 级
奥卡西平	疲劳、困倦、复视、头晕、共济失调、恶心	低钠血症	皮疹	FDA 妊娠安全分级 C 级
左乙拉西坦	头痛、困倦、易激惹、感染、类流感综合征	较少	无报告	FDA 妊娠安全分级 C 级
托吡酯	厌食、注意力、语言、记忆障碍、感觉异常、无汗	肾结石、体重下降	急性闭角性青光眼（罕见）	FDA 妊娠安全分级 C 级

抗癫痫药物最常见的不良反应包括对中枢神经系统的影响如镇静、思睡、头晕、共济障碍、认知、记忆等,对全身多系统的影响包括血液系统、消化系统、体重改变、生育问题、骨骼健康和特异体质反应。特别关注药物治疗过程中可能出现抗癫痫药物致死性副作用,护理的高度重视有助于提高临床用药的安全性。

致死性心律失常是癫痫患者药源性死亡的重要原因,抗癫痫药物是造成猝死的危险因素,药物过量引起的中毒反应可诱发癫痫持续状态,高敏综合征表现为皮肤损伤、内脏损伤、血液系统的损伤。高敏综合征常出现于抗癫痫药物治疗的前 8 周,患者首先出现皮疹、高热、面部水肿、舌肿胀、黏膜受损,严重的皮肤过敏反应可表现为表皮溶解坏死性皮炎,其护理方法见第七章第四节三。抗癫痫药物引起的肝功能受损受到临床的高度重视,抗癫痫药物引起的再生障碍性贫血是严重的可致死性副作用之一,多种抗癫痫药物联合应用是急性胰腺炎的危险因素。

(7)脑电图在癫痫持续状态中的应用及护理:见第十一章第三节。

(8)健康教育

1)建立良好的遵医行为,严格遵守药物治疗原则。药物治疗原则:首先确定是否用药,护士遵医嘱正确选择泵入的药物,观察给药的配伍禁忌。擅自停药、换药、不规律服药是诱发癫痫持续状态的重要因素。因抗癫痫药物治疗周期长,减停药必须进行风险评估:通常情况下,癫痫患者如果持续无发作 2 年以上,即存在减停药的可能性,但是否减停药考虑患者的癫痫类型,既往治疗反应和个人情况。仔细评估停药复发风险,确定减停药复发风险低,在医院复诊后遵医嘱减少用药。

2)癫痫患者就诊应提供的病史资料。现病史、发作时的表现、发作持续时间、相关辅助检查、抗癫痫药物使用情况、既往史和家族史、首次发作年龄,发作前状态或促发因素(觉醒、清醒、睡眠、饮酒、少眠、过度疲劳、心理压力、精神刺激、发热、体位、运动、前驱症状及与月经的关系等),发作最初时的症状体征(先兆、运动性表现等)。发作时表现:(睁眼、闭眼、姿势、肌张力、运动症状、自主神经症状、自动症、意识状态、舌咬伤、尿失禁等)发作演变过程,发作持续时间,发作后表现(清醒、烦躁、嗜睡、朦胧状态、Todd 氏麻痹、失语、遗忘、头痛、肌肉酸痛等),发作频率和严重程度(包括持续状态史)。既往脑电图检查情况,其他辅助检查(血压、血糖、电解质、心电图、头部影像学等);抗癫痫药物使用情况(种类、剂量、疗程、疗效、副作用、依从性等);发作间期状态(精神症状、记忆力、焦虑、抑郁等)。

3)用药指导:向家属及患者介绍用药的方式,必须严格遵医嘱用药,不擅自停药或不规则服药或调药,突然停药会引起癫痫持续状态,不规则用药是不能控制发作的主要原因。服药时还应注意药物的毒副反应,及时向医生反映,医生可考虑换药并给予处理。服药理想疗效为既完全控制发作又不产生不良反应。

4)饮食指导:食物以清淡、无刺激性为宜,避免过饥、过饱,勿暴饮暴食,少喝含咖啡因的饮料,不宜过食油腻、生冷和刺激性食物,应保持大便通畅,多食新鲜蔬菜,营养丰富的食物,戒烟酒。

5)安全指导:癫痫发作时,家属要保持冷静,将患者平卧,取出义齿、头偏一侧,松开衣领和裤带,口腔内放入小毛巾或牙垫,防止咬伤舌头;看护好患者,防止跌倒时摔伤,但不要强行按压抽动、强直的肢体,防止骨折或脱臼;不可灌水、进食,对于口腔内的呕吐物要及时清除,避免误吸、窒息的发生;癫痫持续状态发作时如出现呼吸抑制,应立即拨打"120"送医院抢救,转运过程中专人陪护。

6)心理指导:癫痫患者要正视现实,应积极配合医生治疗,掌握必要的有关知识,明确自己的病情,掌握自己发作时的特点以及容易引起发作的诱因,工作生活中尽量避免触发诱因。

7)脑电监测患者的健康教育。

二、文献与经验分享

(一) 安全监测与用药护理

近几年针对癫痫持续状态的救治指南与共识层出不穷,临床护理时需要重点关注用药安全、脑电监测以及在急救的过程中防止意外发生。尤其当患者出现惊厥性癫痫持续状态时,应避免患者出现舌咬伤、口唇破溃等,护士应提前给予患者口腔内置入口咽通气道,保证患者呼吸通畅,便于气道吸引,减少舌咬伤发生。当给予小量镇静药物推注时,为了保证护士能够准确地按照医嘱执行静脉推注药物的速度,可选择小规格且刻度清晰的注射器进行药物的推注,防止出现仅仅 2ml 的药液却使用 10ml 的注射器。在无计时环境里,例如转运过程中,可采用默读(1 001,1 002,1 003……)来保障静推药物的速度达到缓慢推注,防止患者出现突发呼吸抑制。

(二) 生酮饮食的治疗

生酮饮食疗法(ketogenic diet therapy,KDT),是一种高脂肪、低碳水化合物、合理蛋白质和其他营养素的配方饮食,适用于发热性感染相关癫痫综合征,超级难治性癫痫持续状态,线粒体复合酶Ⅰ缺乏症,伴睡眠中持续棘慢复合波的癫痫性脑病,原因不明的难治性癫痫等。生酮饮食的种类有经典 KDT、中链甘油三酯饮食或改良的 MCT 饮食、改良阿特金斯饮食等,此救治方案是否能在成人重症癫痫持续状态患者中有效救治,还需要有临床研究的证实。

(三) 常见容易误诊的非痫性疾病

见表 7-3-7。

表 7-3-7 容易误诊的非痫性疾病

疾病名称	临床表现
假性发作	是由心理因素所致,发作持续时间长;缺乏癫痫发作的症状体征,且脑电图未见放电,止痫药物无效
晕厥	多种原因引起的弥漫性短暂性脑缺血,以意识丧失为突出表现,与癫痫相似
短暂性脑缺血	其多见于多发硬化、高血压等病史的老年人
过度换气综合征	由过度呼吸诱发,引起的发作性精神症状,短暂的意识丧失和四肢抽动为主

第四节 脑炎患者的护理

一、重症病毒性脑炎患者的护理

病毒性脑炎(virus encephalitis,VE)是由多种嗜神经性病毒感染引起的脑实质性炎症或综合征,为了有别于其他病原体所致的脑炎而统称为病毒性脑炎。该病全球分布,可见于任何年龄,无明显性别差异,且发病无季节性,在重症监护环境中经常遇到。据世界卫生组织(WHO)估计,全球每年约有 20 万例病毒性脑炎患者,其中美国年度住院的比例相当大。在近 10 年期间,共有 2 万多例与脑炎相关的住院患者。重症病毒性脑炎(severe viral encephalitis,SVE)是病毒引起的神经系统感染性疾病,其发病率高,病情多变、危重,病程长,病急凶险起,死亡和致残率高,是严重威胁人类尤其是儿童健康的重要疾病,临床以单纯疱疹病毒性脑炎最为常见。

(一)疾病发生的机制与临床症状

单纯疱疹病毒性脑炎,是由单纯疱疹病毒引起的急性中枢神经系统感染,病变主要侵犯颞叶、额叶和边缘叶脑组织,见图 7-4-1。

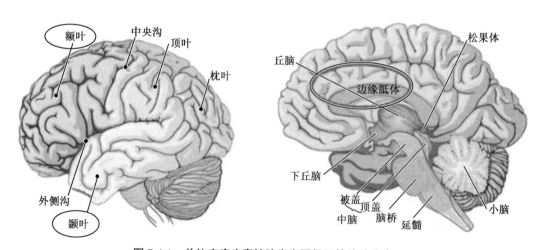

图 7-4-1 单纯疱疹病毒性脑炎主要侵犯的脑叶分布

Ⅰ型疱疹病毒性脑炎：原发感染的潜伏期为 2~21 天，平均 6 天；前驱症状有上呼吸道感染，如卡他症状、头痛、发热、咳嗽等；急性起病，病程长短不一，临床多表现为精神行为异常、认知功能障碍；1/3 患者会出现癫痫发作，表现为全身强直阵挛性发作，严重者可发展成癫痫持续状态；也可出现不同程度意识障碍，严重者可出现嗜睡、昏睡、昏迷或去皮质状态；可有颅内压增高的表现，如头痛、呕吐。Ⅱ型疱疹病毒性脑炎：多见于新生儿和青少年，特点为急性暴发性起病，主要表现为肝脏、肺脏等广泛的内脏坏死和弥漫性的脑损害。

（二）护理病例的分析

1. **病例介绍**　患者男性，33 岁，主因"发热 6 天，胡言乱语 1 天"以"脑炎"收入神经内科重症监护病房。患者于入院前 6 天无明显诱因出现发热，体温最高达 40℃，入院前 1 天患者出现意识障碍并逐渐加重，急诊以脑炎收入院。病程中伴有躁动、小便失禁，饮食睡眠差。既往："胃溃疡""幽门狭窄"病史 20 余年，消化道出血病史 1 个月。

护理提示：

1. 结合患者病史、临床症状体征，考虑神经系统感染性疾病，需进一步行腰椎穿刺检查以明确诊断。

2. 患者既往胃溃疡、幽门狭窄、消化道出血病史，需严密观察患者病情及生命体征变化警惕再次发生消化道出血。

3. 患者小便失禁，给予留置尿管，严密监测尿量。

（1）入院后查体：患者意识模糊，GCS 评分 11 分，体温 38.5℃，血压 120/72mmHg，呼吸急促 30 次 /min，双鼻导管吸氧 6L/min，血氧饱和度 96%。双侧瞳孔直径 3.0mm，对光反射灵敏，双侧额纹及鼻唇沟对称等深，四肢活动可，双下肢肌张力增高，腱反射活跃，项强 3 横指，双下肢克尼格征（Kernig sign）阳性，病理反射未引出，神经系统查体不配合。听诊双肺呼吸音：散在干湿啰音。立即配合医生给予完善各项检查并给予抗病毒、脱水、营养神经及对症支持治疗。

护理提示：

1. 患者双肺出现干湿啰音，体温为 38.5℃，提示患者存在下呼吸道感染的可能，尽早行肺 CT 检查，需早期进行护理干预。

2. 患者出现发热，应遵医嘱给予物理降温，并采集血常规、便常规及便潜血、血培养、痰培养、PCT 等，尽早明确病因。

（2）辅助检查：头 CT 未见异常；磁共振头部平扫加增强：脑内多发异常信号；肺 CT 提示双肺散在炎症。腰穿结果：初压 350mmH$_2$O，末压 190mmH$_2$O，脑脊液常规：蛋白 1.43g/L，氯 113.0mmol/L，潘氏反应（+），白细胞 110×10^6/L，多核 0.05，单核 0.95。血清白蛋白 33.8g/L，球蛋白 19.6g/L，前白蛋白 0.12g/L。尿素氮 2.22mmol/L，肌酐 57μmol/L，钾 3.37mmol/L，钠 129mmol/L，氯 92.5mmol/L，钙 1.98mmol/L。血常规：中性粒细胞百分比 0.86，淋巴细胞百分比 0.07，淋巴细胞绝对值 0.44×10^9/L，其他检查结果未见明显异常。治疗上继续给予营养神经、抗病毒、抗感染、脱水降颅压对症支持治疗。

护理提示：

1. 患者腰穿压力 350mmH₂O,提示颅内压增高,需严密监测患者意识、瞳孔的变化,并及时给予对症处理防止脑疝的发生。

2. 结合患者影像学改变,考虑患者病毒性脑炎可能性大,应予患者进行长程脑电图、血清病毒抗体、择期复查腰穿的对症检查。

3. 患者重症脑炎,且存在低钾、低钠、低氯、低钙血症予以补液补钠,警惕中枢性低钠血症的发生。

4. 患者双肺散在炎症,需加强胸肺部护理及气道管理,注意保持呼吸道通畅,加强排痰吸痰。

5. 患者营养状态较差,且意识不清,便潜血阴性,给予留置鼻胃管肠内营养,结合患者消化道出血病史选择不含膳食纤维易于消化的营养制剂,并给予泮托拉唑抑酸治疗。

6. 患者病情需要应用抗病毒、脱水降颅内压治疗,该类药物对肝肾功能有损害,需严密监测患者肝肾功能及每日出入量的情况。

(3)住院过程中

1)入院第 5 天,复查腰穿:初压 370mmH₂O,末压 180mmH₂O,脑脊液单纯疱疹病毒 IgM 型抗体阳性。血清 TORCH 病毒抗体:单纯疱疹病毒 IgG 抗体 6.89S/CO。一般细菌、真菌培养及鉴定(痰):白假丝酵母菌(大量)。24 小时动态脑电图示:异常,提示额区局限性脑功能降低。患者间断高热,血培养结果回报未见异常,给予物理降温,并加用抗真菌药物。

2)入院第 6 天,患者肝功能结果:门冬氨酸氨基转移酶 147U/L,丙氨酸氨基转移酶 134U/L,胆碱酯酶 4 256U/L,总蛋白 64.8g/L,白蛋白 31.5g/L,前白蛋白 0.02g/L。离子:钠 123mmol/L,氯 91.1mmol/L,钙 2.08mmol/L。给予加用保肝药物及白蛋白,并补充电解质,严密监测离子变化。

3)入院第 8 天晨,患者出现高热、寒战,意识状态较前加重,与其交流无反应,处于浅昏迷状态。患者出现呕吐、呛咳伴呼吸困难,随即出现血氧饱和度持续下降,最低达 82%,听诊双肺呼吸音粗、下肺散在湿啰音,血气分析示 PCO₂ 27mmHg、PO₂ 52mmHg,患者出现 I 型呼吸衰竭,给予患者体位引流并充分吸痰,并予储氧面罩吸氧,血氧饱和度波动在 90%~93%。

4)入院第 9 天晨,患者喘憋明显,颜面及肢端发绀,血氧饱和度持续下降,急查血气分析 PCO₂ 54mmHg、PO₂ 43mmHg,立即予气管插管机械通气后,血氧饱和度上升至 95%,复查血气分析:PCO₂ 48mmHg,PO₂ 72mmHg。

5)入院第 10 天,患者呼吸机辅助呼吸,但明显呼吸困难,出现三凹征,听诊双肺呼吸音粗,双下肺布满湿啰音。急查肺 CT 示:双肺坠积性肺炎,不除外合并血源性肺脓肿,左侧脓胸形成;双侧胸腔积液,左侧液体量增多;纵隔淋巴结肿大。会诊后给予加用高级别抗生素,左侧胸腔闭式引流引出黄色积液约 700ml,给予右美托咪定镇静。

6)入院第 11 天,患者出现尿崩症,24 小时入量 9 250ml,出量 9 000ml(尿量 8 300ml,胸水引流量 700ml),给予垂体后叶素治疗以控制尿量,观察患者尿量及电解质变化。给予留置中心静脉导管(CVC),监测中心静脉压。

7)入院第 13 天,给予患者气管切开。

8)病程中每日间断给予开放胸腔引流,送检胸水行细菌培养、痰培养,依照药敏结果应用抗生素,给予抗炎对症治疗。肠内联合肠外营养支持纠正低蛋白血症并维持水电解质平衡等支持治疗。

护理提示:

1. 对于意识不清患者,给予肠内营养时应严格关注胃残留量、鼻饲时注意抬高床头 ≥ 30°,以防止食物反流引起吸入性肺炎的发生。

2. 患者行胸腔闭式引流,应做好引流管的护理,给予间断引流,以防止复张性肺水肿的发生,观察引流液的量及颜色。

3. 患者因治疗需要多种药物联合应用,需注意药物配伍禁忌及防止毒副作用发生。

4. 患者病情危重,需早期留置中心静脉导管,以满足多通道给药并便于监测血流动力学的变化。

5. 患者留置 CVC,注意预防导管相关血流感染的发生及静脉血栓、严防各种管路的脱管、堵管的发生。

6. 患者因病情需要,已建立人工气道接呼吸机辅助呼吸,若评估其不能尽快脱机,则尽早给予气管切开。

7. 出现尿崩症,给予垂体后叶素治疗控制尿量的同时,需严格监测血钠的变化并及时补充,防止诱发或加重低钠血症的发生。

(4)患者恢复期:经过积极治疗,患者于入院第 24 天拔除胸腔引流管,并逐渐减量镇静药物,直至停止使用。于入院 26 天开始进行呼吸机的撤离,同时增加俯卧位通气治疗,3 天后成功脱机,5 天后给予更换金属气管套管,转至普通病区继续治疗。

护理提示:

1. 患者长期卧床并使用镇静剂,注意防止压力性损伤、下肢深静脉血栓的发生。
2. 随着患者的病情逐步好转,注意非计划性拔管、坠床等不良事件的发生。
3. 呼吸机撤离前需要进行相关指标的充分评估。
4. 增加俯卧位通气治疗,有效预防坠积性肺炎。

2. **救治依据**　重症病毒性脑炎目前尚无特效治疗方法,其治疗以综合治疗为主,包括抗病毒、降颅压、退热、止痫,处理脑疝、呼吸衰竭、消化道出血等并发症,维持水电解质代谢平衡支持治疗,恢复期康复训练及高压氧治疗等。美国传染病学会关于脑炎临床诊疗指南对病毒、细菌、真菌、原虫和蠕虫感染所致脑炎的流行病学、临床特征、诊断和治疗进行了描述。指南中关于病毒性脑炎的诊疗意见包括:应该对所有脑炎患者的脑脊液样本进行单纯疱疹 PCR 检测(A 级证据,Ⅲ级推荐);单纯疱疹 PCR 检测结果呈阴性而且伴随符合的临床综合征或颞叶癫痫、所有等待检测结果的疑似脑炎患者均应使用阿昔洛韦进行初始治疗(A 级证据,Ⅲ级推荐);单纯疱疹病毒感染推荐使用阿昔洛韦(A 级证据,Ⅰ级推荐);水痘带状疱疹病毒感染者,推荐使用阿昔洛韦(B 级证据,Ⅲ级推荐),更昔洛韦可作为备选药物使用(C 级证据,Ⅲ级推荐),可以考虑皮质甾醇类为辅助治疗药物(C 级证据,Ⅲ级推荐);巨细胞病毒感染推荐采用更昔洛韦＋膦甲酸联合疗法（B 级证据，Ⅲ级推荐），不建议使用西多福韦，因为有关其穿透血脑屏障能力的研究还很欠缺；EpsteinBarr 病毒感染推荐使用阿昔洛韦治疗，皮质甾醇类药物也可能对治疗有益（C 级证据，Ⅲ级推荐），但在使用之前必须进行潜在的风险／效益评估。

3. 护理方法

（1）腰椎穿刺的护理。诸多神经系统疾病可以使脑脊液的生理、化学等特异性发生改变，尤其是中枢神经系统感染性疾病，腰椎穿刺留取脑脊液送检的方法对疾病的诊断、鉴别诊断、疗效和预后判断具有重要价值。腰椎穿刺时，成年人侧卧位时的正常压力一般为 $80{\sim}180mmH_2O$，$>200mmH_2O$ 提示颅内压增高，$<70mmH_2O$ 提示颅内压降低。见第十一章第一节。

（2）颅内压增高的护理：见第六章第二节。

（3）脱水药物的监测：颅内压（ICP）增高是颅脑创伤后最常见临床症状，ICP 升高与预后直接相关。目前为止，高渗盐水与甘露醇是临床最常用的降 ICP 药物。控制颅压：颅内高压是危害患者生命的重要因素，建议将 ICP>22mmHg 作为治疗阈值。①推荐用 20% 甘露醇 0.5~1g/kg 静推或快速（5~10 分钟）静脉输注。对于脑缺血患者，因血管通透性增加，可导致逆向渗透。此外，甘露醇还可引起利尿相关性低血压、急性肾功能衰竭、电解质紊乱、ICP 反跳以及早期出血增加等并发症。②如果成人患者收缩压<90mmHg，可以使用高渗盐水控制颅压，以 3% 的 NaCl（成人 2~4ml/kg，儿童 5~10ml/kg）静脉输注（>10 分钟）。近年来，高渗盐水逐渐被国内外学者推荐应用，通过直接提高细胞外液钠离子浓度、增加血浆渗透压脱水来降低 ICP，对内环境平衡的影响小，不会导致利尿性低血压，有利于钠钾泵功能正常，保持细胞体积及维持细胞静息电位，升高脑灌流压（CPP）和增加脑组织氧合。对于颅高压危象、恶性颅高压及肾功能不全的患者，使用高渗盐水效果更好，尤其儿童患者，高渗盐水被唯一推荐使用。

（4）营养支持的护理。患者既往胃溃疡、幽门狭窄病史 20 余年，消化道出血 1 个月。入院后急查便常规便潜血未见异常。给予患者制订个体化的营养方案并实施：①能量及底物的计算：按照患者理想体重计算所需热量［急性期 20~25kcal/（kg·d），恢复期 25~30kcal/（kg·d）］；糖脂比选择 1：1，以减少碳水化合物的摄入降低肺脏负担；热氮比选择 100：1，以增加蛋白质的摄入，减轻低蛋白血症。②营养途径的选择：结合患者营养状况（血清白蛋白<35g/L）及意识状态给予留置鼻胃管；胃管置管深度为 60cm（鼻胃管置入深度计算方法：从耳垂到鼻尖再到剑突的距离再加 5~10cm）。③肠内营养制剂的选择：选择无渣、不含膳食纤维、易消化吸收的营养制剂。④营养输注方式：使用营养泵，采取匀速泵入的方式，泵入速度从慢到快（开始时给予 20~50ml/h，逐渐增加至 60~80ml/h）。⑤患者床头抬高 ≥30°，严密监测患者胃残留，防止反流误吸，2 小时残留量>100ml 则将速度减半，4 小时残留量>100ml 则暂停喂养。⑥营养过程监测与调整：营养方案实施过程中需严密监测患者胃残留量、消化吸收情况、喂养耐受情况，观察有无腹胀、腹泻、便秘等情况发生；根据患者身体测量学（体质指数、肱三头肌皮褶厚度、上臂围等）以及实验室检查指标（血清白蛋白、前白蛋白、转铁蛋白、淋巴细胞计数等）评价患者营养状态，适时监测血糖及水电解质的变化，并根据患者一般身体状况（病情、意识状态、吞咽功能等）及上述指标及时对营养方案进行调整。

（5）维持水电解质平衡。低钠血症是神经重症患者最常见的电解质代谢异常类型，血钠水平受中枢神经系统多重调节，中枢神经系统病变极易并发低钠血症，发生率为 3%~60%，低钠血症可导致细胞水肿、内环境异常加重神经损伤,影响患者的疗效及预后。

1)引起低钠的原因:患者入院时即存在低钠血症,由于患者重症脑炎,可能会由于颅内炎性病变导致脑功能失调使肾脏不能保留钠盐,或引起下丘脑、神经垂体的机械刺激导致抗利尿激素分泌过度而诱发中枢性低钠血症的发生。前者称为脑性耗盐综合征(cerebral salt wasting syndrome,CSWS),后者称为抗利尿激素分泌不当综合征(syndrome of inappropriate antidiuretic-hormone,SIADH)。两者临床表现相似,除血钠均低于 125mmol/L 外,还需结合其他指标予以鉴别诊断,见表 7-4-1,以采取正确有效的治疗措施。应注意监测患者水电解质的变化及临床表现,为临床诊断提供给可靠的证据。

表 7-4-1　CSWS 与 SIADH 的鉴别

生化指标	脑性耗盐综合征 (CSWS)	抗利尿激素分泌不当综合征 (SIADH)
细胞外液容量	低	正常或高
尿钠水平 /(mmol/L)	>30	>30
血清尿酸水平	低	低
初始尿酸盐排泄分数	高	高
低钠纠正后尿酸排泄分数	高	正常
尿渗透压	高	正常
尿量	增多	正常或减少
血浆渗透压	低	低
血浆尿素氮 / 肌酐	高	正常或低
血钾	正常或高	正常
中心静脉压	低	正常或高
肺毛细血管楔压	低	正常或高
血浆脑、心钠肽水平	高	正常
血细胞比容	高	低
血浆蛋白质	高	正常
体重	降低	增加或不变
脱水征象	有	无
血碳酸氢盐水平	高	正常或低

2)合理补充钠盐。补钠量计算公式:补钠量(g)=［血清钠正常值(142mmol/L)－血清钠测得值(mmol/L)］× 体重(kg) × 0.6(女性 0.5)/17。慢性低钠血症的治疗即发生低钠血症的时程超过 48 小时或者不能判定发生低钠血症的时程,补钠不宜过快,血钠 24 小时提升不超过 10~12mmol/L,否则,因为血钠突然升高可导致脑桥或脑桥外的脱髓鞘改变。急性低钠血症的治疗即钠离子浓度在 48 天内迅速降低至 120mmol/L 以下,由于脑水肿的死亡风险远高于快速纠正低钠血症导致脱髓鞘的风险,而当血清钠离子水平纠正速度低于 3~4mmol/(L·d)时,

可能增加低钠血症患者的死亡风险,因此治疗急性低钠血症应采用快速但限制性补钠的方法,需要频繁监测血清钠离子。

3)对于无症状低中度低钠(125~135mmol/L)患者,可通过限制水的摄入而提高血清钠浓度,而对于有症状轻中度低钠患者应首选胃肠道补钠。

4)对于急性或重度低钠(<125mmol/L)患者,需给予高渗静脉补钠,浓度一般为3%~5%,速度不宜过快,宜缓慢持续补充,使用输液泵达到缓慢输注。此外,治疗过程中为避免血液进一步稀释而加重低钠血症,护理过程中可以鼻饲生理盐水代替温开水。若补钠速度过快,则易出现脑桥中央髓鞘溶解症(central pontine myelinolysis,CPM)。CPM 是一种非感染性、对称性、非常见的脱髓鞘病变,进展迅速,主要累及脑桥基底部。CPM 常见病因包括慢性酒精中毒、低钠血症快速纠正后、肝移植术后,其他原因有糖尿病、获得性免疫缺陷综合征激素治疗时等。

(6)用药的护理:治疗重症病毒性脑炎患者所用药品种类多,除脱水降颅压及营养神经药物外,还需使用抗病毒、抗感染、镇静等药物。需严格掌握药物的配伍禁忌及副作用,用药过程中要密切观察患者有无药物不良反应的发生。

1)抗病毒药物:阿昔洛韦是抗核酸生物合成类抗病毒药物,经肾小球滤过和肾小管分泌后从尿中排出。此外,本品在尿中相对不溶,特别是在尿流下降的远曲小管腔,静脉输注后,可引起肾小管内结晶沉淀,在严重血容量不足和药物剂量较高的情况下,均可引起急性肾功能衰竭。因此对于已有肾功能不全或应用其他肾损伤药物的同时,应禁用或慎用此药,以免加重对肾脏的损害。

2)抗感染药物:抗菌药物的合理应用目的是有效控制感染,同时防止人体内菌群失调,减少患者药物不良反应与细菌耐药性的产生。头孢类抗生素具有抗菌谱广、杀菌力强、适应证多等特点,常见的药物不良反应为过敏反应,主要表现为皮疹、胃肠道反应等,对头孢类过敏者禁用。美罗培南是一种新型的碳青霉烯抗生素,可引起消化系统、皮肤系统、泌尿系统、神经系统、肌肉骨骼系统、血液系统、代谢和营养障碍、全身性反应,以消化系统和皮肤系统药物不良反应最常见。临床使用美罗培南过程中,应注意血液系统实验室检查,监测患者肝、肾功能,以保证其使用的安全有效。万古霉素属于糖肽类大分子抗生素,对多种革兰氏阳性菌,特别对耐甲氧西林金黄色葡萄球菌有效,临床上在其他抗生素对病菌无效时才会被使用,也就是所谓的最后一线药物。临床使用时可参照《抗菌药物临床应用指导原则》以及《万古霉素临床应用指导剂量中国专家共识》。同时该药物具有耳毒性和肾毒性,故对于听力减退、耳聋、肾功能不全者禁用,用药过程中需严密监测肾功能变化。

3)镇静药物:大剂量应用镇静药物会对心血管及呼吸有抑制作用,可能出现低血压、窦性心动过缓、窦性停搏、呼吸暂停等,需严密监测患者生命体征的变化,定期监测血药浓度。使用丙泊酚等药物时应关注其在脂肪中蓄积而发生毒副作用的迟发反应。此外,在镇静药物持续泵入的过程中,可选择使用双泵泵入的方法,在更换药液时可以保证血药浓度的恒定,丙泊酚需要 12 小时更换一次输注泵管路,防止脂肪颗粒堵塞或粘贴在管壁,易引起细菌生长。

4)垂体后叶素的安全使用:患者治疗过程中出现尿崩症,连续 3 天尿量>8 000ml/d。临床限制尿量的特效药物为垂体后叶素,其主要成分为精氨酸加压素,导致远曲小管和集合管对水的再吸收,发挥抗利尿激素作用从而限制水的排出。而水排出减少会使细胞外液增加,醛固酮分泌减少使远曲小管对钠的重吸收相对减少,使钠的排出增多。临床使用垂体后叶素时应利用微量泵持续静脉泵入准确控制剂量,在治疗期间可根据每小时尿量而随时准确调整泵入剂量。

(三)文献或经验分享

重症病毒性脑炎治疗不及时可遗留不同程度中枢神经系统后遗症,甚至威胁生命安全,因此早期诊断与及时治疗是提高治愈率的关键。近年更有学者认为,病毒性脑炎的发生不仅与病毒的种类及毒性有关,还与机体的免疫功能有关,免疫异常参与了重症病毒性脑炎的发病过程,以此为采用免疫疗法治疗该类疾病提供了一定的理论依据。大剂量激素因其具有强有力的抗炎作用而对此病有一定疗效,但尚有争议。人免疫球蛋白是从健康人血中提取的免疫增强剂,对预防与治疗细菌、病毒性感染具有一定的效果。其具有多种可识别病毒的特异性抗体,可直接与病毒抗原进行结合,从而抑制病毒繁殖,促进细胞吞噬作用,进而杀死病毒。人免疫球蛋白中含有的抗细胞因子抗体可以对这些细胞因子的炎症起到中和作用,从而降低机体炎症反应,阻碍炎症因子对脑组织的免疫刺激。另外,人免疫球蛋白具有丰富的白细胞介素 G 抗体,可调节 T、B 淋巴细胞的免疫功能,使机体免疫力得到快速提高,从而降低颅内压,升高血浆胶体渗透压,达到保护脑组织,缓解头疼的效果。

目前临床中多使用更昔洛韦和人免疫球蛋白联合应用救治病毒性脑炎患者,可明显提高机体免疫力,有效抑制病毒繁殖与传播,降低机体炎症反应,从而减少炎症因子对脑组织及神经组织造成的伤害,达到缩短临床症状消失时间的效果。使用甲泼尼龙联合人血清蛋白治疗重症病毒性脑炎,研究结果显示不但能纠正蛋白质性营养不良和提高免疫力,保护血脑屏障的完整性,发挥血清白蛋白高渗性脱水作用从而减轻脑水肿;同时还能提高激素受体的结合能力,使糖皮质激素更加有效地发挥作用,增强组织对药物的敏感性;还可增强抗炎作用又能减少激素导致病毒扩散和继发细菌感染等副作用,可明显提高重症病毒性脑炎的抢救成功率减少病残率。

二、重症隐球菌性脑膜炎患者的护理

隐球菌性脑膜炎(cryptococcal meningitis,CM)是由新型隐球菌感染脑膜和脑实质所致的中枢神经系统急性、亚急性或慢性炎症性疾病。近年来,由于广谱抗菌药的广泛应用,激素、免疫抑制剂、抗肿瘤化疗药物应用增多,器官移植的广泛开展,以及 AIDS 患者的逐年增加,中枢神经系统真菌感染逐渐增多,常见的病原菌有隐球菌、念珠菌、曲霉菌、毛霉菌等,其中以隐球菌性脑膜炎最为常见,约占新型隐球菌感染的 77%~80%。该类疾病可见于任何年龄段,好发于恶性肿瘤、免疫缺陷性疾病如 AIDS、全身慢性消耗性疾病或长期大剂量使用抗生素的患者,也可发生于正常人群。该病具有病情重、误诊率高、病死率高和治疗棘手等特点,如不及时治疗,病死率可达 100%。

(一)疾病发生的机制与临床症状

1. 隐球菌为条件致病菌,易于在干燥的碱性和富含氮类物质的土壤中(如鸽子和其他鸟类粪便的土壤)繁殖,鸽子和其他鸟类可为中间宿主,鸽子饲养者新型隐球菌感染的发生率要比一般人群高出几倍。病原菌主要通过呼吸道侵入肺部并形成胶冻样结节性病灶,也可经皮肤、黏膜或肠道侵入人体,当机体免疫力下降时,经血行播散进入中枢神经系统,在脑膜和脑实质内进行大量繁殖,形成炎性肉芽肿,也有少数病例是由鼻腔黏膜直接扩散至脑。

2. **隐球菌性脑膜炎临床表现** 主要以慢性脑膜炎症状和体征为主,伴有发热,男性多于女性。通常免疫功能正常者,较迟出现脑疝、癫痫等严重神经系统并发症。免疫缺陷者易出现高热和脑实质病变,全身真菌播散性感染严重,这种现象可能与宿主免疫应答有关。而伴有 HIV 感染者血清抗原效价和体液真菌培养阳性率极高,病情危重。

(1)起病形式隐袭、病程迁延,进展缓慢。

(2)全身症状:早期可有低热或中等性发热,或表现为轻度间歇性头痛,呈渐进性。

(3)高颅压表现:阵发性头痛、恶心、频繁呕吐、视物模糊,部分患者有不同程度意识障碍。

(4)脑膜刺激征:颈项强直、Kernig 征、Brudzinski 征阳性。

(5)脑神经损害表现:约有 1/3 患者有脑神经损害。视神经、动眼神经、展神经、面神经及听神经受累为主,其中以视神经受损最为多见。

(6)脑实质损害症状:少数患者有癫痫发作、认知障碍、精神异常、偏瘫、共济失调等。

(7)中枢神经系统感染伴发肺部或其他部位播散性感染。

(二)护理病例的分析

1. **病例介绍** 患者男性,21 岁,主因"头痛 22 天,加重伴烦躁、胡言乱语 2 天"入院。患者青年男性,亚急性起病,表现为进行性加重头痛 22 天,后出现烦躁、胡言乱语等精神症状 2 天,病程中间断发热,最高 38.1℃,40 余天前出现视物双影伴一过性头痛。患者饮食睡眠差,大小便正常。既往史:乙肝"小三阳"病史 10 余年。

护理提示:

1. 结合患者病史、临床症状体征,初步考虑中枢神经系统感染性疾病,不排除隐球菌性脑膜炎,需进一步行腰椎穿刺检查并进行墨汁染色查找病原体,以明确诊断。

2. 患者头痛症状较重伴烦躁,考虑为高颅压所致,给予脱水降颅内压治疗,并监测水电解质变化。

3. 患者病程较长,亚急性起病,间断发热,且饮食睡眠状态差,应注意液体量的补充并加强营养。

(1)入院后查体:患者躁动,问话不答;体温 38.0℃,心率 98 次 /min,呼吸 26 次 /min,双鼻导管吸氧 4L/min,血氧饱和度 96%,血压 120/71mmHg;双侧瞳孔 3.5mm,直接、间接对光反射灵敏;四肢肌张力正常,肌力为 5 级,右侧 Chaddock 征阳性;颈强直,Kerning 征可疑阳性;余查体不配合;双肺呼吸音粗。立即配合医生给予完善各项检查并给予抗感染、脱水降颅压及营养神经对症支持治疗。

护理提示:

1. 患者躁动,应注意加强安全管理,家属签署知情同意书后可给予保护性约束,防止坠床及意外磕碰伤的发生,必要时遵医嘱给予适当镇静。

2. 患者出现双肺呼吸音粗,体温为 38.0℃,提示患者存在下呼吸道感染的可能,尽早行肺 CT 检查。

3. 患者体温高,应遵医嘱给予药物及物理降温,降温前采集血常规、血培养、PCT 等,尽早明确病因。

辅助检查:隐球菌脑膜炎诊断主要依据是脑脊液检查,脑脊液压力可出现典型的高颅压,细胞计数、蛋白质含量增高和糖、氯化物含量降低等表现。此例患者头 CT:双侧小脑幕及右侧顶叶部分脑沟高密度影、脑积水;腰椎穿刺结果:初压>300mmH$_2$O,无色透明脑脊液,脑脊液特殊细菌涂片:查到新型隐球菌,如图 7-4-2 所示;蛋白 1.34g/L,葡萄糖 0.5mmol/L,氯 131.9mmol/L,白细胞 145×10^6/L,红细胞 25×10^6/L;脑脊液细胞学:32% 淋巴细胞,48% 中性粒细胞,20% 单核细胞。肺部 CT 平扫:未见明显异常;血常规:白细胞 11.8×10^9/L,中性粒细胞百分比 0.85,淋巴细胞百分比 0.10;其他检查结果未见明显异常。综上,新型隐球菌性脑膜炎诊断明确,治疗上给予抗真菌、降颅压、抗感染及对症支持治疗。

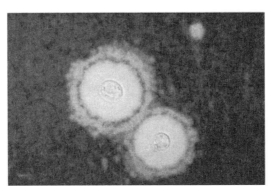

图 7-4-2　脑脊液墨汁染色图片:包围新型隐球菌的
白色荚膜使新型隐球菌突出

护理提示:

1. 患者腰穿压力＞300mmH$_2$O,提示颅内压增高,需严密监测患者意识、瞳孔的变化,并及时给予对症处理防止脑疝的发生。

2. 护理操作中注意高颅压诱发脑疝的危险因素:尽量减少对患者的强烈刺激如吸痰及其他有创操作、患者头颈部避免弯曲、剧烈扭动,翻身时动作轻柔。

3. 新型隐球菌脑膜炎病情凶险且预后较差,容易诱发脑疝致猝死,需向家属详细交待病情,并做好紧急抢救的准备。

(2)住院过程中:入院第 2 天,患者仍有头痛伴烦躁,时有胡言乱语,RASS 评分:+3 分,遵医嘱给予 20% 甘露醇 125ml 每 6 小时一次静脉推注,早 8:00 及晚 20:00 静点结束后 15 分钟后加用托拉塞米 20mg 静脉注射。给予应用两性霉素 B 联合氟胞嘧啶抗真菌治疗。并给予右美托咪定适当镇静。患者进食状态差,给予留置鼻胃管,并给予留置导尿记录每小时尿量。

入院第 5 天起,患者出现消化不良,每 4 小时监测胃残留,残留量>100ml,给予加用促消化药后未见明显好转。入院第 7 天给予留置鼻肠管。

入院第 8 天晨,患者处于轻度镇静状态,RASS 评分:+1 分,查体:双侧眼球外展受限,双侧瞳孔等大同圆,直径 5mm,对光反射消失,颈部强直,Kerning 征阳性。立即给予患者临时静脉输注 20% 甘露醇 250ml,并急查头 CT 示脑室扩张,急请脑外科行脑室引流以降颅内压。

护理提示：

正常成人脑脊液（CSF）总量为 110~200ml，平均 130ml，其生成速度为 0.3~0.5ml/min，每日生成 400~500ml，人体的 CSF 每天可更新 3~4 次。在急性或慢性炎症、脑水肿和脉络丛乳头瘤时，CSF 分泌明显增多，可达到 5 000~6 000ml/d。

患者治疗过程中采取抗真菌药物治疗的基础上，联合使用脑室持续引流降低颅内压的治疗方案，以达到有效的治疗效果。

护理提示：

1. 患者使用甘露醇脱水的同时联合应用托拉塞米，应注意监测水电解质的变化，警惕电解质紊乱的现象发生。

2. 患者应用氟胞嘧啶及两性霉素 B 抗真菌治疗，应警惕药物不良反应的发生。

3. 早期给予留置中心静脉导管，根据患者病情（病程长，用药时间长，血流动力学相对稳定）及用药选择 PICC 导管。

4. 做好脑室引流管的常规护理，防止堵管、颅内感染等相关并发症的发生。

（3）患者恢复期：患者进行持续脑脊液引流并定期进行脑脊液常规检查，引流量逐渐减少，定期夹闭脑室引流管患者出现颅内压增高的症状，于留置导管第 7 天给予拔除脑室引流管。后继续给予脱水降颅内压治疗，定期行腰椎穿刺穿检查。于入院第 30 天腰椎穿脑脊液墨汁染色未查出隐球菌。随着颅内压的有效控制，患者镇静药物逐渐减量并停止，治疗 48 天后出院，出院后仍继续遵医嘱口服氟康唑进行巩固治疗并定期复查。

护理提示：

1. 脑室引流管应循序渐进地夹闭，符合拔管指征后给予拔管。

2. 脑室引流管夹闭期间需动态严密观察患者是否出现颅内压增高症状，做好紧急抢救的准备。

2. 救治依据　2010 年美国传染病学会隐球菌病处理临床实践指南指出，隐球菌病治疗成败的关键在于患者的免疫状态、感染部位、抗真菌药物的毒性和患者的基础疾病。美国传染病学会 2010 年更新的指南与 2018 年新型隐球菌感染诊治中国专家共识均建议采取分期治疗的方式进行，在初期的诱导治疗中，应用两性霉素 B［0.7~1.0mg/（kg·d），静脉滴注］联合氟胞嘧啶［100mg/（kg·d），分 4 次口服］作为诱导治疗，氟康唑作为后续巩固治疗。所有患者在治疗期间必须严密监测颅内压，定期进行真菌学指标监测。

及时有效控制颅内高压是决定隐球菌性脑膜脑炎结局最为关键的因素之一，升高的脑脊液压力水平通常与脑脊液内高真菌负荷有关。不及时处理，在该病确诊 2~4 周内病死率最高。严重颅内高压可致剧烈头痛、频繁呕吐、视力改变、听力下降及其他脑神经损害症状甚至意识障碍或死亡。因此，及时有效控制颅内压，改善临床症状，为抗真菌治疗的成功赢得足够的时间是减低早期病死率的关键。关于隐球菌性脑膜脑炎患者降颅压和脑脊液引流,2018年隐球菌性脑膜炎诊治专家共识中均有提及。

(1)药物降压:常用的降颅内压药物包括20%甘露醇、甘油果糖,其他还有呋塞米、高渗生理盐水等。①甘露醇:临床最常用降颅内压药物,为高渗性溶质利尿脱水剂,主要是升高血液渗透压,使脑组织内的水分渗入血液被排出而减轻脑水肿、降低颅内压。但也需要注意其应用引起的低钾以及诱发或加重心力衰竭、肾功不全等不良反应,尤其治疗隐球菌性脑膜炎时需联合两性霉素B,会增加不良反应发生率。目前针对隐球菌性脑膜炎使用甘露醇,来源于临床实践经验。②甘油果糖:较甘露醇而言较少引起肾脏不良反应,但起效慢,极少用于紧急降颅压,常与甘露醇交替使用。③其他药物:可联合应用呋塞米、高渗生理盐水等降颅内压;可酌情给予地塞米松抗炎,有一定降颅内压作用。

(2)脑脊液引流降压:脱水药联合反复腰穿放液仍是国内目前治疗隐球菌性脑膜脑炎颅内压增高的常用方法。①反复腰穿引流:如果脑脊液压力持续升高≥250mmH₂O,并出现头痛等颅内压增高症状,可以每天或隔日重复行腰椎穿刺术缓慢引流脑脊液,让脑脊液压力尽快减压50%或达正常压力,操作时需严格无菌操作,须注意使颅内压缓慢下降;②置管持续外引流:置管外引流术分为侧脑室引流及腰大池置管引流。

(3)护理方法

1)颅内压增高的护理:见第六章第二节。

2)脱水药物的监测:见第十章第四节。

3)预防脑疝:见第十章第三节。

4)低钾血症的预防及处理:

①患者大剂量应用脱水药物,可导致水电解质紊乱,容易诱发低钾血症。此外,患者需长期应用两性霉素B给予抗真菌治疗,而两性霉素B可以引起肾小管酸中毒,促进血钾的排泄,导致低钾血症的发生。有研究报道应用两性霉素B治疗隐球菌性脑膜炎时,低钾血症的发生率为100%。所以在联合应用两性霉素B及甘露醇等脱水降颅压药物时,需严格警惕低钾血症的发生,用药期间需严密监测患者水电解质的变化,严密观察患者有无乏力、腹胀、食欲不振、心律失常等低钾血症的临床表现。

②低钾血症是指血液中血清钾浓度低于3.5mmol/L,低钾血症诊断标准:轻度(3.0~3.5mmol/L)、中度(2.5~2.9mmol/L)、重度(＜2.5mmol/L)。低钾血症常发生于颅脑创伤患者,于伤后早期易出现,并且患者伤情越重,其发生率越高。患者发生轻度低血钾时,首选胃肠道予以补充;中度低钾血症时,应给予静脉补钾,需注意补钾的原则即剂量不易过大、浓度不宜过高、速度不宜过快、见尿补钾,同时注意心电监护并严密监测血清钾离子的变化,注意警惕高血钾的发生。重度低钾血症:当血钾降到2.5mmol/L以下时,就容易产生诸如室性期前收缩、室性心动过速、室颤、软瘫和呼吸困难等严重症状,如不及时提高血钾水平会危机患者生命。大量研究已证实对于重度低钾血症患者给予高浓度快速补钾的安全性与有效性。

③推荐补钾的方法:用0.9%氯化钠溶液将10%氯化钾稀释为浓度为3%~5%的氯化钾溶液,使用静脉泵泵注,补钾速度为3~4g/h,要求通过中心静脉给药,外周静脉用药易造成静脉炎及皮下组织坏死。每日补钾不超过6~8g。应于补钾1、3、5、8、12、18、24小时采集静脉血或行动脉血气分析监测血清钾,根据血钾水平调节静脉泵的输注速度或氯化钾的配制浓度。当血清钾上升至2.5mmol/L以上时,补钾的速度降为1~2g/h,当血清钾达到3.2mmol/L以上时,可以改为极化液继续补钾或改为口服补钾。当血钾浓度达到3.5mmol/L时停止静

脉补钾并给予饮食或口服补钾。

5) 低钠血症的预防及处理：第七章第十节二。

6) 抗真菌药物的安全使用

①两性霉素 B 不良反应的预防：两性霉素 B 是一类多烯类抗真菌药物，用于深部的真菌感染，通过影响细胞膜通透性发挥抑制真菌生长的作用，但该药物的毒性十分的大，如静脉滴注会引起血栓性静脉炎，因为其会造成严重的不良反应而局限了它的使用。常见的不良反应包括：A. 恶心、呕吐、食欲不振、发热、寒战、头痛、复视等不良反应；B. 静脉给药可引起血栓性静脉炎；C. 肾毒性较常见，可出现蛋白尿、管型尿；D. 由于大量钾离子排出所致的低钾血症；E. 尚有白细胞下降、贫血、血压下降或升高，周围神经炎、复视和肝损害等。

②使用过程中应注意：A. 静脉滴注或鞘内注射给药时，均先以灭菌注射用水 10ml 配制该品 50mg，或 5ml 配制 25mg，然后用 5% 葡萄糖注射液稀释（不可用氯化钠注射液，因其可产生沉淀），滴注液浓度不超过 10mg/100ml，避光缓慢静滴，每次滴注时间需 6 小时以上，稀释用葡萄糖注射液的 pH 应在 4.2 以上；B. 静滴该品前或静滴时可给予小剂量肾上腺皮质激素以减轻反应，但后者宜用最小剂量及最短疗程；C. 严密监测血清钾离子的变化；D. 通过中心静脉给药，使用微量泵匀速泵入。

③氟胞嘧啶不良反应的预防：氟胞嘧啶具有较高的抗真菌活性，在低浓度时可以抑制真菌，在高浓度时具有杀菌作用，可以有效地阻断真菌核酸合成。其常见的不良反应为胃肠道症状，可表现为厌食、恶心、呕吐、腹泻等。应用该药物时需严密观察患者有无此类症状的发生。此外，对于严重肾功能不全患者禁用，肾功能损害的患者应慎用此药，肝病患者不宜应用。

④氟康唑不良反应的预防：用药过程中需严密监测有无药物不良反应发生，并注意药物相互作用或配伍禁忌。A. 常见消化道反应，表现为恶心、呕吐、腹痛或腹泻等；B. 过敏反应：可表现为皮疹，偶可发生严重的剥脱性皮炎（常伴随肝功能损害）、渗出性多形红斑；C. 肝毒性：治疗过程中可发生轻度一过性血清氨基转移酶升高，偶可出现肝毒性症状，尤其易发生于有严重基础疾病（如 AIDS）的患者。

7) 镇静药物的安全使用：对于重症监护患者来说，其病症往往比较危急，因此需要通过良好的治疗和护理来缓解其病情发展，此时，给予镇静药物使用并做好相关监测则尤为重要。

①临床常用的镇静药物有盐酸右美托咪定、咪达唑仑、丙泊酚，应根据患者临床情况及镇静要求合理选择或联合应用。镇静药物均会对心血管及呼吸有不同程度抑制作用，需严密监测患者生命体征的变化。

②盐酸右美托咪定使用时需注意：作为一种新型的镇静镇痛药物，是一种高选择性 α_2 肾上腺素能受体激动剂，具有中枢性抗交感、抗焦虑、血流动力学稳定、产生近似自然睡眠的镇静作用；同时具有一定的镇痛、利尿作用，对呼吸无明显抑制，对心、肾和脑等器官功能可能具有一定的保护特性。更有研究提示，右美托咪定可降低谵妄发生率及严重程度。使用时需注意：A. 用 0.9% 氯化钠溶液或 5% 葡萄糖溶液加右美托咪定 2ml（200μg）稀释至 50ml，即浓度为 4μg/ml；B. 使用微量输液泵泵入，根据临床疗效个体化地调整输注剂量；C. 不应与血液或血浆通过同一管路同时给予；D. 与两性霉素 B 和地西泮不相容；E. 一般负荷剂量为 1μg/kg（10 分钟），以 0.2~0.7μg/（kg·h）维持；F. 右美托咪定用药后，一般起效时间

是 10~15 分钟,达峰时间为 25~30 分钟,因此 30 分钟内不宜频繁增加输注剂量,以免镇静过度。G. 最常见不良反应为低血压、心动过缓及口干。糖尿病、高血压、高龄、肝或肾功能障碍的患者,注射速度过快和剂量过大时易发生心动过缓,甚至窦性停搏。重度心脏传导阻滞和重度心室功能不全患者慎用。出现低血压或心动过缓应减量或停止给予右美托咪定,并进行相应处理。过快给予负荷剂量可能引起一过性高血压和心动过缓,只要减慢给药速度即可缓解,一般无需特殊处理。

8)脑室引流管的护理

①患者绝对卧床,床头抬高 30°,便于静脉回流,降低颅内压及减轻脑水肿。

②引流管固定牢固,防止管路扭曲、受压,在进行护理操作时应注意避免拉扯、折叠引流管。保持引流管通畅,若引流管不断有脑脊液流出,管内的液面随患者呼吸、脉搏等上下波动表明引流管通畅;若引流管无脑脊液流出,应查明原因,且立即通知医生。

③脑室引流袋悬挂于床头,高于脑室 10~15cm(平外耳道水平)的位置,并根据引流量及患者颅内压的波动调整位置,患者体位变换时注意引流袋高度也应随之进行调整,将颅内压维持在 1.96~2.45kPa。位置过高影响脑脊液引流,使颅内压增高;过低使脑脊液流失,导致颅内压降低。

④注意观察并记录脑脊液引流的量、颜色及性状。正常脑脊液为无色透明液体,每日分泌 400~500ml。故每日引流量不超过 500ml 为宜,颅内感染患者因脑脊液分泌过多,引流量可适当增加,但同时应注意补液,以维持水电解质平衡。

⑤引流过程中注意观察患者神志、血压、脉搏、呼吸及病情变化,并观察患者有无颅内压增高的表现。如发现颅内压继续增高,应及时检查引流管是否通畅或遵医嘱将引流袋高度降低,若患者病情有异常改变,应及时通知医生进行处理。

⑥严格遵守无菌操作原则:每日定时更换引流袋、搬运患者、更换卧位时均应先夹闭引流管以免管内脑脊液逆流入脑室,也需注意避免引起患者一过性颅内压增高,注意保持整个装置无菌,定期作脑脊液常规检查或细菌培养,防止颅内感染的发生。操作完成后及时打开引流端,防止人为造成颅内压增高。

⑦防止引流管意外脱管是引流成功的关键。对于意识障碍患者应给予保护性约束或适当镇静。

⑧掌握拔管指征,脑脊液 24 小时引流量<50ml、持续夹闭脑室引流管路 24~48 小时未出现颅内压增高症状。夹闭引流管时可以从 1~2 小时开始,观察患者有无颅内压增高的表现,若出现颅内压增高给予及时开放引流管。拔管后严密监测患者生命体征变化,尤其是心率、血压、呼吸、意识、瞳孔等,监测患者有无颅内压增高的早期表现,做好急救准备,必要时再次行脑室穿刺引流,以预防脑疝发生。

(三)文献或经验分享

于 2018 年刊出的《隐球菌性脑膜炎诊治专家共识》中提出:对于包括免疫功能正常患者在内的非人类免疫缺陷病毒(HIV)/艾滋病(AIDS)相关隐球菌性脑膜炎治疗仍存在一定的争议。美国感染病学会(IDSA)在 2010 年重新修订的隐球菌病治疗指南中推荐参照 HIV/AIDS 相关隐球菌性脑膜炎的治疗方案,即诱导期首选两性霉素 B 联合氟胞嘧啶,疗程在 4 周以上,病情稳定后改用氟康唑治疗,绝大多数非 HIV/AIDS 隐球菌性脑膜炎患者采用低剂量两性霉素 B 联合氟胞嘧啶治疗 2 周,继而氟康唑治疗 10 周以上,其有效率高达

84%。我们国内相关数据也表明,采用低剂量[0.5mg/(kg·d)]与标准剂量[0.7mg/(kg·d)]两性霉素B治疗,脑脊液隐球菌转阴率、10周病死率差异无统计学意义;另一研究采用低剂量、长疗程治疗,总有效率为74.2%,随访1年时的全因病死率为10.0%,且均为非隐球菌性脑膜炎相关性死亡。

隐球菌性脑膜炎疗程较长,具体疗程判定宜个体化,结合患者临床症状、体征消失,脑脊液常规、生化恢复正常,脑脊液涂片、培养阴性,可考虑停药。此外,有免疫功能低下基础疾病患者、脑脊液隐球菌涂片持续阳性、隐球菌特异多糖荚膜抗原检测持续高滴度,以及颅脑磁共振成像(MRI)示脑实质有异常病灶者疗程均宜相应延长。疗程通常10周以上,长者可达1~2年甚至更长,后期可口服氟康唑治疗。

三、重症抗N-甲基-D天冬氨酸受体脑炎患者的护理

自身免疫性脑炎(autoimmune encephalitis, AE)是一种与抗神经细胞表面抗原、受体抗原或细胞内抗原的抗体相关的脑炎症病变,已经成为仅次于感染、急性播散性脑脊髓炎脑炎的常见第三大原因。自从2007 Dalmau等在患者脑脊液中发现了抗N-甲基-D-天冬氨酸(N-methyl-D-aspartate, NMDA)受体,并将其命名为抗NMDA受体脑炎后,越来越多的抗神经细胞表面抗原抗体被发现并报道。据目前报道的各类AE中抗NMDA受体脑炎最常见,其发病率占所有脑炎的近4%。该病多见于年轻女性,常伴发肿瘤(其中年轻女性患者中58%为卵巢畸胎瘤),以行为或精神异常、记忆力下降、认知和言语功能障碍、运动障碍、抽搐、意识水平下降及自主神经功能障碍为主要表现。

AE近年逐渐在男性、儿童及没有肿瘤的女性患者中出现,最小为20个月大的幼儿,年龄最大为76岁,男性肿瘤发生率为21%(睾丸畸胎瘤和小细胞肺癌)。抗NMDA受体脑炎在英国约占脑炎病因的4%,Dalmau也报道在英国仅3年内就报道了400例抗NMDA受体脑炎,美国的脑炎研究机构发现抗NMDA脑炎的发病率已超过所有已知类型的病毒性脑炎。国内自2010年报道了第一例抗NMDA受体脑炎以来,越来越多不明原因的脑炎被证实为抗NMDA受体脑炎。

(一)疾病发生的机制与临床症状

1. **发生机制** 抗NMDA受体脑炎由抗体介导的NMDA受体进行性缺失或功能减退。NMDA受体是由NR1、NR2、NR3三种不同亚基构成的异四聚体,属突触后膜阳离子通道,广泛存在于中枢神经系统中,选择性累及海马、杏仁核、岛叶及扣带回皮质等边缘性结构,参与神经元之间的突触传递、信号传导,与记忆、认知、行为等高级神经功能相关,见图7-4-3。

2. **抗NMDA整体病程分为5个阶段** 前驱症状期、精神症状期/癫痫发作期、无反应低通气期、运动障碍和自主神经功能紊乱期、逐渐恢复期,但各阶段无严格界限,时有重叠。

(1)前驱期:症状不典型,有前驱症状,如发热、头痛、咳嗽、乏力等类似病毒感染症状。

(2)精神症状期/癫痫发作期:可出现包括焦虑、激惹、怪异行为、妄想或偏执、幻视或幻听等精神症状,多数患者发病3周内出现痫性发作,以全身强直阵挛发作最常见。

(3)无反应期:患者激惹与无动症状交替出现,对刺激反应减弱言语减少,此阶段可出现中枢性通气不足、运动障碍以及自主神经功能紊乱。

(4)运动障碍和自主功能紊乱期:患者出现多种形式的运动障碍,最常见表现为口面不自主运动。

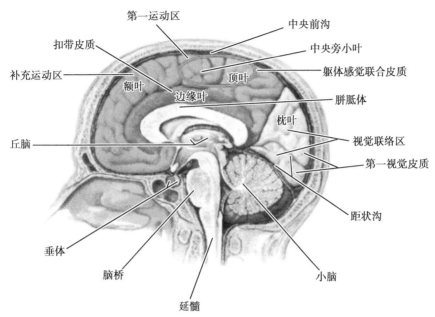

图 7-4-3　大脑内侧面 - 脑叶和功能区分布

（5）逐渐恢复期：大多数患者康复，少部分患者遗留残疾或死亡。

（二）护理病例的分析

1. **病例介绍**　患者女性，19岁，主因"间断发热8天，发作性抽搐1天"以"脑炎"收入神经内科重症监护病房。患者入院前8天出现发热、头痛，入院当天患者出现反应迟钝、淡漠，来院途中出现抽搐，表现为呼之不应、头后仰、双眼上翻、牙关紧闭、口唇发紫、四肢强直，无尿便失禁，持续约3分钟缓解。患者发病以来饮食睡眠状态差，既往体健。

护理提示：

1. 结合患者病史、临床症状体征，考虑病毒性脑炎的可能性大，不除外边缘系统脑炎，需进一步行腰椎穿刺检查以明确诊断。

2. 患者抽搐发作时出现牙关紧闭、口唇发紫，提示患者有缺氧的情况。抽搐发作时应注意保持患者气道通畅、及时给予口鼻腔分泌物吸引及氧疗，并使用压舌板或开口器等警惕舌咬伤的发生。

3. 患者间断发热，且饮食睡眠状态差，应注意液体量的补充并加强营养。

（1）入院后查体：患者神志清醒，计算反应能力差；体温39.0℃，心率100次/min，呼吸急促28次/min，双鼻导管吸氧4L/min，血氧饱和度98%，血压134/81mmHg；双侧瞳孔3.5mm，直接、间接对光反射灵敏；四肢肌力为5级，肌张力正常；颈部强直，Kerning征阳性；双肺呼吸音粗。立即配合医生给予完善各项检查并给予对症支持治疗。

护理提示：

1. 患者出现双肺呼吸音粗，体温为39.0℃，提示患者存在下呼吸道感染的可能，尽早行肺 CT 检查。

2. 患者出现高热，应遵医嘱给予药物及物理降温，降温前采集血常规、血培养、PCT 等，尽早明确病因。

辅助检查：头 CT 未见异常；腰椎穿刺结果：初压>300mmH$_2$O，蛋白 0.64g/L，葡萄糖 4.52mmol/L，氯 121mmol/L，潘氏试验阳性，细胞数 206 个；肺部多排 CT 平扫：双下肺少许炎性改变；血常规：白细胞 14.95×10^9/L，中性粒细胞百分比 0.82，淋巴细胞百分比 0.10；动脉血气分析结果：PaO$_2$：75mmHg，PCO$_2$：52mmHg。其他检查结果未见明显异常。治疗上给予营养神经、抗病毒、抗感染、脱水降颅压对症支持治疗。

护理提示：

1. 患者腰穿压力>300mmH$_2$O，提示颅内压增高，需严密监测患者意识、瞳孔的变化，并及时给予对症处理防止脑疝的发生。

2. 护理操作中注意高颅压诱发脑疝的危险因素：尽量减少对患者的强烈刺激如吸痰及其他有创操作、患者头颈部避免弯曲、翻身时动作轻柔。

3. 患者存在肺部感染，且 PaO$_2$ 低，PCO$_2$ 分压高，需加强气道管理，防止呼吸衰竭发生。

(2)住院过程中：

1)入院第 2 天，患者出现抽搐发作，表现为嘴部不自主运动，双眼向上凝视，四肢伸直并抖动，伴有血氧饱和度下降、心率明显增快。患者意识状态较前加重，与其交流无反应，处于浅昏迷状态。给予患者留置胃管、尿管。

2)入院第 6 天，患者出现中枢性通气不足，表现为 Ⅱ 型呼吸衰竭，予气管插管机械通气。

3)入院第 7 天，视频脑电监测提示弥漫性非特异性慢波，血清和脑脊液抗 NMDA 受体抗体检测结果阳性，给予免疫球蛋白＋激素冲击治疗。

4)入院第 8 天，妇科彩超检查结果提示：左侧卵巢成熟性囊性畸胎瘤，右侧卵巢甲状腺肿。入院第 10 天行气管切开术、双侧盆腔肿物切除术。

5)治疗过程中患者频繁出现口角部咀嚼样动作、四肢不自主运动及癫痫发作，间断使用丙戊酸钠、苯巴比妥钠、地西泮、盐酸右美托咪定、咪达唑仑、丙泊酚等药物抗癫痫、镇静治疗。为满足多通路给药予患者留置双腔 PICC，并监测中心静脉压。期间患者体温波动在 37.0~39.6℃之间，间断给予冰毯降温。

6)入院第 48 天，患者颜面、双上肢、双下肢出现红色斑疹，后红疹上起疱，大疱融合多处皮肤脱落。经皮肤科会诊后确诊为中毒性表皮坏死松解症，予以停用近期使用的可疑致敏药物。皮疹进展严重时表现为口唇、眼部、外阴、肛周等多处黏膜破溃、糜烂，双手、双脚、颈部、肩部、后背等多处皮肤剥脱、创面暴露、渗液较多，全身皮损面积>55%，转入烧伤科治疗。

7)入院 55 天，经烧伤科治疗一周后中毒性表皮坏死松解症好转，转回我科。给予患者行血浆置换治疗，隔日一次，共 5 次。

护理提示：

1. 患者癫痫发作时，应警惕诱发或加重中枢性通气不足，及时给予建立人工气道。

2. 患者实施盆腔肿物切除术,需做好围手术期的护理。

3. 患者频繁的不自主运动,需加强安全护理,防止口唇咬伤及外伤等。

4. 患者因治疗需要多种药物联合应用,需注意药物的配伍禁忌及防止毒副作用的发生。

5. 患者长期建立人工气道行呼吸机辅助呼吸,注意预防呼吸机相关性肺炎的发生。

6. 患者留置双腔 PICC,需注意防止堵管、脱管及导管相关血流感染的发生。

7. 患者全身大面积皮肤剥脱、创面暴露、渗液较多,注意加强皮肤的护理,保证营养及液体量的摄入,预防创面感染,促进愈合。

8. 患者行血浆置换的治疗,注意做好护理配合,防止并发症的发生。

9. 患者长期卧床并使用大量镇静剂,注意防止压力性损伤、下肢深静脉血栓的发生。

(3)患者恢复期:患者经过丙种球蛋白＋激素冲击治疗联合血浆置换治疗后,癫痫发作及不自主运动得到有效控制,生命体征平稳,逐渐停止镇静药物使用后,患者恢复至神志清楚。于入院第 69 天开始进行呼吸机的撤离,3 天后成功脱机,5 天后,更换金属气管套管,继续康复治疗。

【护理提示:】

1. 随着患者的病情逐步好转,注意非计划性拔管、坠床等不良事件的发生。

2. 呼吸机撤离前需要进行撤机的评估。

2. **救治依据**　抗 NMDA 受体脑炎治疗主要依赖于免疫治疗及肿瘤切除。免疫治疗分为一线免疫治疗、二线免疫治疗和长程免疫治疗。一线免疫治疗包括糖皮质激素、静脉注射免疫球蛋白和血浆置换,以上三种也是目前临床推荐的一线治疗方案。二线免疫药物主要用于一线免疫治疗效果不佳的患者。长期免疫治疗药物主要用于复发病例,也可以用于一线免疫治疗效果不佳的患者和肿瘤阴性的抗 NMDAR 脑炎患者。抗 NMDA 抗体脑炎的免疫治疗程序,见图 7-4-4。

3. **护理方法**

(1)中枢性通气不足的护理:中枢性通气不足是抗 NMDA 受体脑炎的一个重要且致命的临床特征,在成年患者中的发生率为 66%。中枢性通气不足可表现为呼吸困难、呼吸暂停等症状,动脉血氧分压降低和二氧化碳分压增高。故在护理过程中应注意以下几点:患者呼吸费力、经皮血氧饱和度下降或颜面、口唇及甲床出现发绀的表现时,可给予文丘里面罩吸氧,以保证有效的氧合状态,纠正患者通气不足的症状;患者出现呼吸暂停症状时应立即给予轻度刺激,轻拍患者双肩或呼唤患者姓名,刺激呼吸;患者出现神经精神症状及意识水平改变时需行血气分析,警惕因中枢性通气不足而发生呼吸性酸中毒,当动脉血氧分压 ≤60mmHg 和 / 或二氧化碳分压 ≥60mmHg,出现严重呼吸衰竭时给予建立人工气道并行机械通气治疗;在患者未建立人工气道前禁用或慎用地西泮等镇静药物,以免出现呼吸抑制;在患者癫痫发作时要做好气道管理,保持呼吸道通畅及氧气吸入,防止因癫痫发作诱发或加重患者中枢性通气不足的表现。

(2)颅内压增高的护理:见第六章第二节。

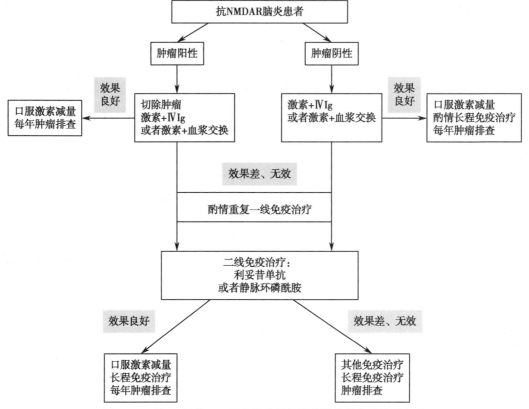

图 7-4-4 抗 N- 甲基 -D- 天冬氨酸受体抗体脑炎的免疫治疗程序

（3）脱水药物的监测：见第十章第四节。

（4）不自主运动的护理：

1）抗 NMDA 受体脑炎患者均存在典型异常运动：顽固性怪异性口 - 舌 - 面异常运动、强制性的下颌张开闭合、口角不自主咀嚼样及咬牙动作、手足抽动样肌张力不全、四肢刻板样运动。以上因素使患者极易发生口唇、舌或牙齿自伤，外伤及坠床、误吸、窒息、非计划性拔管等。故护理该类患者安全防护尤其重要。

2）具体预防措施包括：在床旁方便取用的位置备好压舌板、开口器，口咽通气道，以防止因过度咀嚼及咬牙动作导致口唇、舌或牙齿自伤；并备有负压吸引装置、简易呼吸器及紧急气管插管等物品便于发生窒息时紧急抢救治疗；对于紧急情况需建立人工气道的患者首选经鼻气管插管，必须经口气管插管的患者，避免患者牙齿直接接触气管插管，需使用坚固的气管插管固定器固定插管，防止由于过度咀嚼导致插管被咬断、气囊损坏等情况的发生，尽早给予患者气管切开，选择囊上可冲洗的气管插管或套管。手足抽动严重者，在家属签署知情同意书后，给予四肢保护性约束以防止肢体外伤及非计划性拔管的发生。

3）抗 NMDA 受体脑炎患者因肢体运动过度、镇静药物难以准确控制用量等，可能导致横纹肌溶解症发生，故有效地控制不自主运动尤为重要。具体预防和护理措施包括：①遵医嘱给予联合使用镇静药或抗癫痫药物以有效地控制癫痫发作及肢体过度运动，对于难以控制的癫痫或肢体过度运动可遵医嘱使用肌松剂加以辅助，但应注意保证患者的有效通气；②严密监测尿量、尿色的变化，当患者尿量减少，每小时尿量少于 50ml 或尿液颜色加深，出现茶色尿、酱油色尿时应警惕横纹肌溶解症的发生,此时立即给予患者进行生化检查及尿液检查,观察患者血清肌酸激酶、乳酸脱氢酶及血、尿肌红蛋白浓度及是否有肌红蛋白尿的发生;③患者发生横纹肌溶解症,可遵医嘱给予 5% 碳酸氢钠静脉滴注以碱化尿液防止肾小管堵塞坏死而发生急性肾衰竭,严重者可给予血液滤过进行肾脏替代治疗。

(5) 自主神经功能障碍的护理。自主神经功能障碍常表现为心动过速、心动过缓、高血压、低血压、高热、唾液分泌过多等,上述各种临床表现可交替或合并出现。具体护理措施包括:对于存在心动过缓或窦性停搏的患者避免使用盐酸右美托咪定,对于低血压的患者禁用或慎用丙泊酚等药物;对于持续高热的患者应用冰毯降温仪降温;使用时冰毯平铺于患者躯干部,不要触及颈部,以免因副交感神经兴奋而诱发或加重心跳过缓的发生。此外,有效地控制不自主运动也有助于患者降温;唾液分泌过多时,可使用自制的口腔分泌物引流装置(见图 7-1-11)放置患者口腔内通过虹吸原理进行分泌物的持续引流,防止误吸的发生;建立人工气道的患者给予使用可冲洗型气管插管或气管切开内套管,给予间断或持续的声门下分泌物吸引防止气囊上滞留物坠入下呼吸道。

(6) 用药的护理

1) 救治重症抗 NMDA 受体脑炎患者往往需要多种药物联合使用,包括:免疫球蛋白、激素、抗癫痫药、镇静、肌松药物等。在用药护理方面应首先查对所用药物的配伍禁忌,例如,丙泊酚与盐酸右美托咪定同时输注时药物的相互作用可导致在中心静脉导管内产生结晶,使导管发生堵塞,该两种药物应避免在同一管腔输入,但药品说明书中并未提及。

2) 了解药物使用的注意事项,预防及观察不良反应的发生:①抗癫痫药物注意给药方法应正确,如左乙拉西坦及丙戊酸钠缓释片均需整片或半片吞服,不能研碎或咀嚼,应保证用药时间间隔,按时服用,避免误服、漏服;②抗癫痫类药物常见副作用为皮疹,用药过程中应严密观察患者有无不良反应;③大剂量使用镇静药物会对心血管及呼吸有抑制作用,可能出现低血压、窦性心动过缓、窦性停搏、呼吸暂停等,需严密监测患者生命体征的变化;④用药期间监测血药浓度,预防丙泊酚等药物在脂肪中蓄积而发生毒副作用的迟发反应;⑤丙泊酚长期应用会出现有乳酸酸中毒、横纹肌溶解、心力衰竭、高钾血症、高脂血症、心脏骤停等不良反应,因此需严密监测肌酸激酶、乳酸、电解质及血气分析结果。此外,在镇静药物持续推注过程中,更换药物时需使用双泵重叠的续泵方式,从而确保血药浓度的恒定及有效的治疗效果。避免长时间使用丙泊酚进行中心静脉导管的输注,其导致导管相关性血流感染的概率较高,同时应每 12 小时进行输注导管的更换,防止感染的发生。

(7) 静脉置管的护理

1) 早期置入中心静脉导管,患者住院病程较长,且需长期给予抗病毒、抗感染、脱水降颅压以及抗癫痫镇静药物治疗,需多通道同时给药,给予留置双腔 PICC,见第十章第六节。

2) 建立血管通路进行血浆置换,血浆置换是抗 NMDA 受体脑炎患者的重要治疗方案之一,通过股静脉留置双腔大管径导管在血浆置换中建立血管通路是一种操作简单、安全可靠、理想的方式。见第十章第九节。

(8) 血浆置换护理。血浆置换可能的并发症有:过敏反应、低血容量、出血、凝血、置管处渗血等。血浆置换泵开始运转时,从低血流量开始(50ml/min),血压平稳后逐渐增加流速,最高流速不超过 120ml/min,引血和流量改变后及时测量血压及观察心率的变化,以预防低血容量的发生。在进行血浆置换时,密切观察患者生命体征及病情变化,有无过敏反应发生;

保持管路通畅,大量肝素的应用会引起患者凝血功能异常,要注意观察穿刺点有无渗血和出血,每次血浆置换后应用 0.9% 氯化钠溶液把双腔大口径导管中的余血冲净,再用肝素封管。血浆置换将会使患者镇静药物的血药浓度下降,患者的不自主运动表现更加明显,因此需要动态观察患者的临床表现,通知医生在血浆置换后继续给予镇静药物的应用。

(9)中毒性表皮坏死松解性皮炎的护理。中毒性表皮坏死松解型药疹(toxic epidermal necrolysis,TEN)是药疹中最严重的类型,致敏药物为青霉素类、头孢菌素类、解热镇痛药、磺胺类等。皮疹以弥漫性鲜红色或紫红色斑片,伴松弛性大疱为特征,表皮剥脱面积占体表面积 30% 以上,其常常累及皮肤与黏膜,甚至威胁患者的生命。该病起病急,临床表现为弥漫性的皮肤斑丘疹和疱疹,而后发展为大面积皮肤黏膜松解脱落及糜烂;还多伴有口唇、眼部、外阴黏膜的损害,严重者可因败血症、肝肾功能衰竭、电解质紊乱而死亡。糖皮质激素是治疗药疹的首选药物,应及早、足量应用,必要时静脉给予大剂量丙种球蛋白冲击疗法。

1)病情观察与监护:抗 NMDA 受体脑炎患者本身可有高热、心动过速、心动过缓、高血压、低血压、多汗等自主神经功能障碍的表现,而 TEN 急性渗液期出现体液不足时易导致上述表现,需 24 小时严密监测生命体征的变化,监测出入量,记录每小时尿量,严密观察病情变化。

2)皮肤保护:严密观察患者癫痫发作及肢体不自主运动发生的情况,若四肢及躯体活动幅度过大,应适当进行肢体约束或应用镇静药物控制症状,减少对皮疹水疱或皮肤剥脱面的摩擦,以免加重皮肤的破损。

3)皮肤创面的护理:创面的护理重点是尽量保持皮肤完整性、预防感染、减少创面的机械性损伤、促进表皮干燥结痂。水疱形成后,尽快排除疱内液体,使疱膜紧贴创面基底层,对创面的保护作用。大疱可用碘伏消毒后,直接用注射器低位抽吸,小水疱不做特殊处理,尽可能保持皮肤完整性,直径达到 2cm、充满液体的大水疱则在无菌操作下采用 1ml 注射器抽空,同时应送疱疹液行细菌和真菌培养,阳性者进一步做细菌药物敏感实验。抽空的目的是使疱膜能紧贴创面基底层,起到对创面的保护作用。

水疱破溃而暴露的创面换药前先用生理盐水清洗创面,渗液较多的创面可使用康复新药液浸湿 4~8 层纱布局部湿敷 15~20 分钟,再先后使用克林霉素凝胶及表皮生长因子凝胶,最后使用自粘性泡沫型敷料贴敷创面。换药后全身无菌纱布包裹,在患者身下垫无菌纱垫,并根据创面渗出液的多少及时对创面进行换药,换药时注意无菌操作,避免感染。

4)维持水电解质平衡:TEN 药疹由于创面大量渗液,加之采取暴露疗法,使体液大量丢失,极易导致循环衰竭。抗 NMDA 受体脑炎患者存在自主神经功能紊乱,生命体征有时已不能作为间接评估患者体液循环状况的客观指标,所以要密切监测其他相关指标。

5)营养支持:根据患者的病情需要早期给予留置鼻胃管或鼻肠管,早期给予肠内营养,选择含有膳食纤维的整蛋白制剂,使能量 30kcal/(kg·d),并加蛋白质粉冲剂,使患者每日蛋白的摄入量 20g/kg。并根据实验室检查结果间断给予人血白蛋白及新鲜血浆静脉输注,以补充丢失的白蛋白及凝血因子等。

(10)俯卧位摆放技术实施:患者在恢复期时,由于病程较长、大量使用激素或镇静药物,下呼吸道感染明显加重,必要时给予俯卧位技术的摆放,促使患者痰液有效的排除,具体实施方法见第九章第一节十。

（三）文献或经验分享

抗 NMDA 受体脑炎，已经成为脑炎疾病当中最主要的类型，是发病例数最多的种类，这和有关该疾病的研究不断深入以及对本病的了解不断加深有着密切的关系。在众多自身免疫性脑炎诊断中，如果某种抗体致病性已明确既是致病因子又是诊断标志物，则可直接将该脑炎命名为"抗某（抗原）脑炎"，如抗 NMDAR 脑炎。

1. 确诊的抗 NMDAR 脑炎需要符合以下 3 个条件：

（1）下列 6 项主要症状中的 1 项或者多项：精神行为异常或者认知障碍；言语障碍；癫痫发作；运动障碍 / 不自主运动；意识水平下降；自主神经功能障碍或者中枢性低通气。

（2）抗 NMDAR 抗体阳性：建议以脑脊液基于细胞底物的试验（CBA 法）抗体阳性为准，若仅有血清标本可供检测，除了 CBA 结果阳性，还需要采用基于组织底物的试验（TBA）与培养神经元进行间接免疫荧光法（IIF）予以最终确认，且低滴度的血清阳性（1∶10）不具有确诊意义。

（3）合理的排除其他病因。

2. **治疗及预后**　对于抗 NMDA 受体脑炎的治疗，应着重于免疫治疗和畸胎瘤的筛查及切除，畸胎瘤切除联合免疫治疗方法的疗效很好。有研究表明，未行畸胎瘤切除的患者，临床症状也能逐渐恢复，但病程相对延长、病情较重，因此推荐合并畸胎瘤的患者，应尽早行畸胎瘤切除术。对于畸胎瘤切除的患者，联合免疫治疗能够缩短病程，促进临床预后。总体来说，80% 左右的抗 NMDAR 脑炎患者功能恢复良好。重症抗 NMDAR 脑炎患者的平均重症监护病房治疗周期为 1~2 个月，病死率 2.9%~9.5%，少数患者完全康复需要 2 年以上。

第五节　延髓病变患者的护理

延髓位于脑干的最下端，居于脑桥和颈段脊髓之间，侵犯中枢神经系统的各种病变都可累及延髓。延髓病变包括出血、缺血性病变，占位性病变及炎性病变。

一、疾病发生的机制与临床症状

（一）疾病的发生机制

1. **延髓梗死与出血**　延髓主要由小脑后下动脉、两侧椎动脉的颅内段及细小穿支供血。延髓梗死的病因包括椎动脉硬化伴血栓形成、椎动脉夹层及动脉炎、结缔组织病等。延髓出血常位于其背侧或腹侧，出血可向上延伸到脑桥或从脑桥向下侵及延髓，也可向下侵犯颈段脊髓上端。临床表现与出血部位有关，患者多有高血压病史。

2. **炎性与肉芽肿性病变**　多种病毒可侵犯脑组织，临床多表现为咽峡炎、发热、肢体瘫痪，少数合并脑炎。病理学上可见病变区神经细胞坏死，伴炎性细胞浸润、胶质细胞增生、髓鞘变性及脱失。

3. **脱髓鞘与变性疾病**　累及延髓的多发性硬化多合并脑干其他部位、幕上脑实质及脊髓病变。

4. **肿瘤与肿瘤样病变**　累及延髓的肿瘤以星形细胞瘤、血管母细胞瘤常见，较少见的包括节细胞胶质瘤、间变性星形细胞瘤及室管膜瘤，髓母细胞瘤向前下可延伸到延髓，延髓转移瘤则甚少发生。延髓的肿瘤样病变主要是海绵状血管瘤。另外如中毒性疾病、先天性病变亦可累及延髓，但均有明确的中毒病史或合并颅脑、全身其他先天异常。

（二）延髓内不同部位的病变具有特定的临床症状和体征

延髓内侧病变损害一侧锥体束与内侧丘系、舌下神经根，出现对侧躯干与上下肢及同侧面部瘫痪（即交叉性瘫痪）、对侧半身位置觉、运动觉与精细触觉障碍，称延髓内侧综合征。延髓外侧部分病变，累及三叉神经脊束核、脊髓丘脑束与疑核，临床上出现典型的 Wallenberg 综合征，亦称延髓外侧综合征，表现为共济失调、吞咽困难、声音嘶哑、呃逆、对侧半身感觉障碍、同侧中枢性面瘫及 Horner 综合征。真性延髓麻痹与假性延髓麻痹的鉴别，详见表 7-5-1。

表 7-5-1　真性延髓麻痹与假性延髓麻痹的鉴别要点

	真性延髓麻痹	假性延髓麻痹
病变部位	疑核，舌咽，迷走神经	双侧皮质脑干束
下颌反射	消失	亢进
咽反射	消失	存在
强哭强笑	无	有
舌肌萎缩	常有	无
排尿障碍	无	有
脑电图	无异常	弥漫异常
病史	多为首次	多次发病

二、护理病例的分析

（一）病例介绍

患者女性，47 岁，因全身无力 3 个月余，加重伴尿便失禁 10 余天，呼吸费力 3 天入院。辅助检查：头 MRI 延髓异常信号，诊断为延髓病变，见图 7-5-1。颈 MRI 延髓、颈 3~6 椎体水平脊髓内多发异常信号。病程中无明确感染病史，无头痛，无视物模糊，无抽搐及意识丧失。既往体健，发病来饮食睡眠可，近期体重减轻明显。

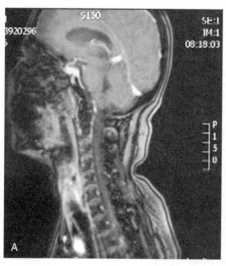
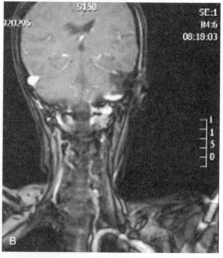

图 7-5-1　头 MRI 延髓病变

护理提示：

1. 患者头 MRI 示病灶累及延髓,延髓为呼吸生命中枢,随时有呼吸心跳骤停的危险。
2. 尿失禁,为患者进行纸尿裤使用并定时更换。
3. 患者延髓病变,注意延髓麻痹导致的吞咽障碍,避免误吸的危险。

1. **入院后查体** 血压 135/79mmHg,心率 84 次 /min,体温 36.5℃,神清,构音障碍,双侧瞳孔不等大,左侧瞳孔直径约 3.5mm,右侧瞳孔直径约 3.0mm,直接对光反射灵敏,双眼球各方向活动灵活,水平方向运动可见轻微水平眼震,双侧额纹及鼻唇沟对称,伸舌居中。四肢肌力 0 级,四肢肌张力正常,腱反射未引出,胸 2 平面以下深、浅感觉均丧失,双侧查多克(Chaddock)征阳性,双侧巴宾斯基(Babinski)征阴性,无颈项强直,克尼格(Kernig)征阴性,余神经系统查体不能配合。患者带入骶尾部、右足跟部压力性损伤,血常规示轻度贫血,考虑与长期卧床、营养不良有关。患者营养风险筛查 NRS2002 评分 3 分,有营养不良的风险,Braden 压疮风险评估 11 分,为压力性损伤高风险患者,予以营养支持、压力性损伤护理。治疗上暂给予激素冲击治疗,改善循环、营养神经及对症支持治疗。

护理提示：

1. 患者神志清楚,加强心理护理。
2. 患者四肢肌力 0 级,预防患者出现下肢深静脉血栓及压力性损伤。
3. 带入压力性损伤,评估压力性损伤的分级,给予压力性损伤换药,加强皮肤护理。
4. 患者长期卧床,存在营养不良,给予营养支持。

2. 住院过程中:

(1)入院第 1 天,遵医嘱给予患者甲泼尼龙 1 000mg 冲击治疗。给予留置胃管、尿管。

(2)入院第 2 天,患者出现呼吸困难、呼之不应,急查动脉血气分析示:pH 7.18,$PaCO_2$ 99mmHg,PaO_2 103mmHg,给予留置经口气管插管及呼吸机辅助呼吸。气管插管后,患者神清,血压 135/79mmHg,心率 84 次 /min,体温 36.5℃。

(3)入院第 3 天,患者双下肢血管超声未见血栓形成,给予双下肢持续血液循环驱动治疗,预防下肢深静脉血栓形成。血生化检验报告:总蛋白 58.7g/L,白蛋白 29.4g/L,给予输注白蛋白 20g。脑脊液常规检查:蛋白 0.63g/L,葡萄糖 4.26mmol/L,氯 129.2mmol/L,潘氏反应 +,白细胞 $27×10^6$/L,其他未见异常。

(4)入院第 8 天,给予气管切开术,继续呼吸机辅助呼吸。

(5)入院第 21 天,患者病情平稳,给予吞咽功能锻炼及肢体康复治疗。

(6)入院第 23 天,给予注射用人免疫球蛋白 0.4g/(kg·d)治疗,应用 5 天后,患者肌力及感觉平面有改善。左上肢肌力 1 级,右上肢肌力 2- 级,双下肢肌力 0 级,四肢肌张力正常,四肢腱反射未引出,胸 4 平面以下深、浅感觉均丧失,左侧 Babinski 征及 Chaddock 征阳性,右侧可疑阳性,无颈项强直,Kernig 征阴性。

> **护理提示:**
>
> 1. 激素治疗,预防患者出现激素治疗副作用。
> 2. 患者延髓病变,呼吸中枢受累,可表现为Ⅱ型呼吸衰竭,需长期机械通气。
> 3. 早期气管切开,观察切口情况,加强气道管理。

3. 患者恢复期 入院第37天,撤离呼吸机,5天后气管切开处更换金属套管。压力性损伤创面愈合良好,吞咽功能逐渐恢复正常,可经口少量进食,于入院48天后好转出院。

> **护理提示:**
>
> 1. 气管套管更换为金属套管后,注意内套管消毒,加强气道湿化。
> 2. 加强皮肤护理,对压力性损伤处皮肤按时换药。
> 3. 呼吸机撤离前需要进行呼吸功能的评估,撤机后监测患者动脉血气变化。

(二)救治依据

患者延髓病变,考虑炎性病变所致。目前关于脊髓炎性病变主要有两种观点即免疫学说和病毒感染学说,结合患者腰穿结果,自身免疫性疾病可能性大,部分研究显示应用皮质类固醇激素及免疫球蛋白等对该病治疗有效。

(三)护理方法

1. 急救护理 延髓为呼吸生命中枢,患者随时有呼吸心跳骤停的危险。护士应严密监测患者病情变化,观察患者的意识状态、生命体征和血氧饱和度,监测呼吸形态及动脉血气分析。做好紧急气管插管的准备,备齐气管插管用品及呼吸机。需进行气管插管时,护士配合麻醉师完成气管插管术,确定气管插管位置,妥善固定,连接呼吸机辅助呼吸。

2. 呼吸功能的观察与护理 建立人工气道前注意观察患者呼吸频率、节律、深浅度、咳嗽咳痰能力,严密监测血氧饱和度及动脉血气变化。当患者出现缺氧症状及二氧化碳潴留时及时建立人工气道。为患者建立人工气道后,加强气道湿化、咳痰排痰护理,随时听诊双肺呼吸音。根据动脉血气分析结果及时报告医生调整呼吸机参数。当患者的自主呼吸恢复时,为患者制订呼吸机撤离计划,每日行撤机评估,锻炼患者的自主呼吸功能。

3. 气管切开护理 若评估患者一周内不能拔除气管插管,应尽早行气管切开。气管切开24小时后,每日更换敷料1~2次,严格无菌操作。气管切开后,密切观察患者24小时并发症,包括出血、皮下气肿等。一旦出现感染严重,可使用红霉素软膏涂抹在气管切开伤口周围,再进行局部换药;如果伤口过大,需要进行局部缝合,再进行护理;还要严密观察患者切口处渗血情况,渗血浸湿一块纱布敷料、仍有新鲜血流出时要及时通知医生,给予处理。气切套管固定带松紧以伸进一指为宜,当患者的气切寸带使用超过1周后,为防止患者的颈后出现长时间压迫,防止勒伤颈后皮肤,可采用增大颈后受力面积的方法,将寸带放置在橡胶管中进行使用,效果较好。制作方法详见图7-5-2~7-5-4。患者烦躁不配合时给予保护性约束或药物镇静,预防非计划性拔管的发生。

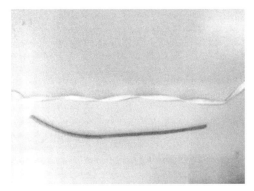

图 7-5-2　橡胶管 + 寸带

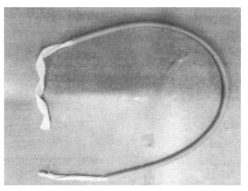

图 7-5-3　将寸带穿入橡胶管

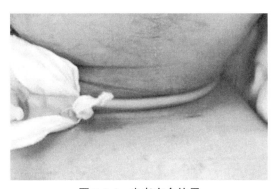

图 7-5-4　患者安全使用

4. **预防人工气道多重耐药菌感染**　见第四章第三节。

5. **营养支持护理**　见第五章第一节九与第六章第七节。

6. **压力性损伤的护理**　患者带入骶尾部及右足跟处压力性损伤,伤口护理小组每日评估患者压疮情况,必要时请压疮护理小组专科护士会诊,指导压疮换药。给予对症处理:患者入院时压疮为可疑深部组织损伤,伴有恶臭,使用清创胶给予自溶式清创,将伤口分泌物做细菌学培养,结果为金黄色葡萄球菌,每次换药时先用过氧化氢冲洗伤口,再用生理盐水冲洗,后用磺胺嘧啶银敷料包裹藻酸盐敷料填充于窦道内,最后使用纱布敷料覆盖并固定。当纱布敷料被渗液浸透 ≥ 1/2 时及时换药;当伤口无异味,培养伤口分泌物结果为阴性,压疮创面黄色腐肉清除新鲜肉芽长出后,换药时使用生理盐水冲洗,用玉红膏填塞伤口,并用油纱覆盖伤口表面,再用纱布敷料覆盖固定,伤口逐渐愈合。

三、文献或经验分享

侵犯延髓的病变种类繁多,可单独发生,也可为颅内多发性病变的一部分。由于延髓体积小、结构复杂、周围有骨结构环绕,MRI 成为主要的影像学检查手段。但除了少数几种疾病,大多数延髓的病变病灶小,尤其是脱髓鞘及缺血、变性疾病缺乏特征性影像学表现,单纯根据 MRI 表现常常难以确诊,必须密切结合疾病的临床特点、发病经过、临床治疗过程及相关实验室检查结果才有可能得出合理的诊断。

第六节 吉兰 - 巴雷综合征患者的护理

吉兰 - 巴雷综合征（Guillain-Barre syndrome，GBS）是常见的脊神经和周围神经的脱髓鞘疾病（图 7-6-1、图 7-6-2），是一种自身免疫介导的周围神经病，又称急性炎症性脱髓鞘性多发性神经病。其临床表现为进行性上升性对称性麻痹、四肢软瘫，以及不同程度的感觉障碍。患者呈急性或亚急性临床表现，多数可完全恢复，少数严重者表现为致死性呼吸麻痹和双侧面瘫。脑脊液检查可见典型的蛋白质增加而细胞数正常的现象，称之为蛋白细胞分离。

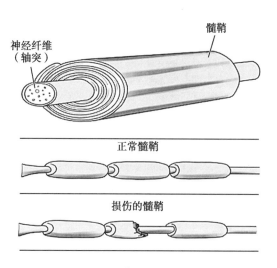

图 7-6-1 正常髓鞘与损伤髓鞘

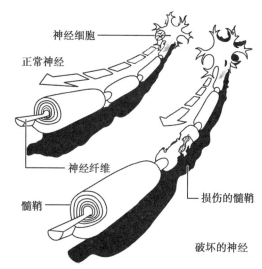

图 7-6-2 正常神经传导与损伤后的神经传导

一、疾病发生的机制与临床症状

（一）发病机制

多数患者发病前有巨细胞病毒、EB 病毒或支原体等感染，但少数病例的病因不明。本病性质尚不清楚，可能与免疫损伤有关。以患者血清注射于动物神经可产生静脉周围脱髓鞘病变。此外，患者神经组织中有 C3b 及免疫球蛋白 C（主要是 IgG 或 IgM）存在。本病可能与体液免疫有关，但至今尚未能从患者血液中提出髓鞘蛋白的抗体。

（二）临床症状

多数病例在发病 1~4 周前有胃肠道或呼吸道感染症状以及疫苗接种史，突然出现剧烈神经根疼痛，以颈肩腰和下肢为多，其他以急性进行性对称性肢体软瘫，主观感觉障碍，腱反射减弱或消失为主症。

1. **运动障碍** 四肢迟缓性瘫是本病的最主要症状，一般从下肢开始逐渐波及躯干、双上肢和脑神经，肌张力低下，近端较远端重。通常在数日至 2 周内病情发展至高峰，病情危重者在 1~2 天内迅速加重，出现四肢完全性瘫，呼吸肌和吞咽肌麻痹，呼吸困难，吞咽障碍危及生命。

2. **感觉障碍** 一般较运动障碍轻，但常见肢体感觉异常，如麻木刺痛感、烧灼感等可先于瘫痪或同时出现，约 30% 的患者有肌肉痛，感觉异常，可呈手套、袜套样分布，振动觉和关节运动觉通常保存。

3. 反射障碍 四肢腱反射呈对称性减弱或消失,少数患者可因锥体束受累而出现病理反射征。

4. 自主神经功能障碍 初期或恢复期常有多汗,汗臭味较浓,可能是交感神经受刺激的结果。少数患者初期可有短期尿潴留,可由于支配膀胱的植物神经功能暂时失调或支配外扩约肌的脊神经受损所致。部分患者可出现血压不稳、心动过速等症状。

5. 颅神经症状 半数患者有脑神经损害,以舌咽迷走神经和一侧或两侧面神经的外周瘫痪多见,其次为动眼、滑车、展神经,偶见视乳头水肿,可能为视神经炎症改变或脑水肿所致,与脑脊液蛋白的显著增高阻塞蛛网膜绒毛影响脑脊液吸收有关。

二、护理病例的分析

(一)病例介绍

患者,男性,59 岁,因"进行性四肢麻木,无力 12 天,加重 4 天"入院。入院后病情呈进行性发展,逐渐出现四肢不能活动,吞咽困难,呼吸困难,并出现睁眼困难,以"呼吸浅慢,意识模糊 2 小时"由神经内科普通病房转入 NCU。

> **护理提示:**
>
> 1. 患者呼吸困难,警惕呼吸肌麻痹。
> 2. 患者四肢活动障碍,有压力性损伤风险。
> 3. 患者吞咽困难,有误吸的危险。
> 4. 病情呈进展性发展,做好动态的病情观察。

1. 入院后查体 T 37.8℃,P 100 次 /min,R 26 次 /min,BP 146/79mmHg,发育正常,神志清楚,GCS 评分 14 分,双侧瞳孔等大等圆,3mm 对光反射灵敏,呼吸急促,双肺呼吸音粗,可闻及大量痰鸣音。双上肢及双下肢肌力Ⅱ级,肌张力减低,痛温触觉减退。

> **护理提示:**
>
> 1. 患者出现呼吸、心率加快,可能有自主神经障碍。
> 2. 患者的神志清楚,需要给予较好的心理护理。
> 3. 患者呼吸音粗,体温 37.8℃,警示有下呼吸道感染。
> 4. 患者痛温觉减退,避免冻伤、烫伤。

2. 住院过程中 转入重症监护室后立即给予气管切开术,并留置鼻胃管及中心静脉置管,气管切开后给予气道湿化、呼吸机辅助呼吸,大剂量免疫球蛋白冲击,抗感染,营养神经,康复训练等综合治疗,并及时吸痰,翻身拍背每 2 小时一次,生命体征平稳。

> **护理提示:**
>
> 1. 免疫球蛋白冲击治疗时,注意控制滴速,并严密观察患者生命体征变化。
> 2. 严格无菌操作,预防导管相关性血流感染。

3. 气管切开,做好气道护理,预防脱管及痰痂堵塞。

4. 加强胸肺部护理、气道护理,及时吸痰。

3. 患者恢复 转入监护室后第3天患者偶有焦虑情绪,及时予心理安抚,患者情绪逐渐稳定,并积极配合治疗。第5天试脱机,第9天停用呼吸机,肺部感染得到控制,痰液减少,未发生管道堵塞、非计划性拔管等问题,患者呼吸平稳,皮肤完整,第10天转出NCU。第3周肌力开始恢复,1个半月开始站立行走,65天痊愈出院。

> **护理提示:**

1. 病情允许条件下,每日行脱机训练。

2. 脱机训练期间,密切观察患者生命体征,呼吸,血氧饱和度及动脉血气分析结果,及时发现问题并早期对症处理。

3. 患者意识状态转为清醒,预防非计划性拔管等不良事件。

4. 做好心理护理,向患者介绍疾病相关知识,缓解患者焦虑情绪。

5. 鼓励患者配合康复训练,循序渐进。

6. 嘱出院后注意体能锻炼,均衡饮食,注意生活作息规律,提高自身免疫力,增强抗病能力。

(二) 救治依据

有强烈证据支持静脉注射人免疫球蛋白治疗在吉兰-巴雷综合征成人患者有效(A级证据)。静脉应用免疫球蛋白与血浆置换同样有效,但不建议联合应用免疫球蛋白和血浆置换治疗吉兰-巴雷综合征(B级证据)。肺部感染是造成重症GBS呼吸衰竭加重的常见原因之一,血氧分压降低者尽早行气管插管或气管切开术,同时呼吸机辅助呼吸,避免由于严重缺氧而造成机体内不可逆性的损伤。本病为急性炎症性脱髓鞘性多发性神经病,治疗时应适当应用营养神经药物,如辅酶A、ATP、细胞色素C等代谢性药物,同时应用鼠神经生长因子、维生素B_{12}、甲钴胺片等。

(三) 护理方法

1. 急救护理 吉兰-巴雷综合征病情危急,病情变化快,急性期需要密切观察病情,并立即通知医师处理;建立并维持静脉通道通畅,随时准备配合抢救;确保维持患者正常的呼吸功能。呼吸肌麻痹是吉兰-巴雷综合征主要的致死原因,发现患者有气短、言语断续、咳嗽无力、不能自行排痰、血氧饱和度进行性下降时,应立即通知医生,加强呼吸监护,随时准备气管插管及呼吸机辅助呼吸。严格遵医嘱用药,大剂量丙种球蛋白冲击治疗应尽早使用。丙种球蛋白治疗效果差时根据医嘱做好血浆置换的准备,并严密观察有无不良反应,同时准确记录24小时出入量。本病可合并心肌炎,应密切观察患者心脏功能情况,补液量不宜过大。给予预防感染、营养支持等护理措施。面瘫者需保护角膜,防止溃疡的发生。

2. 免疫球蛋白冲击治疗的护理 在使用大剂量免疫球蛋白冲击治疗时,要密切观察患者生命体征的变化。开始输注时应严格控制滴速,不超过60ml/h,观察20分钟,无不良反应可重新调整滴速,但不应超过180ml/h。同时观察患者有无用药后的不良反应,出现异常立即停止输液,报告医生。

3. 气道护理 见第五章第二节八、第11章第五节。

4. **营养支持**　见第五章第一节九、第六章第七节。

5. **预防压疮**　使用 Braden 评分表对患者进行压疮风险评估,低于 12 分为压疮高风险患者。条件许可时应提供气垫床,翻身拍背每 2 小时一次,骨突处垫软枕,床头高度 30°,避免长时间床头过高增加骶尾部所受压力、摩擦力与剪切力,必要时在骶尾部等易受压部位贴敷料保护。保持床单位干净整洁,避免拖拉硬拽,增加皮肤所受摩擦力。尿失禁患者给予假性导尿或采用纸尿裤,大便失禁患者可使用肛门管、导尿管、造口袋等方式进行引流。同时要保证患者足够的营养支持,提高免疫力改为提高其自身皮肤的抵抗力,降低压疮发生的风险。

6. **预防非计划性拔管**　见第三章第三节二(三)。

7. **心理护理**　患者意识清醒状态下,对自己的现状无能为力,对疾病的相关知识缺乏了解,易产生悲观、绝望及恐惧心理。护理人员应对患者及家属进行疾病相关知识的健康宣教,及时了解患者的心理状态,并告知本病经过积极的治疗和康复锻炼,大多预后良好,并举出同类患者康复的事例,增强患者的信心,使其积极主动配合治疗和护理。告知家属应充分理解患者,多陪伴鼓励患者,尽量满足患者提出的合理性需求。

8. **康复护理**

(1)告知患者及家属早期康复锻炼的重要性,正确评估患者的肌力及活动能力,根据其个体情况制订相应的护理计划。

(2)翻身、拍背后应帮助患者进行肢体良肢位的摆放,预防肢体挛缩畸形,为肢体功能恢复提供有利条件。必要时可指导家属自行购买医用支具,遵医嘱给予患者穿戴,达到预防足下垂的目的(图 7-6-3)。同时可随着患者的病情逐步稳定后,采用床上下肢锻炼,使用脚踏车的方法被动促进肌肉的收缩(图 7-6-4)。

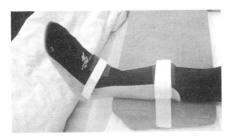
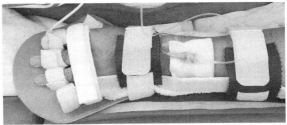

图 7-6-3　医用支具

(3)用温水擦洗感觉障碍的身体部位,以加速血液循环,促进感觉恢复。以轻柔手法按摩患者的大腿、小腿及手臂的肌肉,急性期后鼓励患者主动进行肌肉收缩训练和肢体活动。

(4)中频脉冲电治疗是目前首选也是最有效的物理训练方法,可预防肌肉萎缩。

(5)定期行患者下肢静脉血栓风险评估及超声检查,根据评估及超声检查结果给予患者抬高下肢 20°~30°,促进静脉血液回流,同时可配合抗血栓压力泵治疗及穿着抗血栓弹力袜,预防下肢静脉血栓的形成。

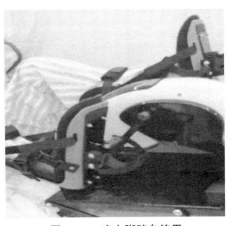

图 7-6-4　床上脚踏车使用

三、文献或经验分享

免疫球蛋白冲击治疗在吉兰 - 巴雷综合征患者的治疗中有效，2012 美国神经病学学会（AAN）《循证指南：静脉注射免疫球蛋白治疗神经肌肉疾病》在静脉应用免疫球蛋白治疗特异神经肌肉疾病方面做了推荐。对于吉兰 - 巴雷综合征征患者，有强烈证据（A 级证据）支持静脉用免疫球蛋白与血浆置换同样有效，应给予成人吉兰 - 巴雷综合征患者使用，但没有足够的证据支持推荐甲强龙和免疫球蛋白联合应用。

重症患者的早期活动非常重要，可在患者病情稳定后，采取早期活动方案进行运动，促进患者的肢体康复：①早期评估根据患者的病情，尽早制定早期活动指征、方案及暂停标准，见表 7-6-1；②早期活动指征：心率 40~120 次 /min；收缩压 ≥ 90 或 ≤ 180mmHg，或 / 和舒张压 ≤110mmHg，平均动脉压 ≥65mmHg 或 ≤110mmHg；呼吸频率 ≤35 次 /min；血氧饱和度 >90%；机械通气吸入氧浓度（FiO_2）≤ 60%，呼气末正压 ≤ 10cmH$_2$O（1cmH$_2$O= 0.098kPa）；多巴胺 ≤ 10mg/min 或去甲肾上腺素 / 肾上腺素 ≤ 0.1mg/（kg·min）；颅内压 <20mmHg。

表 7-6-1 早期活动指征、方案及停止实施标准

项目		内容
准备工作	活动前物品、患者、医护人员准备	物品：患者气道通畅，各种导管安置妥当。监护设备、呼吸机、抢救车等处于备用状态 人员：清醒患者向其讲解早期运动的目的、配合要点及注意事项，争取患者的积极配合。临床医生、康复治疗师、呼吸治疗师每日共同评估患者的病情，进行早期运动前安全筛查，判断患者的意识状态、肌力，确定早期运动时间、等级，并由医生开取早期运动医嘱
早期运动	一级活动方案	以护士为主导实施被动运动，包括健康肢体摆放，床上被动体位转换，每 2 小时协助患者改变体位。根据患者情况协助摆放床上坐位，每日使用叩背机叩背 2 次，每次 30 分钟，每侧肺部各 15 分钟
	二级活动方案	以主动运动为主，辅助以被动运动，对四肢关节开展每次至少 20 分钟的运动，活动时患者可取半卧位，每日 2 次，下肢肌力 >3 级可以进行床旁脚踏车运动，每次活动 30 分钟，以患者能耐受为准
	三级活动方案	患者可在二级活动方案的基础上，由坐位过渡到床边坐位，下肢悬空，同时辅助以被动运动，由护士主导完成，必要时由康复治疗师协助
	四级活动方案	在三级活动方案的基础上，患者可下床活动，下床活动时密切关注病情变化，由护士和康复治疗师共同完成
暂停标准		①心率：心率 <40 次 /min 或 >130 次 /min；出现新的心律失常、心肌梗死；②血氧饱和度：<88%；③血压：收缩压 >180mmHg 或舒张压 110mmHg；④呼吸频率 <5 次 /min 或 >40 次 /min；⑤颅内压 ≥20mmHg；⑥其他情况：患者感到费力，出现胸痛、眩晕、出汗、疲乏、烦躁或者通过手势、表情等表示不舒适，要求停止运动

第七节　重症肌无力危象的护理

重症肌无力(myasthenia gravis,MG)是由自身抗体介导的获得性神经 - 肌肉接头(neuromuscular junction,NMJ)传递障碍的自身免疫性疾病。乙酰胆碱受体抗体是最常见的致病性抗体。重症肌无力危象是指 MG 症状恶化,呼吸肌和 / 或吞咽肌严重无力,呼吸肌麻痹导致呼吸困难,咽喉肌无力导致排痰无力,阻塞气道,不能维持换气功能,如不及时抢救将危及生命,这是 MG 的主要死因之一。在临床治疗中重症肌无力发生率可以达到15% 以上,医护需要立即识别,给予及时救治,必要时气管插管或气管切开行机械辅助通气。MG危象是疾病的紧急情况,感染、妊娠、分娩、药物使用不当、伴有胸腺瘤者均可造成。此类患者常需入住 NCU,以得到连续动态的监测和护理。少数患者多次发生危象,不仅危及患者生命,还给患者造成极大的心理负担,同时也是对神经科医护人员的极大挑战。

一、疾病发生的机制与临床症状

(一) 发病机制

1. **感染**　感染是 MG 危象常见的诱发因素,占40%。常为细菌性肺炎、病毒性上呼吸道感染和吸入性肺炎。

2. **药物**　药物治疗的变化,如激素治疗起始阶段和减量、给药途径变化等可诱发 MG危象。一些药物可能加重肌无力症状,导致危象发生,如氨基糖苷类抗生素和利多卡因等。

3. **胸腺瘤患者**　MG 伴胸腺瘤患者症状重,危象发生率高(30%),是无胸腺瘤者(15%)的2倍。

4. **其他**　正常生理情况如月经、怀孕和分娩,都能诱发危象,也有些肌无力的恶化是自发的,约30% 危象患者无明显的诱发因素。

(二) 临床症状

1. **肌无力危象**　即新斯的明不足危象,常因感染、创伤、药物减量引起。可因呼吸肌麻痹、咳痰吞咽无力而危及生命。

2. **胆碱能危象**　即新期的明过量危象,除上述肌无力危象外,尚有乙酰胆碱蓄积过多症状。

(1)毒蕈碱样中毒:恶心呕吐、腹泻腹痛、瞳孔小、多汗、流涎、分泌物多、心率慢。

(2)烟碱样中毒症状:肌肉震颤、痉挛、紧缩感。

(3)中枢神经症状:焦虑、失眠、精神错乱抽搐等。

3. **反拗危象**　难以区别危象性质而又不能用停药或加大药物剂量改善症状者,多在长期较大剂量治疗后发生。肌无力危象与胆碱能危象的鉴别,见表 7-7-1。

表 7-7-1　肌无力危象与胆碱能危象的鉴别

	肌无力危象	胆碱能危象
局部或全身肌无力	+	+
呼吸困难或衰竭	+	+
胆碱能症状和体征	−	可有

续表

	肌无力危象	胆碱能危象
腹泻	−	可有
尿失禁	−	可有
瞳孔缩小	−	可有
支气管痉挛	+	+
心律缓慢	−	可有
呕吐	−	可有
流涎	−	可有
流泪	−	可有
新斯的明试验	+	-

二、护理病例的分析

(一)病例介绍

患者男性,50 岁,主因"呼吸费力、双眼睑乏力 8 个月"以"重症肌无力"收入神经内科普通病房,1 月 15 日因"呼吸困难"转入 NCU,予气管插管、呼吸机辅助呼吸等对症治疗。既往明确诊断为"重症肌无力"并多次住院治疗,坚持服用"溴吡斯的明片 60mg,每 8 小时一次",肌无力症状控制可。

护理提示:

1. 患者呼吸困难,发生了重症肌无力危象,有低效型呼吸形态的护理问题。
2. 患者既往多次住院治疗,需要加强疾病相关知识普及并做好心理护理。
3. 患者院外自行坚持服用药物,需要询问其用药的依从性。
4. 重症肌无力危象诱发因素较多,提示患者要加强自身病情监控。

1. 转入后查体 患者转入 NCU 后,予机械通气。神志清楚,体温为 37.0℃,心率 69 次 /min,呼吸 24 次 /min,血压 113/67mmHg;双侧瞳孔 2.5mm,对光反射灵敏,四肢肌力为Ⅴ - 级。洼田饮水试验 3 级,遵医嘱留置胃管。

护理提示:

1. 患者经口气管插管,需要加强管道护理;机械通气,需要预防呼吸机相关性肺炎。
2. 患者神志为清醒状态,沟通障碍,需要加强心理护理。
3. 患者四肢肌力Ⅴ - 级,需要加强肢体活动,协助生活护理。
4. 患者吞咽功能障碍,留置胃管,警惕误吸的发生。

2. 住院过程中 遵医嘱予免疫球蛋白冲击治疗,鼻饲溴吡斯的明片 60mg 每 6 小时一次,鼠神经生长因子肌注营养神经。持续泵入肠内营养,并间断给予盐酸右美托咪定注射液微量泵入。期间患者出现了胃潴留、呃逆等并发症,胃潴留量为 200~300ml,遵医嘱予盐酸甲氧氯普胺 10mg 鼻饲入,3 次 /d。患者脱机困难,家属签字后予气管切开。体温 38.8℃,查痰培养示多重耐药鲍曼不动杆菌感染,给予实施接触隔离措施,并加用抗生素治疗。

护理提示:

1. 患者应用免疫球蛋白及溴吡斯的明,需要加强药物效果及副作用的监测。

2. 患者持续泵入肠内营养,需要监测胃液残余量,防止胃肠不耐受。

3. 患者应用镇静药物,需要评估患者意识状态、镇静程度,并间断性停用镇静药。

4. 患者长期应用呼吸机治疗,并发生了呼吸机相关性肺炎,且出现多重耐药菌感染,需要加强气道护理,监测体温等各项感染指标,落实床边接触隔离措施。

3. **患者恢复期**　患者经过静脉注射免疫球蛋白,规律鼻饲溴吡斯的明片等治疗后,生命体征及呼吸平稳,予逐渐撤除呼吸机治疗。体温恢复至正常,查痰培养及胸片示肺部感染较前好转,予停用抗生素。并经过早期的康复治疗,患者肌力从 V - 级恢复到 V 级。在拔除气管套管后,经过吞咽功能训练,洼田饮水试验 1 级,可自行进食。住院治疗 28 天后,病情好转出院。

护理提示:

1. 呼吸机撤离前需要进行撤机的评估。

2. 随着患者的病情逐步好转,注意非计划性拔管等不良事件的发生。

3. 患者出院前需要指导患者及家属掌握疾病相关知识和自我护理的方法。

(二) 救治依据

缩短 MG 危象时间的 10 项措施,可结合病情采取具体措施。

1. 保持有效的氧合状态及早予气管插管,防止插管延迟造成的肺不张或加重肌无力。

2. 暂停溴吡斯的明,插管后药物可能导致分泌物增加和气道阻塞。

3. 尽早开始血浆置换治疗,留置深静脉置管。

4. 避免使用加重肌无力的药物。

5. 使用大潮气量(15ml/kg)和高呼气末正压(5~15cmH$_2$O)的通气策略,扩张塌陷的肺泡,防止肺不张。

6. 有明显肺塌陷者,积极进行纤维支气管镜治疗,或遵医嘱采用俯卧位摆放,每次 2 小时,可有效清除滞留的分泌物和促进肺复张。

7. 保留经细菌培养证实治疗有效的抗生素。

8. 坚持每日暂停使用镇静药物,尽早实现自主呼吸功能锻炼。

9. 及时纠正可加重肌无力症状的低钾血症等。

10. 若经口或经鼻留置气管插管达 2 周,应行气管切开治疗,减少与气管插管相关的并发症,利于患者尽早撤机。

(三) 护理方法

1. **急救护理**　当患者出现呼吸费力、胸闷等主诉时,需要立即监测动脉血气,出现二氧化碳潴留或氧分压降低,积极建立人工气道予呼吸机辅助通气,维持患者的呼吸功能,无需等到血氧饱和度的明显下降。由于部分患者反复出现危象,危象持续时间大约为2周,故经鼻气管插管优于经口气管插管,这样可以提高患者的耐受程度,有创的气管切开术会给患者带来创伤,不利于患者的预后,但是需要注意避免鼻窦炎的发生。在呼吸机辅助通气时,可停用溴吡斯的明72小时,而后从小剂量开始逐渐加量,以达到合适患者的最佳剂量。

2. **病情监测**　密切观察患者的病情,注意患者呼吸频率和节律的改变,观察有无呼吸困难加重、发绀、咳嗽无力、腹痛、瞳孔变化、出汗、唾液或喉头分泌物增多等现象;避免感染、外伤、疲劳和过度紧张等诱发肌无力危象的因素,出现肌无力危象立即进行抢救。

(1)未建立人工气道时,应给予以下措施,见图7-7-1。

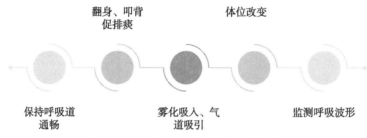

图 7-7-1　未建立人工气道时的护理措施

(2)机械通气期间的护理措施,见图7-7-2。

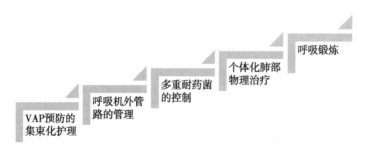

图 7-7-2　机械通气期间患者的护理措施

(3)呼吸机撤离期间的护理重点,见图7-7-3。

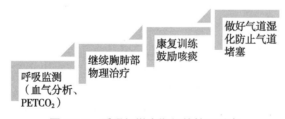

图 7-7-3　呼吸机撤离期间的护理重点

(4)拔除人工气道后的护理重点,见图7-7-4。

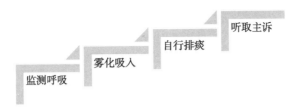

图 7-7-4　拔除人工气道后的护理重点

3. 用药护理

(1)溴吡斯的明的用药护理。溴吡斯的明是肌无力广泛应用的药物,成人用药需要自小剂量开始,且必须按时服用,常规 15~60mg 在饭前 30~45 分钟给药,每 4~6 小时一次,并逐渐加量。溴吡斯的明最常见的不良反应是胃肠道反应,如腹痛、腹泻、唾液及喉头分泌物增多,偶见心动过缓。溴吡斯的明用药过量时,可出现胆碱能危象,可用阿托品对抗,在患者出现感染、处于月经前或其他应激状况时,常需要增加药物剂量,故应及时发现呼吸麻痹、咳嗽无力等并报告医生。

(2)免疫球蛋白冲击治疗的护理。免疫球蛋白冲击治疗是一种特异性治疗的方法,其有效率达 75%~100%;显效快,多数患者在用药 3~5 天见效,不良反应小,主要以头痛、寒战、发热为主。

(3)血浆置换的护理。血浆置换即应用正常人血浆或血浆替代品置换患者的血浆,是救治 MG 危象的一种有效方法,其作用机制是去除血液中的 AChR-Ab 和活性细胞因子。每天或隔天进行血浆置换一次,多数患者经 2~3 次血浆置换后开始好转。血浆置换常见的并发症是低血压、电解质紊乱、血栓形成、感染等。故血浆置换前需减少降压药物并静脉补液以预防发生低血压;注意患者凝血功能,必要时药物预防深静脉血栓形成;血浆置换后,需要监测患者的电解质变化,及时纠正电解质紊乱以防止肌无力恶化。见第十章第九节。

(4)严格掌握慎用或禁用的药物:对呼吸有抑制作用的药物应慎用,如吗啡和镇静剂;抑制胆碱酯酶产生和释放的药物要禁用,包括氨基糖苷类抗生素、抗心律失常药物、肌松剂及含有镇静成分的中成药。

4. 下呼吸道感染的控制　做好机械通气的护理,鼓励患者咳嗽和深呼吸,抬高床头30°,按需吸痰,清除口鼻分泌物,以保持呼吸道通畅,并定期增加胸肺部护理,给予振动排痰。肺不张在 MG 危象患者中发生率较高,必要时行纤维支气管镜检查与冲洗治疗严重的肺不张或肺叶塌陷,也可启动俯卧位摆放。每周更换一次呼吸机外管路,做好呼吸机外管路的管理。做好手卫生,防止交叉感染。患者应用呼吸机期间,每日应用"预防 VAP 评估表"进行评估,见表 7-7-2。

表 7-7-2　预防 VAP 评估表

呼吸机天数	体位	呼吸机管理	口腔护理	声门下吸引	更换呼吸机管路	倾倒冷凝水	护士签名
	床头抬高30°	管路固定好并通畅	每日次数	声门下分泌物引流	更换呼吸机管路	倾倒冷凝水	
1	√	√	4	√	×	√	邓 **
2							

注:每日由责任护士进行评估,如执行填"√",未执行填"×",做好交接

5. **营养支持** 由于患者出现吞咽功能障碍,需要给患者留置鼻胃管,并持续泵入肠内营养,保证患者充足的营养供应,提高患者自身抵抗力。动态监测胃液残余量,如有胃潴留,可早期留置鼻肠管,以防止患者胃内容物反流、误吸的发生。根据患者的病情,撤离呼吸机,当肌无力症状好转、咳嗽反射恢复、动脉血气分析指标正常时,考虑患者进行呼吸机撤离。

6. **心理护理** 患者一般神志清醒,但由于其咽喉、舌肌等受累、气管插管或切开等致构音障碍,需要护士耐心倾听,不催促打断患者的表述,并为其准备纸笔、画板等交流工具,指导患者采用文字形式和肢体语言表达自己的需求。由于患者运动受限,生活自理能力下降,需要护士协助患者做好洗漱、进食、穿衣、个人卫生等生活护理,保持口腔清洁,防止外伤和皮肤压疮的发生。指导患者充分休息,避免疲劳。因为患者呼吸困难,担心会随时出现呼吸停止,容易产生紧张、甚至死亡的恐惧心理。护士应耐心解释病情,详细告知药物治疗可改善症状,让患者了解积极地配合治疗,生活中避免诱因,本病预后较好,帮助患者掌握疾病的相关知识,树立战胜疾病的信心。

三、文献或经验分享

MG 危象患者并发症较多,主要与机械通气时间延长有关,肺部感染、肺不张、贫血、腹泻等是叠加风险,需要早期发现,及时干预。MG 危象在老年患者中更加常见,肺不张在危象患者中发生率较高,因此需要特别强调定期进行肺部理疗和积极应用纤维支气管镜治疗严重的肺不张或肺叶塌陷。随着对 MG 危象的救护水平进一步提高,死于呼吸衰竭和感染等并发症的患者明显减少,而死于心脏并发症的患者增加,尤其是心搏骤停的患者有所增多,故需要加强患者的心肌保护治疗。

MG 与 GBS 的鉴别:GBS 易误诊为 MG。GBS 为免疫介导的急性炎性脱髓鞘性周围神经病,表现为弛缓性肢体无力,感觉丧失、腱反射减低或消失。肌电图示运动感觉神经传导末端潜伏期延长,传导速度减慢,传导波幅降低;脑脊液检查可见蛋白 - 细胞分离现象。MG是依据相关的症状(晨轻暮重特点)、体征以及特异度较高的实验室检查(包括自身抗体和神经电生理等)来诊断的。新斯的明试验及肌电图检测结果是诊断 MG 的重要依据,尤其是对于血清阴性 MG 患者。

第八节　急性脊髓炎患者的护理

急性脊髓炎(acute myelitis,AM)是指各种感染后变态反应引起的急性横贯性脊髓炎性病变,又称为急性横贯性脊髓炎,是临床上最常见的一种脊髓炎。横贯性脊髓炎(TM)是脊髓的炎性损害,年发病率为百万分之一(重症)到百万分之八(轻症)。

一、疾病发生的机制与临床症状

本病病因未明,约半数患者发病前有呼吸道、胃肠道病毒感染的病史,但脑脊液中并未检出病毒抗体,神经组织里亦没有分离出病毒,推测其发生可能是病毒感染后所诱发的自身免疫性疾病,而不是病毒感染的直接作用。部分患者于疫苗接种后发病,可能为疫苗接种引起的异常免疫反应。

(一) 发病机制

急性脊髓炎的病变部位以胸段最常见,其次为颈、腰段。肉眼可见病变部软膜充血、受累脊髓节段肿胀,严重者质地变软。切面可见灰、白质界限不清,有点状出血。镜下可见软膜和脊髓内血管扩张、充血,血管周围以淋巴细胞和浆细胞为主的炎细胞浸润;灰质内神经细胞肿胀、尼氏体溶解;白质中神经纤维髓鞘脱失、轴突变性,大量吞噬细胞和神经胶质细胞增生。

(二) 临床表现

1. 年龄与性别　任何年龄均可发病,但青壮年居多。男、女患病机会相等,无性别差异。

2. 前驱史与诱因　约半数患者病前 1~2 周内有上呼吸道感染或胃肠道感染的病史,或有疫苗接种史。受凉、劳累、外伤等常为发病诱因。

3. 临床特征　急性出现病变水平以下运动、感觉、自主神经功能障碍。起病较急,首发症状多为双下肢无力、麻木,病变相应部位的背痛、病变节段有束带感,多在 2~3 天症状进展至高峰,同时出现病变水平以下肢体瘫痪、感觉障碍、尿便障碍,呈脊髓完全横贯性损伤。

(1)运动障碍:急性起病,迅速进展,早期常为脊髓休克,表现为四肢瘫或双下肢迟缓性瘫痪,肌张力低下、腱反射消失,病理征阴性。脊髓休克期可持续 3~4 周,若并发肺炎或泌尿系感染,脊髓休克期可延长。肌力恢复从远端开始,肌张力及腱反射逐渐增高。脊髓严重损伤时,常导致屈肌张力增高。轻微腹部皮肤刺激或膀胱充盈,均可引起下肢屈曲痉挛,伴有出汗、竖毛、小便溢出等症状,称为总体反射。

(2)感觉障碍:表现脊髓损伤平面以下深浅感觉均消失,感觉消失区上缘常有感觉过敏带或束带感。

(3)自主神经功能障碍:早期表现为尿潴留,膀胱无充盈感,呈无张力性神经源性膀胱,当膀胱充盈过度时,尿量可达 1 000ml,此时须注意及时导尿。随着病情的好转,膀胱容量缩小,脊髓反射逐渐恢复,膀胱充盈至 300~400ml 时即出现自行排尿等反射性神经源性膀胱的表现。病变节段以下皮肤干燥,少汗或无汗,皮肤水肿、脱屑及指甲松脆等皮肤营养障碍。病变水平以上可有发作性的出汗过度、皮肤潮红、反射性心动过缓等,呈自主神经反射异常。

4. 上升性脊髓炎　部分病例起病急骤,感觉障碍平面常于 1~2 天内甚至数小时内上升至高颈髓,瘫痪也由下肢迅速波及上肢和呼吸肌,出现吞咽困难、构音不清、呼吸肌麻痹而死亡。临床上称上升性脊髓炎。

二、护理病例的分析

(一) 病例介绍

患者男性,17 岁,因"双下肢及腰背部疼痛、双下肢无力 9 天,排尿费力 7 天,加重 3 天"于急诊行颈、胸、腰部 MRI 后,以"脊髓病"收入神经重症病房。病程中患者伴有发热,体温最高 38.5℃,无双上肢活动不便,无呼吸困难,无饮水呛咳及吞咽困难,无视力下降。既往:体健。辅助检查:颈 MRI:颈 2~6 椎体水平颈髓形态及信号改变;胸椎 MRI:胸 3~12 水平脊髓内节段性异常信号;腰椎 MRI:L_1 水平脊髓形态及信号改变,诊断为急性脊髓炎,其影像学资料,见图 7-8-1。

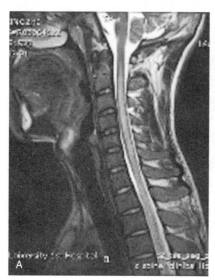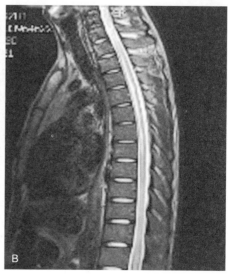

图 7-8-1 患者颈椎、胸椎水平脊髓内异常信号

护理提示：

1. 出现肢体无力及排尿困难，以脊髓病收入院，提示有运动、感觉、自主神经功能障碍。

2. 脊髓病提示有瘫痪或波及上肢及呼吸肌的可能，警示有吞咽困难、呼吸肌麻痹的危险。

3. 患者有大小便感觉障碍，伴有尿潴留，提示需要为患者行留置导尿。

1. **入院后查体** 患者神清，语言流利，体温：38.8℃，血压：110/75mmHg，心率：108 次 /min，双侧瞳孔等大等圆，直径约 2.5mm，直接、间接对光反射灵敏，双侧额纹对称等深，双侧鼻唇沟对称，双上肢肌力、肌张力正常，双上肢腱反射稍活跃，双下肢肌力 0 级，肌张力减低，腱反射未引出，T_{10} 平面以下痛温觉减退，双下肢关节运动觉可，但稍迟钝，有项强，双侧 Babinski 征、Chaddock 征、Kernig 征阴性，余查体不能配合。患者尿便障碍，为患者留置导尿；拟行腰椎穿刺，遵医嘱给予脱水、改善循环、营养神经及对症支持治疗。

护理提示：

1. 患者下肢肌力为 0 级，预防下肢静脉血栓形成。

2. 患者体温为 38.8℃，遵医嘱给予物理降温，配合医生完善各项检查，寻找原因并给予对症处理。

2. **住院过程中**

（1）入院后第 2 天行腰椎穿刺术，测得脑脊液初压 150mmH$_2$O，末压 140mmH$_2$O。辅助检查结果回报：脑脊液检查：蛋白 1.37g/L，氯 135.9mmol/L，潘氏反应＋，白细胞 433 × 10^6/L。患者布鲁氏菌平板凝集阴性，可排除布鲁氏病。3.0T 磁共振胸椎平扫影像诊断：颈胸段脊髓形态及信号异常，患者初步诊断为横贯性脊髓病，考虑炎性所致，肺 CT 及骨盆平片未见明显异常。治疗原则：激素治疗、营养神经、改善循环等对症支持治疗。

（2）入院第 3 天，患者有发热，体温最高 38.8℃，白细胞（WBC）13.35×10⁹/L，中性粒细胞绝对值 9.15×10⁹/L；血培养及鉴定（厌氧及需氧）：三天无菌生长；给予抗炎、物理降温等对症支持治疗。血钠 130.9mmol/L，血氯 93.7mmol/L，提示低钠、低氯血症，给予 10% 氯化钠 30ml 口服，监测血离子变化。

（3）入院第 5 天，患者自述有腹部疼痛感，入院后 5 天未排便，给予乳果糖、开塞露等药物润肠通便，次日给予清洁灌肠，腹痛缓解。

护理提示：

1. 患者病变部位于高颈髓，严重可能累及呼吸肌，警示呼吸衰竭的发生。
2. 患者使用激素治疗，需密切观察预防激素副作用。
3. 患者体温高，警示给予物理降温。
4. 患者电解质紊乱 - 低钠、低氯血症，需监测离子变化。

3. **患者恢复期**　入院第 7 天起，双下肢肌力逐渐恢复、肢体活动较前好转。患者双下肢静脉彩超结果未见异常，给予持续气压式血液循环泵，关节松动训练等，促进肢体肌力恢复。间断膀胱功能训练，于入院第 12 天拔除导尿管，转入普通病房继续治疗。

护理提示：

患者留置导尿 10 余天，注意留置导尿期间预防泌尿系感染的发生，并及时判定患者膀胱功能恢复情况，及时给予拔除导尿管。

（二）救治依据

美国神经病学学会《循证医学指南：横贯性脊髓炎的临床评估和治疗》中提出能够缓解横贯性脊髓炎急性期发作的相关研究：只有Ⅳ级研究观察了激素治疗急性脊髓炎。无充分证据显示激素可以缓解急性脊髓炎的发作（Ⅳ级研究）。除了缺乏证据以外，大剂量甲泼尼龙冲击（1g，每天一次，3~7 天）是典型的首选治疗方案，被认为可以促进恢复，控制病情进展，重建神经功能。美国神经病学学会（AAN）最近发表了血浆置换治疗包括急性脊髓炎在内多种神经系统疾病的循证指南，有 1 项Ⅱ级研究提示，血浆置换对大剂量激素冲击治疗无效的急性中枢神经脱髓鞘病（包括急性脊髓炎）可能有益，但这项研究包括了不同类型的中枢神经系统脱髓鞘病，因此并不清楚血浆置换对 AM 患者是否更有益。

（三）护理方法

1. **急救护理**　密切观察体温、脉搏、呼吸、血压及神志的变化，尤其注意观察意识和呼吸的变化。注意有无上升性脊髓炎的征象，如呼吸困难和吞咽困难，观察感觉平面的部位，下肢肌力、肌张力、腱反射的改变及异常感觉等。如患者出现呼吸困难且呼吸无效时准备好气管插管、呼吸机，并及时通知医师。

2. **呼吸监护**　高脊髓病变可引起呼吸功能受损，严密观察患者呼吸节律、频率的变化，随时听取患者主诉，监测动脉血气结果，发生呼吸衰竭时做好抢救准备。

3. **用药护理** 患者应用地塞米松 10mg 加入 5% 葡萄糖中静脉输入，每日一次，连用 7 天后，改醋酸泼尼松口服，40mg/d，在 1 个月左右逐步减量停用。使用激素治疗时，应用胃黏膜保护剂，及时补钙，注意有无消化道出血倾向，观察大便颜色，必要时做粪便隐血试验。

4. **感觉障碍护理**

（1）给予留置导尿，保持引流通畅，妥善固定尿管，防止尿管牵拉，同时做好患者自行排尿的观察，定时会阴冲洗与尿道口消毒护理，减少导尿管相关性感染的发生。

（2）由于副交感神经受损及长期卧床，患者肠蠕动减弱，易发生腹胀和便秘，应保持适当的高纤维饮食与水分的摄取，可定时按摩腹部增加肠蠕动，以保持大便通畅。当患者有便意感时，指导并协助患者增加腹压来引发排便，必要时肛门塞入开塞露，无效时可给予"3、6、9 溶液"行小量不保留灌肠。每天固定时间进行，养成排便规律。患者正常进食情况下若 3 天以上不排大便可给予灌肠通便，或可以进行腹部按摩，患者双腿屈曲，采用顺时针的手法，应用手掌按摩，力度适中，按摩时间控制在 15 分钟一次，一天2 次。

5. **皮肤护理** 由于患者有肢体瘫痪，压疮预防尤为重要，应用 Braden 评分表每日评估患者压疮风险，早期应用气垫床，协助翻身每 2 小时一次，如果伴有高血糖、低蛋白血症等可给予每小时翻身一次。患者典型的临床表现是感觉障碍、温痛觉消失，在给予肢体保暖时，避免使用热水袋，防止烫伤。

6. **心理护理** 急性起病，患者缺乏相关知识，入住 NCU 无家属陪伴，患者存在焦虑恐惧心理。护士应主动与患者建立良好的护患关系，做好心理护理，对患者进行有效的心理疏导，避免 ICU 谵妄的发生。

三、文献或经验分享

急性脊髓炎无特效治疗手段，急性期治疗有效的指标是症状快速改善，包括脊髓损害减轻、并发症防治及功能恢复。早期诊断、极早治疗、精心护理、早期康复训练对改善预后十分重要。在急性期，采用大剂量激素短期冲击治疗可控制病情进展。必要时可予丙种球蛋白静脉滴注，最新研究证实了血浆置换治疗的安全性与有效性。对急性脊髓炎患者行早期康复治疗，如：运动疗法、物理因子治疗、肌电生物反馈治疗等，对预防严重并发症的发生及对其功能的恢复、提高生活质量具有重要意义。康复治疗方案不仅仅局限在单一的治疗方法，多种康复治疗手段相结合的综合康复方案可能具有更好的疗效。

第九节　缺血缺氧性脑病患者的护理

缺血缺氧性脑病（hypoxic-ischemic encephalopathy，HIE）：是指因急性脑缺血缺氧造成的脑部损害和由此引发的一系列神经精神症状的临床综合征，新生儿多见、成人较少。引起成人缺血缺氧性脑病的原因有休克、一氧化碳中毒、癫痫持续状态等，临床最常见类型为心肺复苏后缺血缺氧性脑病。该病是指各种原因引起的心跳呼吸骤停的患者经心肺复苏恢复自主循环后仍表现出明显的意识障碍以及其他神经系统功能受损症状的一种临床综合征。

一、疾病发生的机制与临床症状

心肺复苏后缺血缺氧性脑病是指因心脏停止工作后造成缺血缺氧引起的破坏性脑损伤，使得脑组织代谢异常和其他器官系统代谢、功能紊乱。因为其缺乏有效的代偿机制，所以不同于其他原因引起的缺血缺氧性脑病，心脏骤停后缺血缺氧性脑病的发病机制涉及微血管和脑实质损害等多个方面，其中线粒体功能损害、兴奋性氨基酸的神经毒性以及氧自由基作用等在其病理机制中可能有着重要的作用。

（一）缺血缺氧性脑病生理变化的三阶段

心肺复苏后缺血缺氧性脑病病理生理变化过程可分为三个阶段：原发性细胞损伤阶段，复苏期间能量恢复阶段，迟发性细胞损伤阶段。造成的脑损伤缺血缺氧性脑病的基本病理改变是脑水肿、脑组织坏死及颅内出血。

（二）缺血缺氧性脑病常见临床表现

患者常伴有意识障碍；癫痫发作（急性肌阵挛、迟发性肌阵挛、癫痫部分性发作和强直-阵挛性发作）；认知功能障碍；肌张力异常。缺血缺氧性脑病致重症脑损伤表现为较长时间的昏迷，格拉斯哥昏迷评分（Glasgow coma scale，GCS）<8 分。影像学表现：在发病 5~7 小时，部分患者头颅 CT 可表现为弥漫性脑水肿，8~18 小时头颅 CT 可见脑白质广泛性低密度，而晚期（0.5~1 年）头颅 CT 可表现为双侧脑白质对称性稍低密度影，脑沟增宽，脑室扩大。患者早期 MRI 可表现为：脑水肿改变、灰白质分界消失，大脑皮质层层状坏死，颅内出血；晚期头颅 MRI 可表现为：皮层下白质及深部白质脱髓鞘改变，选择性神经元坏死，广泛脑损害，脑萎缩、脑积水等。

二、护理病例分析

（一）病例介绍

患者男性，48 岁，因"四肢麻木无力 7 天，加重伴吞咽困难、声音嘶哑 5 天，意识不清 1 天，心肺复苏术后"急诊以"缺血缺氧性脑病"收入 NCU。患者因入院前 7 天腹泻后感觉周身疼痛麻木无力，在当地诊断为"吉兰-巴雷综合征"。于入院前 1 天家人发现呼吸、心跳停止，给予心肺复苏，抢救持续约 30 分钟，心跳恢复，但意识未恢复。

护理提示：

1. 患者诊断为吉兰-巴雷综合征，累及呼吸肌，注意病情进一步加重，累及自主神经，引起循环功能障碍。

2. 患者呼吸心跳停止，心肺复苏后，有较长时间脑缺血缺氧，导致脑水肿又引起颅内压增高，有脑疝形成的危险。

1. **入院后查体**　患者处于深昏迷状态，经口气管插管，GCS 评分 2T 分。查体：双侧瞳孔直径 1.5mm，对光反射消失。血压 130/80mmHg，SIMV 模式呼吸机辅助呼吸，血氧饱和度 98%，压眶痛刺激四肢无反应，双侧病理征阴性，无颈项强直，Kernig 征阴性，余神经系统查体不配合。血常规：白细胞 20.50×10^9/L，中性粒细胞比例 93.4%，中性粒细胞绝对值

19.15×10^9/L。肺 CT 结果显示双肺炎症伴少量胸腔积液。头颅 CT 结果显示如图 7-9-1。给予脱水降颅压、抗感染、营养神经等对症治疗。

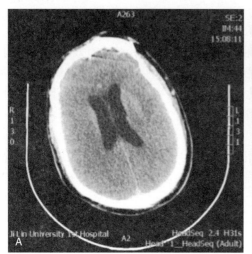 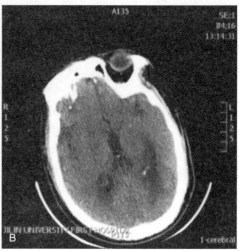

图 7-9-1 头 CT 示双侧侧脑室扩大

护理提示：

1. 患者处于深昏迷状态，提示病情危重，注意病情观察。

2. 患者呼吸机辅助呼吸，注意关注患者自主呼吸情况及动脉血气变化，及时调节呼吸机参数。

3. 患者白细胞计数、中性粒细胞百分比及绝对值明显增高，提示患者有感染发生，注意监测体温变化，并及时留取血、尿、痰标本做细菌学培养。

4. 患者肺部感染严重，应注意加强气道管理，病情允许情况下给予患者机械辅助排痰。

2. **住院过程中**　入院第 2 天，患者一般状态差，深昏迷状态。查体：体温 38.5℃，血压 130/80mmHg，呼吸机辅助呼吸，血氧饱和度 98%，双侧瞳孔直径 4.0mm，对光反射消失。给予血管内低温治疗、行控温毯保温、冰帽降温，维持体温在 32.0~34.0℃，以利于脑保护。四肢静脉彩超结果：未见明显异常，给予患者双下肢行持续气压式血液循环驱动治疗以预防下肢静脉血栓的形成。

入院第 4 天，行气管切开术。手术过程顺利，仍予接呼吸机辅助呼吸。

入院第 5 天，给予患者进行脑功能评定，4 小时脑电图显示：全脑功能明显下降。患者病情危重，不宜行高压氧治疗。给予甲泼尼龙 1 000mg 冲击治疗。患者总蛋白 62.8g/L，白蛋白 24.8g/L，给予静脉滴注入血白蛋白及鼻饲蛋白粉，以纠正低蛋白血症，减轻脑水肿。

入院第 6 天，低温治疗进入复温期，第 8 天结束血管内低温治疗。进行腰椎穿刺测得脑脊液初压 330mmH₂O，末压 250mmH₂O，给予甘露醇 125ml 每 6 小时一次及甘油果糖 250ml 每 12 小时一次静脉滴注，人血白蛋白每日 20g 静脉滴注。脑外科会诊暂不建议行脑室腹腔引流术，建议每隔一周进行一次腰穿，注意控制腰穿放液速度。患者住院期间腰穿压力记录，见表 7-9-1。

表 7-9-1 患者住院期间腰穿压力记录

入院天数	脑脊液初压 /mmH$_2$O	脑脊液末压 /mmH$_2$O
第 7 天	330	250
第 14 天	220	150
第 21 天	150	130
第 28 天	110	90

护理提示：

1. 患者为缺血缺氧性脑病,应注意控制体温,降低氧耗,应用脑保护药物。
2. 患者大量应用降颅压脱水药物,警示患者可能出现电解质紊乱、肾功能损害。
3. 患者血清白蛋白较低,注意补充蛋白,并注意低蛋白血症引起的相关并发症。
4. 患者深昏迷且长期卧床,应警惕下肢深静脉血栓形成。
5. 患者需长时间呼吸机辅助呼吸,应尽早气管切开。
6. 重症缺血缺氧性脑病患者给予脑功能状态评定。
7. 缺血缺氧性脑病患者依据病情撤机后应尽早给予高压氧治疗。
8. 患者腰穿压力高,提示脑水肿,需要密切观察瞳孔变化,防止脑疝发生。

3. **患者恢复期** 患者病情逐渐趋于平稳,入院第 35 天试脱机,3 天后脱机成功,行高压氧治疗。入院第 50 天出院,继续康复治疗。

护理提示：

1. 呼吸机撤离前需要进行撤机的评估。
2. 患者病情平稳后可给予患者早期采取康复治疗措施,以改善患者预后。

（二）救治依据

缺血缺氧至脑损伤后除了积极地治疗原发疾病和心肺功能支持外,针对缺血缺氧性脑病非药物治疗主要给予以下几种治疗方案:①低温治疗:通过体表保温(冰毯)、血管内低温治疗、血液降温(静脉输注冰生理盐水)或药物降温(冬眠疗法)等方法将体温维持在 32~34℃,治疗时间持续 24~72 小时或以上;②高压氧治疗:压力为 2~3ATA,持续时间为 30~60 分钟;③正压通气间断高浓度给氧。药物治疗的方案为:①神经保护药物的使用,如:纳洛酮、神经节苷脂等;②糖皮质激素;③阿片类药物等。

（三）护理方法

1. **高颅压的护理** 详见第六章第二节。

2. **低温治疗的护理** 低温治疗可降低脑组织耗氧量,减少乳酸堆积;保护血脑屏障,减轻脑水肿及降低颅内压;改善缺血后低灌注及防止过度灌注损伤;促进脑细胞结构和功能修复。低温采用冰毯、冰帽降温,控制核心体温(膀胱温 32~34℃)。低温治疗初始及治疗过程中,控温冰帽及控温毯的设定温度为 20℃起到体表保温作用,血管内低温降温速度以每小时下降1℃为宜,患者体温降至32~34℃目标体温时,维持2~3天。严密观察患者与冰毯、冰帽接触部位皮肤情况,防止发生冻伤。动态观察、评估患者末梢循环情况,注意患者肢体的保暖,并警惕寒战的发生。低温也可抑制心肌收缩,使心肌收缩力减弱,心排血量减少,应严密观察患者心率、血压情况,避免低温而诱发心律失常,低血压休克等。观察患者的胃残余量,保证营养的供给。复温阶段是低温治疗的关键阶段,操作不当或复温速度过快将导致脑细胞死亡和颅内压的反跳,因此要控制复温速度,逐渐将体温恢复到正常水平。低温治疗仪器设备,见图7-9-2。

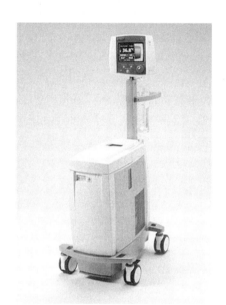

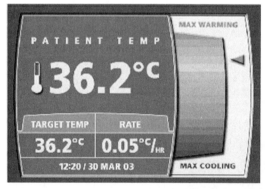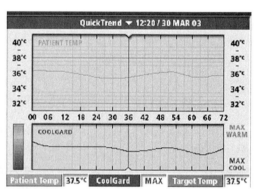

图7-9-2 血管内低温治疗仪器

3. **高压氧治疗护理** 高压氧用于治疗缺血缺氧性脑病,对于脑功能的恢复具有显著疗效,但患者处于高颅内压状态时不适合进行转运行高压氧治疗,可以选择正压通气间断高浓度给氧,给予及时的脑保护治疗,从而促进脑功能的恢复。间隔给予100%纯氧每8小时一次,每次连续给氧时间120分钟,待患者病情平稳,脱机成功后再给予高压氧治疗。

4. **脑保护药物应用及用药护理** 除基础生命支持及低温治疗外,复苏药物也可能通过各种机制改善患者预后,应用脑细胞代谢药物胞二磷胆碱,可促进神经细胞代谢功能,防止或减轻各种病理刺激对神经细胞造成的代谢功能紊乱。胞二磷胆碱对呼吸、脉搏无影响,偶有一过性血压下降及给药后发热等,在护理过程中注意监测患者血压,血压波动较大时,需警惕药物副作用。

三、文献或经验分享

缺血缺氧性脑病最重要的救治措施是脑保护(brain protection)/神经保护(neuroprotection),因此首选降温/低温与脑保护。

1. **2020AHA《心肺复苏指南》关于目标体温管理(target temperature management, TTM)的具体策略**　建议:①在 TTM 中将体温维持并稳定于 32~36℃（1 类推荐）;②在达到目标温度后维持至少 24 小时是合理的(2a 类推荐);③在 TTM 后对昏迷患者积极预防发热可能是合理的(2b 类推荐);④不建议在自主循环恢复(return of spontaneous circulation, ROSC)后常规采用快速静脉输注冰水的方法进行院前低温治疗(3 类推荐,无益的)。关于 TTM 时长,由于现有研究除一项随机对照试验(RCT)外,其余均采用了至少 24 小时或以上的时长,而同时一项 RCT 结果提示 48 小时的 TTM 治疗与 24 小时相比并无获益。因此,新推荐了至少 24 小时的治疗时间。

2. **2020AHA《心肺复苏指南》中 ROSC 后的阶段仍有些环节值得医护人员注意**　①气道管理:通过描记二氧化碳波形图或二氧化碳测定,确认并监测气管插管的放置;②管理呼吸参数:为使 SpO_2 达到 92%~98%,通过调整 FIO_2;初始通气速率为 10 次/min;持续调整,直至 $PaCO_2$ 为 35~45mmHg;③管理血流动力学参数:对于目标收缩压>90mmHg 或平均动脉压>65mmHg 的患者,给予晶体液和/或血管升压素及强心剂。

第十节　代谢性脑病患者的护理

一、低血糖昏迷

静脉血浆葡萄糖浓度<2.8mmol/L 则被认定为低血糖,在此期间患者将会表现出不同程度的视力模糊、面色苍白、四肢发冷以及恶心呕吐的临床症状,若未及时采取有效的救治措施,将会导致患者脑细胞出现不可逆的损伤,甚至引发神经功能障碍等一系列后遗症,对于部分患者可能出现生命危险。低血糖昏迷是糖尿病较常见的急危症之一,发生率可高达 17.6%~20%,仅次于急性感染和酮症酸中毒。低血糖昏迷极易被误诊为脑血管意外、糖尿病高渗性昏迷和酮症酸中毒。因此,在糖尿病患者的治疗过程中,应提高对低血糖昏迷的认识,积极预防本病的发生,做到早诊断、早治疗,降低本病发病率和病死率。

（一）疾病发生的机制与临床症状

1. **发病机制**　低血糖对机体的影响以神经系统为主,尤其是交感神经和脑部。交感神经受低血糖刺激后,儿茶酚胺分泌增多,后者可刺激胰升糖素的分泌和血糖水平的增高,又能作用于肾上腺能受体而引起心动过速、烦躁不安、面色苍白、大汗淋漓和血压升高等交感神经兴奋的症状。葡萄糖是脑部尤其是大脑的主要能量来源,但脑细胞储存葡萄糖的能力十分有限,仅能维持数分钟脑部活动对能量的要求。所以,脑部的主要能量来源是血糖,较长时间的重度低血糖可严重损害脑组织。脑组织缺糖的早期可出现充血,多发出血性瘀斑,而后则由于脑细胞膜 Na^+/K^+ 泵受损大量 Na^+ 进入脑细胞,继而出现脑水肿和脑组织点状坏死,晚期则发生神经细胞坏死,造成脑组织软化。神经系统的各个部位对低血糖的敏感性不同,大脑皮质、海马、小脑、尾状核及苍白球最为敏感,其次是脑神经核、丘脑、下丘脑和脑干,脊髓的敏感性较低。

2. **临床症状**

(1)昏迷前先兆症状,主要表现为交感神经兴奋,包括:大汗、颤抖、视物模糊、饥饿、软弱无力、紧张、面色苍白、心悸、恶心呕吐、四肢发冷等。

(2)中枢神经受抑制的表现,主要是中枢神经缺氧、缺糖症状。主要表现为:①大脑皮质受抑制:意识蒙眬,定向力及识别力逐渐丧失、头痛头晕、语言障碍、嗜睡甚至昏迷;②皮质下中枢受抑制:神志不清、躁动不安,可有阵挛性舞蹈性或幼稚性动作,心动过速,瞳孔散大,阵发性惊厥,锥体束征阳性等,患者可出现癫痫症状;③延脑受抑制:深度昏迷,去大脑性强直,各种反射消失,呼吸浅弱,血压下降,瞳孔缩小,如此种状况持续较久,则患者不易恢复。如果脑组织长期处于比较严重的低血糖状态,则可发生细胞坏死与液化,脑组织萎缩。患者常有记忆力下降,智力减退,精神失常或性格变异等表现。

(二) 护理病例的分析

1. **病例介绍**　患者男性,68 岁,因"意识障碍伴肢体乏力 3 小时"入院。入院诊断:低血糖昏迷。意识嗜睡,平车推入病房。患者既往有糖尿病,目前正口服降糖药物治疗,有高血压史,有饮酒史 20 年。

(1)入院后查体:T 36.5 ℃,P 54 次 /min,R 20 次 /min,BP 166/99mmHg。嗜睡,皮肤湿冷,大汗淋漓,双侧瞳孔等大,光反应灵敏,双侧额纹、睑裂、鼻唇沟对称,伸舌不能,颈软,左上肢肌力Ⅲ级,左下肢肌力Ⅳ级,右侧肢体肌力Ⅳ级。病理反射未引出。辅助检查:头颅 CT 检查提示脑萎缩,余未见明显异常,指尖末梢血糖 1.5mmol/L,脑电图提示弥漫性慢波活动。总胆固醇 7.3mmol/L,甘油三酯 3.4mmol/L,低密度脂蛋白 4.8mmol/L。

> **护理提示:**
>
> 1. 患者出现大汗淋漓,可能会发生电解质紊乱的现象,需要立即进行检测。
>
> 2. 患者血糖低,容易出现头晕等不适的症状,需要立即遵医嘱纠正低血糖。
>
> 3. 脑电图提示弥漫性慢波活动,警示有无癫痫发作。

(2)住院过程中。入院后给予 50% 葡萄糖注射液 40ml 静脉推注,继以 10% 葡萄糖注射液静滴维持,予吸氧、平稳调控血压,改善脑血管药物,控制血压、改善脑循环、补钾等对症支持治疗,密切监测患者意识、瞳孔、肢体活动及生命体征。2 小时后患者复查末梢血糖 6.9mmol/L,意识及肢体活动较前好转,持续监测患者一般情况及生命体征、血糖波动、电解质、肝肾功等。经上述治疗后,患者生命体征平稳,神志清楚,对答切题,双侧瞳孔等大等圆,直径 3mm,对光反射灵敏,双侧额纹、睑裂、鼻唇沟对称,伸舌居中,四肢可以完成遵嘱活动,肌力恢复至Ⅴ级,3 天后转至普通病房继续治疗。

> **护理提示:**
>
> 1. 患者给予补充葡萄糖溶液纠正较及时,未出现脑功能障碍的表现,应给予患者强调低血糖的危险性,并给予宣教。

2. 补充葡萄糖过程中,应对患者的生命体征、血糖等进行持续的监测。

3. 输注葡萄糖过量可引起恶心、稀释性低钠血症、充血性心力衰竭、肺水肿等并发症。

(3)患者恢复期:ICU 治疗 3 天后,为平稳调控血糖和血压患者转入普通病房继续治疗,给予吸氧、调节血脂、补液维持水电解质平衡等综合治疗。患者一般情况好,未再出现意识障碍、言语不清、抽搐等,2 天后患者出院。

护理提示:

患者病情好转,健康宣教时要强调:按时服药,按时监测血糖及血压。

2. 救治依据

(1)急症处理

1)最快速给予葡萄糖:为急症处理的首选的方法。轻者可口服葡萄糖水适量;重者需静脉注射 50% 葡萄糖注射液 40~100ml,可重复给予,直至患者清醒。患者清醒后,需持续静滴 10% 葡萄糖注射液,将患者血糖维持在较高的水平,并密切观察数小时或 1 天,预防患者可能再度陷入紧急状态。

2)胰升糖素:常用剂量为 0.5~1.0mg,可皮下、肌内或静脉注射。用药后患者多于 5~20 分钟内清醒。胰升糖素作用快速,但维持时间较短,一般为 1~1.5 小时,患者清醒后需让患者进食或静脉给予葡萄糖,以防低血糖的复发。

3)糖皮质激素:若患者的血糖已达到 200mg/dl,但仍神志不清,可考虑静脉输入氢化可的松 100mg,每 4 小时一次,必要时维持 12 小时,以利患者的恢复。

4)甘露醇:经上述处理反应仍不佳者或昏迷状态持续时间较长者,很可能伴有较重的脑水肿,可使用 20% 的甘露醇脱水治疗。

(2)及时确定病因及诱因。去除病因对有效解除低血糖状态并防止病情反复极为重要,方法包括:饮食调理,避免可能引起低血糖症的食物或药物,治疗原发的肝、肾、胃肠道及内分泌疾病,切除引起低血糖的肿瘤等。遵医嘱完成常规治疗,最重要的治疗原则是:防重于治。避免容易造成低血糖的诱因:糖尿病史、酗酒、肾上腺皮质功能低下、禁食、体力活动、药物性低血糖等。警惕低血糖发生的表现:发作性神经精神症状、不明原因的昏迷、面色苍白、心悸、出冷汗等。

(三)护理方法

1. 绝对卧床休息　因持续昏迷 6 小时以上,将出现脑组织的不可逆破坏,需及时抢救。及时了解病情,诊断和抢救,对低血糖患者的恢复有着显著的效果。有研究显示,低血糖的持续时间与脑组织损害程度呈正比,昏迷时间过长将直接造成不可逆脑组织损坏。因而当昏迷、大汗、皮肤湿冷和瞳孔改变时,应及时迅速地作出诊断,监测血糖,迅速建立静脉通道,立即静脉注射 50% 葡萄糖注射液 20~40ml,对于严重低血糖患者静脉推注 50% 葡萄糖注射液 40~100ml。

2. 注意控制静脉输注葡萄糖的滴速和用量,并根据血糖值的变化调节滴速,控制血糖　患者清醒后,可以尽早进食糖水、食物、果汁等,必要时可以静脉注射氢化可的松或肌内注射胰高血糖素,维持血糖在 10mmol/L 左右,并密切监测血糖 1 次 /h,直至血糖稳定为止。

合理饮食、加强营养、避免空腹等是预防低血糖昏迷的重要措施。

3. 保持呼吸道通畅　保持平卧位,头侧向一侧,防止舌后坠堵塞呼吸道,清除呼吸道分泌物,预防误吸,给予氧气吸入。

4. 密切监测患者病情发展,观察患者生命体征和神志的变化。监测心率、血压、血氧饱和度、体温变化;观察患者面色、瞳孔变化并做好记录。备好急救器材、药品。

5. 加强基础护理　协助患者做好皮肤护理及维持肢体功能的护理,保持床单位清洁、平整、干燥。患者昏迷时间较长,机体处于被动体位,极易导致压疮,需要给予气垫床并定时翻身,以预防压疮及坠积性肺炎发生。患者意识不清期间为患者加床档保护,以防坠床,并适时给予约束带保护;取消约束带保护后,要为其保持肢体良肢位并进行肢体被动活动,保持关节的活动度,以防止关节挛缩及足下垂。

6. 健康宣教　护士要做好健康教育使患者掌握低血糖的各种症状及治疗方法,以便自己及早发现,及时治疗。按时用药,向患者说明药物的作用和不良反应,不要擅自增加用药剂量;进食减少或呕吐、腹泻时要在医师的指导下调整药物剂量;向患者和家属介绍用药相关知识及目标血糖,了解血糖到达多少应加餐,学会选择加餐食品,能正确掌握食物交换方法,食物升血糖指数的概念及进食水果的原则,纠正饮食误区及不良饮食习惯达到饮食治疗的目的。

（四）文献与经验分享

反复发作或持续时间较长的低血糖可导致中枢神经系统不可逆损害,早期表现为脑组织充血,继而脑组织水肿、点状出血坏死,晚期神经细胞坏死、软化灶形成。病变的部位以大脑皮质、基底核、海马最为明显。有文献报道低血糖脑病患者血糖最低 1.5mmol/L,持续 4 小时,无低血压和低血氧饱和度证据,葡萄糖注射后,血糖恢复正常,3 小时后,行头颅 MRI 检查,发现弥散脑白质、脑交界区高信号,患者始终处于持续植物状态,22 个月后死亡,尸检发现广泛的脑皮质层状坏死。因此,脑组织在没有糖原储备的情况下,只能从血液中直接摄取,并且以 4~8g/h 的速度消耗,一旦出现血糖的降低,就会造成患者出现脑功能的障碍,形成植物状态。因此《中国重症脑血管病管理共识 2015》指出应密切监测血糖,避免血糖过高或过低,建议血糖水平控制在 7.7~10.0mmol/l（二级推荐,B 级证据）,《缺血性卒中短暂脑缺血发作血糖管理中国专家共识》指出血糖管理流程,具体见图 7-10-1。

二、低钠性脑病患者的护理

低钠血症是临床常见的电解质紊乱,而受低钠血症影响最明显的靶器官是脑,其损害程度与预后密切相关。早在 1935 年就有低钠血症导致脑损害的报道,此后低钠血症性脑病的各种临床表现不断被报道。急性低钠血症(48 小时内迅速发生),通常可导致持久性脑损害。慢性低钠血症(48 小时以上缓慢发生)多发生在医院外,由于低钠血症发生缓慢而易被患者耐受。未经治疗的慢性低钠性脑病的死亡率高达 25%。

（一）低钠血症的发病机制及临床表现

1. 低钠性脑病的发病机制　正常血钠浓度的维持主要取决于三方面的作用:口渴中枢对摄入水量的控制,下丘脑对抗利尿激素分泌的调节以及肾脏浓缩与稀释功能。临床常见的低钠血症原因有两类,一类是有效的循环血容量减少而继发抗利尿激素（ADH）相对过

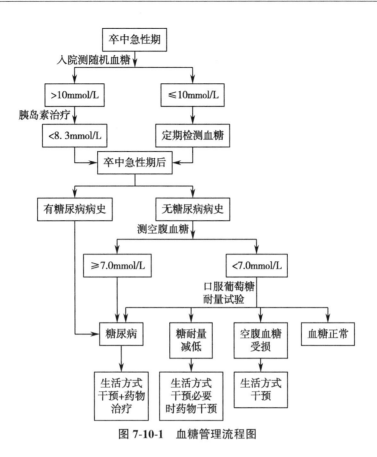

图 7-10-1　血糖管理流程图

多,另一类是 ADH 异常分泌或作用过强,二者均可导致体内水潴留而导致低钠血症。而对于重度颅脑损伤患者,其通常伴中枢性低钠血症,脑性盐耗综合征(CSWS)及抗利尿激素分泌不当综合征(SIADH)是常见的诱发因素,因其临床表现十分类似,需要谨慎鉴别。除非低钠血症得到适当且有效的纠正,否则会因癫痫发作、颅内压升高甚至形成脑疝使得患者病死率升高。

　　低钠血症导致血浆渗透压下降,形成"外低内高"的细胞内外渗透压梯度,为了重新获得稳定的渗透平衡,可通过细胞外水分内移或细胞内溶质外移实现。通常前一种机制迅速发挥作用,细胞水肿不可避免,此时脑容量的微小变化可导致严重的中枢神经系统损害,其他多数器官可能并无明显异常。如果轻度渗透压失衡纠正,细胞水肿不严重,则临床上不出现任何症状,但是细胞溶质外移是有限的,当严重渗透压失衡发生时,脑细胞水肿成为低钠性脑病的主要发病基础。

　　2. 临床表现　低钠血症的发生无性别、年龄差异,但低钠性脑损害的发生多见于老年人、小儿和绝经前妇女。低钠血症可引起两种损害,即低钠性脑病和脑桥中央髓鞘溶解(补充血钠过快),而临床较多的是未经治疗的低钠性脑病。低钠性脑病分为早、中、晚期,见表 7-10-1,虽然分期是相对的,但是任何症状可出现在任何时期,重要的是不同的症状严重程度不同,并与脑水肿、颅内压增高、脑缺氧程度、病情进展快慢密切相关。

表 7-10-1　低钠性脑病分期

分期	临床表现
早期	厌食、恶心、呕吐;疲乏、虚弱;头痛;肌肉痉挛
中期	语言及疼痛刺激反应下降;幻觉、听幻觉;行为异常;扑翼样震颤;感觉迟钝;二便失禁
晚期	呼吸功能障碍、呼吸衰竭、心动过缓、高血压和低血压、体温调节异常、癫痫发作、昏迷、瞳孔散大、去皮层状态、去脑强直

(二)护理病例的分析

1. **病例介绍**　患者,男性,61 岁,因"突发意识不清 4 小时"以"低钠低钾血症"收入 NCU。患者于入院前 4 小时安静休息时自觉上腹部不适、饥饿感,不伴有头晕、心悸、多汗,在自行起床时突发意识丧失,跌倒在地,无肢体抽搐、口吐白沫及大小便失禁,无恶心、呕吐。首次检查血钠为 108.4mmol/L,血钾 3mmol/L,6 小时内重复检测三次,最低血钠 96mmol/L,血钾 2.5mmol/L。追问病史,患者数日内食欲减退、少语。既往高血压病史 20 余年,平时服用降压药不规律。诊断为低钠低钾血症、昏迷原因待查收入院。

护理提示:

1. 患者有突发意识丧失,有跌倒病史,可能会出现磕伤、碰伤等问题的发生。

2. 患者出现低钠血症以及低钾血症,可能会加重意识的变化,造成脑水肿的发生,需要监测生命体征,同时补充血钠与血钾。

3. 需要持续进行电解质的监测。

(1)入院后查体:T 37.4℃,P 102 次/min,R 24 次/min,BP 100/73mmHg。浅昏迷,压眶有反应,双眼向右侧凝视,双侧瞳孔等大等圆,直径约 3mm,对光反射灵敏,四肢肌力Ⅱ级,肌张力低,头颅 CT:颅内未见明显异常。

护理提示:

1. 患者出现浅昏迷,随着病情的加重,患者的意识障碍可能加重,应给予每 2 小时评估一次。

2. 患者若出现四肢肌力下降,考虑与患者低钠低钾血症有关,需要动态进行肢体肌力的观察与评估,每 2 小时评估一次。

(2)住院过程中。入院后给予患者血清电解质监测,并静脉滴注 0.9% 氯化钠注射液和 15% 氯化钾注射液每日 6g,入院 24 小时后患者可自动睁闭眼,不语,眼球活动不灵活,各种脑干反射存在,四肢无自主活动,刺激后少有活动。血钠升至 122.7mmol/L,血钾 2.99mmol/L,入院后 3 天血钠升至 131mmol/L,血钾 3.5mmol/L。此后血钠波动在 126~134mmol/L,血钾恢复正常。入院后 5 天腰椎穿刺脑脊液检查除蛋白增高外,其他指标正常。

护理提示:

1. 血钠的补充需要缓慢,补充过快,容易出现严重并发症。

2. 根据医嘱需要护士准确地给予浓钠鼻饲口服或静脉泵入,同时动态监测血钠、血钾的变化。

(3)患者恢复期:患者入院后 14 天,复查 MRI 未见异常,血钾、血钠基本恢复正常,并稳定在正常范围。一周后转至康复医院救治。当时患者处于睁眼昏迷状态,四肢可自主活动。

护理提示:

1. 患者电解质指标正常,出院时需要向家属做好宣教,防止再次出现低钠血症。
2. 患者的意识状态处于睁眼昏迷状态,需要协助患者做好皮肤护理、肢体功能锻炼以及预防其他并发症的出现。

2. **救治依据**　无症状的低钠血症主要是以病因治疗为主,不必积极补充钠盐。如果血容量不足,应补充等渗盐水;激素缺乏的应在补充血容量的同时予以适当激素补充;药物肾脏水钠代谢障碍应减药或停药。限水治疗在理论上是可行的,但是限水治疗使血钠的浓度上升的速度有限(每日很少超过 1.5mmol/L),因此限水治疗仅限于无症状低钠血症的治疗。血钠<120mmol/L 或低钠性脑病一旦出现,补充高张盐水是首选治疗方案。在心肾功能允许的状况下,可缓慢静脉注射 3% 氯化钠注射液,目前关于补钠的治疗方案尚存争议。

3. **护理方法**

(1)动态监测血钠、尿钠及中心静脉压,及时发现病情变化。低钠血症以烦躁、嗜睡等精神症状和意识障碍为首发症状,进而出现抽搐、昏迷,部分患者有腹胀、腹泻、恶心、呕吐等症状。当患者出现烦躁、意识症状加重时,报告医师,复查头颅 CT,排除颅内血肿、脑水肿。按医嘱抽血、留取 24 小时尿液,监测血、尿钠的变化。医生应予患者留置锁骨下深静脉置管,连接压力传感器,持续监测 CVP 的变化。测量 CVP 对中枢性低钠血症的进一步诊断具有重要意义。CSWS 的治疗原则:补充血容量及缺失的钠盐,据 CVP 补充血容量,同时补充钠盐,补充量(mmol)=［血钠正常值(mmol/L)－血钠测得值(mmol/L)］×体重(kg)×0.6(女性 0.5)。

(2)正确合理补液,纠正低钠血症。1g 氯化钠 = 钠离子 17mmol/L,治疗过程中需要动态监测,直至血钠上升 20mmol/L 或血钠达到 120~125mmol/L,症状逐渐消失。

(3)做好健康宣教:向患者及家属耐心解释,说明反复抽血化验和留取 24 小时尿液的目的和意义,取得患者及家属的合作。每日输液前遵医嘱采集血标本监测血清钠的浓度,并准确记录 24 小时出入量,以准确比较结果,了解血容量变化,及时修改治疗方案。

(4)加强基础护理,防止护理并发症的发生。保持床单平整干燥,加强翻身,防止压疮;不能进食者要留置胃管予以鼻饲;保持会阴部清洁干燥,做好留置尿管的护理,防止泌尿系感染。

(三)文献或经验分享

低钠血症可以引起慢性低钠性脑病,因此应密切监测血钠的变化。目前国内外诸多文献报道严重低钠性脑病的预后不仅与补钠治疗有关,还与是否同时伴有低氧血症有关,因此给予临床相关提示,注意血氧饱和度的监测与持续给予患者吸氧的重要性。国外文献报道,24 小时内提高血钠的速度控制在 ≤15mmol/L 是安全的。如合并肝脏疾病、低钾血症、营养不良等危险因素时，最初 24 小时血钠提高速度应控制在 10mmol/L 以内。当患者在治疗过程中病情再度出现恶化时，应考虑到脑桥中央髓鞘溶解，一般是由快速补充钠盐引起的。2016 年中国重症脑血管病管理共识中指出，低钠血症可加重脑血管病患者的病情，应积极纠正低钠血症改善预后，重视监测血钠浓度，分析低钠血症的原因，根据不同病因纠正低钠血症，同时纠正补钠过程的不良反应（Ⅰ级推荐，C 级证据）。建议在补钠的第一个 24 小时内，血钠浓度上升速度不超过 10mmol/L，此后每 24 小时不超过 8mmol/L，直到血钠浓度达到 130mmol/L。

（张晓梅　刘光维　曹闻亚　刘　芳）

第八章

NCU 疾病并发症的护理

第一节　误　　吸

一、护理依据

误吸是指进食(或非进食)时食物、口腔内分泌物、胃食管反流物等进入声门以下的气道,脑卒中救治指南中推荐患者入院 24 小时内即接受误吸风险的评估。当重症患者出现意识障碍、吞咽障碍同时伴有大量镇静药物应用或强烈的交感神经兴奋阻断胃肠推动食物的动力,引起胃排空障碍出现胃潴留时,尤其是后循环脑卒中患者,由于发病位置累及到延髓,引起迷走神经或下丘脑胃肠调控中枢时,均可导致胃肠动力障碍,引起胃瘫,造成误吸、吸入性肺炎,严重者可导致窒息、甚至死亡,不仅给患者带来痛苦,增加医疗成本和护理工作量,还影响重症脑损伤患者的预后。因此,制定神经重症疾病患者防控误吸的护理操作规范,以期帮助护理人员及时有效地进行评估与实践。

二、护理评估

误吸根据吸入量可分为微量(<1ml,很少有症状)和大量吸入。根据症状误吸分显性误吸与隐性误吸。显性误吸可突然出现呼吸道症状,如咳嗽和发绀、呼吸困难、呼吸急促、血氧饱和度下降,可从患者气道中吸出胃内容物。临床显性误吸容易判断,但隐性误吸常因诊断困难而被漏诊。因此对于高龄(>70 岁)、意识障碍、人工气道、咳嗽反射消失、肠内营养支持等神经重症患者,需要入院 24 小时内进行误吸风险评估。

(一)评估工具

目前临床有各种形式针对吞咽功能的评估工具,有标准吞咽功能评估(standardized swallowing assessment,SSA)、多伦多床旁吞咽筛查(the Toronto bedside swallowing screening test,TOR-BSST),这些评估量表均包括饮水试验、咳嗽等内容,对于神经重症患者缺乏一定的适应性与方便性,为此目前对于误吸风险的综合评估尚无统一筛查方案。根据神经系统疾病肠内营养支持操作规范共识(2019 版)建议,对意识为嗜睡、清楚状态患者,采用饮水试验和 V-VST 方法进行吞咽功能评估,见第五章第二节三。

(二)评估方法

1. **团队进行评估**　根据近几年最新护理研究进展,推荐误吸管理需要跨专科团队进行干预,团队成员包括医生、护士、呼吸治疗师、营养师和康复师等一同进行误吸的风险评估。包括早期识别患者的误吸风险,推荐特别关注高龄、意识障碍、神经功能障碍、使用人工气道、肠内营养、声门或贲门关闭功能障碍、平卧位、床头抬高角度<30°,使用镇静/肌松药物、顽固性呃逆和恶心、呕吐患者(A级推荐,3级证据)。

2. 评估工具选择 根据临床经验以及文献报道,采用误吸风险评估工具进行评估(表8-1-1)。

表 8-1-1 误吸风险评估工具

项目	分值			得分
	1分	2分	3分	
年龄	10~50岁	50~80岁	>80岁或<10岁	
神志	清楚	清楚但药物镇静	昏迷	
痰液	量少	量多且黏稠	量多且稀薄	
神经疾病诊断	无	1种	1种以上	
饮食	禁食	普食	流质或管饲	
体位	半卧	<30°	平卧	
机械通气	无	有		
总分				

3. 结果判断 评分≤10分为低度风险,11~16分为中度危险,≥17分高度危险;责任护士对管饲喂养患者进行误吸护理风险评估,患者病情变化时随时评估,属于危险人群者采取预防误吸护理措施。

(三)误吸诊断

1. 推荐通过检测气道分泌物中胃蛋白酶A的浓度判断是否发生胃内容物误吸,当痰液中胃蛋白酶A>25ng/ml,可诊断为误吸;>200ng/ml时,可诊断为大量误吸(1级证据,A级推荐)。

2. 观察到痰液中出现胃内容物或肠内营养液,可判断患者出现误吸。

三、护理干预

对于有误吸史、意识水平降低、恶心呕吐及肠鸣音消失、胃肠动力减弱、胃肠道消化吸收功能不能满足机体对营养物质的需求时,医护比不足、口腔护理不佳的神经重症患者应考虑存在高误吸风险,必须从以下几方面进行早期干预。

(一)人工气道患者

1. 建立人工气道时,推荐采用圆锥形且带有囊上可冲洗套囊导管来预防微误吸。

2. 当患者气道压力较低或自主呼吸较弱时,宜适当增加气囊压力。

3. 常规采用声门下吸引以清除气囊上滞留物,吸引间隔时间2~4小时,尤其对于机械通气时间>48小时的患者。

4. 机械通气时,呼吸机外管路冷凝水处于最低位。

（二）肠内喂养护理

1. 对于经胃喂养不耐受、误吸高风险的患者，推荐采用营养输注泵，以适合的速度经幽门后喂养。

2. 营养输注过程中，推荐每 4~6 小时进行抽吸胃内残留，胃内残留量>100ml，需要减慢输注速度，加入胃动力药物，残余量>500ml 需要暂停喂养。

3. 条件允许情况下，推荐采用床旁胃超声，评估胃残留量。

4. 鼻饲患者尤其口腔长期禁食，自洁功能缺失，同时留置胃管导致细菌移位定植，应重视患者的口腔护理，需要使用 0.12% 氯己定进行每日 4 次，间隔 6 小时一次的口腔护理效果最好。

（三）体位评估

1. 对于机械通气并持续给予肠内营养患者，推荐采用半卧位，床头抬高 30°~45°。

2. 具有腹内高压患者床头抬高可维持在 25°~30°。

3. 俯卧位患者给予肠内营养时需要将头部抬高 10°~25° 或者给予幽门后喂养，在患者俯卧位期间保障患者的安全，防止误吸发生。

（四）药物干预

对于误吸高危险患者，可遵医嘱给予促胃肠动力药物或抗反流药物，以防止误吸发生。

（五）误吸处理（1 级证据，A 级推荐）

1. 发生误吸，立即行气管内吸引以清除误吸物，尤其是可导致气道阻塞的液体和颗粒物，必要时使用纤维支气管镜抽吸气道内误吸物。

2. 给予吸氧支持治疗，出现呼吸衰竭者，给予人工气道的建立。

3. 病情严重患者，可遵医嘱预防性使用抗生素。如果在误吸后 24~48 小时后未发生肺部浸润等胸片表现，可遵医嘱停用抗生素。

（六）健康教育

对护理人员进行健康知识指导，提高对预防误吸的风险意识，规范操作行为，从而降低误吸的发生。

四、护理评价

护理干预实施后，定期评价患者，及时判断，如存在误吸的风险时，可以采用盲插鼻肠管技术（见第九章第一节十二），使用胃管进行减压，鼻肠管进行营养支持，减少误吸的高风险发生。

第二节　低蛋白血症

一、护理依据

低白蛋白血症又称蛋白营养不良或水肿型营养不良，它并不是以一个独立的疾病状态存在，而是在各种疾病状态下导致负氮平衡的一种临床表现。NCU 患者大部分处于严重颅脑损伤的危险期，患者因为意识障碍、吞咽困难、机体在应激状态下分解代谢增加等原因导致蛋白的合成、分解、代谢受到影响，极易发生低蛋白血症。低白蛋白血症会导致机体抵抗力下降，增加感染机会，加重危重患者的病情，严重影响功能恢复。

二、护理评估

(一)评估部位

低蛋白血症患者血浆胶体渗透压降低,体液积聚于皮下组织间隙,表现为可凹陷性水肿。单纯的低蛋白血症表现为营养不良性水肿,部位常见于下肢和颜面,单侧水肿少见,常从足部开始,然后扩展至全身。严重水肿患者,要检查水肿区皮肤有无水疱、渗液、破溃或继发感染。全身性水肿的病因较多,需从原发病、首先出现水肿的部位、水肿特点、伴随的临床症状予以鉴别(表 8-2-1)。

表 8-2-1　水肿病因的鉴别

水肿类型	原发病	首发的部位	水肿特点	伴随症状
营养不良性水肿	慢性消耗性疾病	从下肢开始向上蔓延	先兆:体重减轻,消瘦	营养不良,血清白蛋白水平降低
心源性水肿	慢性肺源性心脏病、风湿性心脏病三尖瓣病变、渗出性或缩窄性心包炎	下垂部位开始	先兆:体重迅速增加	颈静脉怒张,肝肿大,消化道症状,胸水、腹水
肾源性水肿	肾炎、肾病综合征	疾病早期晨起时出现在眼睑或颜面	与体位关系不大	血压升高、肾功能损害
肝源性水肿	肝硬化	踝部	腹水	肝功能减退,门脉高压症

(二)评估工具

全面了解低蛋白血症的发生情况及其属原发性或继发性发病。通过实验室检查评估患者的血浆白蛋白水平,评价标准:35~55g/L 为正常参考值,<35g/L 为低蛋白血症,35~30g/L 为轻度低蛋白血症,29~25g/L 为中度低蛋白血症,<25g/L 为重度低蛋白血症。水肿的评估需要监测体重、水肿肢体的周径、皮肤颜色、24 小时出入量及其他生化指标。

(三)评估方法

1. 监测血生化指标　血浆白蛋白、前白蛋白水平,皮肤水肿,有无透明水疱发生,防止皮肤破损发生。

2. 低蛋白血症的主要风险因素包括　蛋白摄入不足或吸收不良,如患者意识障碍、吞咽困难、食欲不振或厌食;蛋白质合成障碍,如在机体严重的应激状态下,各种原因的肝损害使肝脏蛋白合成能力减低,血浆蛋白质合成减少,肝脏降低合成白蛋白而优先合成急性时相反应蛋白(如 C 反应蛋白等),致使血清白蛋白水平降低,白蛋白分解代谢的速率增快,如感染。

三、护理干预

(一)加强营养护理

1. 正确认识低蛋白血症,全面了解低蛋白血症的发生情况,采取有效的治疗手段。让患者或家属充分认识预防低蛋白血症发生的相关因素及早期采取有效措施。

2. **加强健康宣教**　针对患者的不良饮食习惯和不良心理状态所致的低蛋白血症,仔细耐心地做健康教育和心理咨询,使患者能主动配合,提高营养治疗的依从性。

3. 做好营养咨询与评价,关心患者的用膳情况,积极协助营养师做好营养配餐。

4. **加强病情观察** 对继发性低蛋白血症,在观察病情时发现的临床问题应及时反馈给主管医师,同时对有关营养治疗提出正确的见解。

（二）营养支持方式的选择

如果患者能够进食,鼓励摄入高蛋白膳食,推荐护士每班至少评估 1 次患者经口摄入量;能量与蛋白摄入量在总需求量的(50%~70%)/d 时,应提供口服营养 400~900kcal/d 作为额外的营养补充,并动态观察营养指标变化。如果患者进食困难,首选肠内营养,当肠内营养不耐受,或者无法满足患者的营养需求量时,给予肠外营养补充。研究显示,应用"全合一"肠外营养联合肠内营养治疗重症脑卒中患者并发低蛋白血症,可有效遏制血清白蛋白的进行性下降,减少低蛋白血症所致并发症,改善早期预后。

1. **高蛋白质膳食** 高蛋白质膳食是指蛋白质含量高于正常人的膳食。为了使蛋白质更好地被机体利用,通常需要同时适当增加能量的摄入量,以防止蛋白质的分解供能。一般不需单独制作,可在原来膳食的基础上添加富含蛋白质的食物或者蛋白粉(护士需根据说明书进行控温配制)即可。保障每日能量供给量达 3 000kcal 左右,每日蛋白质供给量达 1.5~2.0g/kg。

2. **肠内营养** 适用于经口摄食障碍或摄食不足的患者,高蛋白营养制剂可满足患者的能量和蛋白质的需求,减少氮脂丢失,促进蛋白质的合成;有易于吸收中链甘油三酯,有效纠正低蛋白血症。有研究显示,低蛋白血症可导致患者肠内营养的耐受性下降,增加危重患者肠内营养相关性腹泻的发生率,建议及时纠正患者的低蛋白血症或调整肠道菌群的预防性治疗,降低患者肠内营养相关性腹泻的发生率。

3. **肠外营养** 适用于严重感染与败血症,持续高热使能量需求增加,食欲减退会引起营养摄入不足,患者可出现负氮平衡、低蛋白血症,日趋消瘦,对于此类患者应尽早采用肠外营养支持;还适用于严重腹泻、神志不清、肺内吸入高度危险倾向等短期内不能肠内营养支持的患者。

（三）静脉输注人血白蛋白

输注白蛋白不仅用来提高胶体渗透压,还可以调节酸碱平衡,改变药物的血浆水平,也具有抗氧化、清除自由基、改善微循环和减少白细胞聚集等作用。临床上常规选用血清白蛋白补充,对于危重症患者,可有效增加患者血清白蛋白浓度,并能改善患者的器官功能。静脉输注人血白蛋白要注意以下几点。

1. **保护心功能** 因患者连续输入人血白蛋白后,心脏负荷会加重,易出现急性左心衰竭,可根据症状、体征及心电图等进行评估,给予抬高双下肢。人血白蛋白输入后易出现呼吸困难、血氧饱和度下降等异常情况,故建议输注滴数以不超过 2ml/min,开始 15 分钟内应注意缓慢输入,逐渐加速,由于是血浆制品的输注,建议通过外周静脉进行输注,同时监测患者生命体征的变化。

2. **安全输注补充人血白蛋白** 输注前用生理盐水冲洗管路,并遵医嘱给予苯海拉明或其他抗过敏药物;建立单独的静脉通路输入人血白蛋白,防止出现不良反应;输入过程中密切观察患者面部表情及心电监测的内容,输注后要严格监测生命体征,并给予记录。

3. **营养监测与护理** 对低蛋白血症患者,配合医嘱应用人血白蛋白前,先静脉补充营养制剂及用葡萄糖作为溶剂的药物,不仅能明显改善患者血浆白蛋白浓度,对改善患者总的营养状况亦有显著意义,护士合理地安排输液顺序,有助于提高血浆白蛋白的水平。

（四）低蛋白水肿的护理

1. **水肿期护理** 抬高患者肿胀的肢体 30°~40°，双上肢可抬高，见图 8-2-1。保持皮肤的完整性，避免蛋白质的丢失，降低感染率。由于患者存在水肿，翻身可将软枕垫到楔形垫上，柔软平整的软枕再直接接触患者皮肤，同时抬高肿胀上肢。注意动作轻柔，禁止拖、拉、拽，衬垫与软枕放置见图 8-2-2。做有创操作时注意穿刺处皮肤的护理，防止破溃与瘀斑的形成，如果皮肤破损，渗液较多，可应用敷料进行保护，并用无菌小巾包裹，且每日更换无菌小巾，防止感染。避免肌内注射，可给予中心静脉置管，以减少穿刺频次。

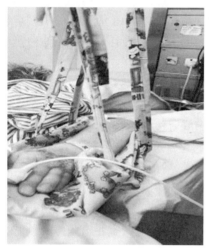

图 8-2-1　上肢抬高

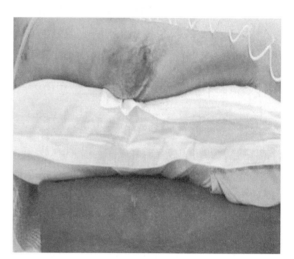

图 8-2-2　翻身侧卧衬垫与软枕放置方法

2. **预防压疮** 低蛋白血症是发生压疮的内在危险因素，当血清蛋白<35g/L 时，患者发生压疮的可能性是正常人的 5 倍。给予患者预防压疮的保护性干预，包括整体减压，使用具有双重按摩方式的防治压疮垫，定时翻身，保持床单位清洁、干燥、平整、舒适，防止受潮湿、摩擦等物理刺激，加用床档保护套，防止患者磕伤或四肢皮肤擦伤；局部保护，患者的耳、肩、肘部及膝关节、足跟等骨突部用水囊垫保护，机械通气患者气切伤口周围垫纱布，防止皮肤受压，或采用改良后寸带固定（见第七章图 7-5-2~7-5-4）；做好健康教育，与家属和患者沟通进行预防压疮的方法指导，讲解压疮形成的原因、好发部位、分级预防的措施、伤口处理方法等。

四、护理评价

每日重新评估患者，护理干预措施 14 天后，营养状况有无改善，血浆白蛋白水平仍然低于 30g/L，应重新给予护理计划的修改，并请营养科会诊。

第三节　失用综合征

一、护理依据

失用综合征是由同一原因引起的不同症状所组成的综合征。根据发生的原因，可分为由局部性失用引起（关节挛缩、失用性肌萎缩、压疮、静脉血栓形成、水肿等）；由全身性失用引起(心肺功能低下、消化功能低下、易疲劳等);由卧位重心低引起(直立性低血压、尿频、血液量减少等);由缺乏感知、运动刺激引起(抑郁、认知活动减少、自主神经不稳定等)。最常见的脑卒中后失用综合征为关节挛缩、失用性肌萎缩等,主要表现为足下垂、足内翻、半身肌肉萎缩、关节挛缩、变形、言语及吞咽等功能丧失等,早期正确的干预显得最为重要。

二、护理评估

(一) 评估原因

1. 知识缺乏　医护人员注重疾病治疗护理,对早期康复的时间、方法缺乏了解;患者家属缺乏早期康复治疗的意识。

2. 康复介入迟缓　大多数医院神经内科缺乏完整有力的康复团队,患者往往是先治病,疾病好转后再转至康复科进行康复,错过了早期康复时间,导致失用综合征发生。

3. 原发病所致　脑卒中因为梗死部位的不同表现为不同肢体瘫痪,容易遗留后遗症。同时患者因为突发脑卒中,肢体功能、语言功能缺失,而导致抑郁状态的发生,患者主动活动意识差,被动肢体活动时患者伴有疼痛等不适而拒绝或限制康复治疗的进行。

4. 锻炼方法不正确　康复训练应该按照康复医师制订的康复计划进行,不恰当的方法和过早的肢体功能锻炼会导致异常运动模式的发生。

(二) 评估方法

1. 卒中运动功能评估　包括肌张力、肌力、协调性和平衡能力的评估。肌张力是检查者被动活动关节牵拉肌肉所感到的阻力,肌力评估可用六级肌力判定法,协调性评估时可用指鼻试验和跟 - 膝 - 胫试验,平衡功能障碍可能由于锥体束损害、小脑病变和前庭功能障碍所致,主要评价坐位、立位和步行时的平衡状态。因此常用的运动功能检查量表为 Brunnstrom 六级分类,其按照运动恢复的六阶段,评价运动功能。Fugl-Meyer 运动功能测量表比较全面,测量了肌力反射协调性等多方面。

2. 日常生活能力评估(activities of daily living,ADL)和工具性日常生活活动能力(instrumental activities of daily living,IADL)的评估。

3. 主动和被动运动　卧床患者 7 天肌肉质量减少多达 30%,身体活动对于健康是必不可少的。当患者过于虚弱或无法主动运动时,可进行被动运动,每日进行至少一次运动,有助于减轻关节僵硬和保持肌肉的完整性,防止挛缩。肩、手、臀和踝尤其有僵硬和肌肉挛缩的风险。如果不进行运动,患者会有痛苦感受并且造成永久性损伤。

4. 环境支持度　评估家庭、看护者和社区的支持度。

三、护理干预

脑卒中早期康复一直是康复领域专家推崇的理念,康复的目的是促进患者功能恢复和独立。中国脑卒中康复治疗指南(2017 版)指出,脑卒中患者病情稳定,应尽早介入康复治疗(Ⅰ级证据,A 级推荐),轻到中度患者在入院 24 小时后,可以进行床边康复,以循序渐渐的方式进行,必要时在监护条件下实施(Ⅰ级证据,A 级推荐)。脑卒中急性期良肢位摆放、体位转移和关节活动度训练技术,是康复护理的基础和早期康复介入的重要环节。

(一) 抗痉挛治疗

典型的治疗痉挛的方法是阶梯式的,开始采用保守疗法,逐渐过渡到侵入式的疗法。体位摆放、被动伸展和关节活动度训练可以缓解痉挛,而且每天应该进行数次训练。现在普遍认为运动疗法可以单独应用,与其他抗痉挛治疗比较,运动疗法可以使患者在功能改善方面获得更大的益处。

1. **良肢位摆放** 肢位摆放是利用各种软性靠垫将患者置于舒适的抗痉挛体位,良肢位摆放(表 8-3-1)对于重症患者来说尤为重要,能够减少并发症、提高护理质量、加快卒中患者的康复速度,早期良肢位摆放可以在一定程度上改善患者肢体功能,预防失用综合征,尤其对于 NCU 伴有偏瘫甚至全瘫的患者。危重症患者活动受限或制动的并发症包括压疮、静脉血栓栓塞和肺功能障碍等,正确的体位摆放应该贯穿在偏瘫后的各个时期,注意定时改变体位,一般每 2 小时体位转换一次。但危重症患者改变患者体位的最佳时间的间隔是未知的,更换体位除了减压作用,还能使患者保持舒适、放松和休息,膨胀双肺,促进气道分泌物的移动,改善四肢末梢循环。但是摆放体位时需要进行多因素的考虑(表 8-3-2),例如血流动力学与氧合情况,更换体位的时间及方式以及是否受限。一些减压床垫可以根据压力评估和患者舒适度调节,当患者侧卧时应给予患者安全感。

表 8-3-1　良肢位摆放方法

体位	摆放方法	图示
仰卧位	将患者的头部置于软枕上,保持面部朝着患侧,软枕的高度适宜,原则是胸椎稍微屈曲,避免过伸、过屈、侧屈,颈部不能悬空。臀部下面加垫软枕,让患侧的骨盆适当向前突。稍微内旋,膝关节轻度屈曲位,踝关节 90° 背屈,足尖向上。上肢肩膀向前伸,肘关节伸展,放在软枕上,腕关节背伸、手指伸展,下肢髋部垫软枕,稍微内旋,膝关节轻度屈曲位,踝关节 90° 背屈,足尖向上	图 8-3-1
侧卧位(患侧在下方)	患侧肩胛向前伸展,与躯干角度>90°,肩关节保持屈曲,伸展肘关节,前臂后旋,腕关节背伸,手指伸展,伸展患侧下肢,膝关节保持轻度的屈曲,健侧的下肢髋关节以及膝关节屈曲,下面垫一软枕,背部放置一软枕	图 8-3-2
侧卧位(患侧在上方)	患侧上肢向前伸出,肩关节屈曲 90°~130°,在肩关节下方采用软枕予以支持,健侧上肢的姿势则可以自由摆放。患侧下肢髋关节和膝关节屈曲,放在软枕上,健侧下肢髋关节伸展,膝关节轻度屈曲,背后放置一个软枕	图 8-3-3

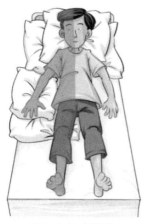

图 8-3-1　仰卧位

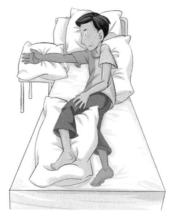

图 8-3-2　患侧在下方

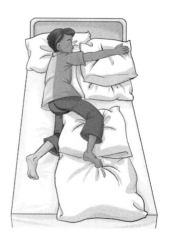

图 8-3-3　患侧在上方

表 8-3-2 摆体位时需要考虑的因素

因素	注释
血流动力学及患者氧合状况	患者左侧卧位时可能会导致几分钟的氧和下降(通常对病情无影响)
时间	避免治疗和检查发生冲突,比如胸肺部治疗和胸部 X 线检查时需要考虑患者是否需要休息
方式	是否需要使用升降装置;足够的工作人员且各司其职;放置软枕支撑肢体,增加舒适度和呼吸功能;调节病床到"座椅型"体位,保持正确的坐姿,为患者自主垂直的坐在床上做好准备
更换体位的限制	脊柱侧弯、脑损伤、血流动力学不稳定、呼吸窘迫、治疗设备、体型

2. **床上体位转移** 主要包括被动体位转移、辅助体位转移和主动体位转移等方式,训练的原则应该按照完全被动、辅助和完全主动的顺序进行。体位转移的训练内容包括患者床上侧面移动、前后方向移动、被动健侧翻身、患侧翻身、起坐及床上到轮椅、轮椅到床上的转移训练。

3. **关节和肢体训练** 关节活动度训练可以维持关节正常的活动范围,有效防止肌肉失用性萎缩的发生,促进全身功能恢复。对于 NCU 患者主要以床上被动训练为主,在患者发病后 3~4 天,病情允许的条件下,患肢所有关节都应做全面的关节被动运动,每天 2~3 次,每次 10~15 遍。肢体被动活动包括肩、肘、腕、指、髋、膝、踝、趾关节的屈曲、伸展及抬举活动。活动原则:上肢多锻炼伸肌,下肢多锻炼屈肌。活动幅度:由小到大,由健侧到患侧。活动顺序:从大关节到小关节,循序渐进。患者生命体征平稳,病情稳定,转至普通病房但又不能进行正规康复训练时,可指导患者于床上自我主动训练。

4. **抗痉挛药物** 替扎尼定、巴氯芬、丹曲林和地西泮是常用的治疗痉挛的口服药物,肉毒毒素注射治疗可以选择性治疗脑卒中患者的局部痉挛。一些小型试验证实,鞘内注射巴氯芬可以减轻脑卒中后的痉挛。还有一些外科方法用于治疗痉挛,但是缺乏临床试验证据。

(二) 日常生活能力(ADL)训练

强调个体化的训练计划,先评估患者 ADL 的能力和潜能,因人而异、循序渐进地实施行走、更衣、个人卫生及进餐等训练,由帮助到独立,使患者能生活自理,或把生活依赖性降到最低限度,使其能独自或借助最少外力帮助来完成日常生活活动。

(三) 认知功能训练

早期康复训练通过让患者听音乐和与家属讲话、读报等方式,刺激患者躯体感觉,提高患者的觉醒能力和环境辨认能力。康复训练中期进行记忆力、注意力及思维训练,训练其组织分类、排列顺序和训练后期则增强患者在各种环境中的独立和适应性,加深患者记忆、注意及思维能力,提高在中期训练中使用各种功能的技巧,并使患者运用到日常生活中去。

(四) 失语功能训练

对于失语的患者要指导患者做舌尖运动,从进行简单的口形变化开始,如:"啊""哦""一""二"等,在护士对患者进行语言训练的同时,也要让其家属参与,由简单的单音词到复杂的多音词,要循序渐进,反复强化由短语到复句,以便患者能够完整地表达自己的意愿和思想。

(五) 吞咽功能训练

在昏迷或清醒程度差的患者不应试图经口进食,即使是清醒的患者,在经口饮水和进食前,也应仔细地在床边进行吞咽功能筛查,有吞咽障碍的患者要及早留置胃管(见第五章第二节三)再进行吞咽功能的康复训练。

1. **口、舌、下颌训练**　让患者练习张口、闭唇、鼓腮、伸缩舌头等动作,患者不能做到时可进行被动或辅助运动,使其能充分张口摄食,闭口咀嚼。

2. **冰刺激方法**　用冰冻棉签刺激患者软腭、腭弓、咽后壁及舌后部等部位,诱发吞咽反射;用冰块刺激患者面颊及下颌部位,促使下颌关节闭合,增加咀嚼肌收缩力。

3. **呼吸控制训练**　让患者颈肩部肌肉放松,练习以鼻吸气,以口呼气,于呼气末以手按压其腹部给予辅助,并练习屏气,使进食吞咽时呼吸与吞咽运动相互配合。

4. **咳嗽及发音训练**　让患者反复练习咳嗽,促进喉部闭锁,用力张口,并尽可能长时间发"噢"音,以强化声门闭锁功能,增强呼吸肌的控制能力。

5. **直接训练**　对于有一定吞咽功能的患者,可通过改善食物形态、味道及进食体位,对其进行直接吞咽训练,指导家属掌握技巧后,每日可增加进食次数。

（六）康复工程和手术矫形

矫形器是以减轻肢体运动功能障碍为目的一种体外装置。使用各种固定性手矫形器或腕手矫形器可以预防由于肌力不平衡引起的屈指、拇指内收、屈腕等畸形,手指屈肌痉挛严重时可使用分指板。为配合早期功能康复训练,可使用通用型踝足矫形器,中重度小腿三头肌痉挛可使用踝铰链双向可调式踝足矫正器。

（七）中医疗法

针灸在脑卒中迟缓性瘫痪期能加速肢体的恢复过程,提高运动功能;对肢体痉挛严重的患者建议给予按摩治疗,以消除疲劳,缓解肌张力。建议对延髓麻痹的患者给予针灸治疗。

四、护理评价

定期对患者康复训练的效果进行评价,在患者病情逐步好转过程中,康复计划会不断改变,进一步调整护理干预方案,见第五章第一节十。

第四节　深静脉血栓形成

一、护理依据

深静脉血栓(deep venous thrombosis,DVT)是由各种因素引发静脉血管壁受损、血流减慢和血液成分改变而导致高凝状态,在深静脉管腔内形成血凝块,进而发展为血栓,可波及整个肢体的深静脉主干,严重者甚至发生肺栓塞(pulmonary embolism,PE)而猝死。DVT 发生率可达 80%,主要累及双下肢,60 岁以上是 60 岁以下患者发生血栓的 2.3 倍。对于长期卧床老年患者,卧床时间超过 10 天 DVT 发生率可达 60%,约 70% 的静脉血栓栓塞症患者可在下肢发现 DVT。DVT 临床上主要表现为患肢肿胀、增粗、疼痛、发绀或皮温降低。在有(无)他人辅助下每天步行至少 15 米可使脑卒中后 DVT 的发生率明显下降。药物预防可使用肝素和低分子肝素,可预防 DVT 和 PE 的发生,但增加出血的危险。DVT 非药物治疗包括分级弹力袜、间歇气动压力装置以及早期运动。分级弹力袜能减少术后 DVT 发生,尤其对于手术后能自行活动的患者,但是对于重症大面积脑梗死长期卧床的患者,指南推荐使用间歇充气加压泵（intermittent pneumatic compression，IPC）和药物抗凝治疗预防 DVT 的发生，而不推荐使用弹力袜预防 DVT 的发生。

二、护理评估

(一) 评估方法

1. **团体风险评估和个人风险评估**　团体风险评估是指将患者总体分为低危、中危、高危、超高危。个人风险评估常用的评估量表有：Autar 血栓风险评估表，JFK 医学中心血栓风险评估表，Caprini 血栓评估表，Padua 预测评分表等评估量表。对于 DVT 评估，现首都医科大学宣武医院所使用评估量表见表 8-4-1。非手术患者使用较多的为 Padua 预测评分表，对入院 NCU 患者均要进行 DVT 发生风险的评估，并在患者入院 24 小时内完成下肢静脉超声检测，早期评估后给予防控。

表 8-4-1　静脉血栓危险评估因素

A 患者自我评估项目(选多项)	
□年龄 41~60 岁(1 分)	□既往血栓史(2 分)
□年龄大于 60 岁(2 分)	□外科大手术史(1 分)
□吸烟(1 分)	□妊娠或产后(<1 个月)(1 分)
□服避孕药或激素替代疗法(1 分)	□静脉曲张(1 分)
□肥胖(BMI>25)(1 分)	□全身或腿部水肿、溃疡、淤滞(2 分)
A 得分	
B 医护人员评估项目(外科＋内科)	
外科(选多项)	内科(选多项)
□卧床时间超过 48 小时(1 分)	□卧床时间超过 48 小时(1 分)
□术中应用止血带(1 分)	□骨髓异常增生综合征(2 分)
□卧床时间超过 72 小时(2 分)	□卧床时间超过 72 小时(2 分)
□中心静脉置管 / 股静脉置管(2 分)	□严重感染(2 分)
□恶性肿瘤或治疗(激素、化疗或放疗)(2 分)	□液体输注(>5L/24h)(1 分)
(选分值最高一项)	□恶性肿瘤或治疗(激素、化疗或放疗)(2 分)
□小手术(1 分)	□严重肺部疾病(2 分)
□急性脊髓损伤(<1 月)(5 分)	□急性肠道炎症(2 分)
□大手术(>45 分钟)(2 分)	□心梗、卒中(2 分)
□多发性创伤(<1 月)(3 分)	□充血性心力衰竭(3 分)
□盆腔手术(3 分)	□肾病综合征(2 分)
□关节镜手术(1 分)	□中心静脉置管 / 股静脉置管(2 分)
□剖宫产手术(2 分)	□介入治疗、心脏起搏器(2 分)
□关节成形术(5 分)	
□腹腔、胸腔镜手术(2 分)	
□上肢骨折(<1 个月)(2 分)	
□脊柱手术(3 分)	
□髋、骨盆或腿部骨折(<1 个月)(5 分)	
B 得分	0

续表

C 高凝状态(血栓形成倾向)(选多项)	
遗传性危险因素(每项 3 分)	获得性危险因素(每项 3 分)
□蛋白 C 或 S 缺乏症 □抗凝血酶Ⅲ缺乏 □血纤维蛋白原异常 □凝血素 20210A □半胱氨酸异常 □抗 Leiden 因子 V/ 活化蛋白 C	□阵发性休眠性血红蛋白尿(2 分) □狼疮抗凝血剂 □抗磷脂抗体 □半胱氨酸异常 □肝素引起的血小板减少症 □高黏综合征 □血纤维蛋白溶解酶原及血纤蛋白溶酶异常
C 得分	0
总分(A+B+C)	0
评分时间	xxxxxx

低危(1 分)	中危(2 分)	高危(3~4 分)	超高危(5 分及以上)

2. DVT 临床相关的检测及预测指标

(1)D- 二聚体是 DVT 可靠预测指标,可用于急性 DVT 筛查,但其敏感性较高、特异性差。

(2)血栓弹力图反映的是机体血液整体的凝结状态和纤溶状态,包括凝血因子功能、纤维蛋白原功能、血小板功能和纤溶系统功能,在评价患者凝血状态方面较传统的凝血功能检查具有一定的优势。

(3)DVT 诊断的"金标准"是静脉血管造影,但具有有创性。

(4)彩色血管超声无创、便捷,可以检测血流动力学变化,敏感性和准确性高,成为神经重症患者 DVT 诊断的主要检查方法,尤其对无症状性血栓的患者。

(二)容易引起 DVT 的危险因素

患者是否合并糖尿病、高血压、高脂血症等危险因素,因其可使血液呈现高凝、高黏及血管硬化的改变;卧床、运动减少、肌肉松弛造成静脉回流淤滞;使用脱水剂加重血液高凝。解剖上,髂股静脉的径路通过腹股沟管,前面有腹股沟韧带,其左侧更容易造成 DVT 发生,因为左髂总动脉横跨左髂外静脉,影响血液回流。再有情绪因素,脑卒中致抑郁等不良情绪造成血管痉挛。DVT 可以发生于任何年龄,但是随着年龄的增加发生率也会递增。静脉瓣膜损伤,NCU 患者常因病情的需要而频繁地诊断性抽血,文献提示,疾病的严重程度与每天的采血次数、总量呈正相关。

(三)评估 DVT 的类型

DVT 可发生在深静脉的任何部位。临床常见的有两类:小腿肌肉静脉丛血栓形成和髂股静脉血栓形成。前者位于末梢,称为周围型;后者位于中心,称为中央型。无论周围或中央型,均可通过顺行繁衍或逆行扩展,而累及整个肢体,称为混合型,临床最为常见(图 8-4-1)。

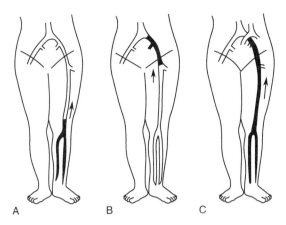

图 8-4-1　下肢深静脉血栓形成的类型
A. 周围型；B. 中央型；C. 混合型

三、护理干预

（一）鉴别诊断

见表 8-4-2。

表 8-4-2　鉴别诊断

鉴别诊断	临床表现	图示
下肢 DVT	下肢肿胀、疼痛、Homans 征阳性、浅静脉曲张深静脉阻塞、足背动脉波动减弱或消失、患者肢体皮温低、皮肤颜色青紫	图 8-4-2
急性动脉栓塞	单侧下肢的突发疼痛，无肿胀，足及小腿皮温低，剧痛伴麻木感	图 8-4-3
急性下肢淋巴管炎	发病快，肢体肿胀常伴有寒战、高热、皮肤发红，皮温高，浅静脉不曲张	图 8-4-4
淋巴水肿	起病缓慢，急性期后疼痛逐渐减轻或消失，晚期皮肤增厚，浅表静脉不扩张	图 8-4-5

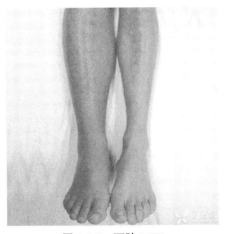

图 8-4-2　下肢 DVT

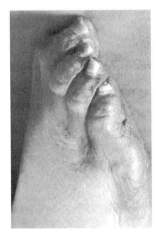

图 8-4-3　急性动脉栓塞

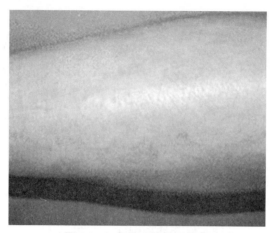

图 8-4-4 急性下肢淋巴管炎

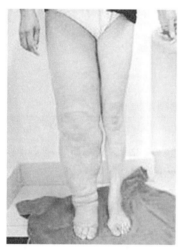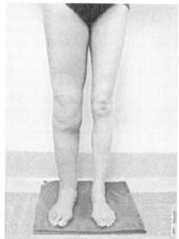

图 8-4-5 淋巴水肿

（二）干预措施

高龄、D- 二聚体增高、长时间卧床、低 GCS 评分、左侧下肢肌力≤3 级、下肢中心静脉置管等因素是 DVT 发生的危险因素。其中年龄、卧床时间、D- 二聚体是下肢 DVT 发生的独立危险因素，为此需要进行预防性干预与护理。

1. 预防性护理干预

（1）患者入院时血栓评估流程。NCU 发生下肢 DVT 以肌间静脉完全型血栓为主且临床表现不明显，因此入院后早期进行超声检测是非常重要的环节。患者入院后应及时（24 小时内）完成首次下肢深静脉超声检查，如已形成血栓：应抬高患者；监测腿围；遵医嘱给予抗凝药物的使用；7~10 天复查下肢静脉血栓超声检查，准确记录。如未形成血栓：医生应开启 "抗血栓压力泵" 使用的医嘱，使用时间 12h/d，责任护士按时给予。

（2）肌力对神经重症患者的影响。DVT 的发生率与肢体的瘫痪程度呈正相关，肢体瘫痪及制动时间增加，可造成患者并发 DVT 的风险升高，尤其是下肢肌力较差的 NCU 患者。

更应警惕的是 GCS 评分<8 分是下肢 DVT 发生的独立危险因素。NCU 在治疗时应用大量的脱水药物,降低血容量,血液的黏稠状态较高,增加 DVT 的发生风险。因此临床对于肌力<3 级患者,应及早给予护理干预,密切关注患者的肢体变化。

(3)NCU 患者体位。无禁忌证者,常规抬高下肢 20°~25°,膝下垫一长软枕,下肢充分保暖,室温控制在 22~24℃。每 2 小时变换体位 1 次,减轻对下腔静脉和髂静脉的压迫。

(4)肢体功能锻炼。昏迷患者可以由护士或是专业康复技师给予患者床上被动功能锻炼,根据患者病情由康复医生制订患者的康复计划,活动循序渐进。神志清楚而卧床患者,可以在床上进行踝泵运动,文献报道平卧位下的踝泵运动相对其他体位其效果更佳,结合舒适性及安全性,采取平卧或半卧位,并不影响踝泵运动的有效性。规范的运动方法:取舒适体位,下肢伸直,最大限度跖屈、足背伸 5 秒,每次 5~10 分钟,接续踝关节环绕 30 次 /min 的速度持续至少 5~10 分钟,至少 3 次 /d,见图 8-4-6~8-4-8。

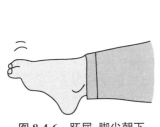 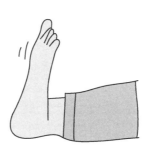 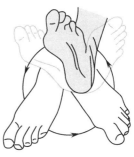

图 8-4-6　跖屈,脚尖朝下　　　图 8-4-7　足背伸,脚尖朝上　　　图 8-4-8　360° 环绕

(5)避免血管内膜损伤。留置深静脉导管选用上肢静脉,尽量不在下肢进行深、浅静脉的穿刺置管或采血,勿在同一条静脉上反复多次穿刺。对偏瘫患者不在瘫痪侧肢体穿刺输液、扎止血带。静脉采血尽量集中,减少不必要的损伤。应用血管活性药或浓度高、刺激性强的药物时,首选深静脉输注,避免发生静脉炎,给予深静脉置管时,避免采用下肢进行穿刺,文献报道,低 GCS 评分、肌力 ≤ 3 级和下肢深静脉导管置入是神经重症患者下肢 DVT 的相关因素。

(6)机械性预防措施。对于可进行肢体活动的患者,可以选择性使用国际梯度压力袜、间歇充气加压泵、足部血管脉冲刺激技术等辅助器械及技术,应用间歇充气加压泵时,避免压力带打折、压迫或损坏皮肤,促进血液循环。

1)弹力袜的使用

弹力袜型号的选择:根据周长测量结果结合弹力袜使用说明选择适宜型号。测量体位:站立位,宜在患者处于直立位的腿上使用软尺测量;不能站立的患者,可取坐位或平卧位;

周长测量部位:膝下型(短筒):踝部最细处和小腿最粗处;大腿型(长筒):踝部最细处、小腿最粗处和腹股沟中央部位向下 5cm 处。

穿着方法:一手伸进袜筒,捏住袜跟的部位,另一手把袜筒翻至袜跟;把绝大部分袜筒翻过来、展顺,以便脚能轻松地伸进袜头;两手拇指在袜筒内侧将袜口撑开,四指握住袜身,两手拇指向外撑紧弹力袜套于足部,产品配有 “助穿袜套” 时先将其套于足部;四指和拇指合力将弹力袜缓慢拉向足跟,直至弹力袜足跟位置与患者足跟吻合;将整个袜筒循序回翻缓慢往上拉,至膝盖或大腿根部,将助穿袜套缓慢从袜口取下;抚平袜身;将弹力袜内侧向外翻,自上而下顺腿轻柔脱下。

操作要点:穿弹力袜目的和必要性、保养弹力袜的方法、穿着时间、穿着期间皮肤护理方法、穿着、保养方法及清洗的注意事项。

并发症观察与处理:穿着期间出现肢体疼痛或肿胀加剧、呼吸急促胸痛或背痛、咳嗽或咯血等及时就诊。

2)间歇充气加压泵的使用:见第九章第二节三。

(7)药物预防:普通肝素,低分子量肝素,维生素 K 拮抗剂等药物用于预防 DVT 发生。

2. 发生 DVT 护理干预

(1)做好病情观察,对患者进行疼痛评估并注意观察疼痛性质、持续时间和程度。

(2)抬高患肢 20°~30° 并制动,禁止按摩,促进静脉回流,减轻静脉腔的压力。

(3)准确执行溶栓、抗凝治疗方案,观察抗凝药或溶栓药物的效果,观察患者有无皮肤、黏膜、牙龈、消化道出血反应;动态观察患肢皮肤色泽、温度、弹性、肢端动脉搏动情况。

(4)注意观察患肢皮肤的颜色、温度、触觉及足背动脉搏动改善情况,每班测量双下肢同一部位的周径,肢测量的部位为髌骨上和髌骨下 10cm 的大小腿周径并记录,观察肿胀度、肿胀消退及疼痛缓解情况。记录大小腿周径时需记录"髌骨上 10cm 左侧 ×××cm,右侧 ×××cm;髌骨下 10cm 左侧 ×××cm,右侧 ×××cm"便于清晰对比。

(5)加强对患肢皮肤的保护和保暖,防止抓破、碰伤。同时对神经重症患者的患侧肢体要定时进行评估,减少约束,促进患者的肢体血液循环。

(6)潜在并发症的预防护理。潜在并发症包括出血和肺栓塞,其中肺栓塞可严重危及患者生命,若患者出现 D- 二聚体增高、胸痛、呼吸困难、血压下降等异常情况,应立即使患肢平卧,吸入高浓度氧气,及时通知医生,并积极配合做好抢救工作。

四、护理评价

应对 NCU 重症患者进行入室时的危险因素评估,筛选高危患者并进行积极的诊断和护理干预,对于已经发生 DVT 的患者要采取正确的护理措施预防并发症发生,并及时评价患者 DVT 治疗的效果,必要时请相关科室进行会诊或手术治疗。2016 版美国胸科医师学会(ACCP)发布了第 10 版《静脉血栓栓塞抗栓治疗指南》建议对于下肢急性 DVT 患者,不推荐使用弹力袜来预防下肢深静脉血栓后遗症(PTS),但对于有急性或慢性症状的患者,使用有压力梯度的弹力袜是合理的。为此护理时可以参照指南给予相应的护理的改进,以防止 DVT 发生。

第五节　便　　秘

一、护理依据

便秘表现为排便次数减少、粪便干硬和 / 或排便困难。排便次数减少指每周排便少于 3 次。排便困难包括排便费力、排出困难、排便不尽感、排便费时及需手法辅助排便,以上症状出现至少 6 个月为慢性便秘(chronic constipation)。我国成年人慢性便秘的患病率为 4%~6%,并随着年龄增长而升高,60 岁以上人群慢性便秘患病率可高达 17.6%,慢性便秘虽不危及生命,但会增加高血压、心脑血管疾病、缺血性卒中的致死率。便秘是脑卒中患者常见并发症之一,脑卒中后便秘的发生原因复杂,粪便积滞肠道,日久水分被吸收而粪便干燥难排,因排便用力过度可增高颅内压,影响患者康复及预后,甚至造成严重后果从而导致患者生活质量下降。正常的肠功能应每周至少排便 2 次,一般情况下,老年人更容易发生便秘。

根据罗马 Ⅳ 标准,功能性便秘的诊断标准中,引入了自发排便(spontaneous bowel syndrome,SBM)的概念,即以患者在未使用药物或其他方式治疗便秘时的每周排便次数为准。SBM 和完全自发排便(complete spontaneous bowel syndrome,CSBM)已作为便秘相关性疾病临床试验中反映排便次数的指标,功能性便秘的诊断标准包括:6 个便秘症状(排便费力、排干硬便、排便时肛门直肠堵塞感、需要手法辅助排便、排便不尽感和每周自发性排便少于 3 次),在功能性便秘患者中各个便秘症状的发生率也有差别,且存在明显的地区差异。临床工作中要灵活应用功能性便秘诊断标准,充分考量患者最主要的便秘症状、患者的感受及其可能的病理生理机制,从而为患者选择最优的治疗方案。

二、护理评估

(一) 评估内容

包括患者日常饮食情况、是否患有肠道疾患、活动能力、心理状态、排便习惯、使用脱水利尿镇静止痛药情况、粪便形状、排便次数、使用缓泻剂情况、脑卒中患者评估卒中类型、病变部位、神经功能缺损程度(NHISS 评分)。

(二) 评估工具

针对排便有问题的患者,可以使用工具来客观评估粪便性状,如 BRISTOL 大便形状分类表,它使用了 7 个级别来评估大便稀稠(表 8-5-1)。

表 8-5-1　BRISTOL 大便形状分类表

级别	描述
0	无粪便
1	干硬便、颗粒、难以排出
2	条状、多块状物
3	条状粪便、表面多裂纹
4	条状或蛇状、柔软表面平滑
5	软团、边缘轮廓清晰、易排出
6	稀烂、边缘不规则、糊状
7	水样、无固体物、完全是液体

(三) 评估方法

1. 应为重症患者制定肠道护理策略,为入住 ICU24 小时内患者或连续 3 天未排便的患者进行直肠检查。3 天未排便者应予处理。

2. 应将便秘评估纳入入院评估内容,入院后对住院患者每天记录大便次数。

3. 评估便秘的主要风险因素 患者既往有便秘病史、高龄、女性、肠动力不足、活动能力下降、使用脱水利尿镇静止痛药、出血性卒中、病变部位在基底节区、神经功能缺损严重患者。

三、护理干预

对于便秘的护理主要遵循:寻找病因,结合便秘的高危因素对因护理。根据患者的病因和临床症状采取正确的护理措施,达到解除便秘和促进患者舒适目的。

(一) 饮食护理

做好饮食护理,要注意饮食调整,忌食厚味辛辣食物和浓茶、咖啡,可经口进食患者多食蔬菜、水果、高纤维素食物,心功能正常患者保证每日饮水 1 500~3 000ml,摄入植物纤维>30g,以促进肠蠕动。鼻饲患者可选用高纤维素膳食配方的肠内营养液。

(二) 排便习惯干预

神清患者入院后向其讲解保持大便通畅的必要性,训练病床上排便,养成定时排便的习惯。交代患者平时有便意时不要克制,应立即排便,排便时注意力集中不要听音乐看报纸,并提供隐蔽的排便环境。

(三) 运动干预

运动可能是改善慢性便秘患者症状的有效干预方式,研究发现长期不运动是胃肠蠕动减少的危险因素,可以导致便秘且影响药物吸收、体重增加及相关的代谢和心血管疾病,而有氧运动(如步行、骑自行车)等可改善胃肠动力,利于通便。定期适度的运动可对胃肠道疾病(包括慢性便秘)产生有益作用,从而减轻症状,但高强度或长时间的耐力训练会对胃肠道产生负面影响,进而加剧疾病严重程度。

(四) 心理干预

讲述排便的生理知识、心理行为因素对胃肠生理和便秘的影响,讲述不良情绪对便秘的影响,关心并尊敬保护患者排便习惯和隐私。

(五) 腹部按摩

对于便秘患者护理人员可沿结肠走向揉腹 10 分钟进行按摩:睡在床上,全身放松,将两手手心叠放于肚脐上按顺时针方向按摩,按摩前排空膀胱,使大肠功能得以改善。

(六) 常规疗法处理无效时,可采用药物治疗

主要包括泻剂、促动力类药物、促分泌剂、微生态制剂等。

泻剂可通过减少肠道吸收、刺激肠道分泌、提高肠腔内渗透压而促进排便,主要包括容积性泻剂、渗透性泻剂、刺激性泻剂、灌肠药和栓剂。

(1)容积性泻药:欧车前、车前草、麦麸、甲基化纤维素等富含纤维。纤维对便秘的作用机制包括:纤维增加粪便体积,加速结肠运输;发酵纤维产生短链脂肪酸,增加渗透负荷,加速结肠运输;短链脂肪酸通过降低肠道 pH 直接或间接改变肠内微生物,从而加速结肠运输;纤维可以增加大便含水量,改善粪便的硬度。容积性泻药副作用小,可以作为基础治疗长期服用,适用于轻症老年人慢性便秘患者,但由于作用较弱,治疗剂量较大,用药过程中应注意补充适量水分,以防肠道机械性梗阻。

(2)渗透性泻药:乳果糖、聚乙二醇、硫酸镁、磷酸钠盐等渗透性泻药形成高渗状态在肠

腔内吸收水分,增加大便含水量,软化大便,增加大便体积。聚乙二醇和甘露醇不会影响肠道的吸收和分泌,不会导致水和电解质紊乱,安全性好,价格相对低廉。乳果糖还有助于促进肠道有益菌群的生长,除少数患者会引起腹泻、胃肠胀气等不良反应外,一般可长期服用。故宜选用作用温和、安全的乳果糖等泻药。

(3)刺激性泻药:如比沙可啶、匹可硫酸钠、蒽醌类药物番泻叶、芦荟等作用于肠神经系统,刺激结肠黏膜神经末梢,肠道收缩,促进排便,起效较快。这类药物在推荐剂量下安全,建议短期服用。

(4)灌肠药和栓剂:灌肠液的容量可刺激直肠排便,磷酸盐灌肠还有结肠内渗透作用,出口梗阻型便秘以及粪便干结、粪便嵌塞者加用或首用灌肠剂。

多种类型的药物可以预防和治疗便秘,形成剂通过增加粪便体积作用;兴奋剂可以增加肠蠕动;渗透剂可增加肠道内液;若发生肠道嵌顿,不应使用刺激性泻药,应采用灌肠法。一般情况下可采用番泻叶治疗便秘,若 2~3 天后无效,可使用乳果糖。

四、护理评价

护理干预措施后,患者便秘未缓解,应重新修改护理计划,并请相关专家会诊。患者一旦排便异常,必要时进行化验检查。

第六节 腹 泻

一、护理依据

腹泻是指由于某种原因使肠蠕动过快、肠黏膜的分泌与吸收功能异常,导致大便次数超过 3 次 /d,粪便量大于 200g/d,其水分超过粪便总量的 85%。主要从排便的频率、黏稠度及量三方面评估腹泻。危重患者发生腹泻的比例较高占 11.7%。胃肠道反应中腹泻的发生率最高,其可造成患者电解质紊乱、低蛋白血症、失禁性皮炎、压疮等,严重时会引起水、电解质紊乱、肾衰竭甚至死亡,这不仅给患者造成极大的身心痛苦,还会增加医疗护理工作量,因此减少或避免腹泻的发生,是临床医护工作者亟待关注的问题。

二、护理评估

(一)评估内容

1. 评估患者胃肠道功能障碍和衰竭的风险。

2. 评估患者年龄、APACHE Ⅱ 或 GCS、FOUR 评分,住院天数,腹泻的程度,腹泻开始的时间,大便颜色、性质、量、气味和常规结果以及患者有无发热、腹痛、里急后重、营养与代谢异常等伴随症状。评估患者药物使用情况、饮食习惯、有无腹泻病史。

3. **腹泻发生的高危因素** 肠道黏膜结构改变,肠系膜血流减少;低蛋白血症;肠内营养应用不当;抗生素相关性腹泻;应用导泻剂等药物相关性腹泻;机械通气等。

4. **评估方法**

(1)Hart 腹泻评分表:通过体积或重量精确定量地评估腹泻,Hart 腹泻评分表采用半定量的方法,该表目前是国内护理领域评估肠内营养患者腹泻情况最常用的工具,涉及粪便的形态(成形、半固体和液体状)和容量(＜200ml、200~250ml 和＞250ml),且将形态 × 容量组合成 9 分类,每类有其对应的赋分值,用于对患者每次排便形态和容量的评估,若 24 小时内每次排便得分的累积值大于或等于 12 分,则判断为腹泻,详见表 8-6-1。

表 8-6-1　腹泻评分表

形态	估计容量 /ml		
	＜200	200~350	＞350
成形	1	2	3
半固体	3	6	9
液体状	5	10	15

(2) Whelan 等开发了一个专用于评估肠内营养患者粪便视觉特征的图表工具,该图表涵盖了腹泻的频率、稠度和重量特征,其中稠度分为 4 类(硬且成形、软且成形、疏松且不成形、液体样),重量分为 3 类(＜100g、100~200g、＞200g),稠度 × 重量组合成 12 类情况,每类都对应有特征性的粪便图片。

（二）评估工具

把腹泻评估纳入患者入院评估的内容,尤其是患者高龄、病情较重、初始肠内营养不耐受、使用广谱抗生素、低白蛋白血症、糖尿病、机械通气、既往有腹泻病史、已经发生腹泻者要增加评估频率。国内也有学者自行设计的腹泻风险因素评估量表应用于临床(表 8-6-2),该评估表经对 50 例患者预评估,信度系数为 0.93,评估表条目经因子分析,因子累计贡献率达 65.48%。

表 8-6-2　危重患者腹泻危险性评估表

危险因素	1 分	2 分	3 分	4 分
年龄 / 岁	≤45	46~55	56~64	≥65
APACHE Ⅱ评分 / 分	10~15	16~20	21~25	≥26
	1	2~3	4~5	＞5
入住 ICU 时间 /d 应用药物	未使用广谱抗生素、胃肠动力药物未使用	使用 1 种广谱抗生素或胃肠动力药物	使用 2 种广谱抗生素或胃肠动力药物	使用 2 种以上广谱抗生素和胃肠动力药物
肠内营养	未使用	使用 1~2 天	使用 3~5 天	使用 5 天以上
机械通气	≤4	使用 1~2 天	使用 3~ 5 天	使用 5 天以上
肠鸣音 /(/min)	35~50	5~7	8~10	≥11
血浆清蛋白 /(g/L)		34~30	29~26	≤25

该学者研究发现危重患者腹泻危险性评估得分大于 20 分者,腹泻发生率明显高于得分小于 20 分者。

三、护理干预

（一）抗生素相关性腹泻与肠内营养(EN)相关性腹泻的鉴别

见表 8-6-3。

表 8-6-3　抗生素相关性腹泻与 EN 相关性腹泻的鉴别

	抗生素相关性腹泻	EN 相关性腹泻
病原菌	有关的细菌主要是产气荚膜芽孢杆菌,其他尚有金黄色葡萄球菌、产酸克雷伯杆菌、沙门菌属如纽波特沙门菌、念球菌等细菌培养出现球杆比倒置现象	大便化验有时可以正常,也会出现便常规有白细胞增多,便涂片以革兰氏阳性杆菌占优势
发病年龄	年龄在< 60 或> 65 岁时发病率增高,	各年龄均可发病
相关因素	与使用广谱抗生素相关	与 EN 液输注的时间、量、速度、浓度不当有关
发病时间	抗生素使用的数小时或 2 个月内,也有发生在停用抗生素后	多发生在 EN 早期阶段
腹泻次数	一般大于 4 次 /d,消耗性腹泻可达 20~40 次 /d	腹泻次数不定
大便性质	大便不成形,儿童为泡沫状水稀便或蛋花样稀便,成人为黄绿色便,黏液样水稀便,念珠菌引起的可混有灰白色果冻状物	黄色稀便或水样便

(二)干预措施

1. **营养制剂应用**　营养液因素主要包括其成分、喂养和储存 3 方面,其中营养液的喂养和储存在临床实践中与护理人员息息相关。

(1)喂养的剂量越大(输注量> 1 000ml/d)、输注速度越快,患者腹泻的发生率越高。建议采用肠内营养液量由少及多,首日剂量 500ml,观察患者有无恶心、腹胀、腹泻等肠内营养不耐受情况,2~5 天逐渐增加到全量。

(2)恒温能防止冷、热对胃黏膜的刺激,避免腹泻的发生,同时还可提高胃肠辅助治疗效果,肠内营养制剂可以在恒温下输注。

(3)渗透压不宜过高,输注速度由慢到快,滴注速度开始在 20~50ml/h,12~24 小时后再逐渐增加滴速,最多不超过 120ml/h。

(4)营养液污染会对患者造成潜在的危险,尤其是免疫力低下及老年患者严格各种操作规程,避免侵入性操作造成的感染。对腹泻患者均采取严格的床边隔离措施,避免发生交叉感染。护士管理营养液时,对已开封的营养液应低温储存,超过 24 小时应弃掉。严格遵守无菌操作流程,注射器、营养泵管等一次性物品避免反复使用,并定期为患者更换胃管。

2. 药物是肠内营养患者发生腹泻的主要因素,主要包括抗生素、K 制剂、质子泵抑制、山梨糖醇等。其中,广谱抗生素引起腹泻的风险尤为明显。抗生素的使用易破坏肠道菌群,易发生难辨梭状芽孢杆菌感染。在使用抗生素的过程中,经常检测病原菌及药敏变化,避免盲目用药。密切观察用药后的反应,详细记录大便的量、色、质、味,发现异常及时报告医生进行处理。建议肠内营养期间使用抗生素的患者定期行粪标本检查,以尽早发现潜在腹泻风险因素。合理调节抗生素的剂量及用法,优化用药处方。

3. 应用胃肠动力药物时根据病情及个体差异减少用量,排便后立即停药,避免药物用量过度导致腹泻;对便秘患者采用食物疗法或物理疗法,如多食含粗纤维或按摩促进排便。

4. 对应用机械通气的患者要严格落实预防呼吸机相关性肺炎的护理措施,口腔护理 2~4 次 /d,减少细菌下移引起腹泻。有资料报道,应用机械通气患者腹泻的发生与呼吸机相关性肺炎有关,预防并治疗呼吸机相关性肺炎也可预防腹泻的发生。

5. 皮肤护理 严重腹泻可能导致肛周皮肤发红、破溃等,是失禁性皮炎的临床表现,严重可能导致压疮发生,因此需要对腹泻患者进行动态肛周皮肤的评估(表 8-6-4),便于应用局部吹氧气、给予药物以及其他措施进行干预。对于失禁性皮炎,每次粪失禁后要清洁,手法轻柔,减少摩擦,避免用力擦洗,选用温和的免冲洗液体皮肤清洁剂或失禁护理专用湿巾,pH 接近正常皮肤,清洁后可以让皮肤自然晾干。清洁之后,使用皮肤保护剂。液体粪便处理可以使用内置卫生棉条、肛门管、人工肛袋或一件式造口袋等引流收集粪液,效果良好。

四、护理评价

动态进行患者腹泻以及肛周皮肤的评估,护理干预措施 3~5 天后,患者的腹泻及其伴随症状减轻或消失。机体是否获得足够的热量、水电解质和各种物质,营养状态恶化,生命体征异常,水电解质紊乱的表现,应重新给予护理计划的修订。

表 8-6-4　腹泻引起肛周皮肤的评估量表

分度	描述
Ⅰ度	肛周皮肤发红,潮湿、瘙痒
Ⅱ度	肛周皮肤破溃,表面有渗出
Ⅲ度	肛周皮肤破溃,深及肌肉层或破溃延伸至阴囊、阴唇、腹股沟等

第七节　腹内压增高

一、护理依据

腹内压(increased intra-abdominal pressure, IAP)是指腹腔里的内在压力,体腔脏器体积增加、体液增多、呼吸机使用等均是导致腹内压增高的因素。胃肠道是对腹内压升高最为敏感的器官之一,腹内压水平可以在一定程度上反映患者胃肠道功能。各种因素引起腹内压持续升高可导致腹腔高压症(intra-abdominal hypertension, IAH),腹内压升高会使肠系膜血流灌注减少,压迫管壁薄的肠系膜静脉,从而使肠道静脉血流受阻,导致肠水肿,使肠道功能减退、胃肠排空延迟,而患者因肠内消化不良、胃肠道排空延迟等发生肠道水肿,进一步导致腹内压升高,继而进展为腹腔间隔室综合征(abdominal compartment syndrome, ACS),危及患者生命。在重症医学科进行常规重症监护和腹内压连续动态监测,采取干预性措施,可以预防 ACS 和多器官功能不全的发生,降低 ACS 患者病死率。

二、护理评估

(一) IAP 判断标准

健康成年人腹内压范围为 0~5mmHg(1mmHg=0.133kPa),ICU 内患者由于液体潴留、腹部手术、使用呼吸机等原因,通常导致腹内压高于正常值,一般维持在 5 ~7mmHg。正常仰卧位腹内压通常<10mmHg,基本为 5~7mmHg,腹内压持续增高>12mmHg 时称为腹内高压。根据腹内压高低,腹内高压严重程度分为 4 级:Ⅰ级腹内压为 12~15mmHg;Ⅱ级腹内压为 16~20mmHg；Ⅲ级为腹内压 21~25mmHg；Ⅳ级腹内压为>25mmHg。

（二）评估频次

重症脑卒中患者 IAP 增高一般在发病一周内，因此患者进入 NCU 后当天即进行 IAP 监测直到第 7 天，由专人进行动态测量，每 8 小时测量一次，每次连测 3 次，取平均值，减少人为误差，共测量 7 天。

（三）评估方法

腹内压监测方法可分为直接测量法和间接测量法，直接测量法即通过腹腔引流管或穿刺针连接传感器进行测压，测量结果准确；间接测量法即通过测量腹腔内脏器压力，间接反映腹腔内压力。临床常通过测定胃、上腔静脉、下腔静脉及膀胱压力估计腹内压。

膀胱压测量 简便易行，能准确反映 IAP，被认为是早期发现 ACS 的"金标准"。具体步骤：遵医嘱为留置尿管的患者取平卧位，放松腹壁肌肉，排空膀胱后夹闭尿管，消毒子母尿袋负压腔，通过负压腔缓慢（注入时间>1 分钟）将 25ml 0.9% 氯化钠注射液（温度为 37~40℃）注入尿管内，连接测压管，以患者髂嵴与腋中线交点为零点，在患者呼气末读取腹内压值。考虑膀胱充盈性，每隔 1 分钟测量 1 次，重复测量 2 次，取平均值（图 8-7-1）。

IAP 的主要风险因素包括：患者 IAP 的增高可能与腹胀、胃潴留、意识障碍、肠鸣减弱、机械通气等因素相关。同时，监测过程中应避免干扰因素对数值测量造成的影响。

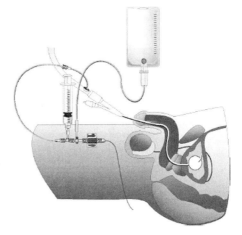

图 8-7-1 腹内压监测示意图

三、护理干预

（一）准确监测腹内压数值

保证监测过程正确，从而保证监测数值准确性。由于监测数值的大小直接决定患者腹内压力水平分级，并给予医疗治疗相关指引，因此在监测过程中，应避免干扰因素，例如患者烦躁、剧烈呛咳、呼吸困难、屏气等状态会不同程度影响膀胱内压监测结果；格拉斯哥昏迷评分（GCS）、急性生理学及慢性健康状况评分（APACHE Ⅱ）、性别、年龄、体质指数（BMI）等，都会不同程度地影响 IAP 监测，使用腹带、棉被过重压迫腹部、未采取平卧位等同样会使 IAP 增高，影响病情的判断。

（二）IAP 监测时机及危险因素

1. 腹部手术或感染（胰腺炎、腹膜炎、脓肿）、酸中毒（pH<7.2）、主动脉交叉、菌血症、脓毒症、肠梗阻、凝血功能异常患者（血小板减少症）、液体摄入过多（24 小时液体摄入>5L）、低温（中心体温<33℃）、肺炎、气腹、腹腔积血、怀孕、长期低血压、等因素均可引起腹内压增高，且相对病情危重。肠内营养过程中营养液种类、渗透压、营养液开始输注时间、速度、量等治疗因素均会影响腹内压。因此，对于存在以上危险因子的患者应及时给予 IAP 监测，及早发现腹部症状，并给予干预治疗。

2. **机械通气造成 IAP 增高** 重症脑卒中患者的颅内压增高、脑疝等常伴有呼吸衰竭，此时给予机械通气是 NCU 常用有效救治手段，有文献报道，Ⅱ型呼吸衰竭患者进行机械通气后容易导致 IAP 增高,机械通气及不同模式下呼吸末正压通气、吸入氧浓度、气道峰压等都会影响患者的 IAP、因此患者呼吸机参数设定中,应根据患者的腹内压水平,通过食管压监测进行调整,避免患者 IAP 增高。临床中需要减少患者人工气道的建立,避免因给予机械通气导致 IAP 增高。

3. **GCS 评分 ≤ 8 分是 IAP 增高的危险因素**　GCS 评分越低,患者病情越为危重,尤其当 GCS 评分 ≤ 8 分时,患者会出现重度意识障碍,IAP 增高的概率就越大,可能与患者同时伴有机械通气、腹胀以及肠鸣音减弱等症状有关,GCS 评分与腹内压呈负相关,因此在患者GCS 评分 ≤ 8 分,同时伴有机械通气、腹胀等症状时,须进行 IAP 监测,以保证患者的安全。

4. 患者腹胀时需动态监测 IAP,由于胃肠道黏膜局部氧分压明显下降,黏膜酸中毒水肿、缺氧出现严重肠麻痹,引起肠腔扩张导致严重腹胀,腹胀越明显 IAP 越高。腹内高压可以导致肠道淤血、肿胀,随着 APP 降低,肠道出现缺血缺氧,肠黏膜坏死,细胞间紧密连接功能下降,影响肠道运动、消化、吸收功能,增加菌群移位风险,多表现为腹胀、呕吐、胃潴留、肠鸣音减弱或消失以及喂养不耐受等。因此,重症脑卒中患者一旦发现腹胀,应立即监测IAP,防止腹内高压间接影响患者,出现高颅内压以及低灌注压,加重神经重症患者的损伤。当重症脑卒中患者给予肠内营养液量过多、胃肠道排空障碍导致的蠕动减慢、肠鸣音减弱、应激状态、机械通气等症状时,易导致腹胀或腹部膨隆,需要动态监测 IAP,并停止肠内营养支持,给予胃肠道减压、肛管排气等护理措施,纠正腹胀的发生。

5. **腹内高压对脏器的影响**　肾脏最易受腹内高压影响的脏器。腹内压升高导致肾静脉压升高,灌注压降低,使肾小球滤过率降低,导致少尿和肾小管功能障碍。同时,肝动脉和门静脉血流灌注减少,影响肝细胞和肝血窦内皮细胞的功能。腹内高压时动态评估脏器功能,给予各脏器功能支持手段,为实施重大临床决策提供关键依据。

(三) 对症处理

1. **改善腹胀**　腹胀是急性胃肠道功能障碍的早期表现,腹内高压持续存在是导致 ACS的重要原因。随时观察患者腹部的情况,触诊张力高,听诊肠鸣音弱,叩诊呈鼓音可判断是肠胀气,肠道内积聚了过多的气体。可采用肛管排气、应用灌肠、软便剂导泻或者薄荷油腹部热敷等方法缓解症状。严重时可禁食并行间歇性胃肠减压,同时观察引流液的量及性状。此外,鼓励患者床上活动,四肢的伸展运动,促进胃肠蠕动。肌松剂有助于降低腹部肌肉张力,提高腹壁顺应性,从而降低腹内高压。

2. 当各种胃肠减压、增加血容量、提高供氧量等方法均无效,而腹内压增至 35cmH$_2$O以上时,极有可能危及生命。此时,唯一有效、迅速的解决方法是将患者转移到手术室,进行剖腹敞开腹腔,将原本封闭的腹腔敞开,可立即起到减压作用,腹内高压产生的病理生理症状在短时间内可得到改善。

3. **做好护理评估,密切监护病情变化**　随着 IAP 的增高,各器官系统可产生不同程度的变化及相互影响。ACS 是 IAP 增高发展的直接后果,急性 ACS 的病理生理改变极为广泛和严重,可导致一系列临床症状。所以,需要严密监测循环、血流动力学、呼吸、肾功能、营养支持、下肢静脉栓塞预防、肺静脉血栓形成、压疮预防等各方面的严密监护及护理。

四、护理评价

针对高风险患者需要定时给予评估,观察腹内压数值变化及患者相关症状有无改善,将所测数值通知医生,避免患者出现病情加重。

第八节　应激性高血糖

一、护理依据

高血糖是重症脑损伤患者常见的并发症之一,被认为是急性缺血性卒中患者死亡、功能转归不良的预测因素。应激性高血糖(stress-inducedhyperglycemia,SHG)是指有创伤及其他危重病患者因急性应激导致神经内分泌调节紊乱、炎症介质大量释放、胰岛素抵抗所引起的血糖值升高的现象,通常指无糖尿病证据但在严重疾病期间出现的短暂性高血糖。NCU住院患者中由于中枢神经受损、内分泌调节紊乱,细胞因子大量释放,降低了胰岛素效应器官的敏感性,导致 SHG 发生,发生率高达 73%。因此,重型颅脑患者早期、及时准确地进行脑损伤 SHG 的监测与护理至关重要。

二、护理评估

(一) SHG 诊断标准

目前,国内外对应激性高血糖的诊断有分歧。一般认为,入院后随机测定 2 次以上空腹血糖≥6.9mmol/L 或随机血糖≥11.1mmol/L;糖化血红蛋白处于正常范围内,即可诊断 SHG。有专家认为,SHG 的概念和诊断应包括两种情况,即医院相关性 SHG,即快速血糖>6.9mmol/L或随机血糖>11.1mmol/L;病前无糖尿病证据或糖化血红蛋白<4%~6.0%,即传统意义上的SHG 和先前已存在糖尿病,但本次因血糖控制不良或因其他重症疾病所致的 SHG。

(一) 评估工具

血糖监测是糖尿病管理的重要组成部分,它贯穿了糖尿病治疗与疗效评估的全过程。安全合理的血糖管理依赖于床旁即时准确的血糖测定。尽管美国食品药品监督管理局允许血糖仪有 20% 的误差,但需要一个适当的标准来规范血糖检测值的准确性和可靠性,与实验室测得的血浆血糖值相比,血糖仪所测得的末梢血和动脉血血糖值偏低,故末梢血血糖仪需引进校正因子以“调整”所测得的血糖值。患者血红蛋白浓度、低灌注或某些药物干扰致末梢、动脉和静脉来源的血浆样品之间血糖值出现很大差异。任何与患者临床状况不符的血糖结果,都需通过传统的实验室抽血检测加以确认。

(三) 评估方法

1. 快速血糖测定已在临床广泛使用,经研究证实其结果可靠、操作简单、稳定性好、需血量小、反应时间短,在急重症患者监测、糖尿病筛查时有很大的临床参考价值。快速血糖仪是通过测定患者末梢毛细血管血进行检测,该方法结果易受多种因素的影响,而生化分析仪测量的可信度、准确度会更高。

2. **SHG 的监控应高度关注**　高血糖会降低机体的免疫功能,对于机体能量代谢障碍的患者,会增加糖氧化的速率、糖的利用率、摄取和异生,考虑原因主要由于机体在全身性疾病的恢复过程中,对能量的负荷要求升高,而营养底物则是供应整个机体能量需求的基础,在高度应激状况下的氧耗和代谢,加剧了机体能量的需求,最终导致脏器功能衰竭、细胞水肿等。正常健康人群存在生理性血糖波动,主要是由于胰岛素、胰高血糖素、肾上腺素等激素的调节、交感和副交感神经的调节,以及葡萄糖生成的自身调节等多种因素共同相互作用的结果。目前研究,危重症患者的血糖波动性更明显,当患者在治疗过程中出现 SHG 而未能及时进行控制,会造成机体氧化应激的进一步激化,加速炎性因子的生成和释放,引发全身性炎症反应,导致医院感染率增加、机械通气时间延长、多器官功能衰竭甚至死亡率的上升。

三、护理干预

(一)密切监控患者血糖水平

1. HbA1c 是临床上用以评价长期血糖控制状况的"金标准",是调整治疗方案的重要依据。对于 HbA1c 未达标患者,建议每 3 个月检测一次。一旦达标,可 6~12 个月检测一次。

2. 在治疗过程中要密切观察患者的血糖水平改变,定时进行血糖水平监测,当患者的血糖水平>8.6mmol/L 时,及时进行血糖调控并调整患者胰岛素药物的剂量和使用频次,及时遵医嘱进行用药,避免病情加重。

3. 血糖监测在 NCU 主要依赖于快速血糖仪,快速血糖仪进行手指指尖毛细血管血糖检测,效果可靠,但用于静脉全血血糖检测的可靠性较差,所以对于疑似发生应激性高血糖的患者,必要时取静脉血进行送检,确保第一时间掌握患者的真实血糖情况。

4. 便携式血糖仪对手指指尖血糖进行测定,但是指尖部位神经末梢分布密集,疼痛感较强,导致患者对血糖监测有恐惧心理;部分患者出现皮下淤血、疼痛、感染,严重影响患者遵医依从性,需要做好宣教。末梢血糖监测穿刺部位轮换,可有效避免在同一部位多次采集血液样本,将手指指腹分为 4 个等分区域,有规律地轮换使用穿刺部位,不仅给末梢采血点的愈合提供了充裕的时间,避免同一部位采血所致的疼痛,也降低了手指皮下淤血点的发生,末梢血采集部位区域划分见图 8-8-1。

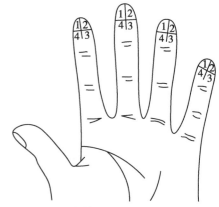

图 8-8-1　末梢血采集部位区域划分图

5. **血糖控制目标**　不同糖尿病患者血糖控制推荐目标,参考国内外糖尿病相关指南,1 型糖尿病(T_1DM)、2 型糖尿病(T_2DM)和妊娠期糖尿病患者一般情况下的血糖控制目标见表 8-8-1~8-8-3。

表 8-8-1　T_1DM 患者血糖控制目标

人群	指标	控制目标(mmol)
一般成人 / 儿童青少年	(%)	<7.0
	空腹或餐前血糖(mmol/L)	4.0~7.0
	餐后血糖(mmol/L)	5.0~10.0
老年人	HbA1c(%)	
	无并发症且预期寿命长者	<7.5
	合并轻中度并发症者	<8.0
	合并严重并发症、一般情况差者	<8.5

注:适用于血糖控制有难度的患者,需避免高血糖所造成的直接损害

表 8-8-2 T₂MD 患者血糖控制目标

指标	控制目标（mmol）
空腹血糖（mmol/L）	4.4~7.0
非空腹血糖（mmol/L）	<10.0
HbA1c（%）	
一般成人	<7.0
年轻、病程短、无并发症/合并症、低血糖风险小者	<6.5
病程较长、已有心血管病史或心血管风险极高危者	<8.0
老年患者根据健康状态（良好、中等、差）分层	7.5~8.5

注：适用于血糖控制有难度的患者，需避免高血糖所造成的直接损害

表 8-8-3 妊娠期糖尿病患者血糖控制目标

指标	控制目标/mmol
孕前	
HbA1c（%）	<6.5（胰岛素治疗者<7.0）
餐前血糖（mmol/L）	3.9~6.5
餐后血糖（mmol/L）	<8.5
妊娠期	
空腹血糖（mmol/L）	<5.3
餐后 1 小时血糖（mmol/L）	<7.8
餐后 2 小时血糖（mmol/L）	<6.7

注：妊娠期因红细胞更新加速，不建议常规采用 HbAlc 进行血糖监测

（二）预防低血糖的发生

1. SHG 患者多采用强化胰岛素治疗方案进行血糖控制，但在治疗过程中部分患者反复出现低血糖现象，此类情况往往在患者病情危重、禁食或应用过量胰岛素时发生。

2. 患者表现为心率加速、血压降低、大汗淋漓、面色苍白等，提示有低血糖征象，多发生于夜间、女性和老年人。低血糖常以<2.8mmol/L 为标准，有时会高于此指标，无相关症状和体征出现，此时称为低血糖反应，需立即停用胰岛素，监测血糖，同时快速输入葡萄糖，给予营养支持，每小时复查血糖，查至血糖平稳。

3. 反复发生低血糖的容易导致低血糖脑功能障碍，即出现意识障碍、精神行为异常、癫痫发作、神经功能缺损等神经损伤，加重患者的原发病。

（三）饮食护理

1. 过量的能量摄入及营养失衡是造成糖尿病的重要原因，所以饮食控制是糖尿病综合治疗的基础。重型颅脑损伤患者由于伤后呈高代谢高分解状态，能量消耗剧增，因此要求患者在控制总热量前提下获取足够营养，给予糖尿病饮食。必要时可给予鼻饲饮食，以低

盐、低脂、高蛋白、多维生素易消化吸收的流质饮食为主,或使用适宜糖尿病患者的肠内营养制剂。

2. 禁食葡萄糖、糖及其制品,定期行生化检查,预防水、电解质失衡。

(四) 用药管理

1. 在使用胰岛素过程中,应准确控制胰岛素输注的速度及剂量,并根据医嘱及时调整。也可按照图表,根据血糖数值,定时进行血糖检测,保障患者的安全性(表 8-8-4)。采用此优化血糖检测表时,需要注意:夜间血糖稳定,监测频次改为每 4 小时 1 次;胰岛素首次剂量为监测后立即静脉推注胰岛素剂量,然后将泵控胰岛素剂量调整为该阈值对应的起始速度 + 每毫升需胰岛素量;当营养支持的种类、速度发生变化时,需要及时计算并重新调整胰岛素泵控速度。

表 8-8-4　优化血糖检测表

血糖水平 /(mmol/L)	胰岛素首剂 /U	起始速度 /(U/h)	血糖监测频率 /min
<4.4	0	0	30
4.4~7.7	0	0	60
7.8~10.0	0	1.0	60
10.1~13.3	0	2.0	120
13.4~16.7	4.0	3.5	60
16.8~19.9	8.0	5.0	30
≥20.0	12.0	6.5	30

2. 相关研究报道有持续静脉泵注方法和静脉单次推注方法,对于静脉单次推注,主要为静脉推注控制单个时间血糖;持续静脉泵注则为把血糖控制在一定的范围当中,两种血糖控制方法,均能够确保血糖达标率,并控制达标时间,使血糖发生波动的情况得到有效控制。

3. 临床中常用短效胰岛素配制方法:生理盐水 39ml+ 胰岛素注射液 40IU,配成含胰岛素浓度为 1IU/ml 生理盐水胰岛素注射液,根据患者血糖波动情况进行量的调节。配制好的生理盐水胰岛素注射液可自外周静脉或中心静脉泵入,泵入时监测患者整体用药情况,注意配伍禁忌。

4. 胰岛素应在冰箱内保存,注意药物有效期,每种胰岛素单独存放,避免误拿误用,打开后的胰岛素应该在常温下保存,防止影响药效。

(五) 并发症的预防及护理

1. 危重患者应激性高血糖易导致严重并发症,因此要严密观察病情变化,根据神志、瞳孔、血压、脉搏、呼吸的观察来判断有无颅内出血、脑水肿、颅内压增高及脑疝形成。

2. 在病情观察中,发现患者出现原发病不可解释的意识障碍或伴有局限性发作的癫痫样抽搐,同时伴有水、电解质紊乱等症状,应警惕低血糖昏迷的发生。

3. 静脉注射胰岛素后钾由细胞外转移到细胞内,使血清钾降低,同时高渗性昏迷脱水纠正后排尿增加,容易致低血钾,密切观察患者有无腹胀、恶心、呕吐、呼吸困难、心律失常、肌肉无力等低血钾表现,因此昏迷患者需动态监测电解质浓度,尽早补钾,保持水电解质平衡。

四、护理评价

1. 动态监测血糖变化,及时调整胰岛素用量,观察患者皮肤、胃肠道功能等有无影响,及时对症处理,预防低血糖的发生。

2. 两种血糖控制方案比较,静脉单次推注还是具备一定的优势,一方面能够使单点血糖快速降低,另一方面则能够降低血糖监测次数。

3. 加强人为控制,严格按照血糖控制方案开展血糖控制工作,从而使低血糖发生率得到有效控制。

第九节　急性胃黏膜病变

一、护理依据

急性胃黏膜病变(acute gastric mucosal lesion,AGML)是指患者在严重创伤、大型手术、危重疾病、严重心理障碍等应激状态下或酒精、药物等理化因素直接刺激下,胃黏膜发生程度不一的以糜烂、浅表处溃疡和出血为标志的病理变化,严重者可导致消化道穿孔,致使全身情况进一步恶化。AGML并不是一种独立的疾病,而是以胃肠损害为主要病理生理学特征的临床综合征,从临床角度出发,可以分为出血性胃炎和应激性溃疡。在临床上需要早期识别AGML、早期处理,避免病情进展。对于危重患者,24小时内镜检查发现75%~100%危重患者出现AGML,隐性出血的发生率为15%~50%,显性出血为5%~25%,严重出血的发生率为2%~6%,危重患者死亡率达到50%~77%,是未伴发胃肠道出血患者的4倍。

二、护理评估

(一)紧急评估及处理

1. **识别AGML**　胃内抽出咖啡色内容物(胃液潜血试验阳性)或反复呕血或便血(便潜血试验阳性)、不明原因血红蛋白降低时,考虑为AGML。

2. **紧急评估、处理**　首先对患者进行"ABC",即气道评估(A)、呼吸评估(B)、循环评估(C),并立即启动处理方案,对紧急评估发现呼吸循环障碍的患者,应常规采取"OMI"处理,即吸氧(O)、监护(M)和建立静脉通路(I)。

3. **动态观察出血指标**　评估患者既往有无消化道溃疡、出血病史,动态监测患者血压、周围循环、便血等各种指标,血红蛋白降低<70g/L(或虽然高于70g/L但存在继续出血)的患者要及时输血。

(二)评估方法

内镜检查在上消化道发现有出血病灶,可直接诊断。此外,如在护理过程中发现患者出现呕血、黑便症状及头晕、面色苍白、心率增快、血压降低等周围循环衰竭征象,也应考虑是否出现消化道出血,并同时进行胃液、呕吐物或粪便隐血试验。部分患者出血量较大,肠蠕动过快也可出现血便。密切观察患者AGML的高危因素,分极高风险和高风险因素,见表8-9-1。

表 8-9-1　危重患者易患 AGML 的高危因素

	高危因素	风险等级
1	呼吸衰竭：机械通气时间 ≥ 48 小时	
2	止凝血功能障碍	
3	急性重症颅脑损伤	极高风险
4	误服或进食刺激性药品或食物	
1	重症感染	
2	休克或低血压	
3	肾功能衰竭	
4	肝功能衰竭	
5	精神创伤或外科手术	
6	多器官功能衰竭	
7	创伤	
8	吸入性肺炎	高风险
9	肠梗阻	
10	重大手术及术后状态	
11	烧伤面积>整体表面积的 35%	
12	器官移植	
13	使用皮质类固醇类	
14	ICU 住院时间延长	

三、护理干预

（一）一般护理

1. 休息和体位　重者应绝对卧床休息,去枕平卧,头偏向一侧,以防吸入性肺炎和窒息,保持呼吸道通畅,给予氧气吸入。

2. 合理饮食　可促进止血,加速疾病的康复。

（1）急性失血伴有恶心呕吐时应禁食。待病情稳定确认已止血或无持续性出血,无恶心呕吐等不适时,可摄取少量的流质饮食,不可过热,适当的少量进食可中和稀释胃酸,减少胃收缩运动,保护胃黏膜,减轻患者的腹部不适感。

（2）对于少量出血、无呕吐、有黑便或无明显活动性出血者,给予清淡无刺激性冷流食。出血停止后给予半流食,逐渐改为易消化、富于营养、粗纤维少的软食,并过渡到正常饮食。少食多餐,不食生拌菜及刺激性食物,包括酒、咖啡、浓茶以及过甜过酸的饮料。

（3）对于不能进食者应早期放置胃管,对于血性胃内容物<50ml 者,可以继续给予营养支持;血性胃内容物 50~100ml 时,需要暂停 2 小时后再次评估出血情况,当血性胃内容物<50ml 即可继续喂养;血性胃内容物>100ml 时,需要暂停 4 小时直至血性胃内容物<50ml 再进行喂养,同时可以调整喂养的速度,必要时给予胃动力药物。

(4)注意有无三高三低的表现:三高即心率快、肠鸣音强而多,尿素氮高;三低为血压低、血红蛋白低、尿少。

(二) 病情观察

1. 急性胃黏膜病变的观察与胃肠动力障碍是神经重症患者引起胃肠功能障碍的关键。可采取早期管饲喂养预防 AGML 的出血,护士需密切观察肠内喂养的耐受性。推荐使用急性胃肠损伤(acute gastrointestinal injury, AGI)分级标准进行胃肠功能损伤评估,见表 8-9-2。

表 8-9-2　急性胃肠损伤功能障碍分级标准

AGI 分级	内容
一级	为自限性阶段,有胃肠功能障碍或衰竭风险较大
二级	胃肠功能紊乱,通过干预措施能够重建胃肠功能
三级	胃肠功能衰竭,胃肠功能经干预处理后不能恢复
四级	急剧出现并立即危及生命的胃肠功能障碍

2. 严密观察患者的意识状态、监测体温、脉搏、呼吸、血压的变化、注意患者有无腹部不适、恶心、呕吐等症状的发生,并严格记录呕吐物、排泄物的颜色、性质、量。

3. 观察患者有无头晕、心悸等低血容量迹象,准确记录液体出入量。

4. 对于大出血患者,输血、补液疗法至关重要,应紧急进行。

(1)补充和维持血容量,纠正失血性休克,改善微循环,防止微循环障碍引起脏器功能损害,防止代谢性酸中毒。

(2)输血是最合理的补充失血和有效的止血方法,但应先估计失血量,以确定输血量。对于意识丧失的患者,通过动态观察血压、脉搏变化来判断出血量。

5. 积极治疗脑损伤是控制上消化道出血很重要的环节,减轻脑水肿及降低颅内压,应用细胞代谢营养药及维生素等,必要时及时手术治疗。

6. **出血停止的判断**　反复测定患者血压、脉搏均正常,胃内抽吸液无咖啡色液体,大便颜色转为正常,大便隐血试验阴性,表示出血已停止。

(三) 药物护理

1. **血管活性药物**　在补充血容量的基础上,给予血管活性药物维持血压。血管升压药首选去甲肾上腺素;建议仅对部分患者应用多巴胺替代去甲肾上腺素(如低心动过速风险和绝对或相对心动过缓),持续给予补充时,需要采取双管道根据体重调整药物的浓度。

2. **抑酸治疗是 AGML 出血治疗的基础**　患者一旦发生出血,应在输血、补液、维持患者血流动力学稳定的同时,迅速提高胃内 pH,使 pH ≥ 6,以促进血小板的聚集和血栓的溶解,创造胃内止血的必要条件。

四、护理评价

对于所有 AGML 患者均应进行控制和去除诱因治疗、胃黏膜病变治疗及胃黏膜保护治疗,采取紧急评估及处理,并对患者进行器官功能支持。如果药物治疗仍不能止血,考虑进行内镜治疗和外科手术治疗。采用 AGI 动态观察患者的胃肠道损伤情况,并及时调整救治计划,及时、准确处理,防止出现大出血现象。

第十节 失禁性皮炎

一、护理依据

失禁相关性皮炎（incontinence associated dermatitis，IAD）日益引起护理人员的重视。IAD 不仅给患者带来生理、心理的痛苦，严重影响其生活质量，还给护理工作带来了挑战，也是目前公认的导致压力性损伤的危险因素之一。国外 IAD 专家小组于 2015 年形成了"Incontinence-Associated Dermatitis：moving prevention forward"，国内 2017 年形成了中国版《成人失禁相关性皮炎护理实践专家共识》，失禁相关性皮炎是指由于暴露于尿液或粪便所造成的皮肤损伤，降低了皮肤对于压力和摩擦力的耐受性，是一种发生在大小便失禁患者身上的接触性刺激性皮炎，任何年龄阶段均可发生，其影响的皮肤范围不限于会阴部。国外的研究 IAD 的患病率在 5.6%~50%，发病率在 3.4%~25%。国内的研究显示，住院患者 IAD 的发病率为 14.0%，同时 5.5% 并发压力性损伤、11.3% 并发真菌性皮炎。在 NCU IAD 同样是重症脑卒中患者常见临床表现之一，主要与重症脑损伤后排尿通路受损、卒中相关的认知和运动功能障碍导致长期卧床等有关，影响重症脑损伤患者的预后。

二、护理评估

（一）评估部位

IAD 影响的皮肤区域是多种多样的，可能远远超出会阴（肛门与外阴或阴囊之间的部位），取决于皮肤接触尿液和/或粪便的程度。在尿失禁中，IAD 往往会影响女性大阴唇或男性阴囊的褶皱，以及腹股沟褶皱，还会遍及下腹部以及大腿前和内部。与大便失禁相关的 IAD 源起于肛周部位，其通常涉及臀沟和臀部，并且会向上延伸至骶尾部和背部，向下延伸至大腿后部（图 8-10-1）。

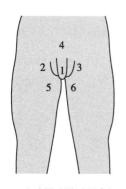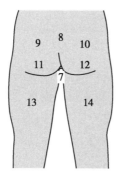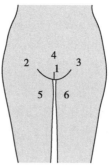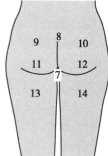

1. 生殖器（阴唇/阴囊）
2. 生殖器与大腿之间的右腹股沟褶皱（皱褶）
3. 左腹股沟褶皱（生殖器与大腿之间的皱褶）
4. 下腹部/耻骨弓
5. 右大腿内侧
6. 左大腿内侧
7. 肛周皮肤
8. 臀沟（臀部之间的皱褶）
9. 左上方臀部
10. 右上方臀部
11. 左下方臀部
12. 右下方臀部
13. 左大腿后部
14. 右大腿后部

图 8-10-1 IAD 发生部位

（二）评估工具

目前已有一些用于评估 IAD 的风险评估工具,但并未广泛应用于临床实践。会阴部皮肤状况评估量表(perineal assessment tool,PAT)用于评估 IAD 的发生风险。该量表由刺激物强度、刺激物持续时间、会阴部皮肤状况及相关影响因素四部分组成,分值越高表示发生IAD 的风险越高,有较好的信度、效度。PAT 能预测 IAD 的发生,PAT 总分每增加 1 分,IAD的发生风险增加 2.76 倍,具体内容见表 8-10-1。对于皮肤损伤程度与严重性可见表 8-10-2。

表 8-10-1　会阴部皮肤情况评估量表(PAT)

评估项目	1 分	2 分	3 分
刺激物类型	成形的粪便和 / 或尿液	软便混合或未混合尿液	水样便和 / 或尿液
刺激时间	床单或尿垫至少或每 8 小时更换	床单或尿垫至少或每 4 小时更换	床单或尿垫至少或每 2 小时更换
会阴皮肤状况	皮肤干净完整	红斑、皮炎合并或不合并念珠菌感染	皮剥脱落、糜烂合并或不合并皮炎
影响因素:低蛋白血症、感染、管饲喂养或其他	0~1 个影响因素	2 个影响因素	3 个含以上影响因素

注:对所有 IAD 的危险人群使用,评分标准采用 Lidert3 点计分法,子量表有 1 分(最差)、3 分(最佳),总计 4~12 分,分数越高,发生 IAD 风险越高。低风险:4~6 分,高风险:7~12 分。评估方法:入院 2 小时内初次评估,发生 IAD 的患者每班评估,未发生 IAD 评分 7~12 分的高危险群每天评估一次,低风险群每 3 天评估一次

表 8-10-2　IAD 严重程度评估表

级别	表现	IAD 严重程度	临床表现
0 级	与身体其他部分相比,皮肤是正常的(无 IAD)迹象)	无发红、皮肤完好(有风险)	图 8-10-2
1 级	红斑、水肿	发红但皮肤完好(轻度)	图 8-10-3
2 级	水疱、大疱、皮肤溃烂、皮肤剥脱、皮肤感染	发红皮肤破裂(中重度)	图 8-10-4

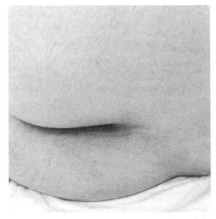

图 8-10-2　无发红、皮肤完好(有风险)

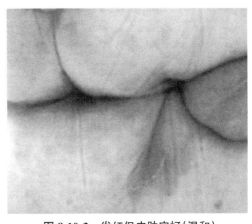

图 8-10-3　发红但皮肤完好(温和)

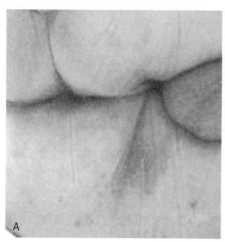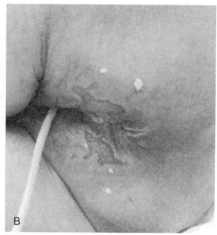

图 8-10-4　发红皮肤破裂（中重度）

A. 中度；B. 重度

（三）评估方法

1. 对 IAD 的评估应被纳入一般性皮肤评估中，并作为压疮预防或失禁护理计划的一部分来执行，所有患有大、小便失禁患者均应定期评估皮肤，以检查是否有出现 IAD 的迹象。应每天至少进行一次评估，并根据失禁的发作频率来调整。特别应注意皮肤褶皱或可能藏污纳垢或湿气容易积聚的地方。

2. IAD 的主要风险因素包括：尿便失禁、使用封闭性产品、皮肤状况差、移动能力受限、认知意识下降、个人卫生无法自理、疼痛、体温升高（发热）、药物（抗生素、免疫抑制剂）、营养状况差、严重疾病等。对于 IAD 发生风险非常高的失禁患者，如患有腹泻或具备多种风险因素的患者，应更频繁地进行皮肤评估必要时给予持续大便引流。

3. 评估步骤

（1）检查可能受影响部位：会阴、生殖器周围、臀部、臀部皱褶、大腿、下腹和皮肤褶皱（腹股沟等）部位是可能引起皮肤的高发位置。

（2）观察有无临床表现：动态观察患者臀部是否出现浸渍、红斑、创面（水疱、丘疹、脓疱等）、糜烂或皮肤剥脱、真菌或细菌皮肤感染迹象。

（3）动态进行记录与措施的给予，促进患者局部皮肤的恢复。

三、护理干预

（一）IAD 与压疮的鉴别

正确的评估和诊断 IAD 非常重要，可以确保患者得到恰当的治疗。目前，护理人员对失禁性皮炎与压疮的鉴别较为困难。根据 2015 年全球 IAD 专家组制定的《失禁性皮炎预防共识》，结合 2017 年国内共识，从护理评估、严重程度等方面早期干预。但需要与压疮进行鉴别（表 8-10-3）。

（二）干预措施

对于 IAD 的护理主要遵循

（1）祛除病因：寻找和消除可逆性原因（例如尿路感染、便秘、利尿剂的使用），以便减少或最好完全避免皮肤与尿液和 / 或粪便的接触。

表 8-10-3　IAD 与压疮鉴别

	IAD	压疮
病史	大 / 小便失禁	暴露于压力 / 剪切力
症状	影响会阴、生殖器周围；臀部；臀沟；大腿上部内侧和后方；下背；可能会延伸到骨突处	疼痛
位置	受影响区域比较弥散，边缘界限模糊 / 可能有污渍	通常覆盖骨突处或与医疗设备的位置相关
形状 / 边缘	受影响区域比较弥散，边缘界限模糊 / 可能有污渍	边缘或边界清晰
表现 / 深度	带红斑(苍白性或非苍白性)的完整皮肤，有 / 没有浅表性、部分皮肤层丧失	表现为带非苍白性红斑的完整皮肤、全部皮肤层丧失等伤口基底可能含有坏死组织
其他	可出现继发性浅表性皮肤感染(如念珠菌感染)	可能出现继发性软组织感染

(2)皮肤护理：有效实施综合皮肤护理措施,清洁与保护暴露于尿液和 / 或粪便的皮肤,帮助皮肤恢复屏障功能。

第一步：清洁。每日清洁,每次粪失禁后也要清洁；动作轻柔,减少摩擦,避免用力擦洗；不要使用普通(碱性)肥皂；选用温和的免冲洗液体皮肤清洁剂或失禁护理专用湿巾,pH 接近正常皮肤；如可能使用质地柔软的一次性无纺布；清洁后可以让皮肤自然晾干,如果需要则可以轻轻"拍"干。

第二步：保护。清洁之后,使用皮肤保护剂,在角质层和潮湿环境或刺激物之间形成保护屏障。除了保护皮肤免受尿液和粪便损害之外,皮肤保护剂的使用可以促进 IAD 的缓解和皮肤屏障功能的恢复。皮肤保护剂为霜剂、膏剂、糊剂、乳液或膜。根据其成分和配方的不同,可以针对潮湿和刺激物提供不同程度的保护(表 8-10-4)。

表 8-10-4　皮肤保护剂成分特点

保护剂成分	描述	注释
凡士林	石油加工而得通常为软膏基质	形成闭合层,增强皮肤水合作用可能影响失禁护理产品的吸收性,使用量少时呈透明状
氧化锌	与载体混合而成的白色粉末,形成不透明的乳霜、软膏或糊膏	清除比较困难且会感到不适(例如浓稠黏性糊膏)不透明,检查皮肤时需被清除
二甲基硅油	硅酮基质,也称为硅氧烷	非封闭性,少量使用时不影响失禁产品的吸收性不透明或使用后变得透明
丙烯酸酯三聚物	在皮肤上形成透明薄膜的聚合物	不需要清除透明,可进行皮肤检查

第三步：修复。采取进一步措施支持和维持皮肤屏障完整帮助患者康复。可以局部应用皮肤护理产品,应使用具有亲脂性材料或油,缓解皮肤干燥和恢复皮肤脂质结构,还可以吸收水分和保持角质层的水分,常用的产品包括甘油和尿素。

第四步：预防感染

1）IAD 继发性感染一般由白色念珠菌引起,使用外用抗真菌制剂治疗之前,应收集微生物样本。请寻求医疗意见并区分皮肤病学的其他病症,不推荐常规外用抗菌产品来预防和处理 IAD。

2）敷料的应用：在出现皮肤缺损(例如渗出性溃烂、剥脱)的严重 IAD 情况下,可用敷料来促进伤口的湿性愈合。但是,敷料最适用于扁平或轮廓起伏不大的地方,皮肤皱褶处或经常出现潮湿和污物污染的皮肤,可能严重影响使用敷料的效果。

3）护理辅助器具的使用：为避免会阴部皮肤长期接触粪便和尿液等刺激物,必要时需应用护理辅助器具收集、引流刺激物,以保护皮肤的完整性(图8-10-5)。例如尿失禁患者,可需要留置导尿管。液体粪便处理可以使用内置卫生棉条、人工肛袋或造口袋等引流收集粪液。但是使用肛门管收集时,建议符合应用指征：持续腹泻、诊断为难辨梭菌感染、肛周伤口或尿失禁所致的皮肤破裂,且患者肛门括约肌收缩有力时使用,既方便收集大便,又防止 IAD 发生,同时能观察大便的性状、量。使用时动作轻柔,防止肛门管插入过深导致直肠出血。

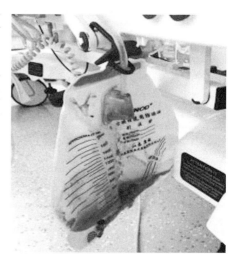

图 8-10-5　肛管连接引流袋

（三）证据推荐

中文版专家共识中给出了应用澳大利亚 JBI 循证卫生保健中心,2014 版证据分级方法及推荐级别对文献进行质量评价的结果,其中 A 类推荐意见 4 条：①对于失禁患者首先要明确失禁原因并进行处理；②结构化皮肤护理方案有助于保护皮肤,帮助皮肤恢复其有效屏障功能；③清洗时应选择 pH 接近正常皮肤的清洗液；④清洗后要选择合适的皮肤保护剂来保护皮肤,避免或减少皮肤暴露于尿液、粪便被浸渍。建议临床根据指南预防 IAD 发生。

四、护理评价

采用护理辅助器具进行大便引流,需定期评估患者,保障安全,同时保护肛门周围皮肤,防止出现 IAD 发生。护理干预措施 3~5 天后,皮肤无改善或皮肤状况恶化,应重新给予护理计划的修改,并请相关专家会诊,同时结合共识指南,给予临床较好的方法的实施,方可避免 IAD 发生。

（张未迟　苗凤茹　孙蕊　陶子荣）

第九章

NCU 基本护理技术

第一节 护理安全技术

一、NCU 接诊技术

(一) 实施依据

NCU 承担着保障急症、危重患者生命安全的重任,因此护理人员应配合医生在最短的时间内,以最有效的方法安置入室患者,为挽救生命、降低病死率奠定坚实的基础。分工不合理和不明确是护理接诊工作中延迟服务重要原因之一,合理的分工合作能提高急救的效能。因此,优化接诊流程,使护士明确自身在接诊中的作用,有效避免多人同时准备同一项操作或操作站位不够合理,而影响相互之间的合作交流,保证整个接诊工作更为有序、有效的进行。

(二) 接诊流程图

见图 9-1-1。

(三) 关键环节的提示

1. **身份确认** 新患者入室前责任护士应与负责转运的医护人员进行患者交接,如患者意识清醒,可由患者自述姓名,年龄等信息;患者意识障碍、或不能自述时,应与患者家属核对患者信息。确认患者信息正确后,方可给予患者佩戴腕带,接诊新患者入室。

2. **床间转移** NCU 收治的患者一般病情均较为严重,接诊给予患者床间转移时,责任护士向转运者了解病史,观察的患者意识障碍情况、有无外伤出血情况与管路情况等,要充分预测到搬动患者的危险性,必要时使用过床易(见第九章第二节二),做好管路固定,防止牵拉造成脱管。

3. **团队配合** 新患者入室后,责任护士应站在患者头部近监护仪侧,辅助护士站在对侧,由两位护士(高、低年资搭配)按照新患者接诊流程图步骤接诊,该组护理组长负责新患者接诊后护理质量检查。当入室新患者病情复杂危重、生命体征不稳等需要及时急救时,护理组长则参与并指挥配合医生急救。

4. **护理重点** 新患者入室前应保证各种急救物品、仪器处于备用完好状态。入室后迅速安置患者,确保呼吸道通畅及呼吸稳定。快速建立静脉通道,对有失血性休克的患者要加快补液,同时抽血配血,确保循环稳定。密切观察血压、心率、呼吸、血氧等变化,若发现病情异常,及时通知医生处理。熟悉抢救操作步骤,熟练配合操作,以保证抢救的顺利进行。

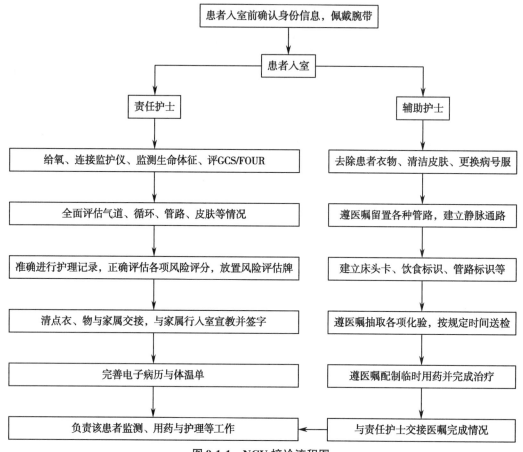

图 9-1-1　NCU 接诊流程图

5. **健康宣教**　责任护士做好对神志清楚患者的入院宣教,防止患者因环境的改变,产生焦虑恐惧的心理。责任护士与家属交接患者物品时,应充分做好入室宣教,明确 NCU 患者探视制度,了解患者既往病史,过敏情况等,安抚患者家属,减轻其不安和焦虑。

6. **疫情常态化期间**　需要与家属做好沟通,在家属不允许进入病房楼的情况下,所有告知宣教内容,都需要医护人员到楼下与家属交流,交流前按照院内规定,做好疫情筛查工作。家属不能探视期间,每周三医生电话与家属沟通交流。

(四) 文献或经验分享

早在 2005 年世界卫生组织(WHO)确定包括"患者安全"为主题的 6 个行动目标,2007年 5 月针对患者安全这一目标确定了"患者安全解决方案"并向全球医疗界推广。在这个方案中如何解决"患者交接"问题成为第三个被关注的焦点问题。任何不规范护理行为的受害者都是患者,因此在危重患者的接诊过程中应最大可能地避免不规范的行为。2021 年国家医疗质量安全改进目标中同样提出安全文化的重要性,对"安全文化"的强调应贯穿于护理实践中,是促进其高品质工作的关键因素。

接诊过程的分工与合作,能减少高年资护士大包大揽的现象,也能减少低年资护士畏首畏尾的现象,使每个护士都拥有一定程度的决策权,提高了护士主动参与意识,激发出团队成员的自我价值的体现,强化了环节质量控制,使每个人自觉遵循建立的流程。对高年资护士参与并负责接诊,能提高其管理能力,一旦患者在接诊过程中出现病情变化,能即刻指挥进行有效的抢救。而低年资护士在接诊中由于角色化的作用,能增加其工作的主动性、积极性,减少了不必要的依从性、服从性,提升自我能力的认同性。

二、外出转运技术

(一) 外出转运依据

NCU 患者病情危重,病情变化快,有些辅助检查无法在床边实施或是患者因病情需要转入相应科室或医院进一步治疗,在外出时很容易发生严重的血流动力学改变,对通气功能差及实施呼吸机治疗的患者,容易发生通气功能紊乱,均需及时处理。文献报道,危重患者转运相关不良事件发生率 22.1%~71%,转运患者病死率高于未经过转运同类患者的 7% 左右。一项国内多中心研究显示,441 例危重患者转运相关不良事件发生率高达 79.4%。因此,危重患者转运安全始终是国内外学者研究的热点内容,2015 年"患者转运"已被列为美国医疗机构关注的十大患者安全问题之一。

(二) 外出转运方法

目前常用的外出的方法有两种:轮椅转运法和平车转运法,对于病情较轻,但不能自行下床的患者可选用轮椅转运法,对于病情较重的患者可选择平车转运法。

(三) 外出转运的步骤

见表 9-1-1。

表 9-1-1　患者外出转运步骤

步骤	转运过程	图示
1	转运前评估:医护一起,评估生命体征、用药情况、潜在安全隐患和转运路程及时间等。评估护送人员的监护和应对能力,配备有危重患者抢救经验的护士、医生	图 9-1-2 图 9-1-3
2	转运前准备:所需物品、药品、仪器的准备。如氧气袋,简易呼吸器等,必要时备抢救药物。妥善放置抢救仪器、持续泵入的药物和各类管道,保持患者呼吸道通畅,根据烦躁程度遵医嘱适当给予镇静剂及约束,确保患者转运安全	图 9-1-4 图 9-1-5
3	转运中护理:及时清除呼吸道分泌物,保持气道通畅。密切监测患者生命体征,途中做好患者的保暖和隐私。平车转运时患者遵循头部在前以便于及时观察病情	图 9-1-6 图 9-1-7
4	转运后安置:转运结束后立即连接患者所需的设备(监护仪、呼吸机)等。评估患者生命体征、意识状态、瞳孔、体位等,检查管路是否固定在位,检查用药情况。患者病情稳定者,给予整理床单位,进行下一步的治疗	图 9-1-8 图 9-1-9

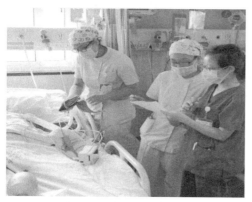

图 9-1-2　与医生共同评估

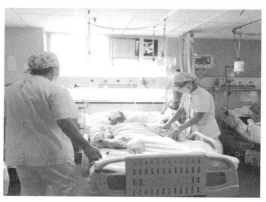

图 9-1-3　评估转运中会出现的意外情况

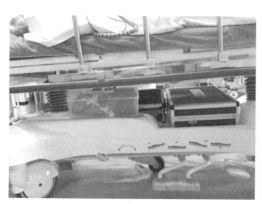

图 9-1-4　妥善安置抢救仪器及药品

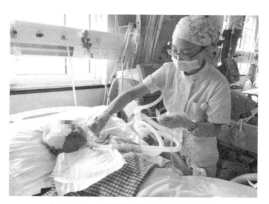

图 9-1-5　清除气道和口鼻分泌物

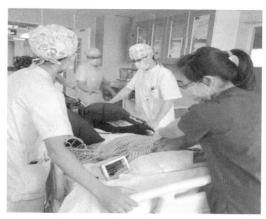

图 9-1-6　转运中监测生命体征

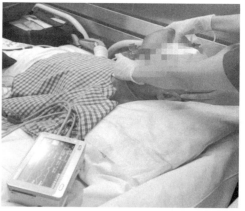

图 9-1-7　保持呼吸道通畅

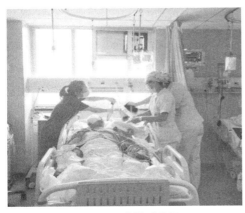

图 9-1-8 连接呼吸机

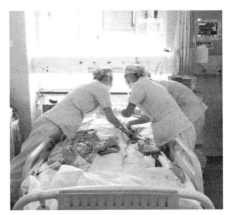

图 9-1-9 整理床单位

（四）关键环节的提示

1. 评估

（1）评估患者外出转运的必要性：重症患者的转运可能发生呼吸异常、缺氧等不同程度的症状，以及非计划性拔管、磕碰伤等不良事件的发生。文献报道高达 71% 的转运患者在转运途中或检查过程中发生轻微至严重的并发症。因此，对于 NCU 患者转运需要主管医生的认真评估及权衡。不宜立即院内转运患者，护士应向医生反馈信息，暂缓转运，如：患者突然发生病情变化、有紧急气管插管指征、血流动力学极其不稳定等。并由 1 名经验丰富的医务人员进行风险评估，确定陪同患者转运的工作人员急救能力。

（2）转运前需要给予的核查：充分吸尽气道及口鼻腔分泌物；检查气管导管置管深度，气囊压力，可在原气管导管固定基础上加用胶布固定，避免转运或搬运患者过程中导管不慎脱出；检查深静脉置管各条管路通畅，熟悉各通道泵入血管活性药物的剂量及剩余药液，确保转运过程中静脉持续泵入药物充足。转运前清空尿袋并妥善固定；烦躁的患者适当使用约束带，必要时遵医嘱使用镇静剂；转运前 2 小时关闭持续泵入的肠内营养制剂，转运时抽吸胃内残留。最后，评估所有电池供电的仪器是否电量充足，以保证转运的持续进行。患者离开 NCU 前，应用核查表进行核查，详见表 9-1-2。

表 9-1-2　NCU 患者外出检查安全评估表

步骤	核查内容	确认
1. 检查前准备	主管医生、家属（疫情防控期间除外）、外送人员是否到齐	是□
	检查申请单是否已打印	否□
	患者是否已禁食 2 小时，并进行残留的抽吸	
	是否需要转运呼吸机（氧源、电源是否充足）	
	是否备好转运用物（监护仪、简易呼吸器、氧气袋、药物，必要时准备 50ml 注射器与吸痰管）	
	主管医生是否已向家属交代转运过程中的注意事项	
	平车与检查床转移患者时，固定患者双手、勿拖拉，防止管路脱出	

步骤	核查内容	确认
2. 患者评估	血氧饱和度是否 ≥95%	
	患者呼吸、血压是否正常	
	是否躁动、是否需要约束、约束方式是否正确	
	患者的各种管路是否妥善固定	
	检查前是否给药	
	患者皮肤是否完整	
	患者是否干净整洁,未暴露隐私	
3. 人工气道的评估	人工气道固定是否牢固,气囊压力是否在 25~30cmH$_2$O	
	气管插管深度、气切位置是否正确	
	检查前是否已进行气道吸引	
4. 保证转运过程中	管路固定安全(胃管、气管插管、尿管、深静脉置管)	
	患者皮肤完整,搬运时必须完全抬起患者肢体,勿磕碰	
	医生负责持续观察患者的监护指标,保证安全。医生与检查科室人员进行导管固定、皮肤保护等措施的沟通	

2. 注意事项

(1)物品准备:对转科的患者应带齐所有生活物品、药物和放射资料。除了转科外,接受手术或检查的要根据病情评估的内容,准备患者需要的物品。急救箱里有备用的简易呼吸器、面罩、吸氧用品、注射器以及急救药品肾上腺素和阿托品等。对于重症患者的转运应使用符合要求的转运床。

(2)转运危重患者应由责任医生和责任护士负责全程转运,以便出现病情变化时能有效应对;注意转运患者时需选择合适给氧方式和途径,转运前,需要提前电话通知电梯与检查科室预留时间,以便快捷出行、随到随做。护士应全面掌握患者的病情、各种治疗护理措施、外出检查携带的仪器使用、发生意外时的各种应急预案。

(3)转运途中出现意外事件的处理:一旦出现应就地抢救,同时联系科室及相关科室,以便得到及时支援。出现室颤致心跳呼吸骤停,立即电除颤,紧急心肺复苏术;建立静脉通道,遵医嘱使用急救药物;出现呼吸困难、缺氧、SpO$_2$下降需密切观察患者呼吸情况,根据呼吸机报警原因,正确调节呼吸机各参数,痰液堵塞致通气不足者,清除呼吸道分泌物,适当调高呼吸机氧浓度;出现瞳孔不等大立即予脱水利尿药,头偏向一侧,保持呼吸道通畅,减少血压波动,控制高血压。

(4)强化书面记录:对于重症患者转运途中的生命体征、监测指标、治疗情况、突发事件及处理等应及时准确地记录,到达目的地后应与接洽医护人员进行书面交接。

(五)文献或经验分享

机械通气患者病情危重,外出检查转运或搬动中容易发生气体交换及血流动力学的改变。转运途中严密观察患者生命体征变化,对出现的意外情况能立即采取应对措施,降低NCU 机械通气患者外出检查转运的风险性和伤残率,确保患者的转运安全。《中国重症患者转运指南(2010 年)》草案中提示:转运决策与知情同意,推荐重症患者转运的目的是使患者得到必要的诊治,转运决策应充分权衡获益与风险;转运护送人员应由接受过专业训练的工作人员完成;转运设备应配备符合转运的床、设备以及药品;转运开始前尽可能维持患者呼吸、循环功能稳定,并有针对性地对原发疾病进行处理;并与接收方相关人员进行沟通,做好充分准备,以保证转运安全;转运期间提供必要的监测治疗措施,保持原有监测治疗措施的连续性。转运过程中患者的情况及医疗行为需全程记录。转运流程见图 9-1-10。

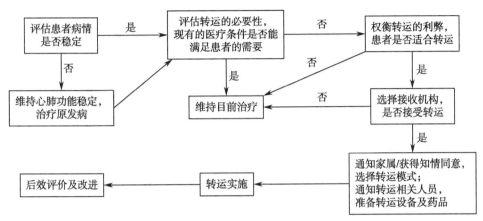

图 9-1-10　中国重症患者转运指南转运流程

三、翻身技术

(一) 翻身依据

NCU 患者常常伴随意识障碍、肢体偏瘫无力,患者无法自主完成翻身动作,长期卧床容易发生压疮、坠积性肺炎、肢体肌肉萎缩、僵硬、形成静脉血栓等不良并发症,增加患者痛苦,延长住院时间,增加住院费用。定时翻身不仅能预防并发症,还能刺激患者全身的反应和活动,抑制痉挛、减少患侧受压、减少肢体僵硬等问题发生,变换体位可以提高患者卧床的舒适度。

(二) 翻身方法

在实际工作中护理人员应协助 NCU 患者进行翻身,规范合理的翻身角度及频次是避免局部组织长期受压预防压疮的一项基本且极为关键的环节,既可预防并发症,又符合人体力学的原理,减轻护士的工作负荷。ICU 活动受限或制动患者常规每 2 小时更换体位,更换体位的频率应根据患者的皮肤状态、病情的稳定性和舒适度确定,一般由责任护士进行患者体位的更换。NCU 给予患者翻身时,需三人以上对患者进行体位的更换。

(三) 操作步骤

以机械通气患者为例进行介绍,见表 9-1-3。

表 9-1-3　NCU 机械通气患者翻身步骤

步骤	操作方法	图示
1	翻身前评估患者病情、生命体征、四肢肌力及躯体活动能力,先轻拍并倾倒管路中的冷凝水,彻底清除人工气道、口鼻腔分泌物	图 9-1-11
2	将呼吸机管路置于翻身侧,往左侧翻身时即将管路置于患者的左侧	图 9-1-12

续表

步骤	操作方法	图示
3	翻身时高年资护士站于患者头侧,一手置于患者肩部,同时固定住呼吸机管路和深静脉管路及其他引流管,另一手置于患者腰部,同时注意固定胸腹部等术后的各种引流管;另一护士站于同侧患者脚部,一手置于患者臀部固定住导尿管,另一手置于腘窝处,使患者下肢弯曲	图 9-1-13
4	上述步骤完成后两人同时用力平衡翻身,另一人在对侧放置楔形垫,完成后同时轻轻放下,将各种导管固定稳妥,保持引流的通畅,勿打折受压等。翻身后,肢体不能受压,保持肢体功能位	图 9-1-14

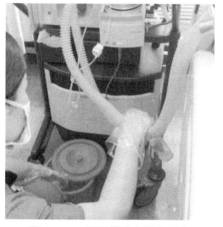

图 9-1-11　倾倒管路中的冷凝水

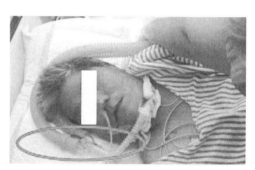

图 9-1-12　翻身管路位置

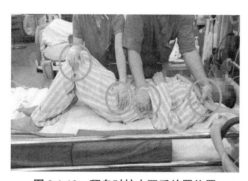

图 9-1-13　翻身时护士双手放置位置

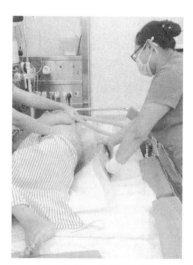

图 9-1-14　放置楔形垫

（四）关键环节的提示

1. **翻身频次**　2009 年欧洲压力性溃疡顾问小组（European Pressure Ulcer Advisory Panel）及美国国家压力性溃疡顾问小组（International Pressure Ulcer Advisory Panel）的指南建议卧床患者应该建立定时翻身计划,翻身频次可根据患者的个体情况而定。2014 年国际压疮预防和治疗指南强烈推荐有压疮危险者和重症患者根据减压床垫的特性决定适合的翻身频率。目前国内常见的减压床垫主要是动态的气垫床和静态的凝胶垫。

(1)使用动态气垫床时:文献报道翻身间隔时间可延长至 4 小时进行 1 次,不但不会增加患者发生压疮与肺部感染的机会,而且保证了患者的休息和睡眠。运用气垫床可使皮肤干燥、分散身体压力、增加与床垫的接触面积,有效分配受压部位的压力从而达到减压效果,因此,患者卧于气垫床时翻身间隔时间可延长至 3 小时或 4 小时进行 1 次。

(2)使用凝胶海绵床垫时:其具有轻便、易洗、无噪声、节能环保、减压效果好等优点,在临床上得到了越来越多的应用。凝胶海绵床垫减压原理是为了有效地减少患者在床上休息和活动时的摩擦力和剪切力,从而减轻压疮的重要危险因素。使用此类床垫的患者,可将翻身时间延长每 4 小时翻身 1 次。

(3)NCU 患者翻身频次:需要结合患者病情,进行个体化翻身频次计划的制订。可将每 2 小时翻身 1 次可以作为一个起始点,根据患者的实际病情及对皮肤的观察而定。目前国内有学者采用分级翻身法,根据 Braden 评分量表及儿茶酚胺指数的评估结果,对重症患者进行翻身频次的确定。NCU 常伴有低蛋白血症、高血糖等并发症,当患者的 Braden<9 分时,同时伴有并发症,尤其是伴有心功能差的患者,建议缩短患者翻身频次,以避免患者出现压疮。

2. **翻身角度**　有国内学者对神经危重症患者进行 30°、45°、90° 不同翻身角度的研究表明,90° 侧卧皮肤受压后的平均红度大于 30° 和 45°。采取 30° 侧卧位可以更加有效预防压疮的发生与发展。根据机械平衡原理,30° 斜坡位置上物体的正压力反应分散在较大的区域上,患者 30° 斜侧卧位增加了身体与床面的接触面积,每单位皮肤面积的压力降低,患者更安全,更舒适,以有效地减少或避免压迫在隆突部位。

3. **注意事项**

(1)多管道患者翻身,保持各管路的固定,必要时行二次固定(如胃管、尿管等),特别是建立人工气道的患者,行机械通气时,呼吸机与人工气道接口处应使用可伸缩呼吸机连接管,并预留出足够的长度,保证翻身时不会过度牵拉。翻身前应检查并妥善安置各导管,避免因翻身导致管道脱出,增加患者不适甚至威胁患者生命,保证病患的安全。

(2)翻身前吸尽痰液,减少由于翻身时重力作用使痰液移动而导致窒息。行机械通气患者翻身前行口咽部吸引可彻底清除口咽部分泌物,减少因体位改变而导致的误吸,达到预防 VAP 发生的目的。使用肠内营养泵持续泵入营养液的患者应暂停营养液的泵入,普通鼻饲的患者鼻饲后半小时内避免翻身,防止翻身时患者发生呕吐、误吸等情况。

(3)为脑卒中急性期及颅脑手术后的患者翻身,应保持患者的头、颈、肩、腰、臀保持在同一直线上,然后同时翻转至侧卧位,动作要轻柔,颅脑手术后的患者只能卧于健侧或平卧以免头部转动过剧或受压,患者发生脑疝,压迫脑干,导致患者生命危险。

(4)帮助患者翻身时,避免拖、拉、拽等动作,以免擦伤皮肤。注意避开臀裂处,因为此处在翻身用力不当时容易产生撕裂伤。约束患者,检查约束部位的皮肤完整情况,避免非计划性拔管的发生,翻身时先松解一侧肢体的约束带或手套并固定好手部,密切观察,翻身完成后及时使用约束带或手套进行保护性约束。

(五)文献或经验分享

国内有学者应用 Bobath 握手和双桥运动法为脑梗死偏瘫患者进行翻身,早期有效地进行训练,开始时以被动活动为主,被动活动引发主动运动,促进受压部位血液循环以免长期固定一种姿势,同时护士指导患者充分利用健侧的力量,完成 Bobath 握手和双桥运动。此方法有效地预防减少了压疮的形成,既节约了能量,节省了护理人工成本,又促进了患者的功能恢复。这种方法虽然简单,但过于依赖于患者的教育和合作水平。对于病情稳定,长时间卧床患者,可采用翻身护理器,可以节省人力协助患者进行翻身,见图 9-1-15。

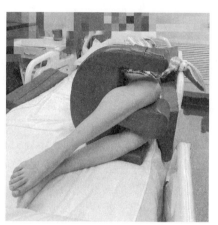

图 9-1-15 翻身协助器

四、良肢位摆放技术

(一)良肢位摆放依据

良肢位(又称抗痉挛体位)是为了保持患者肢体的良好功能、防止痉挛发生的一种临时性治疗体位。对于脑卒中患者发病后应早期给予良肢位设计与摆放。美国《脑卒中康复护理临床指南》强调:发病后早期、有效的康复干预能促进肢体功能的恢复过程,减轻功能残障,从而降低后续的长期护理成本。肢体制动超过 3 周,将会导致关节挛缩变形。早期良肢位摆放可使患者在神经系统最敏感时期尽快适应外部刺激,防止关节肌痉挛、挛缩等状况,便于日后治疗效果的提高;卧床患者,如果肌肉长期保持静止收缩期会改变病理生理,影响恢复肌肉的进度,此时患肢采取拉伸、伸展等被动运动会防止出现肌肉功能障碍,刺激肢体神经,增加活动反射而使肢体功能得到改善,促进日常生活能力的提高。良肢位的摆放可使痉挛肌与拮抗肌处于平衡状态,防止痉挛的加重,有效地减少了失用综合征的发生。

(二)摆放的方法

在患者生命体征稳定、不影响抢救治疗的情况下应开始良肢位摆放,每隔 2 小时进行 1 次体位的变换。基本体位主要包括健侧卧位、患侧卧位、仰卧位、床上坐位、扶手椅坐位。意识清醒患者的最佳体位是扶手椅坐位,意识不清的最佳体位是健侧卧位,而对于患侧卧位无一致性意见。

(三)具体实施的步骤(健侧卧位、患侧卧位、仰卧位)

见第八章第三节,见表 9-1-4。

表 9-1-4 体位摆放(图中阴影代表偏瘫侧)

体位	摆放方法	图示
床边坐位	1. 床铺尽量平整,患者下背部放枕头 2. 头部:不要固定,能自由活动 3. 躯干:伸直 4. 臀部:90° 屈曲,重量均匀分布于臀部两侧 5. 上肢:放在一张可调节桌上,上置一枕头(图中阴影代表偏瘫侧)	图 9-1-16
扶手椅坐位	1. 选择有扶手的椅子,上身坐直,患侧上肢在椅子扶手或大腿上,用枕头撑垫; 2. 双脚分开,小腿放直,双脚平放在地板上或者轮椅的脚踏板上,脚趾向前。(图中阴影代表偏瘫侧)	图 9-1-17

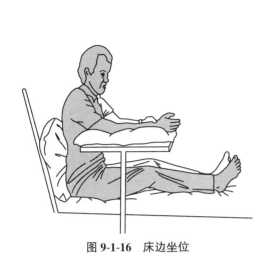

图 9-1-16　床边坐位

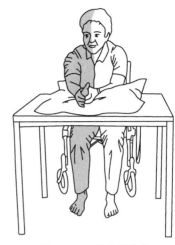

图 9-1-17　扶手椅坐位

（四）关键环节的提示

1. **评估**　临床上常使用肌力六级评定法对肌力进行评定,肢体瘫痪相关的评价量表包括 Brunnstrom 评定法、上田敏评定法、Fugl-Meyer 评定法、运动评定量表（motor assessment scale,MAS）,其中 Brunnstrom 评定法历史最悠久,上田敏评定法、Fugl-Meyer 评定法均是在此基础上发展而来。评估患者良肢位摆放所需要的物品:软枕 5 个（大小比正常软枕稍大,填充物以荞麦皮为宜）,小软枕 2 个（大小为正常软枕的一半,填充物可为丝绵等）。

2. **良肢位摆放的注意事项**

（1）良肢位是从治疗角度出发设计的临时性体位,必须定时进行体位变换,一般情况下每 2 小时翻身 1 次,防止关节挛缩而影响运动功能。

（2）健侧卧位时,患侧上肢应尽量前伸。患侧踝关节应处于中立位,防止足内翻。足底用适合海绵垫支撑,防止足下垂。患手放在枕头上,保持五指伸展位。患侧卧位时,肩胛骨内侧缘及胸廓平面与床接触,防止肩关节因受压而产生疼痛。

（3）仰卧位受紧张性颈反射和迷路反射的影响,异常反射最强,还会使骶尾部、足跟外侧、外踝发生压疮的概率大幅度增加,尽量减少仰卧位的时间,并随时检查良肢位姿势的情况。仰卧位屈曲的膝外应放软枕,防止屈膝位控制不住突然髋外旋造成股内肌拉伤,不要将患手放于胸前以防上肢屈肌痉挛。

（4）坐位和扶手椅坐位时,要使用床档等保护性措施,避免身体失衡发生坠床等事件。

（5）注意观察患者:瘫痪患者常有肩痛、下肢深静脉血栓、肩关节半脱位等并发症,所以护理人员在进行良肢位的摆放时要注意观察患者的反应,动作要轻柔。确保在正确的范围内用准确的方法摆放良肢位,同时注意保持重症患者人工气道、胃管、尿管、深静脉置管等重要管路的固定牢固。

（五）文献或经验分享

2016 AHA/ASA 成人脑卒中康复治疗指南中,推荐良肢位摆放技术的早期实施。正确的良肢位使体位呈伸展的低负荷状态,肌肉处于拉长的位置,可以预防和扭转肌肉缩短状态的发生;经常交替变换体位可使肢体的伸展肌张力达到平衡,良肢位能预防和减轻上肢屈肌、下肢伸肌的典型痉挛;反复的训练对患者大脑接受正确的信息,反馈出正常运动模式有很大帮助。经过良肢位摆放的患者,在后期康复治疗中,患侧肢体在被动活动时的疼痛感减轻。早期良肢位摆放能有效防止脑梗死患者各种并发症的发生,尤其是压疮、坠积性肺炎、泌尿系感染三大并发症,护理人员应重视瘫痪患者早期良肢位的摆放。

五、振动排痰技术

(一)振动排痰技术依据

NCU 患者因长期卧床,咳嗽与吞咽反射消失,呼吸肌运动能力衰退,易使气道分泌物不易排出,继发肺部感染。因此对于 NCU 患者控制肺部感染时,除了合理应用抗生素外,有效的振动排痰起到了很大的促进作用。给予患者叩击背部时,肺支气管内的痰栓被震碎脱落而便于排出,解除支气管的阻塞,有效改变通气功能,促进呼吸功能的改善和机体的恢复。

(二)振动排痰技术的常用方法

包括手叩击法、振颤法、仪器叩击三种方法。其中仪器叩击包括振动排痰机和高频胸壁振荡排痰仪。NCU 患者常见手叩法和振动排痰机进行排痰。

(三)技术的步骤

1. 手叩击法

(1)平卧患者取侧卧位,护士站在患者床的右侧,叩击患者的左侧。

(2)护士五指并拢,向掌心微弯曲,弓杯状,呈空心掌(图 9-1-18),腕部放松,应用手腕力量,有节奏的叩击肺野,频率>120 次 /min。

(3)以脊柱为分界线,避开心前区、肝区、脊柱和肾脏等部位。从下而上、从外向内叩患者的背部左侧及左腋中线部分;左侧卧位时,护士站在患者的左侧,同样的方法叩右侧。

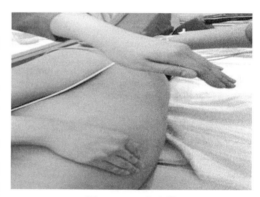

图 9-1-18 空心掌

(4)叩击时间每次持续 15~20 分钟,重点叩拍需引流部位,每个治疗部位重复时间 3~5 分钟,频率 2~5 次 /s,2~4 次 /d,叩击力度因人而异,手掌离胸壁 ≤12cm,沿支气管由外周向中央叩拍,可隔衣物(不宜过厚)叩拍。以叩击部位皮肤无发红,患者感觉舒适为宜,在叩击过程中鼓励神志清楚患者有效咳嗽咳痰。

2. 振动排痰机

将叩击头(包裹治疗巾)在患者身体表面进行缓慢移动,并根据其耐受情况选择频率,通常设置振速 10~30cps,治疗时间每次 10~20 分钟,每个叩击部位停留约 30 秒。遵循从外到内的原则,直至覆盖整个肺野。对于无法翻身者,以两肋和前胸部位作为叩击位置,操作方法见表 9-1-5。

表 9-1-5 振动排痰机应用

步骤	排痰方法	图示
1	将床头摇平,患者置于侧卧位,保持呼吸道通畅,调节仪器,根据患者情况选择频率 10~20cps	图 9-1-19
2	叩击头置于患者胸廓一侧下部	图 9-1-20

步骤	排痰方法	图示
3	在使用过程中应依据肺叶形状由外向内,从下向上的轨迹移动治疗头,覆盖整个肺部及肋部,使呼吸系统痰液按照细支气管-支气管-气管-体外的顺序蠕动并排出;同时要避开心脏部位。每处持续10~20s,患者耐受后,可适当提高叩击频率。提起叩击头向上移动,放在另一部位进行叩击。同方法进行另一侧治疗	图 9-1-21
4	叩击过程中监测患者生命体征,发现异常停止叩击	图 9-1-22

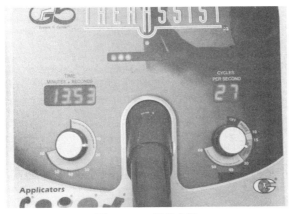

图 9-1-19 调节参数

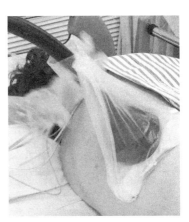

图 9-1-20 置于患者胸廓一侧下部

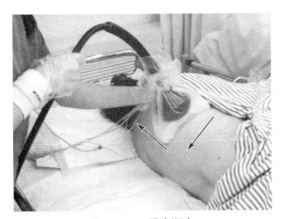

图 9-1-21 叩击顺序

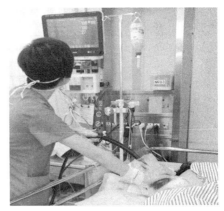

图 9-1-22 监测生命体征

(四)关键环节的提示

1. 评估患者适应证与禁忌证

适应证:适用于痰液过多、痰液阻塞导致血气异常及意识障碍的患者;因昏迷、瘫痪或呼吸泵衰竭以致咳嗽微弱而排痰不畅的患者;需要气管插管与呼吸机支持的患者;肺不张的患者;给予镇静药物的癫痫患者等。

禁忌证:尚未稳定的头部和/或颈部损伤、血液动态学尚不稳定的活动性出血、严重心律失常、颅内压未受控制、气胸(未经处理者)、严重凝血障碍、严重气管痉挛、肺栓塞等不适宜应用。

2. 注意事项

(1)根据患者感染部位,由外向内、自下而上缓慢叩击,每天进行2~4次振动排痰,可在餐前2小时或餐后2小时进行,治疗前进行20分钟雾化,治疗后及时吸痰。治疗时间一般为10~20分钟。鼻饲患者排痰前,停止肠内营养液鼻饲泵入,抽吸胃内残留。

(2)排痰前,连接好心电监护及吸痰设备,随时监测患者的耐受情况,密切观察患者的生命体征主要是心率、呼吸、血压的异常,尤其是血氧饱和度的降低,如果患者的病情不耐受,应立即停止操作,防止意外事件的发生。

(3)手叩击时鼓励患者作深呼吸和咳嗽咳痰。叩击时遇患者有咳嗽反射应暂停。叩时用力不要过猛,手腕抖动,有利于痰液振动排出。叩击时询问患者的感受,观察面色、呼吸、咳嗽情况。

(4)振颤法排痰双手掌交叉重叠,按在胸壁部,配合患者呼气时做振颤、振动加压,利用振动,促进支气管中分泌物的排出。双手手掌张开与患者胸廓紧密接触,手指放于肋间部与肋骨解剖走行一致,尽量增大接触面积,呼吸时双手挤压振颤患者胸廓,挤压上部胸廓时从前向后用力,挤压下部胸廓时,从前侧方向内上方用力。挤压时不仅双上肢用力,还要利用操作者上半身的重量,用肘关节的弯曲度来调节挤压力度。振颤频率为3~5次/s,吸气时停止挤压,双手不离胸廓以感觉其运动变化。注意不要妨碍患者自然吸气。

(5)振动排痰机振动时从低频率开始循序渐进,不耐受者应调至低频(<15cps),颅内压增高时,应在甘露醇输注后给予此项操作。癫痫持续状态的患者,应在抗癫痫药物给予后,经医生评估开启振动排痰治疗。操作时,振动排痰机使用一次性叩击头罩。保证一例患者、一套物品备用,防止患者交叉感染。

(6)高频胸壁振荡排痰仪治疗过程中注意事项:不用摇低床头,患者任何体位均有效,但最佳体位是坐位。在治疗过程中,患者可以穿一单衣,包裹治疗巾。危重患者在进行振荡治疗时,心电监护仪显示心率增快的报警信号,经床旁手触数脉搏1分钟后,判断患者心率是否存在异常,报警信号是否由于胸壁振荡所致。机械通气的危重患者接受治疗时,呼吸机显示气道高压报警。暂停排痰治疗后,呼吸机停止报警,说明报警亦为高频率的振荡所致,可暂时调节呼吸机的报警参数。此外,患者在接受高频胸壁振荡排痰治疗过程中可能会出现氧饱和度有轻微降低,但需要保持在95%以上。

(7)排痰效果的判断。评估患者的肺部情况,听呼吸音,观察排痰情况,临床症状及体征改变情况来判断效果,同时根据血气分析判断通气功能改善以评价排痰目的是否有效达到。

(五)文献和经验分享

目前临床中常用的机械辅助排痰为提高人体呼吸道通畅的主要措施。机械辅助排痰系统相比手工叩背排痰具有更多优势,不仅能够使其呼吸通气功能得到改善,同时能够降低感染风险,缩短患者机械通气时间,减轻患者经济负担,提升患者生活质量水平。

振动排痰技术可能造成严重的颅内压升高,对于重症脑功能损伤患者进行振动排痰要慎重。有研究发现吸痰和人工肺泡高灌注的情况下,平均颅内压的增高幅度>30mmHg,颅内压的升高往往会伴随有血压升高,导致脑灌注压的改变。对于颅压高、心功能不全的患者要注意振动排痰适应证,可以从低频率开始(10~15cps),在患者能耐受的情况下,逐渐过渡到较高频率(30~35cps),以保证振动排痰的有效性。

六、气道吸引技术

(一)气道吸引依据

气道分泌物的吸引是指患者咳嗽能力降低而不能有效排除气道内的痰液、血液、误吸的胃内容物及其他异物,需外界吸引下排除,以保持气道的通畅。NCU 患者常伴有意识障碍、吞咽障碍,咳嗽反射消失等症状,为此气道吸引技术显得尤为重要。人工气道(artificial airway)的建立致使上气道原有功能丧失,尤其是大量镇静剂的使用,显著降低了患者的咳嗽能力,因此,在咳嗽能力差,尤其是建立人工气道的患者中,气道分泌物的吸引是 NCU 护士必须掌握的常规技术之一。

(二)气道吸引常用方法

包括经鼻口吸痰、人工气道吸痰、声门下吸引及支气管镜吸引四种常用方法。其中声门下吸引包括持续声门下吸引(subglottic secretion drainage)和间接声门下吸引两种方式。气道吸引常见方式有开放式气道内吸引(open-endotracheal suctioning)和密闭式气道内吸引(closed-endotracheal suctioning)两种。对 NCU 患者,大部分建立人工气道,进行机械通气,有创机械通气气道内吸引应用较多。

(三)人工气道吸引的步骤

1. 机械通气人工气道吸引技术的步骤 见表 9-1-6。

表 9-1-6 人工气道吸引技术的步骤

步骤	吸引操作过程	图示
1	准备用物,评估患者。给予患者纯氧 2 分钟 接负压吸引器,调节压力,吸引负压应控制在 $-80 \sim -150mmHg$(约 $-11 \sim -20kPa$)。使用气囊压力表监测人工气道气囊压力	图 9-1-23
2	撕开吸痰管外包装前端,一只手戴无菌手套,将吸痰管抽出并盘绕在手中,根部与负压管相连。非无菌手断开呼吸机与气管导管,将呼吸机接头放在无菌纸巾上	图 9-1-24
3	反折吸痰管末端,暂时关闭负压,将吸痰管缓慢封闭式插入气道内最深处,松开吸痰管。拇指和示指捻动,旋转式向上提拉吸痰管吸引痰液	图 9-1-25
4	吸痰过程中观察患者痰液性质、量以及血氧饱和度的变化。吸痰结束后立即接呼吸机通气,给予患者 100% 的纯氧 2 分钟。冲洗负压吸引管,清洁患者面部	图 9-1-26
5	评估吸出痰液的量和性质,再次监测气囊压力	
6	完善护理记录	

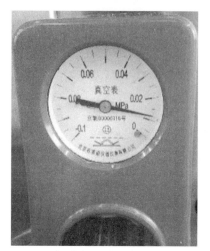

图 9-1-23　调节压力

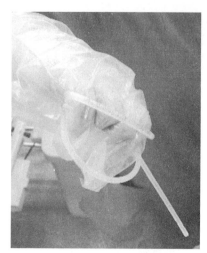

图 9-1-24　拿取吸痰管

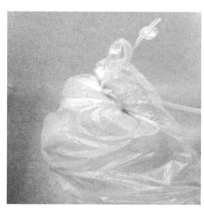

图 9-1-25　反折吸痰管

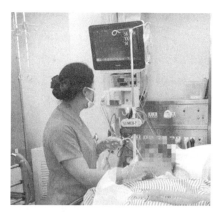

图 9-1-26　观察生命体征

2. 成人有创机械通气气道内吸引流程　见图 9-1-27。

(四) 关键环节的提示

1. 评估

(1) 吸痰适应证：气道内有可见到的分泌物；听诊可闻及肺部粗湿啰音；考虑与气道分泌物相关的血氧饱和度下降和 / 或血气分析指标恶化；排除呼吸机管路积水后，呼吸机监测面板上流量和 / 或压力波形仍呈锯齿样改变；考虑与气道分泌物增多相关的机械通气时潮气量减小，或容积控制机械通气时吸气峰压增大；考虑吸入上呼吸道分泌物或胃内容物等状况时；需留取痰标本时。

(2) 吸痰负压的选择，中华护理学会团体标准：成人有创机械通气气道内吸引技术操作中规定，推荐吸痰时负压控制在 –80~–150mmHg（约 –11~–20kPa）。吸痰的负压越大，吸痰效果越好，但所造成的肺塌陷、气道损伤也越严重。

(3) 吸痰管的选择。吸痰管是气道分泌物吸引的主要用品，不同样式的吸痰管所产生的效果亦不相同。有侧孔的吸痰管在吸痰时不容易被分泌物阻塞，其效果优于无侧孔的吸痰管，并且侧孔越大效果越好。吸痰管的管径越大，吸痰负压在气道内的衰减就越小，吸痰效果也就越好，但吸痰过程中所造成的肺塌陷也越严重。当吸痰管的管径超过人工气道内径的 50% 时,将显著降低气道内压力和呼气末肺容积。因此临床需要根据人工气道建立导管的直径大小,去选择适宜的吸痰管,成人常用型号详见表 9-1-7。

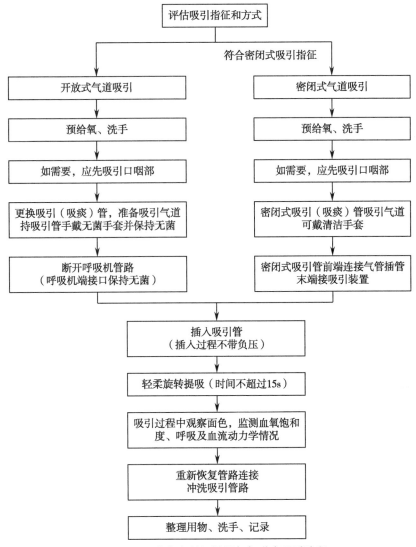

图 9-1-27　成人有创机械通气气道内吸引流程

表 9-1-7　成人常用气管插管、气管切开吸痰管的规格 /mm

气管插管		气管切开管		吸引(吸痰)管	
型号	内径和公差	型号	内径和公差	型号	内径和公差
6.0	6.0 ± 0.15	–	–	9	3.00 ± 0.15
6.5	6.5 ± 0.2	6.5	6.5 ± 0.2	–	–
7.0	7.0 ± 0.2	7.0	7.0 ± 0.2	10	3.33 ± 0.15

续表

气管插管		气管切开管		吸引(吸痰)管	
型号	内径和公差	型号	内径和公差	型号	内径和公差
7.5	7.5 ± 0.2	7.5	7.5 ± 0.2	–	–
8.0	8.0 ± 0.2	8.0	8.0 ± 0.2	12	4.00 ± 0.15
8.5	8.5 ± 0.2	8.5	8.5 ± 0.2	–	–
9.0	9.0 ± 0.2	9.0	9.0 ± 0.2	14	4.67 ± 0.20

2. 注意事项

(1)吸痰时间越长,吸痰导致的肺塌陷和低氧血症越严重,从吸痰管置入至抽出吸痰管时间宜在 15 秒以内。

(2)吸痰插入深度,吸痰管置入过程中有阻力或刺激患者咳嗽时,应将吸引(吸痰)管插至隆突位置后退回 1~2cm,然后轻柔旋转提吸。对于颅内压增高或处于颅内水肿高峰期的患者,相关报道提示,可以使用改良深部吸痰方式,即吸痰管头端插至气管插管或气切套管长度后再插入 1~2cm。此种方法能吸除人工气道管道内部及大气道内痰液,由于吸痰管未接触气道黏膜,吸引时负压气流对气道黏膜的刺激诱导轻度的咳嗽,在一定程度上改善了肺内小气道痰液引流,减少了肺内痰液的坠积。

(3)密闭式吸引方式的选择

1)密闭式吸痰因无需断开呼吸机,在吸痰过程中保证了持续的通气和氧合,越来越受到医护人员的青睐。密闭式吸痰与开放式吸痰相比,能降低肺塌陷的发生率,尤其是在肺塌陷的高危患者(如急性呼吸窘迫综合征等)中更明显。一项荟萃分析结果表明,封闭式吸痰与开放式吸痰相比,能缩短机械通气时间,降低吸痰所致心律失常的发生率。

2)密闭式吸痰适应证:适用于断开呼吸机血流动力学不稳定、高频吸痰(>6 次/d)、呼吸道传染病。当患者存在以下情况之一时可选择密闭式吸痰:①呼气末正压 ≥10cmH$_2$O;②平均气道压 ≥20cmH$_2$O;③吸气时间 ≥1.5 秒;④吸氧浓度 ≥60%;⑤患者吸痰 ≥6 次/d;⑥断开呼吸机将引起血流动力学不稳定;⑦气道传染性疾病患者(如肺结核等)。但需注意密闭式吸痰影响呼吸机的触发,不能降低 VAP 的发生率。

3)吸痰时需要将吸痰管三通分别与人工气道、呼吸机 Y 形管、负压吸引装置相连,形成密闭吸引系统;冲管接头连接输液器在无菌操作下进行,氯化钠溶液冲洗排气后夹闭;浅吸引效果不佳则可深吸引;吸痰结束后,将吸痰管末端后退至黑色指示线为止,注入冲洗液冲洗管腔内痰液,冲洗后备下次使用;无需每日更换,可见污染时更换,最长 7 天更换。

(4)气囊管理。每日气管导管护理包括监测和维持气囊压力,标准为 25~30cmH$_2$O,以避免充气不足或充气过量。无自动充气泵设备时,应进行手动监测且间隔 6~8h/次,并清除气囊管内积液,测量时应高于标准值 2cmH$_2$O。若压力>30cmH$_2$O,套囊过度充气压迫气管壁,易导致气管黏膜缺血坏死、糜烂而形成溃疡;若压力<25cmH$_2$O,容易增加患者 VAP 的风险。气囊需要做到适时监测,患者吸痰、气切伤口换药、进食、转运的前后,呼吸机出现报警等时刻均应监测气囊压力。

3. 声门下吸引技术　声门下滞留物吸引(subglottic secretion drainage,SSD)是指对声门下、气囊上的滞留物进行持续或间断吸引的护理操作技术。《成人有创机械通气气道内吸引技术操作》团体标准中提及：应用带有声门下吸引装置的气管导管，通过负压吸引，直接吸引积聚在气囊上方的分泌物的方法。对于插管时间超过 48~72 小时的患者，宜使用带有声门下吸引的气管导管，每 1~2 小时进行声门下吸引，可有效地清除积聚在气囊上方的分泌物，降低 VAP 的发生率、延迟 VAP 的发生时间，减少抗生素的使用，缩短机械通气时间。为此在 NCU 建议给予患者应用声门下吸引技术。图 9-1-28 为囊上可冲洗气管插管，图 9-1-29 为囊上可冲洗气切套管。

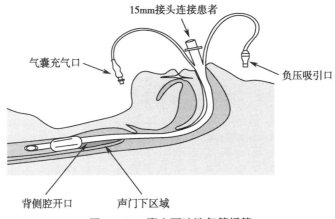

图 9-1-28　囊上可冲洗气管插管

声门下吸引方法

1）持续声门下吸引：将气管导管附加吸引管腔连接吸引收集瓶，收集器的另一端连接中心负压吸引装置。采取持续性声门下吸引方式进行卒中相关性肺炎预防时，在负压的选择上，持续性声门下吸引负压范围在 −13.33~−2.67kPa，其中以 −10.68~−8.00kPa 多见。每次吸痰时用无菌注射器抽吸灭菌注射用水，通过气管导管背侧对气囊上方的滞留物进行冲洗，直至清澈为止，持续声门下吸引，见图 9-1-30。

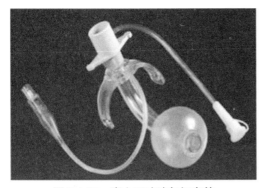

图 9-1-29　囊上可冲洗气切套管

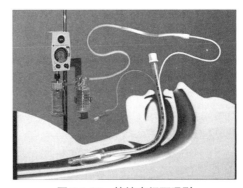

图 9-1-30　持续声门下吸引

2）间歇声门下吸引：间歇声门下吸引的负压在 −20.00~−6.00kPa，常用 −10.68~−8.00kPa。将气管导管附加吸引管腔连接吸引收集瓶，收集器的另一端连接中心负压吸引装置，恒定负压每 2 小时进行间歇吸引，再低压注入 5~10ml 无菌生理盐水进行气管冲洗以稀释残留的分泌物，并用负压将冲洗液吸引干净。根据引流出的冲洗液情况，反复冲洗，直至冲洗液清亮为止。然而具体选择上差异较大。选择此类范围的负压主要是避免负压过大或者过小带来的风险,因为声门下吸引的时候,若是设定的负压比较小难以有效地清除气道分泌物,这样势必会影响清除的效果,而若是负压比较大容易引起气管黏膜的损伤。

4. 其他

(1)经鼻、口腔吸引。经口、鼻吸引困难时或出血风险较大的患者,可建立并通过口咽通气道行气管内吸痰。未建立人工气道的患者,经鼻气管吸痰可降低插管率。对昏迷患者可以使用压舌板或者口咽气道帮助其张口。患者翻身前行口咽部吸引,可明显降低VAP的发生率,减少误吸发生。但是,由于进行口咽部吸引时,轻微的不适感会刺激迷走神经引起生命体征发生改变,因此,在操作过程中应严格监测患者生命体征变化,尤其心率的变化,一旦发现异常,立即停止吸引。

(2)支气管镜吸痰。使用支气管镜在可视的条件下吸痰,能较好地避免气道损伤,且能在气道检查的同时进行气道内分泌物吸引,尤其是对常规吸痰不畅的患者临床效果更好。由于支气管镜吸痰费用较贵,操作繁琐,并发症较多,限制了在吸痰中的应用。支气管镜不宜常规应用于气道分泌物的清除,可用于常规吸痰效果不佳的患者。

(五) 文献或经验分享

气道吸引技术应先进行口咽部和/或鼻咽部吸引,再进行气道内吸引;更换吸引部位时,应更换吸引(吸痰)管;密闭式吸引(吸痰)管更换频率参照产品说明书。出现可见污染或套囊破损时应立即更换;每次吸引结束后应及时、充分冲洗管路。密闭式气道内吸引应使用灭菌注射用水或无菌生理盐水,开放式气道内吸引可用清水。

不同吸痰方法吸痰效果及对患者的影响不同,研究表明吸痰管尾段螺旋式摆动吸痰法即在持续负压吸痰时,在吸痰管轻轻上提的同时将其尾段螺旋式摆动吸痰,可提高吸痰效果、减少并发症发生。吸痰技术的实施、选用合适的吸痰设备、开展囊上可吸引技术是NCU预防感染有效的方法。但是在气道吸引过程中,容易引起低氧血症、气道损伤、心动过缓、高血压、颅内高压等患者的不适,需要密切观察。

七、气道湿化技术

(一) 人工气道湿化依据

人工气道的建立是急危重症患者临床救治的重要手段,但是患者失去了上呼吸道对吸入气体的生理性加温加湿和过滤作用,未经过加温加湿的空气进入下呼吸道,易刺激气道,引起气道黏膜受损、干燥,抑制纤毛黏液的转运系统,还可能发生上皮细胞坏死和鳞状上皮化生,这些变化会导致气道分泌物黏稠,甚至发生肺部感染、肺不张、气道阻塞等严重并发症。因此气道湿化是人工气道护理中的重要环节,充分的湿化有利于维持呼吸道的生理功能、稀释痰液,使痰液易于排出体外,有效预防人工气道建立的并发症。

(二) 湿化方法

1. 雾化湿化法　雾化器应用。

2. 湿化器湿化法　热湿交换器(HME)、主动加热湿化器(HH),滴注式湿化法(间断/持续滴注湿化法)。

(三) 湿化步骤

在人工气道的湿化中,最常用的是热湿交换器,是由吸水材料和亲水化合物构成,氯化锂海绵具有冷凝和增湿作用,内部材料的热传导性高于外部而使其具有储热的功能,使气流在吸气之前通过加热进而湿化和过滤。

1. 热湿交换器(人工鼻)的使用步骤

(1)准备用物,评估患者。

(2)调节氧流量,氧气管与人工鼻相连。

(3)清理人工气道,人工鼻与人工气道连接,保持紧密(图 9-1-31)。

(4)观察湿化效果及患者生命体征。

2. 主动加热湿化器的操作步骤

(1)准备用物,评估患者,湿化罐内注入灭菌注射用水至水位线,见图 9-1-32,连接呼吸机呼吸回路。

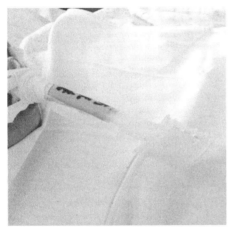

图 9-1-31　人工鼻与人工气道

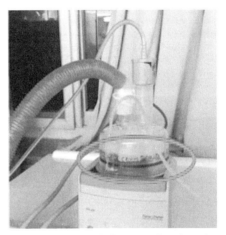

图 9-1-32　湿化罐内加入灭菌注射用水

(2)连接氧气,调节空氧混合器,见图 9-1-33,接通电源,打开开关,调节湿化温度。

(3)与患者人工气道连接,见图 9-1-34,观察患者生命体征。

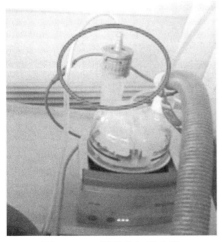

图 9-1-33　调节空氧混合器

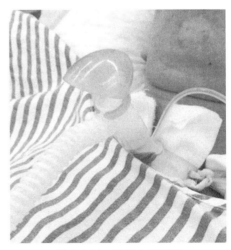

图 9-1-34　连接人工气道

（四）关键环节提示

1. 湿化设备的选择　气道湿化装置分为主动和被动加热湿化器。主动加热湿化器是通过调节湿化罐温度来改变吸入气体的温湿度，保证实际温度达 37℃，但其管路易积水，引起 HAP 发生，因此可选用带有加热导丝的湿化器，但不宜将温度设置过高，以免降低相对湿度；热湿交换器（人工鼻）是通过吸收呼出气体水分和热量对吸入气体加热湿化，使用简单方便，避免了湿化不足或过度，但脱水、呼吸道分泌物黏稠、撤机困难的患者不适用。气管内间歇滴注易引起患者呛咳，可增加 HAP 的发生，微量泵持续注入虽减轻患者呛咳，但仍有较高的感染危险，因此暂不推荐使用。推荐为患者主动湿化时，其人工气道 Y 形管温度应在 37℃、相对湿度 100%。撤除机械通气者，可采用被动加热湿化器进行湿化。

2. 湿化的评估

（1）湿化的临床指征：为保证有效维持气道黏膜 - 纤毛系统正常生理功能，美国呼吸治疗协会（AARC）临床实践指南建议所有通过人工气道进行机械通气的患者都需要加温加湿。

（2）湿化前的评估：评估患者对湿化的需求，选择最适合患者的加湿设备，评估患者静脉和口服液体的摄入量，患者有无湿化禁忌证（如气道阻塞、呼吸困难等）。

（3）气道湿化程度的评估

1）痰液黏稠度的评估。根据痰液性状及吸痰时在负压引流管内壁上附着的情况，将其分为三度：Ⅰ度（稀薄痰液）：如米汤或泡沫样，吸痰后，玻璃接头内壁上无痰液滞留；Ⅱ度（中度黏痰）：外观较Ⅰ度黏稠，吸痰后少量痰液滞留在玻璃接头内壁，易被水冲洗干净；Ⅲ度（重度黏痰）：外观明显黏稠，常呈黄色，玻璃接头内壁上滞留大量痰液，且不易被水冲净。

2）湿化满意度评估。①湿化满意：分泌物较稀薄，可顺利吸出，没有结痂，患者安静，呼吸道顺畅；②湿化不足：分泌物黏稠，吸引困难，可有突然的呼吸困难，发绀加重；③湿化过度：分泌物稀薄，咳嗽频繁，需要不断吸引，患者烦躁不安，发绀加重。

3）采用软管湿度评价湿化效果：1= 干燥；2= 仅能看到湿气；3= 能看到湿气及少许水滴；4= 湿气及较多水滴；5= 湿气及大量水滴；6= 积水（形成水流）。

（4）人工气道异常评估。呼吸时听到明显增快增强的气流声，甚至可以听到哨音，吸痰时吸痰管进入不畅、痰液黏稠则提示有痰痂形成。

3. 湿化液的选择

（1）灭菌注射用水：灭菌注射用水是蒸馏水的一种，作为气道湿化液主要用于分泌物多且黏稠的患者中，有利于痰液稀释、排出。但长时间应用灭菌注射用水，可引起湿化过度现象，造成细小支气管黏膜表面黏液，大于肺部及气管对液体的清除能力，从而对气体和呼吸道黏膜之间的接触造成不良影响，使氧分压下降，所以在使用灭菌注射用水作为湿化液时要避免湿化过度。

（2）浓度为 1.25% 的碳酸氢钠溶液：有血痂、痰痂的患者需要使用浓度为 1.25% 的碳酸氢钠溶液作为湿化液，该药液有皂化功能，可在局部形成弱碱性环境，从而优化呼吸道环境，改变环境内 pH，软化痰痂、稀释痰液，促进痰液排出。但临床应用时需要合理控制碳酸氢钠用量，因为该药物用量过大，可引起组织出现水肿、碱中毒、肌肉水肿及肌肉抽搐等现象。

（3）浓度为0.9%的氯化钠：主要是由于以往临床给予患者浓度为0.9%的生理盐水稀释进行气道湿化，效果不明显，不能有效溶解痰液。进入患者呼吸道后，水分在持续蒸发状态下形成高渗溶液，患者气管壁上有大量氯化钠沉积，对气管内纤毛运动造成不良影响，使痰液黏稠，严重者可发展为痰栓、痰痂，导致患者呼吸道防御功能减弱，气道湿化效果不佳也增加了肺部感染风险。

（4）浓度为0.45%氯化钠+盐酸氨溴索：现阶段临床广泛应用的气道湿化液为15mg盐酸氨溴索注射液+250ml浓度为0.45%氯化钠溶液。盐酸氨溴索是具备多种生物学效应的黏痰溶解药，在气管切开患者、气管插管患者的气道湿化中均有重要作用，0.45%氯化钠作为低渗溶液，进入呼吸道内水分渗透压符合人体生理功能，可帮助呼吸道纤毛运动活动，从而实现减少痰痂、稀释痰液的作用。盐酸氨溴索和浓度为0.45%的氯化钠溶液作为气道湿化液的安全性最为理想，湿化效果显著。

4. **监测指标**　定期检查湿化设备，按需清除冷凝水；观察记录HH湿化液的水位与自动输送功能；观察痰液的颜色、量、黏稠度，应用HME时，如果患者痰多且黏稠应考虑采用HH取代HME，当患者应用HH时，可以通过调节温度达到理想湿度；如若给予HME出现气道梗阻，应更换为HH；呼吸机设置（呼吸机频率、PEEP水平、吸入气体的温湿度）；设备的功能（报警设备的功能、过滤器的清洁度、供电设备）。

5. **湿化不良反应**　HH使用不当，可导致电击伤、气道灼伤以及患者发热。应用HME或HH时，若温度过低，可导致湿化不足以及黏液分泌物的排出不畅，一旦痰液堵塞，可导致呼吸阻力增加、气道压力过高及人机不同步。湿化过度。应用HH时，不经意的湿化罐加水过多或者回路内冷凝水积聚过多，均可导致气道灌洗或人机不协调以及呼吸机性能异常。

6. **人工气道湿化常见并发症和护理**　见表9-1-8。

表9-1-8　人工气道湿化常见并发症和护理

并发症种类	主要原因	处理措施
呼吸道感染	污染	加强环境消毒，定时做口腔护理，正确消毒和使用吸痰装置、湿化器械。每24小时更换注射器、延长管
窒息和淹溺	痰痂生成	及时清除痰块，控制湿化液滴入速度，防止调节失控
肺水肿	肺水肿或水中毒	严格控制雾化量
支气管痉挛	湿化液作为异物进入支气管	有刺激性的药物要稀释到安全浓度，对频繁发生支气管痉挛的患者，最好选用超声雾化吸入

7. **保持机械通气患者加温加湿器水位线的恒定**　NCU机械通气患者较多，加温加湿器水位控制难以达标。为此通过前期研究梳理出回归方程：$Y=1.586+0.057×$（滴速）$-0.077×$（气道温度），根据气道Y型口温度，计算出临床机械通气加温加湿罐持续注水的速度，梳理出调节表便于临床操作。但加温加湿罐水位的控制，需要4小时观察并调整一次，保障患者的安全（表9-1-9），使用呼吸机时，需要先连接输液器，再连接可调输液器，用其控制输注速

度(图 9-1-35)。

表 9-1-9　呼吸机加温加湿罐注水速度调节表

气道 Y 型口温度 /℃	呼吸机湿化罐匀速加水速度 / [滴 /min(ml/h)]
33	16(50)
34	17(54)
35	18(58)
36	19(62)
37	20(66)

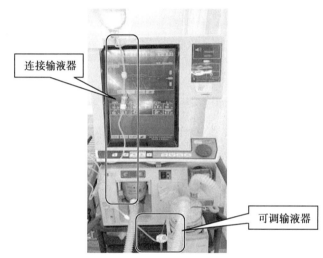

图 9-1-35　呼吸机加温加湿器注水图示

（五）文献或经验分享

目前随着先进的湿化设备不断出现，人工气道湿化的方法也越来越多。主动湿化是通过加热湿化器进行主动加温加湿，湿化装置需要达到 $33\sim44mgH_2O/L$ 的湿度水平，气体温度在 $34\sim41℃$ 之间，相对湿度达 100% 来保证人工气道内分泌物的有效排出。建议 Y 型管处的最高气体温度是 37℃，相对湿度是 100%。被动湿化是通过热湿交换器（人工鼻）来进行的，工作原理是指通过储存患者呼出气体中的热量和水分来对吸入气体进行加热湿化。

尽管目前主动湿化装置可以保证 Y 型管处的气体温度达到 41℃，但是国际标准化组织（ISO）认为：传送的气体温度持续在 41℃ 以上会对患者带来潜在的热损伤，并把 43℃ 作为热损伤的高温报警临界点。美国呼吸治疗协会（AARC）主张绝对湿度水平 $\geqslant30mgH_2O/L$，然而 ISO 认为绝对湿度应 $\geqslant33mgH_2O/L$。对于有正常清除气道分泌物能力的患者，人工鼻提供 $26\sim29mgH_2O/L$ 的湿度水平即可，不可低于 $26mgH_2O/L$。人工鼻提供的绝对湿度至少在 $30mgH_2O$ 以上，这可以降低气管插管或气切套管堵塞的发生率。

八、身体约束护理技术

（一）使用依据

身体约束技术是指使用相关用具或设备附加在或邻近于患者的身体，限制其身体或身体某部位自由活动和 / 或触及自己身体的某部位。NCU 患者病情重，常伴有意识障碍、躁动、烦躁不安等症状，尤其是当患者出现额、颞顶叶病变、癫痫发作时其依从性更差，身体约束的有效使用，可以防止 NCU 患者出现非计划性拔管、坠床、磕碰伤等事件的发生，从而有效提高患者的安全性。

身体约束（physical restraint）是通过限制患者活动，以达到避免患者发生意外事件，维护患者安全的常见辅助措施。相关研究报道，ICU 患者约束率为 28%~37%。身体约束是一项特殊的行为干预，具有一定的风险性，应用此项技术不但会造成患者局部组织出现缺血痉挛、皮下瘀斑和皮肤损伤等生理影响，致使患者出现烦躁、焦虑和恐惧等不良情绪，还涉及患者自主权利等伦理问题。因此，NCU 患者身体约束技术必须在医嘱开启后，给予正确合理的实施，一方面保障着临床治疗及护理的顺利进行，同时也保证患者发病急性期内的护理安全。

（二）约束方式及约束用具的选择

需要根据患者的情况合理的选择约束方式及约束用具，否则易导致不良后果，见表 9-1-10。具体实施方法见图 9-1-36~9-1-38。

表 9-1-10　约束方式及约束用具的选择

患者情况	约束方式	约束用具
1. 有抓伤、自行拔管行为	上肢约束	约束带、约束手套
2. 烦躁、有攻击性行为	四肢约束	约束带
3. 使用支持生命治疗 / 设备，且有躁动和攻击行为	同时给予四肢和躯体约束，禁止约束头、颈部	约束带、约束衣、约束背心

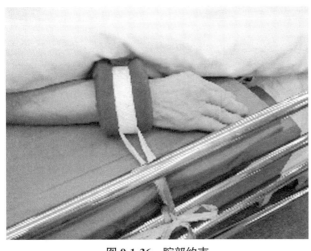

图 9-1-36　腕部约束

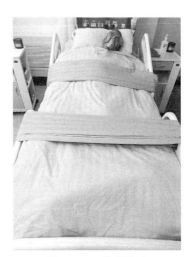

图 9-1-37　胸部约束

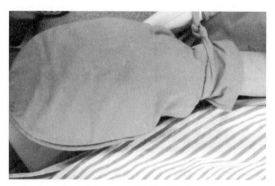

图 9-1-38 手套式约束

（三）临床身体约束使用流程

见图 9-1-39。

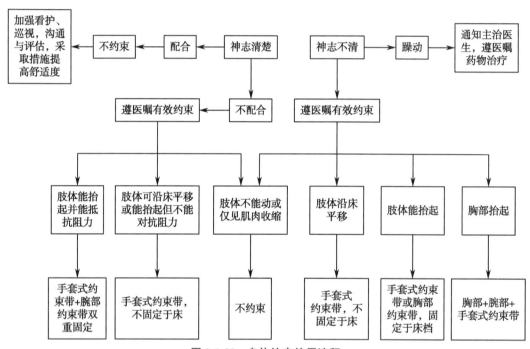

图 9-1-39 身体约束使用流程

（四）关键环节的提示

1. **签署知情同意书**　对患者进行身体约束必须要征得其家属同意，家属签署同意书后开启保护性约束的医嘱，临床护理人员按照医嘱内容进行患者相应肢体的约束。但在紧急情况下，可先实施约束，再行告知。

2. **综合评估判断患者保护性约束的必要性**　诸多研究及报道强调对患者的尊重、考虑患者的舒适度，并提出应尽量避免对患者实行身体约束，即对患者实施所有替代措施后仍不能避免患者对自身或他人造成伤害的情况下，再考虑为患者实施合理的、最小化的身体约束。实施身体约束的过程中应给予患者持续的生命体征监测。

3. **身体约束的适应证**

(1)躁动患者,需要四肢约束或全身约束,维持患者肢体功能位;

(2)意识处于嗜睡、谵妄、模糊状态以及意识清楚但焦虑不安、不配合的患者。约束患者肢体,给予患者预留出肢体较大的活动度,但需不能使其触及导管及跨越床栏。

(3)意识清醒能配合,在患者夜间睡眠和护士不在床旁或患者主动要求约束时使用。

(4)昏迷或意识清醒依从性好能配合的患者,管路危险等级为低危,肌力 ≤1 级患者可不使用约束。

(5)神志清楚的患者约束过程中应动态评估,医护患三方及时沟通,调整约束决策。

4. **身体约束的实施注意事项**

(1)约束时应执行查对制度,并进行身份识别。

(2)约束用具的使用应遵循产品使用说明书。

(3)保持约束肢体的功能位及一定活动度,约束用具松紧度以能容纳 1~2 横指为宜,约束部位应给予皮肤保护(小毛巾或软垫衬垫)。

(4)约束用具应固定在患者不可触及处,不应固定于可移动物体上。

(5)约束中宜使用床档,病床制动并降至最低位。

(6)持续约束的时间对于临床护理非常重要。对于成人,持续约束时间应<4 小时。对于 9~17 岁的患者,应<2 小时,对于<9 岁的儿童,应<1 小时。NCU 护理时,至少每 2 小时必须放松约束带,动态观察患者约束松紧度、局部皮肤颜色、温度、感觉、局部血运等情况,避免出现并发症。

(7)完善护理记录内容应包括:约束的原因、部位、用具、执行时间、实施者等。

5. **解除约束的指征**

(1)患者意识清楚,情绪稳定,精神或定向力恢复正常,可配合治疗及护理,无攻击、拔管行为或倾向。

(2)患者深度镇静状态、昏迷、肌力 0~1 级。

(3)支持生命的治疗/设备已停止使用。

(4)可使用约束替代措施。

(5)如多部位约束,宜根据患者情况逐一解除并记录。

(6)约束用具应专人专用,一次性约束用具使用后应按医疗废物处理,重复使用的约束用具使用后应按产品说明书处理。

(五)文献与经验分享

据统计,每年全球约有 1 300 万人进入 ICU,其中 30% 需要机械通气,而多达 75% 的机械通气患者在 ICU 期间至少实施过一次身体约束。虽然约束可以预防患者自行拔管,但也可能加重患者的烦躁,甚至会让患者受到更严重的伤害,增加患者的病死率和住院费用。护士在床旁是能够减少约束的关键要素,同时也可考虑采用环境疗法和其他分散注意力的方法,如:为防止患者自行拔除治疗监护设备,可将管道等设备移到患者的直接视野之外;将胃管绕到前额,将微量泵放到患者身后;提供让患者抓在手里的物品;医护合作积极地将患者不需要的管路尽早拔除;给予适当的镇静镇痛等。临床中音乐疗法是一项既容易实施、又相对廉价的无创伤性干预,舒缓的音乐可以影响人的生理节律,调节情绪和行为,能让患者的烦躁情绪减轻,接受护理和治疗。

九、外周静脉输液技术

(一)置入依据

NCU 患者病情较重,常处于昏迷、谵妄、意识模糊等状态,为此外周静脉输液的方式是静脉药物给予的首选。但是,NCU 患者常大量的使用降颅压、高渗药、多种抗生素等,一旦出现因病情严重不能很好地配合、护士工作繁忙输液过程不能及时发现渗漏、老年患者因高龄、血管脆性大、循环差等因素造成外周静脉穿刺极其困难时,可能会出现因输液护理不当引起不安全事件的发生。目前静脉留置针、PICC 等普及率 90%。为此 NCU 患者如何提高外周静脉输液技术,保障患者准确、安全进行外周静脉输注的过程显得最为重要。

(二)留置方法

留置针通常分为普通型和安全型,使用时将带针芯导管刺入血管内,当导管全部进入血管后,撤出针芯,将导管留置在血管内从而进行输液治疗。

(三)置入步骤

详见表 9-1-11。

表 9-1-11 留置针置入步骤

步骤	操作过程	图示
1	准备用物,评估病情、血管以及肢体的肌力,协助患者取舒适卧位。在穿刺部位下方铺垫巾;系止血带;选择血管:首选前臂(次选手背)静脉,血管粗直、弹性好、血流丰富、避开关节和静脉瓣;解开止血带	图 9-1-40
2	第 1 遍消毒:消毒面积 8cm×8cm,待干	图 9-1-41
3	选择留置针:在满足患者输液治疗的前提下选择最短、最小型号的留置针;打开留置针;打开透明贴膜,在记录标签上标注穿刺日期、时间、穿刺者姓名。并进行第二遍消毒,面积 8cm×8cm,待干	图 9-1-42 图 9-1-43
4	系止血带:在穿刺点上方 10cm 处系止血带,时间不超过 2 分钟	图 9-1-44
5	转动针芯:左手持导管座,右手垂直向上去除护针帽,左右转动针芯,针芯斜面向上	图 9-1-45
6	穿刺:嘱患者握拳;左手在消毒范围外绷紧皮肤,右手持针翼在消毒范围的 1/3~1/2 处以 15°~30° 直刺静脉进针,速度宜慢	图 9-1-46
7	见回血降低角度至 5°~10° 再进针 2mm	图 9-1-47
8	第一次撤针芯:左手持导管座,右手持针翼座末端将针芯后撤 2~3mm	图 9-1-48
9	右手绷紧皮肤,左手持导管座将导管完全送入血管;松止血带、松拳、松水止	图 9-1-49
10	第二次撤针芯:左手固定导管座,右手持针翼座末端撤出全部针芯,直到针尖保护装置自动激活并完全脱离导管座	图 9-1-50
11	高举平台法 U 型固定延长管,输液接头高于导管尖端,与血管平行,Y 型接口朝外,避免压迫穿刺静脉;脱手套、手消毒、调节滴速、再次核对、宣教、处理用物、洗手	图 9-1-51

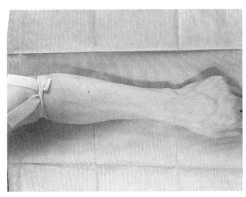

图 9-1-40　选择血管

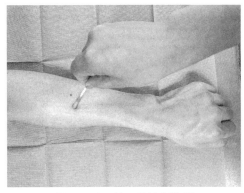

图 9-1-41　第一遍消毒待干

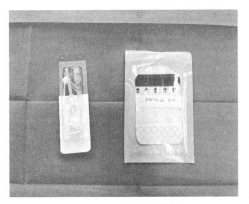

图 9-1-42　选择留置针

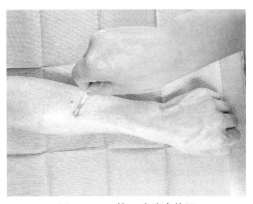

图 9-1-43　第二遍消毒待干

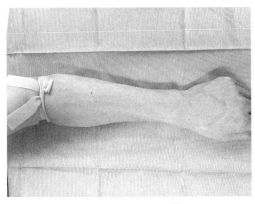

图 9-1-44　系止血带

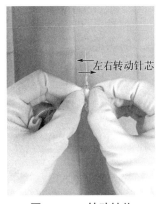

图 9-1-45　转动针芯

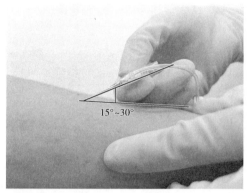

图 9-1-46 穿刺

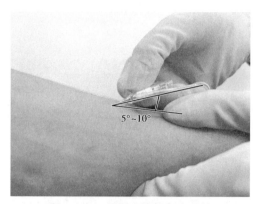

图 9-1-47 见回血降低角度进针

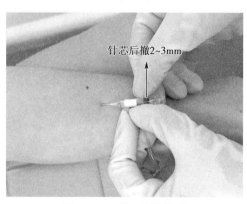

图 9-1-48 第一次撤针芯

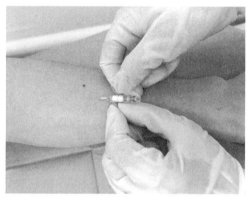

图 9-1-49 将导管送进血管

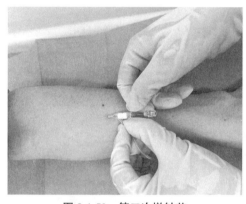

图 9-1-50 第二次撤针芯

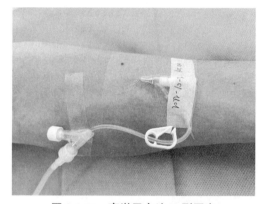

图 9-1-51 高举平台法 U 型固定

(四) 关键环节提示

1. **评估** 根据患者的疾病治疗方案、治疗时间、输注的药物性质、患者的血管条件等因素,选择不同型号的留置针,大多数输液治疗应考虑使用 20~24G 的导管。NCU 患者适合给予 22G 留置针,因为此型号导管外径为 0.9mm,长度为 25mm,液体流速为 30ml/min,适合小且脆的静脉,24G 的留置针更适合婴幼儿静脉输液,20G 留置针常用于输血、手术等成人输液,套管外径 1.1cm,管径较粗。NCU 患者的血管脆性大,有时烦躁不配合治疗等等因素,应采用 22G 留置针给予使用。

2. **注意事项**

(1)穿刺部位的选择。留置针穿刺部位首选健侧进行穿刺。选用最可能在规定的全程治疗中能够保留的静脉位置,成人首选前臂,在前臂部位可以增加留置时间,减少留置期间的疼痛,有助于自我护理,并防止意外脱落和栓塞。对于儿童患者考虑手部、前臂及肘窝以下的部位的静脉,避免失败率较高的肘前区域。不要使用下肢静脉,因为它会导致组织损伤、血栓性静脉炎和溃疡,对血管穿刺困难和/或静脉穿刺尝试失败后使用超声技术,避开约束部位穿刺,肢体肿胀时,禁止穿刺。尝试穿刺次数不超过 2 次,限制尝试总次数不超过 4 次。

(2)留置针型号的选择。护理在满足输液治疗的情况下,尽量选择对患者创伤最小、外径最小的导管;避免对血管刺激,同时也应根据年龄、伴随疾病、输液治疗史、血管通路装置位置、管理输液设备的能力和资源选择导管型号,如 24G 留置针用于输液的同时可以用于血液或血液制品的输注。

(3)导管维护:主要为留置针的评估、冲管及封管。在每次输液前必须评估留置针是否通畅,如欠通畅应给予拔除重新留置。在每一次输液后,应脉冲式冲洗导管,以清除导管内残余药物及血液。至少每 4 小时检查一次,对于危重症/麻醉后镇静患者或有认知障碍的患者,应每 1~2 小时检查一次,新生儿儿童患者应每小时检查一次,输注高渗透压、酸碱度较高、容易结晶以及发疱剂药物输液时检查频率应更高,对于 NCU 持续泵入的药物需要至少2 小时评估一次穿刺部位。

1)固定及维护。透明敷料固定留置针时应以穿刺点为中心,密闭式无张力固定,高举平台法 U 型固定延长管,输液接头高于导管尖端,与血管平行,Y 型接口朝外。透明敷料如果完整性受损或者变得潮湿、有渗出液或血液,应更换敷料。评估敷料贴下方的皮肤,注意预防医用黏合剂相关性皮肤损伤,无论有无触诊,患者自觉任何程度的疼痛或压痛,皮肤颜色的改变(发红或发白)、皮温的改变,水肿、硬结、渗液或脓液,堵管时应立即拔除留置针。

2)冲管与封管的标准。冲管与封管首选单剂量小瓶和预填充注射器,冲管的剂量最小应是管腔内容积的 2 倍。使用正压冲洗技术,减少血液回流至血管通路装置内。在传统注射器内保留少量(如 0.5~1ml)冲管液,防止注射器引起的血液回流,或可用专为预防此类回流设计的预充式冲洗器。NCU 患者由于长期卧床、血液黏稠度高经常伴有血栓形成,故可遵循医嘱给予肝素盐水(1 000U/100ml)进行冲管与封管。

3)附加装置的消毒与维护。附加装置包括三通、延长管、肝素帽、输液接头等,均应为螺旋口设计,防止使用过程中发生断开。每次使用前螺旋形摩擦消毒输液接头面至少 15 秒,并待干。输液接头应至少每周更换一次,出现任何原因引起的接头问题需要进行更换,例如接头脱开、脱落、内有血液、药物残留、接头被污染时应及时更换。

(4)外周静脉输液导管的保护

1)确保留置针的尖端位置正确,防止打折与移位,执行无菌操作,按时维护导管。

2)加强护理人员手部卫生,正确进行输液接头及穿刺部位的维护、加强相关护理人员的教育和培训。

3)留置针穿刺输入刺激性药物时,输入顺序先高渗(20% 甘露醇)或刺激性强的药物,后等渗或刺激性小的药物,输入甘露醇禁忌使用输液泵。

4)避免在置有导管的肢体上部给予测量血压或扎止血带。

5）对于躁动或者不配合的患者酌情给予肢体约束或药物镇静。

6）留置针最多可以使用 96 小时，如患者发生疼痛或者药液外渗等情况时应立即拔管，拔管时动作应轻柔缓慢，拔管后伤口以无菌敷料外敷。拔针后局部按压 3~5 分钟即可；若应用抗凝药物如阿司匹林、氯吡格雷、低分子肝素时拔出留置针适当的按压时间是 6~8 分钟，特殊患者延长至 7~10 分钟。

（5）外周静脉输液时需要随时观察穿刺点情况，如果双侧上肢均有药液输入，血压可测量足背动脉血压。

（五）文献或经验分享

1. 文献分享

（1）美国静脉输液护士学会（INS）编写的 2016 版《输液治疗实践标准》，明确规定了护士进行静脉输液的准入标准，各种静脉输液方式的管理细则，使静脉输液治疗护理走向专业化。我国目前也成立了静脉输液专业委员会，并组建了静脉输液小组，其规模性、统一性、专家指导性需进一步提升。

（2）2014 年卫生部《静脉治疗护理技术操作规范（WS/T 433—2013）》对静脉导管维护进行了规范，并规范了留置针应采用生理盐水（3~5）ml/ 次并不建议采用肝素盐水进行封管。

（3）2011 版临床护理实践指南就如何进行导管维护提出了 SASH 原则。冲封管遵循 SASH 原则：S- 生理盐水、A- 药物注射、S- 生理盐水、H- 肝素盐水（若禁用肝素者，采用 SAS 原则），采用脉冲式冲洗导管。肝素盐水封管浓度，国内常用 ≤ 6 250U/ml 的各种浓度，国外常用 1 000~10 000U/ml，何种浓度具有最佳的抗栓效果及良好的安全性目前缺乏标准。

（4）2016 INS《输液治疗实践标准》限定头皮钢针使用为单剂量给药，不可留置，未对留置针拔除时间做出限定要求，介绍了 ACL 导管维护三部曲使用流程，A- 导管功能介绍，C- 冲管，L- 封管，重点推广 "使用预冲产品的临床意义和每次输液前冲管的必要性"。

2. 经验分享

（1）NCU 患者交接班时必须进行确认外周导管的通畅性：抽吸回血或者观察重力输液滴速需要 >(80~100) 滴 /min，同时观察有效期，保证患者外周静脉应用安全有效。

（2）经外周输入高风险药品（高浓度电解质、多巴胺、尼莫地平、肌肉松弛剂、胰岛素、阿曲库铵、肝素钠、胺碘酮等），需要给予中心静脉导管的置入，并让家属签字。

（3）一旦出现静脉输液的外渗，立即采取紧急措施：停止输液（即便有回血也要停止输液）、通过留置针处给予回抽已经渗出的液体、未发生水疱前可采用水胶体敷料进行外敷，同时抬高肢体，直至肿胀消失，再揭除敷料，效果较好。

（4）水胶体敷料为特殊的高分子材料，很少引起过敏，吸附性能与黏附性较好，利用相对密闭与保湿原理，形成穿刺处低氧或相对缺氧的微酸环境，从而抑制细菌生长，促进纤维细胞生长，刺激血管增生，抑制血管的炎性渗出，减少药物吸收，降低神经末梢敏感性，减轻输注血管疼痛及对局部组织细胞的损害，预防静脉炎的发生。

十、俯卧位摆放技术

（一）实施依据

俯卧位摆放技术是指患者取俯卧位摆放进行的通气技术，它并不是一种机械通气模式，其适用于机械通气以及无人工气道患者。NCU 收治的患者具有意识障碍、长期卧床、咳嗽反射消失、呼吸泵衰竭、吞咽障碍、肢体功能障碍、肺部感染等症状。近 3 年肺炎的感染率为 4.0%~7.7%,VAP 发生率高达 6.34‰,考虑主要与患者的疾病谱扩展、患者疾病严重程度增高,痰液引流不利有关。相关报道神经重症患者 VAP 发生率可达 4.1‰,为此 NCU 发生肺炎的患者比例非常之高,这会导致患者住院时间延长、花费增高、甚至致死等风险。但是俯卧位摆放技术因为高颅压脑疝等专科疾病症状明显,在神经重症患者中较少使用。近几年随着医护人员技能水平的提升,俯卧位对重症患者的肺部氧合以及肺炎治疗的优势逐渐凸显,操作过程中虽然容易出现一些并发症,但是防控到位,对于患者有较好的益处。它是成本极低的一种具有成本效益的干预。在实施过程中,不应等待患者出现中 / 重度 ARDS 顽固性低氧血症,呼气末正压 PEEP ≥ 5cmH_2O(1cmH_2O=0.098kPa),氧合指数 ≤ 150mmHg 时再行俯卧位通气,早期干预可使 NCU 患者更早受益。

（二）实施方法

1. **适应证**　无高颅压征象或腰穿压力<200mmH_2O 患者;符合坠积性肺炎的诊断标准,即患者发热,体温超过 38℃,咳嗽、咳痰,肺部听诊有啰音,胸部 CT 影像检查双肺或一侧肺野背侧发现斑片状、片状或大片状、毛玻璃密度或高密度实变影(图 9-1-52),且其位置、形态不随体位的改变而改变。

2. **无绝对禁忌证,相对禁忌证如下**　气管切开术<3 天、脊柱损伤、妊娠、多器官功能衰竭、胸腹部有伤口、骨折手术、心功能异常、血流动力学不稳定、烧伤、低温以及病情突然加重、颜面部创伤术后、不能耐受俯卧位姿势的患者。

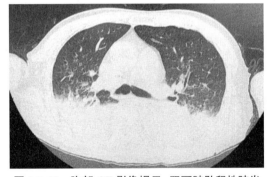

图 9-1-52　胸部 CT 影像提示:双下肺坠积性肺炎

3. **评估**

（1）血流动力学:生命体征相对平稳,可耐受俯卧位通气。

（2）镇静状态:机械通气患者俯卧位通气时建议深镇静,RASS 评分 –4~–5 分。确认气管插管或气管切开管位置,清理气道及口鼻腔分泌物。

（3）胃肠道:俯卧位摆放前 2 小时暂停肠内营养的供给,操作前回抽胃内容物,避免过多胃残余量致反流误吸。危重型重度 ARDS 患者早期置入鼻空肠管。

（4）检查各导管位置,并保持通畅(静脉输液、胃管、导尿管),确认可否暂时夹闭或停止,机械通气患者不受影响;检查局部敷料是否需要更换以及易受压部位皮肤状况。

（5）开启医嘱:医生根据患者病情开启俯卧位摆放医嘱,标明俯卧位持续的时间,NCU 患者为了防控坠积性肺炎,可以采用每次 2 小时的俯卧位摆放,每天 2~3 次,责任护士遵医嘱执行。

（6）准备用物

1）物品准备:大单 2 个、软枕 3 个。

2）人员准备:护士 5~6 人、主管医生 1 人(图 9-1-53)。

3）患者准备:生命征平稳,完成雾化吸入、气道吸引、停止肠内营养灌注(2 小时),抽吸胃内残留后反折胃管、停止腿部气压式血液循环驱动治疗。

(三) 操作步骤

以使用呼吸机患者俯卧位翻身为例,见表 9-1-12。

表 9-1-12　俯卧位摆放技术

步骤	方法
1. 准备阶段	患者身下铺大单(可承重患者重量、大小合适的被单),医护合作,评估患者神志、生命体征。人力需要 5~6 人,人力不足时可不设 F,BCDE 负责垫软枕。患者左侧 2 人,右侧 2 人,头部 1 人。主管医生到位并协同,给予镇静药物使用
2. 人员站位准备	护士 A 在患者头部,保护头、气道、胃管,密切观察面色。护士 B、C 位于患者颈肩部两侧,保护患者肩部和躯干,并负责双上肢置管及胸部引流管的固定。护士 D、E 位于患者臀部两侧保护患者下肢,负责腹部引流管、尿管、股静脉 / 动脉置管等
3. 翻转前准备	操作 1 小时前停止肠内营养,吸净残留胃液→骨突出部位可粘贴必要的减压敷料→夹闭除维持生命外的所有管路并使其与床面分离→查看气管插管固定及松紧度→吸痰→护士站位→平卧患者移向与翻转方向相反的一侧→摘除电极片,保留血氧饱和度监测→两手放于胸腹部
4. 翻转步骤	A 护士发出侧卧翻身指令,BCDE 护士合力翻至 90°→F 护士在俯卧后胸部、大腿根部、双足的预计位置放适宜软枕 / 软垫→电极片粘贴于患者背部与胸前对应位置→心电监护未出现异常→A 护士发出俯卧翻身指令保护与移动头颈部,BCDE 护士合力翻至俯卧位各自保护离自身最近管路→马蹄形软枕垫于额头,口、鼻、眼及气管插管悬空→双臂屈曲放于头两侧→开放所有管路并妥善固定→查看心电图导联连接、管路通畅、眼睑闭合、头面部 / 女性乳房 / 髂前上棘 / 男性生殖器 / 膝部 / 踝部的受压与保护,手臂外展与功能位,头部、胳膊垫软枕 / 软垫、腹壁侧支撑→俯卧位通气后按照体位变换方法将患者更换为仰卧位
5. 翻转后	整理床单位,确认生命征平稳。完善心电电极的粘贴,监测生命征及血压波动。开通静脉管路及各引流管路。给予清理呼吸道、给纯氧 2 分钟,责任护士负责检查所有管路妥善固定及通畅情况。继续其他一系列护理并准确记录
6. 紧急终止指征	心脏骤停、严重的血流动力学不稳定、恶性心律失常;可疑的气管导管移位等危及生命的情况

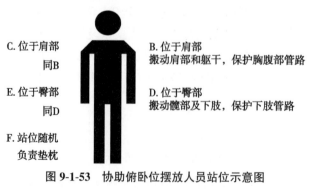

图 9-1-53　协助俯卧位摆放人员站位示意图

（四）关键环节提示

俯卧位通气操作具有一定的难度和危险性,因此需要制定规范化的流程来规避风险、并发症、不良事件的发生。

1. **预防相关并发症**　血流动力学紊乱;气管导管堵塞或脱出;导管脱出;压疮;呕吐;镇静剂使用过量;肾血管收缩。最常见并发症为气管导管堵塞或脱出。气管导管堵塞或脱出、导管脱出和压疮的发生与操作过程细节把控及护理人员的密切监护有关,通过熟练地操作及精细地护理避免发生。

2. **注意事项**　翻身前充分评估管路、皮肤情况、有无禁忌证,必要时先给予敷料保护。翻身过程中使患者头、颈、躯干始终保持在同一水平线上。注意高风险部位保护,如眼结膜、乳房、男性生殖器等。俯卧位通气过程中,需根据俯卧位时间定时评估及改变卧位,避免同一个部位长时间持续受压(建议<2小时)。患者俯卧位过程中动态观察有气道吸引指征同样要进行气道吸引,管饲喂养者需要持续肠内营养支持时,可采用幽门后喂养。

3. 制定有关俯卧位通气的操作流程,通过培训、考核、督查进一步保证临床护理安全,使患者受益最大化。

（五）文献与经验分享

1. **文献分享**　NCU 患者由于病情危重及专科疾病特点,下呼吸道感染率高达50%~54.25%,VAP 占 9%~40%,病死率达 20%~70%。实施床头抬高 30°、气道吸引、翻身叩背、振动排痰等一系列气道廓清技术以及 VAP 集束化护理方案的构建,对控制下呼吸道感染有一定的辅助作用,但部分患者需要建立人工气道、低温治疗、大量镇静药物应用等,其坠积性肺炎的控制难度较大。目前俯卧位通气作为非药物气道廓清技术,可改变患者胸壁和肺的顺应性,对镇静、镇痛和肌松剂等药物所导致的咳嗽能力下降、气道分泌物潴留、肺部感染的治疗效果较好。NCU 患者实施俯卧位的研究鲜有报道,考虑与神经重症患者合并颅内压增高、导管移位及压力性损伤等不安全事件发生风险高等因素有关。但通过临床实践发现,NCU 中有部分患者可实施俯卧位并能改善坠积性肺炎的发生。

2. **经验分享**　每日给予 2~3 次的俯卧位摆放,对 NCU 患者防控感染起到较好的作用。无论从血气分析的指标上,以及患者的 CT 复查后的结果上,均有明显改善,见图 9-1-54。

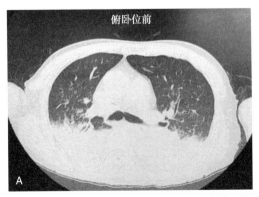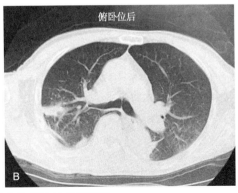

图 9-1-54　患者给予俯卧位前后比较效果图示

十一、鼻胃管置入技术

（一）留置依据

神经内科患者常常伴有意识障碍、吞咽功能障碍及肌力减退等，其中约有 50% 的住院患者会出现不同程度的吞咽功能障碍。吞咽功能障碍的患者不能自主进食，或进食过程中频繁呛咳导致了误吸、电解质紊乱及营养不良等并发症的发生，严重影响了患者疾病的预后。留置胃管是临床中解决重症患者不能经口进食的常见护理操作技术，通过鼻胃管给予患者食物及药物，来满足患者日常的营养及治疗需要。《神经系统疾病肠内营养支持中国专家共识（第 2 版）》中推荐，肠内营养时首选鼻胃管喂养，鼻胃管简单易用，符合生理状态，还可通过胃管进行胃肠减压，减轻患者腹胀、腹痛；通过间歇抽吸胃液行洗胃治疗，减轻口服中毒患者的毒物的吸收；通过胃管注入止血药物或冰盐水，用于消化道出血的患者治疗。

（二）留置方法

留置胃管是一般由一侧鼻孔插入，经咽部、食管到达胃的过程，来满足患者治疗及营养需要。由于患者个体差异大，疾病种类多，胃管材料不同，留置时间长短不一，特别是脑卒中患者由于吞咽功能的减退或消失，使胃管到达咽喉部时不能配合进行吞咽动作，舌后坠严重导致痰液积聚，易引起患者频繁咳嗽、躁动等，增加了留置胃管的难度，目前留置胃管的方法有以下几种：

1. **吞咽刺激植入法**　通过患者口含温水或维生素 C 片来刺激患者产生唾液及吞咽动作，可有利于胃管的置入，此方法的应用前提是患者具备一定的吞咽功能，不易发生呛咳。

2. **导丝引导置入法**　通过将导丝放置于胃管内，再置入胃管所需要长度，向外拔出导丝。此种方法通过放置导丝增加了胃管的硬度，便于顺利置管。

3. **侧卧位置管法**　适用于昏迷患者、舌后坠患者、脑出血急性期、颈项强直的患者。将患者处于侧卧位，操作者面对患者，由一侧鼻孔缓缓插入，当插入咽部有阻力时，可用拉舌钳将患者舌头拉出，增加咽部空间，使胃管顺利通过。此种方法可避免过度改变患者咽部通道弧度，避免因护理操作加重患者的病情及造成气管套管的脱出。

4. **托下颌法**　患者仰卧，当胃管插入咽部时，双手轻轻将患者的下颌托起，使头后仰，将舌头抬起，使胃管通过，该方法同样适用于昏迷患者及舌后坠的患者。

5. **低头贴胸法**　患者平卧位，当胃管插至口咽部时，一手托住患者头部使下颌部尽量向胸部靠近，另一只手继续置管。该方法可使咽喉部空间增大，胃管头端更易向食管下滑，提高置管的成功率。适用于昏迷、脑血管意外但无明显颅内压增高的患者。

6. **经口腔留置胃管法**　该方法适用于鼻腔疾病如鼻咽癌、鼻外伤，外伤导致颅底骨折伴脑脊液漏的患者，经鼻留置胃管多次失败、机械通气的患者。在口咽通气道或开口器的辅助下，给予患者留置胃管。

（三）操作步骤

见表 9-1-13。

表 9-1-13 鼻胃管放置步骤

步骤	使用过程	图示
1	洗手戴口罩，备齐用物至床旁，清醒患者解释配合要点及注意事项，核对医嘱，签好知情同意书，告知可能出现的并发症。评估患者口鼻腔情况及意识状态、既往病史，吸净口鼻腔分泌物，清洁一侧鼻腔	图 9-1-55
2	协助患者取半坐卧位，无法坐起者取右侧卧位，昏迷患者取去枕平卧位。测量置入胃管所需长度，并在胃管处标记	图 9-1-56
3	将胃管浸入生理盐水或灭菌水中进行润滑，将引导钢丝完全推入胃管中，使患者头部后仰，嘱患者深呼吸，将胃管由鼻腔置入	图 9-1-57 图 9-1-58
4	胃管插入 10~15cm 时，将患者头部托起，使下颌尽量靠近胸部，增加咽喉部空间，嘱患者做吞咽动作的同时顺势将胃管置入，直至预定长度	图 9-1-59
5	首选 X 线下确认导管位置或采用回抽胃内容物、听诊胃部气过水声等多种方法，2~3 人进行判断胃管位置。然后拔出导丝，选择适合位置进行固定	图 9-1-60 图 9-1-61

首都医科大学宣武医院

放置胃管知情同意书

住院号

姓名：	性别：男	年龄：81岁	科别：神经内科

目前诊断：

操作名称：放置胃管

操作目的：协助诊治

可能出现的并发症及风险：

①黏膜损伤、出血；

②感染；

③穿孔；

④心脏血管意外；

⑤患者剧烈恶心、呕吐，不能耐受；

⑥因患者呕吐致胃管脱出或因解剖原因需要重新放置；

⑦操作不成功。

⑧其他意外情况

执行此操作的医务人员将认真做好准备，仔细操作和观察，最大限度地避免上述情况的发生。一旦发生上述风险和意外，医生会采取积极救治措施。在出现可能危及患者生命的并发症时，可能来不及征得患者和家属意见，采取抢救生命的紧急措施。希望得到患者及家属的理解。

替代医疗方案：

医师签名： 日期：

患者知情选择：

医生已经告知我将要进行的操作方式、此次操作及操作后可能发生的并发症和风险、可能存在的其他检查/治疗方案，并且医生向我解答了关于此次操作的相关问题

患者 □同意 □不同意进行此操作。

患者签名：

患者家属 □同意 □不同意进行此操作。

患者家属或被委托人签字： 与患者关系：

签名日期：

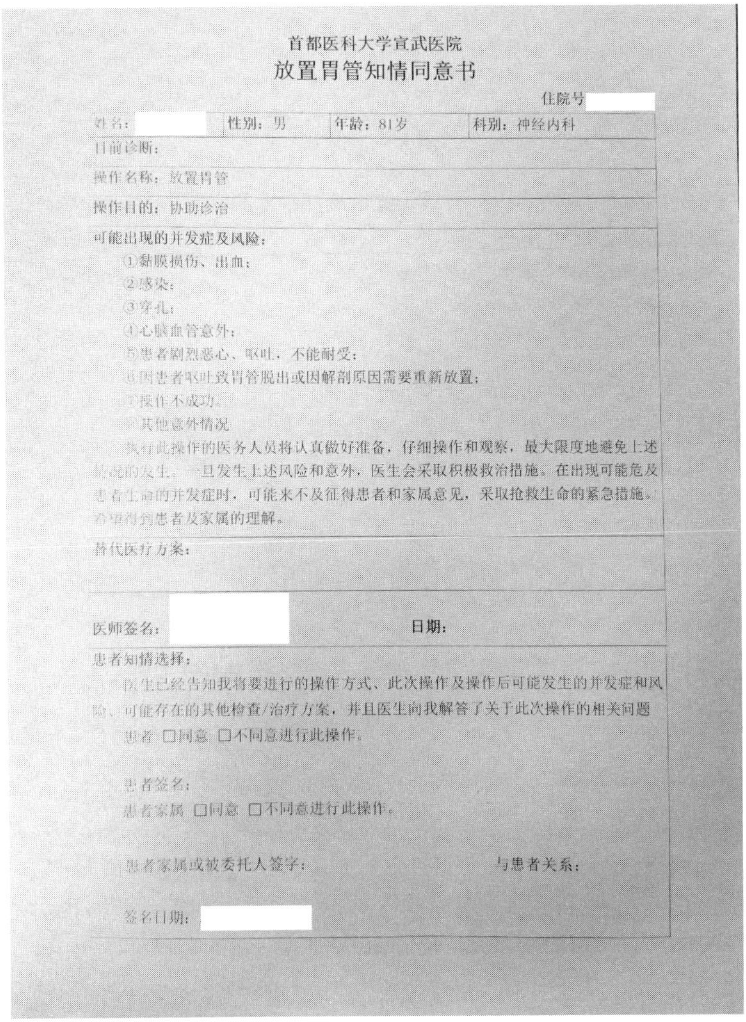

图 9-1-55 签署知情同意

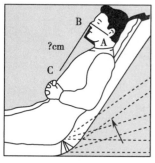

图 9-1-56 测量置管长度

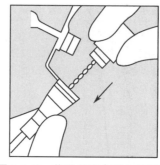

图 9-1-57 将导丝完全置入导管内

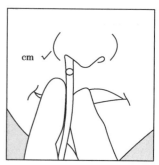

图 9-1-58 置入胃管

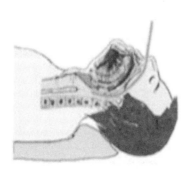
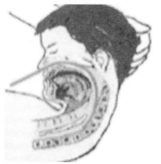
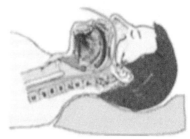

图 9-1-59 胃管通过咽部狭窄的方法

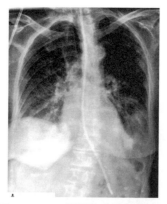

图 9-1-60 X 线摄片确认导管位置

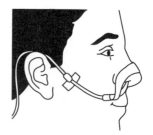

图 9-1-61 固定导管

（四）关键环节的提示

1. 注意事项

（1）推荐洼田饮水试验 3 级以上、意识障碍、气管插管患者放置鼻胃管（B 级推荐）。成人可选择聚氨酯或硅胶小口径材质（F14 号）的鼻胃管（2A 级推荐），置入时测量眉心到脐的距离，使胃管末端达到或接近幽门。昏迷患者因吞咽反射和咳嗽反射消失，置管时应去枕平卧位，头部后仰，避免误入气管，送至 10~15cm 时，使下颌部贴近胸部，增加咽喉部空间，利于胃管的通过。

（2）置管过程中患者出现剧烈的呛咳、发绀、呼吸困难时，应立即拔出胃管，休息后再重新置管。患者置管时发生恶心、呕吐时应立即将头偏向一侧，避免误吸的发生。

2. **判定胃管在胃内的方法** 首次置入推荐采用 X 线("金标准")确定胃管位置(1A 级推荐),也可通过超声法判断(2B 级推荐)。喂养过程中 4 小时评估 1 次管路位置(3B 级推荐)。日常维护时避免单独采用一种方式进行确认,可以通过胃内容物 pH 测定法、回抽胃液、听气过水声等采用综合方法进行判断胃管的位置。

3. 每 4 小时用 20~30ml 温水冲洗管路,鼻饲前后、给药前后用 20~30ml 温水冲洗管路,防止堵管。鼻饲时病情允许下,应将床头抬高 30°,防止反流误吸的发生。留置胃管期间,应加强患者口腔护理,加强固定贴处皮肤护理,防止出现鼻翼部压疮的发生。

4. **拔除胃管** 当患者 GCS 评分 ≥ 12 分时,需评估洼田饮水试验,≤ 2 级时,给予拔除胃管,拔除后需要观察患者经口摄食总量是否达标(B 级推荐)。对神志清楚、生命体征稳定、持续管饲喂养患者,推荐采用 V-VST 摄食训练,当患者 5 分钟内可进食 200ml、连续 3 天无呛咳和隐性误吸时,可拔除鼻胃管(3B 级推荐)。

(五) 文献或经验分享

1. **胃管置入深度** 昏迷、口腔疾病等患者常规胃管留置深度为 45~55cm,但是临床中会在其基础上常规再插入 7~10cm,减少患者的反流误吸的发生。因此共识推荐,置入鼻胃管时需测量眉心到脐的距离,使胃管末端达到或接近幽门。

2. **促进胃管顺利通过咽喉部技巧** 对于昏迷患者,可将患者头部后仰,置入至咽喉部时将下颌部位贴近胸部,可增加咽喉部的空间,促进胃管顺利通过。但对于脑出血患者、蛛网膜下腔出血的患者采用此方法,可使颅内压增加,诱发脑疝的发生而威胁患者的生命,因此,可采用仰头托下颌的方法,即胃管置入至咽部时,另一操作者将患者两下颌角向前上轻轻抬起,可使喉头升高,与会厌紧贴,食管上口张开,有效提高胃管一次性置入成功率。也可将患者右侧卧位,使患者头部与床面呈 70° 角,能够有效地解决患者口咽部的堵塞,提高置管成功率。研究显示,将患者床头抬高 70°~80° 时,可使食管与气管的解剖位置近似于纵轴平衡,提高置管成功率。

十二、鼻肠管置入技术

(一) 置入依据

鼻肠管置入是神经重症患者常见的营养支持重要途径。当患者出现意识障碍、吞咽障碍同时伴有大量镇静药物应用,或强烈的交感神经兴奋阻断胃肠推动食物的动力,引起胃排空障碍出现胃潴留时,特别是后循环脑卒中患者,容易造成误吸、吸入性肺炎,加重 NCU 患者的并发症,导致患者误吸、窒息、甚至死亡。因此,为了维持患者较好的营养状态,在通过鼻胃管喂养不能保证患者安全的营养供给时,可采用床旁盲插鼻肠管法,将导管送入幽门后或十二指肠进行营养支持,保证了 NCU 患者肠内营养的安全,既降低了误吸风险,又保证了胃排空障碍患者的营养供给。

(二) 置入的方法

目前常用的鼻肠管置入的方法有较多种,能不同程度提高盲插成功率的方法包括:鼻肠管注水法;鼻肠管注气 + 右侧卧位法;被动等待法联合应用胃肠动力药法;鼻肠管双导丝法等。对于盲插置管失败或置管困难者,建议在内镜引导下放置;对于无法耐受内镜引导置管的患者,可选择超声、X 线引导下或电磁引导下放置鼻肠管。使用促胃动力药如红霉素、甲氧氯普胺、多潘立酮或使用胃内注气法,能有效提高危重患者幽门后置螺旋鼻空肠管的成功率。在临床中,侧卧位盲插鼻肠管置入法是 NCU 胃排空障碍患者的首选。

（三）置入的步骤

见表 9-1-14。

表 9-1-14　鼻肠管置入步骤

步骤	放置过程	图示
1	向患者或家属做好解释，给予患者禁食>6 小时。可通过鼻胃管将胃内容物抽吸干净，同时给予放置鼻肠管物品准备	图 9-1-62
2	用生理盐水润滑鼻肠管及管腔，清洁鼻腔，经一侧鼻孔将鼻肠管沿鼻腔壁慢慢插入到胃内，并由双人用两种以上方法进行证实鼻肠管在胃内，抽取胃液，用 pH 试纸进行鉴定，试纸显示 pH 为 2~3	图 9-1-63 图 9-1-64
3	协助患者取右侧卧位，翻转 45°~90°，同时将患者的床头降低为 0°，此时通过鼻肠管给予胃内注气，注气量 10ml/kg，最多不超过 500ml。插入鼻肠管，当到达所预测量的深度时，抽吸小肠液	图 9-1-65
4	抽出的颜色为金黄色小肠液时，并用 pH 试纸进行测试，显示为 pH>7，说明鼻肠管进入肠道可能性大。此时将管内导丝拔除，进行床旁 X 线摄片	图 9-1-66 图 9-1-67
5	经 X 线床边确认，导管在幽门后，可证实导管的准确位置。妥善固定，经鼻肠管进行肠内营养支持	图 9-1-68 图 9-1-69

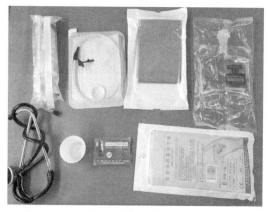

图 9-1-62　物品准备

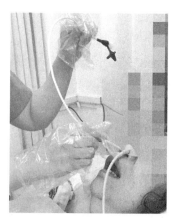

图 9-1-63　放置鼻肠管到胃内

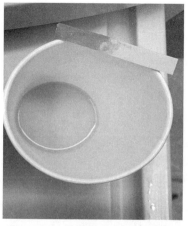

图 9-1-64　抽取胃液 pH 试纸鉴定

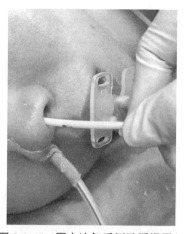

图 9-1-65　胃内注气后侧卧缓慢置入

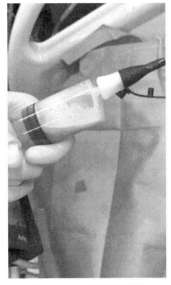

图 9-1-66　抽吸小肠液

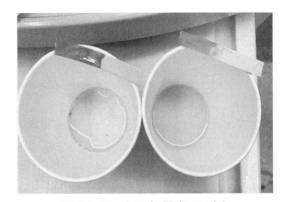

图 9-1-67　小肠液、胃液 pH 对比

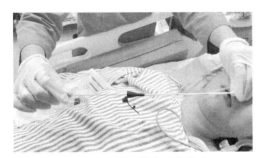

图 9-1-68　将导管内导丝拔除

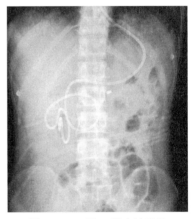

图 9-1-69　经 X 线床边确认

(四) 关键环节的提示

1. **置管前评估**　评估患者留置鼻肠管的必要性与可行性,不可盲目置管,对于食管损伤、上消化道大出血、肠道吸收障碍、麻痹性肠梗阻、机械性肠梗阻、急腹症患者等,均不宜盲插放置鼻肠管。其次需要进行胃动力的评估,患者存在明显胃动力不足,会导致置管难度增加,鼻肠管端通过幽门进入十二指肠时间会明显延长,可在置管前给予促胃动力药,以提高幽门后置管的成功率。对于低温、癫痫持续状态患者可在进行低温或给予麻醉镇静药前进行鼻肠管置入,防止大量镇静麻醉药物应用导致患者胃动力减慢甚至于出现胃排空障碍。

2. **注意事项**

(1)置管手法:应随着患者呼吸运动缓慢"送"管,而不是主动"插"管。插管时如遇阻力明显增加,不应盲目用力送管,如果阻力突然消失或送管时松手发现导管随患者呼吸运动回弹,则提示鼻肠管前端有可能在胃腔内返折,此时需要重新置入导管。

(2)肠管位置的判定。

1)按照置入导管的步骤进行听诊:听诊法虽然在操作过程中可以使用,但是文献报道听诊法的成功率仅为 34.3%。具体听诊的步骤见表 9-1-15。

表 9-1-15 置入鼻肠管的深度与听诊位置的确认

步骤	置管深度	听诊位置
1	耳垂至鼻尖再到胸骨剑突的距离(贲门)	左上腹气过水声明显
2	再插入 25cm(幽门)	右肋腹(脐右侧)气过水声明显
3	再插入 25cm(十二指肠空肠曲)	左肋腹(脐左侧)气过水声明显

2)pH 判定。正常情况下,成人胃液 pH 为 0.9~1.8,小肠液 pH:8~9,但部分胆汁反流或胰腺炎患者,胃内容物 pH ≥ 7。pH 法的准确率虽然高于听诊法,但具有一定的局限性,如在应用 H_2 受体阻滞剂或抑酸剂的患者,pH 受到干扰。另外,对 pH 试纸颜色的判断也存在个体差异性。

3)X 线腹平片:为判定鼻肠管位置的"金标准",可通过第二腰椎判定鼻肠管位置,若 X 线腹平片显示鼻肠管位置已过第二腰椎,则提示鼻肠管已达十二指肠空肠曲段(排除特殊解剖结构)。因十二指肠悬韧带(又称 Treitz 韧带)解剖位置在十二指肠空肠曲部,其平第二腰椎,位于第二腰椎左侧,是确定空肠起始部的重要标志。建议采用评分法对腹平片进行鼻肠管位置的确认,见表 9-1-16。依据十二指肠曲及空肠等结构,建立评分体系综合评价。

表 9-1-16 依据十二指肠曲及空肠等结构评价鼻肠管位置

步骤	项目	分值 / 分
1	C 形	1
2	C 形高度:>2 个椎体	4
	1~2 个椎体	2
3	管头位于胃部轮廓以外	3
4	显示十二指肠空肠曲	4

注明:根据以上 4 项综合评分, ≥ 5 分视为置管成功

3. 使用及维护

(1)妥善固定防止牵拉脱位。可选择黏性较大、粘贴牢固的固定带进行鼻肠管的固定。

(2)防止堵管。①不能通过鼻肠管喂药,防止因药物颗粒过大而导致堵管,留置单腔鼻肠管时建议同时在另一侧鼻孔留置鼻胃管,此时可用鼻胃管进行抽吸胃残留、给水给药、进行减压等;②宜使用营养泵匀速泵入营养液;③每 4 小时使用 10ml 或 20ml 注射器用 20~30ml 温开水脉冲式冲管;④营养液不宜过于黏稠,若为浓缩型营养液可在输注管路的另一开口同时泵入温水将营养液稀释后再泵入鼻肠管;⑤发生堵管时可用碳酸氢钠溶液或可乐注入管腔,对管腔内凝固的物质或纤维进行溶解。

(3)鼻肠管留置时限。可根据置管说明书期限保留鼻肠管,但应做好鼻肠管拔除的动态评估。当患者的病情逐渐好转,胃肠动力、肠鸣音趋于正常时,可将鼻肠管改为鼻胃管进行

喂养,一周内未发现患者出现胃潴留现象且肠鸣音正常、无胃内残留,可以考虑拔除鼻肠管,采用鼻胃管进行营养支持。拔除鼻肠管时应注意:①向患者做好解释说明,协助患者半坐位或床头抬高≥30°卧位;②解除外固定,将管道外露端用一手轻轻缠绕,并缓慢向外提拉,直至管道全部撤出(若遇阻力较大,切忌使用暴力向外拽管,避免损伤肠道黏膜,需立即告知医生,必要时请镜检科会诊;③鼻肠管拔除后,需重新判定鼻胃管位置,并由双人用多种方法进行确认,必要时给予X线确认位置,再进行肠内营养支持。

(五)文献或经验分享

目前临床上鼻胃管仍是NCU患者最常用的营养支持途径,不推荐常规采取幽门后喂养。但对于存在不同程度胃肠功能障碍的患者,留置鼻肠管既保证了肠内营养供给的同时又降低了患者误吸的风险。据文献报道,幽门后喂养患者误吸反流的发生率仅仅为4%,远远低于鼻胃管喂养的误吸发生率。但是,根据目前的研究结果及我科的置管经验,APACHE II评分≥20分、严重胃功能紊乱、人工气道及机械通气等因素可增加鼻肠管置管难度,延长置管时间甚至降低置管成功率,所以在置管前需充分考虑危重症患者对于置管的耐受性。此外,对于存在十二指肠或空肠炎性改变的患者,虽然不是留置鼻肠管的禁忌,但为降低患者消化道出血的风险,应尽量避免盲插留置鼻肠管。建议患者出现2次或2次/d以上的胃内残留>100ml以上时,可先给予胃动力药物应用,临床较多应用甲氧氯普胺、红霉素来促进胃肠的动力,仍旧不能改善胃潴留情况,再次给予鼻肠管置入。

十三、经皮内镜下胃造瘘技术

(一)置入依据

经皮内镜下胃造口置管术(percutaneous endoscopic gastrostomy,PEG)喂养是肠内营养的一种方式,即内镜下经腹壁穿刺胃腔,置入导丝,应用导丝引导胃造口管经口腔、食管进入胃腔的微创造口手术。PEG手术以操作简便易行、并发症少、耐受性好等优势广泛应用于欧美国家,并成为长期管饲喂养的首选方式。PEG喂养的主要人群是神经系统疾病患者,约占PEG喂养总数的50%以上。我国PEG喂养晚于发达国家,特别是神经系统疾病的PEG喂养尚未被广泛接受。脑卒中伴持续(>4周)吞咽障碍的患者、颅脑外伤需长期管饲喂养的患者等推荐PEG进行喂养。

(二)置入方法

PEG手术有三种基本方法,即Ponsky-Gauderer拖出(pull)法、Sacks-Vine推入(push)法和Russell插入(introducer)法,其中以拖出法最常用。

(三)置入步骤

见表9-1-17。

表9-1-17　PEG留置步骤

步骤	操作过程	图示
1	手指点在腹壁上胃镜透照的最亮点即是最适当的穿刺点。这点通常于胃的左上1/4。触诊腹壁,确认结肠没有阻挡胃的穿刺通道	图9-1-70
2	用无色消毒剂清洁整个腹部,在穿刺点周围放置消毒巾。用带长针的针筒在腹壁各层注入局麻药。将针头刺入胃腔。用活检钳钳住长针	图9-1-71

续表

步骤	操作过程	图示
3	用手术刀在靠近肌内注射长针处作一个 4~5mm 的切口。用套管针从切口处刺入腹壁进入胃腔,用活检钳钳住套管针	图 9-1-72
4	打开活检钳,立即拔除长针。抽去套管针针芯,套管留在原处。经套管将拉线插入胃内,用活检钳钳住拉线	图 9-1-73
5	将造口管的顶端在消毒液中浸泡约 10 秒钟,使顶端的润滑材料激活后变得更润滑。将导线的袢穿过管道的袢,再套过管道的胃内固定片,拉紧管道和导线的袢,使其紧密连接	图 9-1-74
6	将留在腹壁外的导线的另一端向外拉,利用激活的造口管顶端扩张穿刺点,使管子由口腔进入胃内,并从腹壁的穿刺点将管子拉出胃腔。管子的胃内固定片留在胃内,紧贴胃壁	图 9-1-75
7	剪去圆锥形部分下方的管子,用腹壁固定盘片将管子固定在腹壁上。保持盘片紧贴皮肤至少 24 小时。在医疗护理记录上记下管子的商品名,管径和进入体内的 PEG 管的长度。经胃造口管开始喂养应在置管后 6~8 小时,最好是在 24 小时后	图 9-1-76
8	在置 PEG 后 24 小时,腹壁固定盘片和安全夹可以放松。在腹壁固定盘片和皮肤之间允许有大约 2mm 距离	图 9-1-77

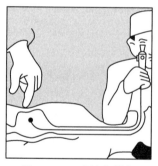

图 9-1-70 确认穿刺点

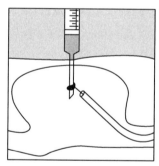

图 9-1-71 穿刺

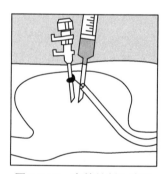

图 9-1-72 套管针刺入腹腔

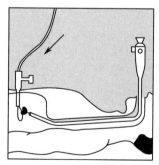

图 9-1-73 将拉线插入胃内

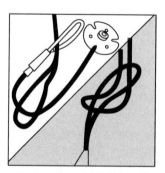

图 9-1-74 拉近管道和导线

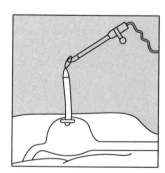

图 9-1-75 将管子拉出胃腔

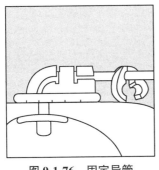

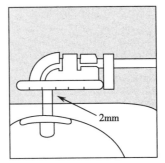

图 9-1-76　固定导管　　　　图 9-1-77　放松腹壁盘和安全夹

(四) 关键环节提示

1. PEG 手术前评估

(1) 术前通过对患者呼吸功能的评估,可减少相关并发症(窒息、肺炎、呼吸衰竭)。患者呼吸功能较差时,应避免过度镇静或改变手术方法;患者存在窒息风险时,应做好气管插管和机械通气准备。

(2) 术前需评估患者手术出血风险以及停用抗凝剂、抗血小板治疗后血栓形成风险。术前对接受抗凝和抗血小板治疗的患者需短暂停药。放置血管支架并联合使用两种抗血小板药物的患者,PEG 操作推迟至 6~12 个月之后。

2. 使用及维护

(1) 日常护理。①定期巡视患者,妥善固定管路,防止牵拉、打折;②每日清洁造瘘口周围皮肤,保持置管口周围皮肤干燥清洁,观察有无红肿分泌物等,可用酒精消毒皮肤,固定导管松紧适当;③输入营养液前后应用温开水冲洗导管,及时夹闭导管,防止液体反流,观察液体速度,每 8~12 小时冲洗导管;④根据患者实际情况制订营养计划,计算患者每日需要液体量及热量,选择合适的营养制品;⑤导管固定时,可采用高举平台法进行 PEG 导管的固定(图 9-1-78),管道固定夹应每日复位,或不需要时保持开放,管道末端每天用水或小刷清洗干净。

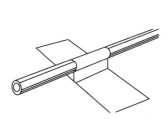

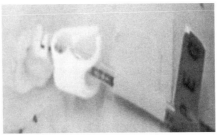

图 9-1-78　高举平台法进行 PEG 导管的固定

(2) 敷料的更换。PEG 置管次日应首次更换敷料,在窦道肉芽组织形成(1~7 天)前应每天更换敷料,避免局部感染。更换时应去掉旧的敷料,打开垫片,从槽内移开 PEG 管,更换手套,消毒双手,戴上新的手套,观察瘘口周围有无出血、红肿、渗出、硬结、皮肤过敏等,清洗、消毒擦干。为避免粘连,应将导管向腹内推进 2~3cm,然后小心向外拉回,感到胃内垫片有阻力即可,然后用 Y 型敷料覆盖导管下,体外固定垫片应确保有 5mm 的移动空间。最后,用无菌敷料覆盖,伤口愈合最初,应2~3天清洁切口,然后用敷料覆盖,置管1~2周后患者可用肥皂或清水清洗淋浴。

(3)并发症的预防及处理:PEG并发症发生率为8%~30%,需处理的并发症仅占1%~4%。

1)肺炎:是PEG手术近期导致死亡的主要并发症,其与手术后反流和误吸有关。PEG术后肠内喂养须取直立位或半卧位。长期卧床的患者,应用肠内营养液输注泵控制输注速度。

2)造口感染是PEG常见并发症,手术后近期和远期均可发生。PEG手术前常规预防性应用单剂抗菌药物。造口感染发生后,首先进行分泌物培养,然后给予合理的抗菌药物治疗和换药治疗。严重造口感染需行超声检查,以明确是否并发腹壁脓肿。经充分抗感染治疗无效时,拔除PEG造口管。判定造瘘口周围感染可采用表9-1-18。

表 9-1-18　造瘘口周围感染的判定标准

项目	评分	得分
造瘘口周围红斑	无:0分;≤5mm:1分;6~10mm:2分;11~15mm:3分;>15mm:4分	
硬结	无:0分;≤10mm:1分;11~20mm:2分;>20mm:3分	
分泌物	无:0分,少量浆液分泌物为1分,中等量为2分,大量同时伴有血性分泌物为3分,脓性分泌物4分	

注明:造口周围感染判定标准是:总分≥8分或者发现脓性分泌物

3)伤口出血发生率约为25%,NCU患者常常接受抗凝或抗血小板治疗,可能增加伤口出血风险。术前需评估患者手术出血风险以及停用抗凝剂、抗血小板治疗后血栓形成风险,对接受抗凝和抗血小板治疗的患者需短暂停药。放置血管支架并联合使用两种抗血小板药物患者,PEG操作推迟至6~12个月之后。

4)造口渗漏,由酸性胃内容物对皮肤的化学性损伤引起,其损伤虽较小,但处理较难。尽量充分暴露伤口,应用制酸剂降低胃液酸度,水凝胶堵塞渗漏口,经常检查并调整外固定器松紧度,保持皮肤与外固定器距离>1cm(但要避免局部皮肤坏死),暂时(1~2天)拔出造口管,待造瘘口缩小后重新置管。

5)造口管堵塞或断裂,多由使用不当引起,如经常注入较黏稠的食物或较大颗粒的药物,以及导管冲洗不及时等。经PEG喂养的食物或药物需充分研磨,注入后及时冲洗导管。一旦造口管阻塞,可先用10~30ml温水冲洗,若无效,再用碱性胰酶溶液冲洗。PEG造口管远端断裂,可剪去断裂端继续使用;若腹壁近端断裂,可重新更换造口管(图9-1-79)。

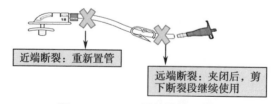

近端断裂:重新置管

远端断裂:夹闭后,剪下断裂段继续使用

图 9-1-79　PEG 导管维护示意图

6)除此之外PEG还可出现一些少见的并发症,如内脏损伤、腹膜炎、包埋综合征(buried

bumper syndrome，BBS）、肉芽组织增生、PEG 导管移位至十二指肠球部穿孔等。针对这些并发症需采用不同外科或内科处理措施。

（五）文献或经验分享

NCU 患者 PEG 术后的营养支持已经成为影响患者预后一个重要的组成部分。PEG 作为近些年来逐渐成熟的一项肠内营养的途径，比传统意义上的经鼻胃管（NGT）肠内喂养途径更适合长期处于昏迷状态并伴发吞咽困难的重症患者。2019 年版《神经系统疾病营养支持中国专家共识（第 2 版）》已明确提出 PEG 途径的重要性。在欧美国家，PEG 给予肠内营养支持已经是长期留置管饲患者的首选，PEG 喂养的主要人群是神经系统疾病患者，约占 PEG 喂养总数的 50% 以上，因此 PEG 的应用将会改变临床营养治疗的方案，为患者提供更为安全、省时的疗效。

第二节　仪器使用技术

一、气垫床使用技术

（一）使用依据

在 NCU 中偏瘫及卧床患者较多，是压疮发生的高危人群，压疮的形成与身体局部组织长时间受压有关，持续的压力是造成压疮的主要原因。所谓的压力为来自于身体自身的质量和附加于身体的压力，当压力作用于皮肤组织，其值超出正常毛细血管的负荷范围（15.8~32.2mmHg，1mmHg=0.133kPa）时，便可阻断毛细血管对皮肤组织的灌注，使组织细胞得不到养分、血液和氧气。气垫床通过不同部位的轮流充气与放气，减轻了长期卧床患者局部组织的长期受压。对于轻症患者，应用气垫床，减少了翻身的次数，能最大限度地减少对患者休息和睡眠的干扰。

（二）原理及类型

目前临床常用的气垫床主要有喷气式气垫床和交替式气垫床。喷气式气垫床表面有许多微孔，少量气体会通过微孔喷出，带走人体的蒸发的水分，置换污浊的空气，保持局部皮肤干燥、抑制细菌生长。交替式气垫床以 1 次 /10min（或以下）的交换频率，通过两只管路循环充放气垫内气体，使气垫表面呈波浪状运动，交替的波动起到了按摩的作用，可以促进血液循环，减轻局部组织的缺血缺氧，预防压疮的发生，见图 9-2-1。

（三）使用步骤

1. 评估患者病情，确保气垫床的性能完好无漏气。将床垫铺于床上，将前翼和尾翼翻叠在床两端的下面，将气泵置于床尾稳定平坦的表面。

2. 检查气垫床所有气囊，保证每条气囊平行分布，充气软管无打折，并将气垫床上的软管与气泵相连，确保连接紧密。连接电源，打开控制面板电源开关，绿色指示灯亮起表示电源接通。将调解旋钮调至最大，进行充气。

3. 根据患者体重，填写气垫床压力提示卡，调节旋钮，见图 9-2-2，使气垫达到理想的使用效果，避免出现压力过度造成压疮的发生。气垫床压力 / 体重表，见表 9-2-1（注：不同品牌及型号的气垫床压力不同）。

4. 使用结束后，关闭电源开关，拔掉电源，拔掉气泵连接软管。

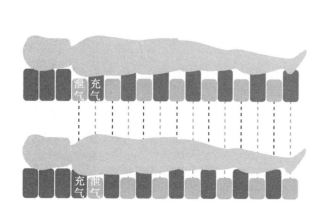

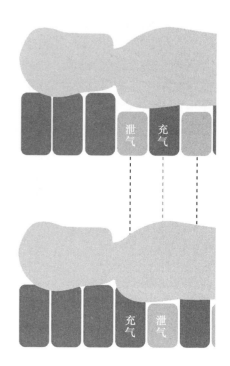

循环交替时间≈9.6分钟

两管交替循环

两管一组（一管充气一管泄气）
循环交替有效避免皮肤持续受压

图 9-2-1　气垫床交替循环充放气

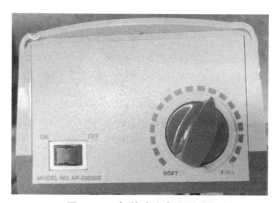

图 9-2-2　气垫床充气压力泵

表 9-2-1　气垫床压力调节表

患者体重 /kg	最大使用压力值 /mmHg	旋转小格
<50	40	8
<60	52	9
<70	58	10
<80	70	12
<90	75	13
<100	87	15

（四）关键环节的提示

1. 使用时须等气垫床充气达到适当程度后,上层铺棉质床单,再将患者移至床上。

2. 使用过程中,护理人员要经常检查气垫床床垫的充气情况,避免尖锐物品刺破气囊,发现异常应及时更换、修补。

3. 气垫床使用时,需先将气垫床的压力调至最低,切勿直接站在充足气的气垫上,以免造成破损。

4. 使用气垫床后也要定期观察患者皮肤情况,若患者病情危重,存在压疮的风险,应酌情将翻身间隔改为每小时一次。

5. 气垫床的消毒应在充气状态下进行,可采用 75% 的酒精擦拭,晾干后备用。

（五）文献或经验分享

现使用的气垫泵圆形充气调节旋钮,调节范围表示充气程度 0~100%。目前的临床研究显示,适度的充气程度才能最有效地预防压疮的发生,即根据患者的体重,使气垫床充气适度,在患者身体压力下,气垫床轻微凹陷,身体最低点不到达床垫底部为宜。临床常用的充气程度为 80%,充气 80% 的气垫床预防压疮的效果要好于 100% 充气,舒适度明显提升。在临床护理工作中,我们应结合患者的实际情况,制订个性化的皮肤护理计划,在保证护理质量的前提下节省护理劳动资源,减轻护士的临床工作负担。

二、过床易应用技术

（一）使用依据

意识障碍、机械通气与麻醉术后的患者,搬运转移时,经常会由于各种原因导致搬运转移不当,导致导管脱落,威胁患者生命。搬运肥胖患者(100kg 以上)会造成医护人员的腰部损伤,因此过床易应用较为普遍。过床易具有简单省力、降低患者搬运过程中的危险风险的优点,被广泛应用于手术室、ICU 等临床科室。患者在使用过床易时,颈部及全身被平移,避免了在转移过程中发生意外,同时减轻其被搬动的痛苦。尤其是肥胖、全麻无知觉、危重手术后、瘫痪的患者,更需要合理安全使用过床易。

（二）原理

过床易通过床板与过床板外套之间的摩擦滑动,而使过床板外套循环滚动,从而能够使卧于过床易上的患者轻松转移到另外一张床上。

（三）应用步骤

1. 用物准备:过床易、平车、必要时备屏风。

2. 携用物至患者床旁,核对、评估,告知操作目的、方法,取得患者同意。

3. 将平车调至与床平行(相差<15cm),将平车移至病床一侧与病床并排靠紧并固定制动。

4. 去枕,取下被子,半铺半盖于平车上。

5. 操作者 1 人站在平车患者的旁边,另 1 人站在病床另一侧。

6. 床外侧的人轻轻将患者侧翻,超过 30°,平车外侧的人将"过床易"插入患者身体下方 1/3 或 1/4 处;见图 9-2-3。

7. 患者取平卧位,将两手交叠放在腹部上,瘫痪患者应将双手安置妥当。

8. 两侧的搬运人员一人扶助患者的肩部和臀部推送,另一人托住患者的肩部和臀部拉移,注意保护好上肢及头颈部,见图 9-2-4。

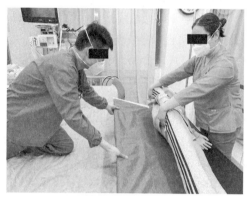

图 9-2-3 垫过床易

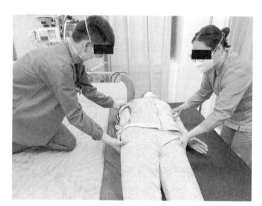

图 9-2-4 慢推患者

9. 移开平车,站在病床一侧人协助患者侧翻,由另一人取下过床易。

10. 取出过床易、立即安置床档。

11. 协助患者取舒适卧位,并检查患者管路、皮肤,观察病情。

(四)关键环节的提示

1. 床和平车之间不能有缝隙。

2. 使用过床易时要把平车的四轮锁住,以免过床时平车移位使患者跌落。

3. 操作时不能用力向前或用力提床单,以免发生意外。注意患者的输液管、尿管、衣服等以免管路脱落、或管路牵拉。

4. 搬运患者时,用力要均匀,禁止暴力、用力过猛。

5. 推动患者时,站于患者侧人员应以手推为主,使患者与病床少摩擦并移至适当位置,对侧人员站在床的对侧接住并保护患者,注意头及双脚在过床易上,保证患者平稳过床。

6. 如果床和平车之间有空隙,过床时可利用患者身体下方的中单,操作和之前的步骤一样。侧搬患者时,拎起中单的两角,放入过床易。过床时,两人同时拉起中单的四角,一侧向前推,另一侧轻拉,当患者完全过床到推车上时,取出过床易。

7. 清洁消毒 可用湿布擦洗,尽量不要用硬刷在过床套材质上使用。若被患者血液或体液等污染,其外罩可先用 500mg/L 含氯消毒液擦拭后清水擦拭晾干即可。

(五)文献或经验分享

过床易的应用大幅度降低了护士在接收新患者、外出检查等过程中搬运转移患者时的工作量。常规卧床患者转移时需要 ≥4 名医护人员辅助,用力过猛、方向不对、患者体重过重时,均会造成医护人员的腰肌扭伤,移动时患者也会由于剧烈震动而出现呛咳、误吸、颅内压增高等情况。因此,过床易的应用,既省力省时,又安全可靠,解决了护理工作中的难题,减轻了医护人员劳动强度,同时又增加了患者的舒适度,保证临床医疗工作的安全实施。

三、间歇充气加压泵的使用技术

(一)使用依据

间歇充气加压泵(intermittent pneumatic compression,IPC)是 NCU 患者预防下肢深静脉血栓形成(deep venous thrombosis,DVT)的重要干预措施。IPC 是一种通过对下肢挤压的机械性方法有效模仿人体运动时腓肠肌收缩所产生的促进静脉血液回流的物理效果来预防 DVT 发生的设备,通过间歇性地充气及排气,可以加快下肢静脉血流速度;促进静脉淤血排空,提高下肢的回心血流速度,改善下肢血流缓慢现象,同时有效预防血液中凝血因子的聚集及凝血因子对血管内膜的黏附,起到有效预防 DVT 的作用。NCU 患者血液处于高凝状态,尤其肢体瘫痪并长时间处于静止状态、血液循环不畅或者减慢时。反复多次的静脉穿刺及药物的刺激,可能导致局部血管壁的损伤,容易导致患者出现 DVT 发生。文献报道,IPC 的应用可使下肢静脉血栓发生率由 50.4% 下降至 4%,肺栓塞的发生率几乎为零。2015 年美国神经重症监护协会(NCS)幕上大面积脑梗死指南中明确指出,对于血流动力学稳定且 ICP 不高的脑梗死患者,推荐早期使用 IPC 预防下肢静脉血栓的发生。

(二)使用的原理

IPC 可为下肢提供不同的分段压力,加快下肢静脉血流速度,改善静脉淤血状态,而一个减压阶段会使血液充分回流。IPC 周期性的加压、减压的机械作用会产生搏动性的血流通过远端肢体的深静脉系统,促进下肢血液循环,预防凝血因子的聚集及对血管内膜的黏附,防止血栓形成。行大腿长周期性加压能使下肢静脉排血量增加 23%,血流速度增加 77%±35%,在充气加压期间血流速度有短暂的时间为 0,提示静脉完全排出。所以 IPC 是利用间歇充气加压机械性的压迫肌肉收缩,发挥肌肉对静脉血液的回流作用,同时减轻瓣膜和静脉壁所受压力,显著促进静脉血液循环,增强纤溶系统活性,达到抗血栓形成的目的。

1. **适应证**　适用于围手术期患者;抗凝治疗的患者;不能使用抗凝剂治疗;深静脉血栓高风险患者(低分子肝素、华法林钠的辅助治疗);肢体瘫痪者。

2. **禁忌证**　禁忌使用在严重的动脉硬化和其他缺血性疾病;明确诊断 DVT 的患者;严重的充血性心力衰竭或由于增加血流量会造成心脏损伤的患者;双下肢局部皮肤受限的患者如:坏疽、腿部伤口、皮肤移植等。

(三)IPC 使用步骤

见表 9-2-2。

表 9-2-2　IPC 使用步骤

步骤	使用过程	图示
1	评估患者病情,做好物品准备,取舒适安全卧位,固定压力泵,接通电源	图 9-2-5
2	将压力腿套置于瘫痪侧下肢,中间气囊置于患者下肢腓肠肌处,将腿套平整束缚在下肢,扣好尼龙搭扣,松紧以伸进两指为宜,另一侧方法相同。用压力充气管连接泵与压力腿套,并确保听"咔嚓"声,表明已连接	图 9-2-6
3	打开气泵开关,调节压力,仪器自检,开始运转。操作后用含氯消毒剂针对泵进行擦拭,更换腿套后给下一位患者应用	图 9-2-7

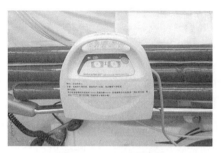

图 9-2-5　IPC 泵固定

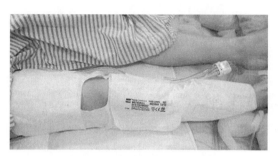

图 9-2-6　穿戴腿套,连接泵管

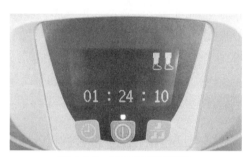

图 9-2-7　IPC 泵正常运转

（四）关键环节提示

1. 抗血栓压力泵常见的故障报警

（1）显示"LO"故障:软管没有连接腿套、腿套漏气、压力低。处理方法:将软管与腿套连接、检查腿套,如有损坏更换腿套。

（2）显示"HI"故障:软管扭曲打结、软管没有连接气泵、单肢体使用没有按下单侧肢体使用按钮。处理方法:检查软管扭曲打结处、将软管与气泵连接、关掉气泵开关,重新启动。

（3）显示"F"故障:气泵故障。处理方法:停止使用该气泵,送相关部门检修。

2. 选择压力腿套　抗血栓压力腿套应根据患者的腿围选择相应的型号,从而达到最佳的治疗效果。

3. 进行皮肤观察　注意观察腿套使用后腿部的皮肤情况,如有皮炎或有局部渗出等,应及时停止治疗。

4. 压力腿套使用注意事项

（1）单肢治疗时,将压力腿套置于患者一侧肢体,仪器自检自动调整为一侧肢体使用。

（2）腿套包裹过紧,放气后,血液不能充盈,影响下肢的血液循环;腿套包裹过松,充气后压力不能达到预设压力,血液不能充分回流也影响治疗效果。

（3）一次性腿套禁止放在水中浸泡。为了防止交叉感染,可以使用含氯消毒剂进行擦拭,一次性腿套做到专人专用。

（五）文献或经验分享

脑卒中患者下肢深静脉血栓的发生率在 25.9%~40%。研究显示,如不施加任何干预措施,脑卒中后 DVT 发生率高达 70% 以上,不及时治疗会导致残疾,甚至会引发肺栓塞导致死亡。

NCU 患者使用 IPC 装置预防 DVT 目前已被证实,针对缺血性脑卒中患者早期应用间歇式压力泵对患者的肢体早期康复起到了重要的作用。使用 IPC 装置时,前面 3~5 个周期是由感应器启动,通过测定患者的静脉充盈时间来自动调整系统的充气、排气间隔时间和充气压力。如果发现问题,自动报警并显示问题所在,系统会立即保护性关机。目前本科室使用的 IPC 压力范围是 45~78mmHg(1mmHg=0.133kPa),充气时间 6 秒,间歇时间 24 秒,30 秒为一个循环,每天持续使用时间 ≥ 12 小时。相关研究提示,重症脑卒中患者延长 IPC 使用时间可延迟患者下肢 DVT 发生时间,有利于促进 NCU 患者早期准确防控下肢 DVT 发生,给予患者个性化的护理干预,降低 DVT 发生率。

四、输液泵使用技术

(一) 使用依据

输液泵是一种机电一体的自动化控制输液的医疗器械,预期通过泵产生的正压来控制输入患者体内的液体流量的设备。其主要功能为精确测量和控制输液量、输液速度,并能对输液过程中的气泡、阻塞等异常情况进行检测,能降低护理工作量而在临床得到广泛应用。随着医疗护理事业的推进、医疗质量安全理念的深入,临床医护人员已逐渐对输液泵提出了更高的要求,输液泵应用技术及质量安全被纳入了学科管理范畴。一旦输液泵使用方法错误、护理不当、仪器故障等因素就会影响患者的治疗效果,甚至会引起危及患者生命的医疗事故。所以如何正确、规范的使用输液泵,保证患者输液安全是降低医疗护理风险的关键。

(二) 原理及类型

临床上使用的输液泵可分为蠕动控制式输液泵、定容控制活塞式输液泵及注射器微量注射式输液泵三类,蠕动控制式输液泵是指蠕动以波动方式连续挤压充满液体的输液管,液体在重力作用下持续不断地输入到患者体内。定容控制活塞式输液泵通过活塞往复运动所产生推力,临床现已较少使用。

(三) 操作步骤

见表 9-2-3。

表 9-2-3 输液泵使用步骤

步骤	使用过程	图示
1	评估患者病情,确保输液泵的功能状态完好,接通电源,开机检查,查对执行单,挂药液、排气到滤器	图 9-2-8
2	打开泵门安装输液器(按泵配置相符输液器),连接传感器,打开水止。按容量键 (VOL)预置静脉输液总量,按数字键输入每小时输入量	图 9-2-9
3	按开起始键(START)开始,二次排气。输液泵正常运行后将输液泵管与静脉通路连接,观察输注情况。再次核对患者及药液,协助患者取舒适体位。持续泵注过程中,如果出现报警,按照操作面板进行调整	图 9-2-10 图 9-2-11

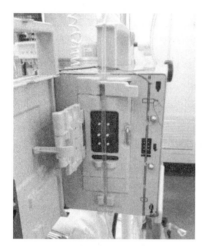

图 9-2-8　打开泵门安装输液器

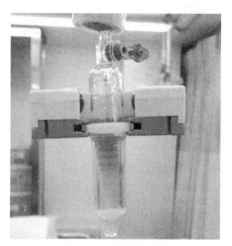

图 9-2-9　连接传感器

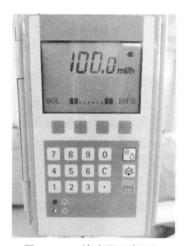

图 9-2-10　输液泵正常运行

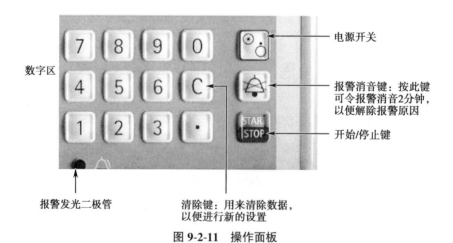

图 9-2-11　操作面板

（四）关键环节的提示

1. **常见报警原因及处理**　当输液泵出现各种原因的报警情况时,按消音键可消除报警声音 2 分钟,见图 9-2-11。然后寻找原因消除故障,重新启动静脉输液,见表 9-2-4。

表 9-2-4　报警及处理

报警显示	可能的原因	纠正的方法（与原因对应）
Drop alarm （滴数报警） * 仅在滴数控制功能存在（连接传感器并打开此功能）并使用贝朗公司专用输液泵管路时,才可能发生滴数报警	请检查以下的内容 输液瓶已空 旋夹紧闭 传感器未放在滴液室上 传感器连接松动 传感器有损坏 滴液室摆动 滴液室有雾气 液面过高 在使用硬质输液瓶时排气 小帽未打开	更换新的输液泵 打开旋夹 将传感器放置在滴液室上 检查传感器连接是否松动,可先取下后再重新安装 更换传感器 保持滴液室稳定,必要时暂时取消滴数报警 晃动滴液室去除雾气 将输液瓶正置,再将部分液体挤回瓶内使液面降低 打开排气孔小帽
Pressure alarm （压力报警）	输液管旋夹关闭 输液管有压折 患者静脉通路阻塞	打开旋夹 使管路通畅 恢复静脉通路通畅
Air alarm （空气报警）	在管路系统中有空气	请在准备输液时,将管路系统中的气泡完全排出 报警后请重新排气和调整滴液室内的液面
Preselect volume （未设定预置总量报警）	未设定输液总量	设定输液总量
Invalid rate （未设定速率报警）	未设定速率	请重新设定速率
KOR end （液体输完前预置报警）	输液瓶已空	更换新的输液瓶
Recall alarm （暂停结束报警）	在暂停结束后报警	用特殊功能键［SM］调至·Standby·,按 ON 键后,清除暂停时间以结束暂停或重新设定时间以延长暂停

2. 正确评估患者病情,遵医嘱合理设置输液速度。在输液过程中,医护人员应定期巡视患者,观察患者有无用药不良反应及其他不适。使用留置针的患者注意穿刺部位皮肤情况,防止静脉炎及其他并发症的发生。留置中心静脉导管的患者,在连接输液器的过程中注意无菌操作,防止导管相关血流感染的发生。

3. 养成设置单瓶输液总量的习惯。每接一瓶液体,可预先设置好该药物液体总量,液体接近输完时,输液泵给予报警提示,未及时更换药物时,系统可将输注速度自动改为 3ml/h,防止液体走空,防止留置针及中心静脉回血而发生堵管。

(五) 文献或经验分享

研究表明,不按说明书使用输液泵、使用不配套的输液管路、更换输液管路后未进行校准都是导致输液不准确的风险因素。特别是在 ICU,患者对每小时液体量要求严格,而医护人员往往过于相信输液泵及其设备的报警,忽视了定期巡视患者的重要性,容易导致了不良事件的发生。因此,应规范输液泵的操作规程,特别是在使用配套输液管路及正确进行校准等会影响输液泵安全性的操作上,应形成统一的行业规范。定期、正确的维护和保养输液泵,根据实际情况设定输液泵巡视卡,定期进行检测,以保证临床护理质量安全。

在临床使用药液时,尤其对于静脉滴速有严格的要求时,例如甘露醇的快速滴入,在外周静脉使用的过程中,需禁忌使用输液泵控制滴速,防止高渗液体在外周静脉输注过程中出现外渗情况。

五、微量泵使用技术

(一) 使用依据

微量泵是通过一个或多个单一动作的注射器或类似容器,由操作者设定单位时间内的流量来控制注入患者体内液体流速的设备。微量泵由于能将液体及药物在单位时间内匀速注入静脉内,能够严格控制输注的速度,在 NCU 工作中广泛应用。其具有体积小、便于移动、操作简便、定时定量、根据病情可随时调整用药浓度和速度等特点,在抢救危重患者时能减轻护理工作量,提高工作效率,准确、安全、有效地配合医生抢救,减少不良反应的发生。

(二) 原理及类型

微量泵又称注射泵,主要结构是一根制作极为精细的螺杆,螺杆上配有跟随其向前移动的推动装置,通过设定旋转的速度,调节注射器针栓的推进速度,来调节静脉推注速度。注射泵根据注射器衔接数量分为单通道微量注射泵、双通道微量注射泵和多通道微量注射泵。注射泵在使用过程中可根据静脉推注总量与时间的要求设置泵入速度,按规定量泵入患者体内。当患者出现特殊情况,如泵入升压药时血压突然下降、镇静过程中患者突然意识改变等,需要在短时间内快速推入适量药物,可使用注射泵利用短时的快推功能来完成快速的静脉推注,以达到临床中治疗的需求。

(三) 使用步骤

见表 9-2-5。

表 9-2-5　微量泵使用步骤

步骤	使用过程	图示
1	评估患者意识状态、病情、输注部位(外周静脉、中心静脉)情况,确保注射泵的功能状态完好,了解药物的作用副作用及配伍禁忌。根据医嘱备药	图 9-2-12
2	将注射泵固定在输液架上,接通电源,开机检查。PDA 确认患者的身份,查对执行单与患者姓名、药品签上的药品名称、剂量、浓度、时间、准确无误,将注射器与泵前管路连接,排气	图 9-2-13
3	排气的注射器(20ml 或 50ml 注射器)放入注射器座中,针栓卡入座中,将抽好药液的注射器针栓的尾端卡入槽中。随着置入注射器的型号不同,屏幕会显示相应编码,如果编码正确用 "F" 键确认	图 9-2-14

续表

步骤	使用过程	图示
4	根据医嘱及患者病情设定泵入速度和泵入总量,进行双人核对,按启动键开始泵入	图 9-2-15
5	停止泵入:预设量输完后,按停止键,断开泵前管路结束泵入,将注射器和泵前管路弃入黄色垃圾袋,取下注射泵。注射泵的清洁与终末消毒:用 75% 的酒精纱布进行全面擦拭消毒	图 9-2-16

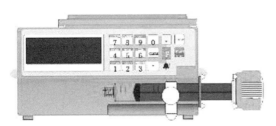

图 9-2-12　微量泵的功能状态完好

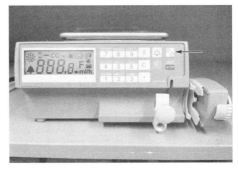

图 9-2-13　开机检查

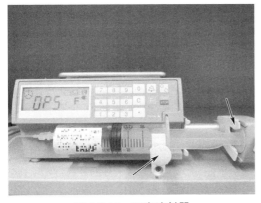

图 9-2-14　固定注射器

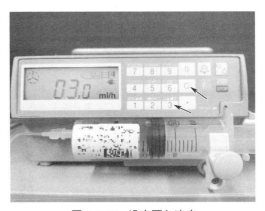

图 9-2-15　设定泵入速度

（四）关键环节的提示

1. 在调速之前先按暂停键,必须使用选定的 20ml、30ml、50ml 注射器。

2. 同时按快进及总量,快进输出量计入累计总量中。

3. 正确设定输液速度及其他必需参数,防止设定错误延误治疗。

4. 对药物较敏感的患者,给予双泵、双通道替换给药,随时查看注射泵的工作状态,及时排除报警、故障,防止液体输入失控,耽误患者治疗。

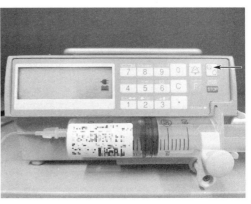

图 9-2-16　关机

5. 注意观察输注部位皮肤情况,防止发生堵管、液体外渗等不良反应。

6. 泵入药物常规采用信息扫描,机打条码(包括患者姓名、床号、泵入药物名称、剂量、泵入速度)贴于注射器上。由于泵入药物根据病情,要随时调控速度或暂停泵入,宣武医院NCU 进行了泵入药物条形码粘贴方法的改良:将原始条码贴于注射器前段(可观察到给予药物的时间、初始剂量),调控速度或暂停条码贴于注射器后端(便于核对调控剂量与医嘱相符、接班者了解给药经过),医护人员实时查看药物泵入速度及使用时间,避免泵入药物过期和计量错误,见图 9-2-17。

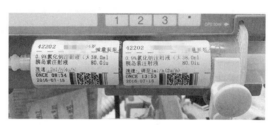

图 9-2-17 泵入药物条形码改良粘贴方法

(五) 文献或经验分享

在 ICU 危重症患者中,微量注射泵的使用率可达 100%,但在使用过程中仍有不准确的泵入速率和不规则使用等存在。注射泵在使用过程中往往会遇到随着患者的转移而移动,研究显示,注射泵可在垂直移动后产生短时间的速率改变。当患者泵入多巴胺、硝普钠、异丙肾上腺素等高浓度特殊药物时,垂直移动注射泵所致速率改变可对患者血压、心率产生明显影响。因此,在使用注射泵输注特殊药物需要移动泵体时,应尽量避免垂直移动泵体。平行移动是避免影响患者生命体征较为安全的方法之一。

2010 年《中华人民共和国国家计量技术规范医用注射泵和输液泵校准规范》(JJF 1259—2010)中明确要求:临床护理工作中,护士未经培训和考核,将没有资格使用输液泵、注射泵这些输注设备。之前,这些输注设备的维护和保养都是科室医护人员,尤其是护理人员完成,今后输注设备的维护保养、维修及性能检测,将由医疗器械管理部门(包括医学工程科、设备科、器材科、器械科等)负责,而不得推诿。文献报道重视注射泵及输液泵的仪器报警是实施临床安全护理的关键环节。2015 年在"十大医疗技术危害"清单中,报警安全问题再次成为危害之首。大量的医疗设备报警使医护人员产生报警疲劳,临床报警相关不良事件高发,成为威胁患者及医护人员生命安全和身心健康的重要风险因素。一项大宗的开放性调查显示:95% 以上的护士均有报警设置不合理和报警应答不及时的经历,且部分护士未正确认识合理设置报警参数的重要性,缺乏参与仪器报警管理的主动性。因此,诸多学者建议以医院为单位,成立医疗设备报警管理委员会,进行仪器设备使用前的培训,不仅可以保证仪器设备报警及时、正确的处理,还能够控制报警管理质量持续改进,保证临床患者的安全。

六、肠内营养泵使用技术

(一) 使用依据

随着肠内营养支持的广泛深入开展,危重症患者给予肠内营养泵进行营养支持越来越规范。肠内营养泵的使用可以降低患者腹泻、呕吐反流、吸入性肺炎的发生率,有效的控制血糖,增加肠内营养耐受量,减少胃肠道不良反应发生率,达到营养目标要求。文献报道,肠内营养过程中应使用肠内营养泵,禁忌使用输液泵来替代。NCU 患者不适宜使用重力滴注、注射器推注等方式进行肠内营养液滴注,由于营养液黏稠度高、患者体位改变、营养管路的打折等均可导致输注速度过快或过慢,造成或加重患者的胃肠道不适、总输注量达不到营养目标要求或增加反流、误吸的并发症发生。美国肠外肠内营养学会(ASPEN)和欧洲肠外肠内营养学会(ESPEN)制定的肠内营养指南中均推荐对于长期(2~3 周或更长)接受肠内营养患者应使用肠内营养输注泵。

(二)原理及类型

肠内营养输注泵(enteral feeding pump)是一种由电脑控制的输液装置,可以精确控制肠内营养液的输注,具有自动输注,输完报警,快排、反抽,定时冲洗等功能。对于留置鼻胃管、鼻肠管、经皮胃造瘘的患者均可经肠内营养泵进行营养供给。临床中可根据肠内营养泵的使用时间不同,分为连续输注和循环输注。连续输注是指借助肠内营养泵于20~24 小时连续性输注,多数患者对这种方式耐受较好,危重患者尤其是放置空肠喂养者常用此方法行肠内营养。循环输注通常需要在营养泵的控制下,在规定的时间内持续泵入。

(三)使用步骤

1. 备齐用物,评估患者,固定肠内营养泵,将肠内营养泵后面的固定旋紧架将泵固定在输液架的适当高度,旋紧固定旋钮,接通电源。

2. 开机打开电源开关键(on/off),操作面板见图 9-2-18。肠内营养泵进行自检阶段,自检结束,打开营养泵上盖,将泵管 U 型弯部分正确卡入盖内,关闭上盖。

3. 按排气键(fill set),滴声后开始自动排气,见图 9-2-19,等待一分钟自动排气结束。按调速按钮(ml/h),合理设置泵入速度。

4. 去除肠内营养泵专用泵管末端保护帽,将泵管与鼻饲管连接牢固。按开始键(start/stop),营养泵即开始工作。

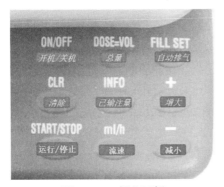

图 9-2-18　操作面板

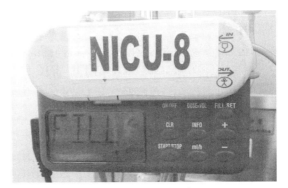

图 9-2-19　自动排气

(四)关键环节的提示

1. **常见报警原因及处理**　见表 9-2-6。

表 9-2-6　报警原因及处理

故障	故障原因	消除方法
NO SET	未安装泵管或泵管未安装正确	确认泵管已经安装到位
BATT	电池电量不足	连接电源转换器进行充电
DOOR	泵门没有关闭	确认泵门已经关闭
OCC IN	泵和输注容器之间的管道堵塞	确认容器内还有营养液
OCC OUT	泵和患者之间的管道堵塞	确认泵管出口没有被堵塞、管道通畅
AIR	泵管里有空气	按 FILL SET 键进行排气
PUSH START	压力感受器部位未清洁,暂停状态超过 3 分钟	运行或者关闭泵
FILL SET	泵正在自动排气	等待排气完成或按动 FILL SET 键停止排气
END OF DOSE	输注量达到设定值	清除总量

2. **注意事项**　营养泵使用期间,要每日更换营养泵管以保持泵的精确输入,并防止细菌滋生。营养泵需要每日用 75% 的酒精或含有季铵盐的消毒湿巾擦拭泵体 1 次。每半年需要由院内医学工程科进行检测一次,并记录。

(五) 文献或经验分享

中国医师协会 2010 版《临床营养诊疗指南 - 肠内营养输注泵指南》中详细介绍了不同肠内营养输注方式对患者的影响,及肠内营养泵的适用人群,并推荐对接受 2~3 周及以上肠内营养支持或长期(6 个月或更长)采用 PEG 进行肠内营养的患者推荐使用肠内营养输注泵优于重力滴注;血糖波动较大、危重症患者、重大手术后患者、老年卧床患者,建议给予肠内营养时推荐使用肠内营养泵;对肠内营养黏度高、进行直接的十二指肠或空肠喂养时、需要严格控制输注速度时、输注大剂量、高渗透压的营养液、家庭肠内营养支持时首选推荐使用肠内营养泵。

七、静息能量代谢测定仪使用技术

(一) 使用依据

静息能量代谢测定仪,简称 "代谢车"。NCU 患者能量失衡将引起神经内分泌、电解质紊乱,从而加重患者病情。营养支持治疗是 NCU 重要组成部分,但是需要了解 NCU 患者具体能量消耗或能量需要量。目前人体能量消耗测量的方法大多使用估算法,人体静息能量代谢有很大差异,基础疾病不同、病程不同、是否具有发热、感染、用药不同等,其能量消耗是明显不同的。2019 年神经系统疾病肠内营养支持中国专家共识(第二版)及 2018 年欧洲肠外肠内营养学会重症营养诊疗指南推荐,危重症患者以测量静息能量代谢值(resting energy expenditure,REE)或应用体重法 $[25kcal/(kg \cdot d)]$ 简单计算或预测公式推算出的能量消耗值作为营养方案的参考目标。患者营养状况直接关系到治疗、康复及预后。在 NCU 包括脑梗死、脑出血、脑炎、吉兰 - 巴雷综合征、椎管内肿瘤等患者,应用体重法计算的能量消耗值明显低于 REE,经预测公式推算的消耗值则低于体重法计算值。为此,推荐使用间接能量测定仪器测量出 REE,为患者提供个体化的营养支持治疗方案,指导临床营养的实施。

(二) 原理

测试人体能量消耗的方法主要有直接测热法、间接测热法、心率监测法,其中在临床中应用最广泛的是间接测热法的静息能量代谢测定仪(代谢车),运用代谢车测量REE,是根据能量守恒定理和化学反应等比定律来监测能量代谢,人体在消耗碳水化合物、脂肪、蛋白质时产生热量,产能的同时,也消耗吸入空气中的氧,生成二氧化碳,释放出能量,通过测定人体消耗的氧气量和生成的二氧化碳量可以计算出人体所生成的热能。输入 24 小时尿氮值,可得出三大营养物质的功能比。这一方法可操作性强,准确率高。

(三)测试步骤

代谢车测定见表 9-2-7。

表 9-2-7　代谢车测定

步骤	使用过程	图示
1 流量传感器标定	美国胸科学会(ATS)推荐至少每天用一个标准的 3L 注射器对整体系统进行标定。第一步是标定流量传感器的零点。确保没有气流进入时,系统的读数为零。第二步是用一个 3L 的注射器进行体积标定。常规的标定方法为将一定量(已知体积)气体按不同流速由慢到快分几次注射流量传感器。系统需要反复注入和抽出 3 次来完成流量标定	图 9-2-20 图 9-2-21
2 标定步骤	系统预热需 30 分钟;将流量传感器连接到脐带钳上。将标定注射器插入传感器的圆形配器上,再将橡胶耦合器连在其上。工具菜单中按"start"进行流量定标	图 9-2-22 图 9-2-23
3 气体标定	利用外部气体定标装置,需要参考气体(21% 氧气,其余为氮气)以及标定气体(12% 氧气、5% 二氧化碳气,其余为氮气)脐带钳连接在气体定标装置标定槽,进行标定等待 30 秒气体标定完成	图 9-2-24 图 9-2-25 图 9-2-26
4 患者与设备连接	①佩戴面罩:为被检者佩戴面罩,再将脐带管与流量传感器连接,并将流量传感器较粗的一端与面罩连接。人工气道患者可进行呼吸机连接。②检查是否漏气:"请您吸一口气",然后用手堵住出气口,"请您呼气,是否有漏气"。若有,请重新佩戴面罩或更换小一码面罩	图 9-2-27 图 9-2-28
5 患者信息	确保测试前 30 分钟系统处于开机状态,编辑患者信息,按下 RMR 图标,将脐带钳连接到流量器,通过圆形适配器连接到患者面罩	图 9-2-29
6 开始测试	当患者放松后,按下"start"图标开始采集数据,每次呼吸数据都会更新	图 9-2-30
7 测试过程中监测	观察静止状态,患者测试过程中舒适度,主要临床状态一致性,正常生理范围内结果,监测变异系数,若<10%,测试 10~15 分钟即可,若 ≥10% 则需要延长测试时间	
8 结束测试	完成测试后,点击"Stop"图标结束测试	图 9-2-31
9 打印	点击右下角翻页按钮查看结果,确认变异系数<10%,点击打印按钮进行打印	
10 关机	返回主页面,点击"关机按钮"点击"YES"即正常关闭系统	

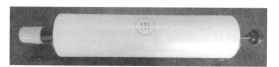

图 9-2-20　3L 容量定标桶

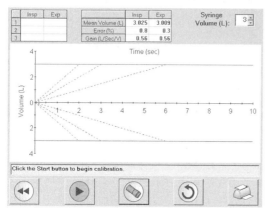

图 9-2-21　流量传感器标定界面

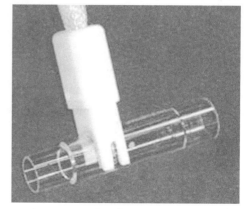

图 9-2-22　流量传感器与脐带钳连接

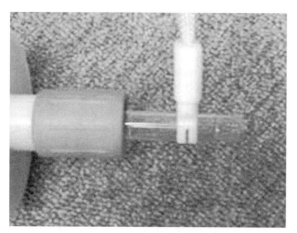

图 9-2-23　注射器与适配器连接

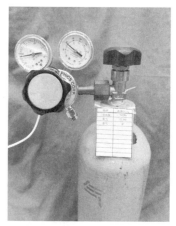

图 9-2-24　参考气体

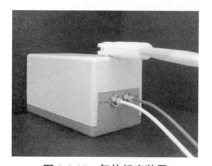

图 9-2-25　气体标定装置

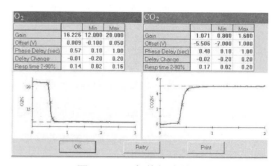

图 9-2-26　气体标定结果

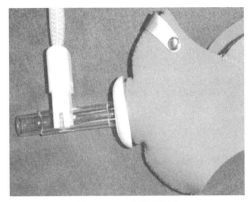

图 9-2-27　面罩连接

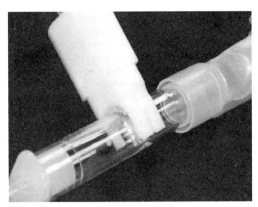

图 9-2-28　呼吸机连接

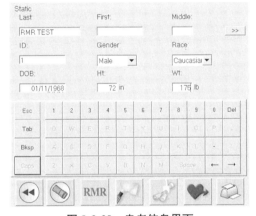

图 9-2-29　患者信息界面

图 9-2-30　开始测试键

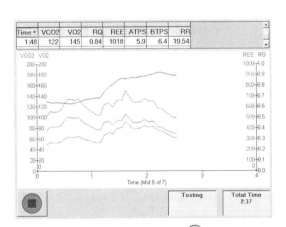

图 9-2-31　按下"stop"图标,结束监测

（四）测试模式

1. **橡胶面罩测试模式**　通过橡胶面罩收集患者吸入的氧气量,和呼出的二氧化碳量进行测试。主要适用于可自主呼吸的患者,这是常规的测试方式,在术后康复、慢性病以及门

诊中应用较多。

2. 呼吸机测试模式　此测试模式是目前在重症应用最广的一种模式。适用于不能自主呼吸,直接将流量传感器与呼吸机连接的机械通气的患者。

（五）关键环节的提示

1. 普通患者　至少安静休息 30 分钟,保证处于"稳定状态",环境安静,温度适中。

2. 营养支持患者

（1）间断营养支持的患者在停止营养支持约 2 小时测量,间接测热法（IC）测量获得的 REE 包含了食物热效应;停止营养支持约 4 小时测量的 REE 将不包含食物热效应。

（2）连续营养支持的患者,测量前营养液输注已开始至少 12 小时以上,并且成分、输注速率稳定,测量时应继续维持营养治疗状态不变。

3. 机械通气患者

（1）测试时关闭湿化罐。

（2）测试时确认无气体泄漏。

（3）测试时吸氧浓度<60%,潮气量>100ml。

（4）若呼吸机参数需要变化,应在变化 90 分钟后再进行测量。

（六）文献或经验分享

随着最新的 ESPEN 标准操作流程的颁布,在 2019 年出版的《神经系统疾病肠内营养支持中国专家共识（第二版）》中,我们定义了什么样的患者是高风险患者、ICU 患者的营养状态、如何确定能量需求,以及面对临床情况的多样性,如何选择合适的营养途径和方法。对于接受机械通气治疗的危重症患者,建议采用间接测热法测定能量消耗。推荐等级:B- 强一致性（95% 一致）。如无法采用间接测热法,可通过以下 2 种方法测定能量消耗:①通过肺动脉导管测得的耗氧量（oxygen consumption, VO_2）;②通过呼吸机参数推算出的二氧化碳生成量（carbondioxide production, VCO_2）。上述 2 种方法的准确性均优于预测公式计算法。ICU 患者的个体差异性较大,我们需要考虑不同疾病、不同病程阶段（早期、复苏后、稳定期以及长期住院）以及不同并发症的特点,尽早测量患者静息能量代谢值,从而为患者制订个体化的营养支持方案。

八、空气压缩雾化泵使用技术

（一）使用依据

雾化吸入装置是一种将药物转变为气溶胶形态,并经口腔（或鼻腔）吸入的药物输送装置。雾化吸入对于 NCU 患者是进行湿化、促进排痰的重要操作,目前临床雾化器可分为射流雾化器、超声雾化器和振动筛孔雾化器 3 种。射流雾化器作为小容量雾化器是目前临床最为常用的雾化吸入装置,其储液容量一般小于 10ml,是以压缩空气或高压氧为驱动力,使用雾化的装置将药液分散成微小雾滴,气雾微粒平均直径为 2~4μm,进入呼吸道及肺内,达到气道加温加湿的作用,具有作用迅速,疗效可靠,用药剂量小,全身副作用小的特点。

（二）原理及类型

（1）氧气雾化吸入的主要原理是利用高速氧气进入雾化器毛细管口,并在进入喷嘴时产生负压,使液体被其他相邻的喷嘴吸出。吸出的液体也被毛细管口处的高速氧气流撞击成小液滴,以气溶胶形式喷射,使药物可以随患者呼吸时进入呼吸道,从而达到治疗效果。

（2）超声雾化吸入，临床上也称为超声波雾化吸入。超声雾化吸入容易使患者的呼吸道受到刺激而发生咳嗽等症状，其耐受性较低，且容易在雾化吸入时由于对患者的氧气量供应不足而引起患者缺氧而导致心律失常。

氧气雾化吸入是ICU患者的首选气道湿化方式。此外氧气雾化吸入的气源为氧气，在对患者进行药物吸入治疗的同时也对患者的呼吸系统进行了有效的氧疗，因此相比于超声雾化吸入刺激性小，治疗效果更加显著。可根据病情按医嘱制订每日雾化吸入的频次、量，从而达到有效治疗的目的。

（三）使用步骤

以空气压缩泵为例，见表9-2-8。

表9-2-8　空气压缩雾化泵的使用步骤

步骤	使用过程	图示
1	备齐用物，评估患者病情及气道情况、痰液情况，并确保仪器各个通风口无异物堵塞	图9-2-32
2	将雾化器装置拆封，取出长的通气导管，将导管一端插在雾化器的出气口	图9-2-33
3	另一端与雾化杯下面的进气口连接，将配制好的药液注入雾化杯内	图9-2-34
4	启动空气压缩雾化泵的压缩机"on/off"开关按钮，嘱患者深呼吸进行雾化吸入	图9-2-35

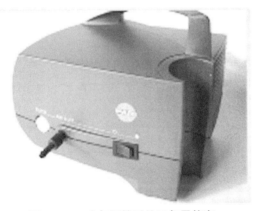

图9-2-32　空气压缩泵处于备用状态

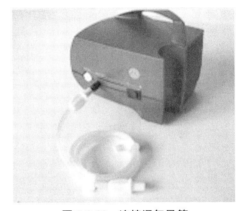

图9-2-33　连接通气导管

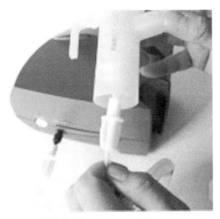

图9-2-34　连接雾化杯

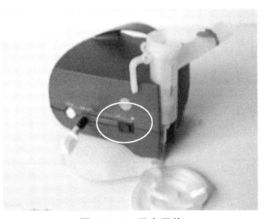

图9-2-35　开启开关

（四）关键环节的提示

1. 空气压缩泵放置在平稳处，勿放于棉被或毛织物上等软物上。压缩泵工作时，应远离窗帘、棉被等物品。

2. 使用过程中密切观察患者的病情变化，出现心率加快、血氧下降时，可做适当休息或平静呼吸，雾化后立即给予气道吸引。

3. 定期检查压缩机的空气过滤器内芯。

4. 喷雾器冒出的烟雾变得不规则时，即停止治疗。

5. **清洁及终末消毒** 每日用 75% 的酒精或含有季铵盐的一次性纸巾进行消毒。

6. 空气压缩泵不再产生气雾时，吸入治疗完成。每次吸入时间以不超过 20 分钟为宜。

（五）文献或经验分享

研究表明，雾化吸入宜选择在饭前进行，以防吸入药物引起恶心、呕吐。每次雾化完毕，应加强漱口，尤其是使用了激素类药物治疗后，需用清水漱口，以减少口咽部激素沉积，减少相关副作用的发生。在为患者进行雾化前，应向患者及家属了解药物过敏史，雾化吸入与其他给药途径一样，也可发生药物过敏反应。雾化器及空气压缩雾化泵应定期更换及消毒，处理不当或被细菌污染，可产生大量携带细菌的气溶胶，当其他患者吸入治疗时会沉积于肺部的毛细支气管和肺泡进而导致感染的发生，感染细菌种类以革兰氏阴性杆菌和革兰氏阳性球菌为主。因此要加强设备的清洁消毒，在条件允许的情况下，雾化器应专人专用，防止院内交叉感染的发生。

第三节 NCU 常见标本采集技术

一、静脉血标本的采集技术

（一）静脉血标本采集的依据

静脉血液标本是临床医学检验实验室检测的重要标本，占总标本量的 75% 以上，检测结果为临床疾病诊疗提供重要参考信息。静脉血液标本采集的每一个环节都可能影响到标本质量，操作不当可能引起实验室检测结果错误，导致临床诊疗决策错误，甚至危及患者安全。例如进针之前的手指触摸静脉位置，可增加标本污染的机会，可能会导致错误的血液培养结果等；在运送中试管的碰撞可能会产生溶血或使红细胞破裂，造成错误的化验结果；如果血液标本采集不当，其检测结果可能不准确并且会误导临床医生。因此，对护理人员的静脉血标本的采集技术进行规范十分必要。静脉血标本分为全血标本、血清标本和血培养标本，全血标本可测定血液中某些物质的含量；血清标本可测定血清酶、脂类、电解质和肝功能等；血培养标本可查找血液中的病原菌（如伤寒杆菌培养等）。

（二）采集步骤

见表 9-3-1。

（三）关键环节的提示

为了提高静脉血液标本的质量并确保医护工作人员及患者安全，由国家卫生标准委员会临床检验标准专业委员会提出立项，受国家卫健委法制司委托制定了卫生行业标准《WS/T 661—2020 静脉血液标本采集指南》，并对相关环节进行了更新及规范。

表 9-3-1　静脉血采集过程

步骤	采集过程	图示
1	双人核对医嘱,确认患者,向患者或家属做好解释,用物准备,协助患者取舒适体位,选择合适的静脉及穿刺部位	图 9-3-1
2	铺治疗巾,在穿刺点上方 5~7.5cm 处扎止血带,嘱患者握拳。常规消毒皮肤 2 次,直径大于 5cm,待干	图 9-3-2
3	确认患者身份,左手绷紧皮肤,右手持采血针与皮肤呈 15°~30° 角进针,见回血后,一手固定针头,另一手将采血针插入真空采血管内,采血至所需量。宜在开始采集第一管血时松开止血带,止血带捆扎时间不宜超过 1 分钟,如某些情况止血带使用时间需要超过 1 分钟时,宜松开止血带,等待 2 分钟后再重新绑扎	图 9-3-3 图 9-3-4
4	嘱患者松拳,松止血带(止血带捆扎时间不超过 1min),用无菌棉签按压穿刺点,迅速拔出针头。真空采血管内有添加剂的,立即将其轻轻上下颠倒摇匀几次(如使用注射器,采血后应先取下注射器针头,将血液沿试管壁缓缓注入到采血管中)	图 9-3-5 图 9-3-6
5	再次核对患者信息,告知患者注意事项。洗手,记录	

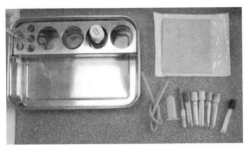

图 9-3-1　准备用物

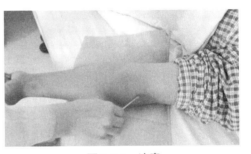

图 9-3-2　消毒

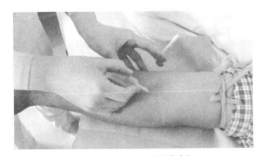

图 9-3-3　采血针穿刺

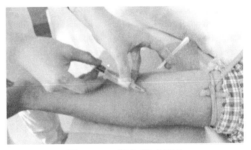

图 9-3-4　插入真空采血

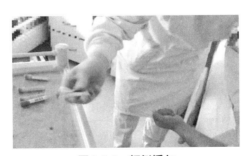

图 9-3-5　颠倒摇匀

1. **禁食水** 空腹要求至少禁食 8 小时，以 12~14 小时为宜，但不宜超过 16 小时。宜安排在上午 7 :00—9 :00 采血。空腹期间可少量饮水。

2. 采血管选择正确，首选手臂肘前区静脉，优先顺序依次为正中静脉、头静脉及贵要静脉。当无法在肘前区的静脉进行采血时，也可选择手背的浅表静脉。严格执行无菌操作。

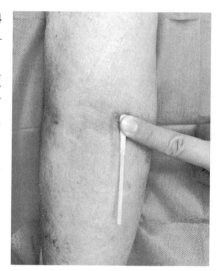

图 9-3-6 按压穿刺点

3. 严禁在输液、输血的针头处采集血标本。如输注葡萄糖会影响血糖的测定值；输注盐水和氯化钾会影响电解质的测定值。在治疗允许的情况下，宜在输液结束 3 小时后采血，对于代谢缓慢且严重影响检测结果的成分（如脂肪乳剂）宜在下次输注前进行采血。紧急情况必须要在输液时采血时，推荐在输液的对侧肢体或同侧肢体输液点的远端采血，对检测结果的影响相对最小。在特定情况下，从血管通路装置（VAD）采集血液标本时，应考虑到可能的肝素污染和标本稀释，应用 5ml 生理盐水冲管，最初采集的 5ml 血液应弃去。

4. 血培养标本容器内不可混入消毒液、防腐剂及药物，以免影响检验结果。标本应在使用抗生素之前采集。一般血培养取血 8~10ml，亚急性细菌性心内膜炎患者，因血中细菌数目较少，为提高细菌培养阳性率，应取血 10~15ml。美国临床及实验室标准研究院推荐血培养每次采集套数为 2~3 套。2 套的定义：一次穿刺采血，算"一套"，采集第二套应从另一个穿刺点获得，采集多套可提高阳性检出率。如果从导管采血，应采取至少 2 套血培养，其中至少 1 套来自外周静脉，另外的 1 套则从导管中心无菌采获，两个来源的采血时间必须接近（≤5 分钟），分别做好标记。

5. 如同时抽取几个项目，推荐的采血管采集顺序：①血培养瓶；②柠檬酸钠抗凝采血管（蓝色管盖）；③血清采血管，包括含有促凝剂和 / 或分离胶（红色和深黄色管盖）；④含有或不含分离胶的肝素抗凝采血管（深绿色和浅绿色管盖）；⑤含有或不含分离胶的乙二胺四乙酸（EDTA）抗凝采血管（紫色管盖）；⑥葡萄糖酵解抑制采血管（灰色管盖）。不正确的采集顺序存在添加剂污染血样影响检测结果的风险，如 EDTA 抗凝管采集先于血清管，可能会导致检测结果中血钾假性增高、血钙假性降低。特殊情况时需要调整采集顺序，如用于分子检测的采血管应置于肝素抗凝采血管前采集，避免可能的肝素污染抑制 PCR；用于微量元素检测的采血管需充分考虑前置采血管中添加剂是否含有所检测的微量元素，必要时单独采集。

6. 含有添加剂的采血管在采集后应根据生产商说明书的要求进行颠倒混匀，不可剧烈震荡混匀，动作应迅速而轻柔。避免剧烈晃动溶血或混匀不够凝血。

7. **准确控制采血量** 抗凝血标本的体积必须准确，误差需控制在 5% 以内（如 2ml 凝血标本管的血液体积误差应不大于 0.1ml），以免引起凝血或溶血影响检验结果。

8. 采集血标本做生化检验，应在清晨空腹时采取，此时血液的各种化学成分处于相对恒定状态，检验结果比较准确。

二、动脉血标本的采集技术

(一) 动脉血标本采集的依据

动脉采血检测已成为临床诊疗的重要手段之一,动脉血气分析能客观反映呼吸衰竭的性质和程度,是判断患者有无二氧化碳潴留及缺氧的可靠指标,对调节机械通气的各项参数、指导氧疗以及纠正酸碱和电解质失衡均有非常重要的意义。动脉血标本采集的成功率及分析结果的可靠性,对临床诊断、治疗、抢救以及低氧血症的判断、指导氧气治疗和机械通气均具有重要的意义。

(二) 采集步骤

见表 9-3-2。

表 9-3-2　动脉血采集步骤

步骤	采集过程(以桡动脉穿刺为例)	图示
1	用物准备,核对患者信息,向患者及家属解释动脉采血的目的及配合的方法。协助患者取舒适体位,暴露穿刺部位	图 9-3-7
2	常规消毒穿刺局部皮肤(以动脉搏动最强点为圆心,直径大于 5cm),同时消毒操作者一手示指和中指前端(消毒面积在两个关节以上)	图 9-3-8 图 9-3-9
3	确认患者信息,用消毒过的示指、中指摸清动脉搏动,另一手持注射器或采血针,在搏动最强点下 0.5~1cm 处,针尖斜面向上与皮肤呈 30°~60°,逆动脉血流方向刺入。穿刺成功后动脉血自然流出,采集 1.5~2ml 后拔针	图 9-3-10 图 9-3-11
4	用干棉签按压穿刺点,迅速拔针后立即刺入橡皮塞,以隔绝空气,将血气针轻轻转动,使血液与肝素溶液充分混匀,立即送检。穿刺点按压 5~10 分钟至不出血为止。再次核对患者信息,告知患者注意事项。洗手,记录	图 9-3-12

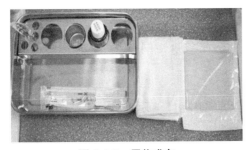

图 9-3-7　用物准备

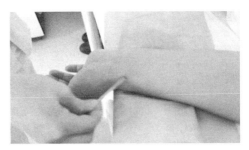

图 9-3-8　消毒穿刺局部皮肤

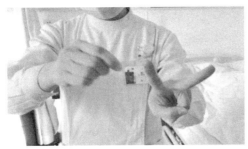

图 9-3-9　消毒手示指和中指前端

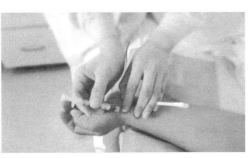

图 9-3-10　动脉穿刺

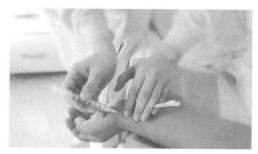

图 9-3-11　动脉血自然流出

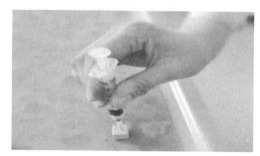

图 9-3-12　刺入橡皮塞

（三）关键环节的提示

1. 成人动脉采血部位的选择

（1）桡动脉，具有位置表浅，易暴露，采血方便，易于加压止血，不受气候、环境、患者体位影响等优势，为护患易于接受而成为首选采血部位。但如果艾伦试验（Allen's test）阳性说明实验侧侧支循环差，则不应在这一侧桡动脉进行穿刺。具体艾伦试验检查步骤如下：①嘱患者握拳；②同时按压患者尺动脉和桡动脉，阻断手部血供；③数秒钟后，嘱患者伸开手指，此时手掌应缺血变苍白；④压迫尺动脉的手指抬起，观察手掌颜色恢复的时间。若手掌颜色在 5~15 秒之内恢复，提示尺动脉供血良好，该侧桡动脉可用于动脉穿刺。若手掌颜色不能在 5~15 秒之内恢复，提示该侧手掌侧支循环不良，该侧动脉不适宜穿刺。

（2）股动脉，具有血管粗，血流丰富，疼痛较轻且易定位，取血快速等优势，对于循环衰竭的危重患者，股动脉应作为动脉采血的首选部位。

（3）肱动脉，位于肘窝处，直径较桡动脉粗，周围无伴行静脉，不易误采静脉血。但因其易与肌腱、静脉混淆，穿刺时易滑动等特点，不推荐作为动脉采血首选部位。

（4）足背动脉，位置表浅，易于触及，压迫时间短，但足背动脉较细且神经末梢丰富，可作为其他动脉不能使用或穿刺失败时的选择。

（5）对于需多次抽取动脉血气分析的患者，避免在同一部位反复穿刺，以降低局部血管的损伤和血肿的形成，必要时遵医嘱留置动脉置管。

2. 采血工具的选择　常用的有非肝素化注射器、一次性注射器、一次性动脉血气针、动脉留置针等，临床工作中根据具体病例应采取不同的采血器材。若有便携式血气分析仪，可以到床边使用非肝素化注射器直接进行动脉采血行血气分析，适用于禁忌使用肝素的患者。动脉血气针是根据血气标本的特殊性进行安全性设计的采集工具。其特点为：安全、操作方便快捷、完全排除"死腔"气体，卓越的密闭性、高质量抗凝剂、无稀释和干扰作用。动脉留置针可用于在短时间内需多次采集血气分析标本的危重患者，以减少动脉穿刺次数、减轻患者的痛苦。

3. 抗凝剂的浓度　美国临床实验室标准化委员会推荐在血气分析中应使用肝素作为抗凝剂。研究发现 100U/ml 浓度的肝素作为抗凝剂，对血气分析和电解质的影响较小，且可以最大限度地减少测定值的误差。临床上常抽取肝素稀释液 0.5ml 润滑管壁至 1.0~1.5ml 刻度处，弃去肝素稀释液。

4. 进针角度　股动脉穿刺在搏动明显处垂直 90° 进针；桡动脉、肱动脉 30°~60° 进针，消瘦患者，动脉表浅，其穿刺角度宜小，但不宜小于 30°，而肥胖者，动脉较深，其穿刺角度可以适当加大;足背动脉穿刺时针头与皮肤呈 15°~30° 进针。

5. NCU 患者通常从动脉导管或留置针中取血样检测血气。研究表明,为了使临床结果不受影响,取样前应至少弃去 2 倍死腔体积的液体。

6. 穿刺点按压 5 分钟以上,凝血功能障碍者适当延长按压时间,禁止按揉或热敷,以免局部出血或发生血肿。

7. 标本存放时间　标本采集后,尽快送检,采集送检时间应 <30 分钟,进行乳酸检测时应 <15 分钟,以此降低对患者血液细胞代谢的影响。

8. 患者体温及吸氧浓度会影响 pH、$PaCO_2$ 和 PaO_2 的测定值,动脉采集前,神志清楚的患者应按要求静卧休息 >30 分钟,严格控制吸氧患者的采血时间,记录好吸氧流量,停止吸氧 0.5 小时采血,防止吸氧对患者血液中的氧气占比造成不良影响。如病情不允许脱氧的患者在条形码上注明吸氧的浓度,并在血气分析仪中校正,这样测定的结果才会准确。

三、尿标本的采集技术

(一)尿标本采集的依据

尿液是人体日生成量与排泄量最多的液体,通过尿液标准化采集检验可及时为临床医生提供具有诊断意义的信息与数据。采集目的包括测定尿液中的各种有机盐、无机盐、电解质、维生素、激素、酶和代谢物等。NCU 患者由于抗生素使用、留置导尿管患者较多,尿液出现感染、污染的概率就会增加。临床尿标本采集过程中很多问题,如尿标本被污染、尿样留取量不足、送检不及时等,均会影响临床诊断。有研究显示,合理的尿液取样指导与无菌操作可有效提升尿标本的有效性,提高尿检准确率。故此,规范标本采集过程是临床尿标本检验结果准确的关键环节。

尿标本主要分为尿常规标本、尿培养标本和 12 小时或 24 小时尿标本。尿常规标本用于检查尿液的颜色、透明度,测定比重,检查有无细胞管型,做尿蛋白和尿糖监测;尿培养标本用于细菌培养或细菌敏感试验;12 小时或 24 小时尿标本用于各种生化检验或尿液浓缩查结核分枝杆菌等。

(二)留置尿管尿培养采集步骤

1. 评估患者病情,准备用物。

2. 夹闭尿管 30 秒消毒导尿管外部(图 9-3-13),在导尿管分叉上方用注射器抽取尿液 10~15ml(图 9-3-14),然后注射到相应的标本盒中(图 9-3-15),留取尿标本时应防止带入消毒剂并避开水囊通路。

3. 再次核对,洗手,协助患者恢复舒适体位,标本及时送检,用物处理。

(三)关键环节的提示

1. 留取尿常规标本,最好选取晨尿的中段尿,会阴部分泌物过多时,先清洁或冲洗会阴,再收集尿液。女性患者,指导其分开阴唇取尿。男性患者,指导其上翻包皮取尿,防止尿液污染。能自理的患者,给予标本容器,嘱其将晨起第一次尿留于容器内,留取 10~15ml 即可。卧床患者,

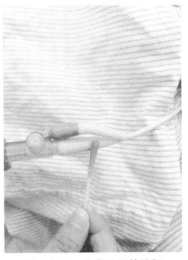

图 9-3-13　消毒导尿管外部

协助其在床上使用便器或尿壶,收集尿液于标本容器中。

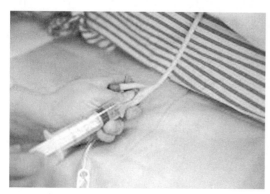

图 9-3-14　抽取尿液

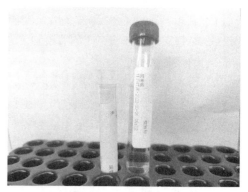

图 9-3-15　尿标本盒

2. 留取尿培养标本时,应严格执行无菌操作,防止标本污染,影响检验结果;尿内勿混入消毒液,以免产生抑菌作用而影响检验结果。留置尿管的患者,夹闭尿管后,消毒导尿管分叉上方,用注射器从该处抽取尿液标本,此法简单易行,尿标本不易受污染。长期留置导尿管者,应在更换新导尿管后留取尿标本。

3. 留取 12 小时或 24 小时尿标本,全部尿液盛于集尿瓶内,混匀测量总量,取要求量的标本。集尿瓶应放在阴凉处,不可将便纸等物混入,根据检验项目要求在瓶内加防腐剂。

4. 小孩或尿失禁患者可用尿套或尿袋协助收集,女患者月经期不宜留取尿标本,做早孕诊断试验应留取晨尿。一般成人最好送检 10~15ml,婴幼儿不少于 1ml,尿量不足会影响结果的准确性。

四、粪便标本的采集技术

(一) 粪便标本采集的依据

正常粪便是由已消化和未消化的食物残渣、消化道分泌物、大量细菌和水分组成。粪便标本的检验结果有助于评估患者的消化系统功能、协助诊断、治疗疾病。根据检验目的不同,其标本的留取方法也不同,且留取方法与检验结果密切相关。便常规标本用于检验粪便的性状、颜色、细胞等;便培养标本用于检查粪便中的致病菌;大便隐血标本用于检查粪便内肉眼不能观察到的微量血液;寄生虫标本用于检测粪便中的寄生虫、幼虫以及虫卵计数。

(二) 采集步骤

1. 准备用物,评估患者病情。

2. **自然排便采集法**　取新鲜粪便的黏液、脓血或絮状物等有意义的成分,2~3g 或 1~2ml,置于大便标本盒中。

3. 洗手,协助患者恢复舒适体位,标本及时送检,用物处理。

(三) 关键环节的提示

1. 采集便标本前,嘱患者先排尿,避免排便时尿液排出,大小便混合,影响检验结果。

2. 采集培养标本时,尽量多处取标本,以提高检验阳性率;如患者无便意,将肛拭子前端用甘油或 0.9% 氯化钠注射液湿润,插入肛门 4~5cm(幼儿 2~3cm)处,轻轻在直肠内旋转,沾取直肠内黏液后取出,置于容器内。

3. 采集隐血标本时,嘱患者检查前三天禁食肉类、动物肝、血和含铁丰富的药物、食物,三天后采集标本,以免造成假阳性。肛查时不宜留取大便做标本,以免造成假阳性。

4. 采集寄生虫标本时,如果服用驱虫药或做血吸虫孵化检查,留取全部粪便。检查寄生虫及虫卵:嘱患者排便于便盒内,用检便匙取不同部位带血或黏液部分 5~10g 送检。

5. 检查蛲虫,嘱患者睡觉前或清晨起床前,将透明胶带贴于肛门周围处。取下并将已粘有虫卵的透明胶带面贴在载玻片上或将透明胶带对合,立即送检验室作显微镜检查。

6. 检查阿米巴原虫,在采集标本前几天,不应给患者服用钡剂、油质或含金属的泻剂,以免金属制剂影响阿米巴虫卵或包囊的显露。将便器加温至接近人体的体温,排便后标本连同便盆立即送检。

7. 患者腹泻时的水样便应盛于容器中送检。

8. 对于不配合的患者,取仰卧、侧卧或俯卧位,连接注射器乳头与吸痰管,用液体石蜡润滑吸痰管前端后轻轻插入肛门约 10cm 时,开始回抽注射器。然后边插入边回抽,一般深度 15~20cm,遇阻力时可适当旋转、活动吸痰管,直至抽出适量大便。

五、痰标本的采集技术

(一)痰标本采集的依据

痰液是气管、支气管、肺泡产生的分泌物,在呼吸系统感染时痰量增加,并伴有性状和成分的改变。对于神经重症呼吸道感染患者,痰培养可协助医生诊断、确定肺部感染菌种,选择对症抗生素,有效治疗肺部感染。而痰标本质量直接影响检查结果,合格的痰标本是保证痰培养准确性的关键。虽然痰培养标本较易获得,在微生物培养标本中占比大,但研究显示呼吸内科痰培养阳性率仅 10.02%,不正确的细菌培养结果会误导医生用药,延误最佳的治疗时间。很多重症患者因昏迷、气管插管、气管切开而不能自主咳嗽,正确、及时地留取痰标本的关键在于护士的操作技巧及知识能力,痰标本的留取在 NCU 患者的护理中是一项重要操作。

常用的痰标本有常规痰标本、痰培养标本、24 小时痰标本。常规痰标本检查痰的一般性状,涂片检查痰内细胞、细菌、虫卵等,以协助诊断某些呼吸系统疾病;痰培养标本检查痰液内有无致病菌;24 小时痰标本检查痰液的量、性状,协助诊断。

(二)采集方法

见表 9-3-3。

表 9-3-3　痰液采集过程

步骤	采集过程(以人工气道无菌吸痰法采集痰标本为例)	图示
1	用物准备,评估患者,戴手套,打开一次性痰液收集器,将带有负压调节阀一端与负压吸引装置连接,持吸痰管一端的手保持无菌	图 9-3-16
2	将右手戴无菌手套持吸痰管一端,关闭负压,插入气管深部,刺激患者咳嗽,开放负压见痰液收集器内充满 1/3~1/2 痰液时左手松开吸引	图 9-3-17
3	关闭负压,脱开一次性痰液收集器与吸引器的接头,弃去吸痰管,将痰液收集器盖好,送检	图 9-3-18

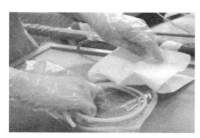

图 9-3-16 拿取痰液收集器

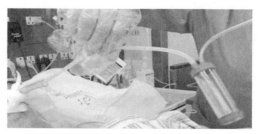

图 9-3-17 抽取痰液

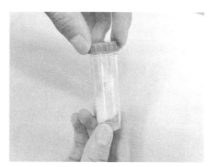

图 9-3-18 将痰液收集器盖好

（三）关键环节的提示

1. 痰标本容器应加盖,避免暴露于空气中造成痰中微生物播散。

2. 痰培养标本及药物敏感性试验标本应在应用抗生素之前留取,以免影响结果。

3. 最好在清晨采集痰标本,多数患者在清晨痰液较多,含菌量也较多。

4. 自行咳痰前,应先嘱患者刷牙,或用清水漱口以去除口腔内的杂菌。老年、重症患者的上呼吸道定植菌更多,痰液途经口咽部时易受到污染。

5. 对痰少、痰液黏稠或无痰患者,可叩击背部使痰液松动或用生理盐水进行超声雾化促使痰液排出。

6. 吸痰时动作轻柔、准确、快速,每次吸痰时间不超过 15 秒,连续吸痰不得超过 3 次,机械通气患者吸痰间隔予以纯氧吸入,密切监测生命征变化。

7. **送检时间** 为确保细菌培养和药物敏感试验的准确性,应在标本采集后立即送检,最迟不得超过 2 小时。

（刘雪芳 张晓梅 孙蕊 张雪 刘芳）

第十章

NCU 专科急救技术

第一节　心肺复苏技术

一、心肺复苏演变历程

1960 年 9 月，美国医师 Kouwenhoven、Sufarjude 在马里兰州的学术会议上将口对口人工通气联合胸外心脏按压的方法能够挽救心搏骤停患者生命进行了报道，从此开创了现代心肺复苏（cardiopulmonary resuscitation，CPR）的新纪元。1966 年，美国心脏协会（American Heart Association，AHA）、美国国家科学院及美国国家研究理事会最先创立了第一个 CPR 标准并颁布执行。"生存链"的概念最早于 1991 年被 Cummins 等学者提出，并在之后的《AHA 心肺复苏与心血管急救指南》中应用，主张实施以"生存链"为核心的"线性"救治流程模式，指出 CPR 救治过程应该重视早期识别，早期胸外按压，早期电除颤、早期高级生命支持 4 个基本环节。

2015 版《AHA 心肺复苏与心血管急救指南》则加以更新将 CPR 救治对象区分为院内（IH）和院外（OH），应用完善后的五环"生存链"（图 10-1-1），强化了 C-A-B（图 10-1-2）及高质量 CPR 以提高患者的生存率。院内救治流程包括：监测和预防、识别及启动应急反应系统、实施高质量生命支持、快速除颤及高级生命支持及复苏后处理。2020 版成人院内心跳骤停（IHCA）和院外心跳骤停（OHCA）生存链见图 10-1-3。

2020 版《AHA 心肺复苏与心血管急救指南》（简称 2020 版《指南》）。新指南在基本主题的划分上与之前的指南发生了重大变化，其中一个显著的改变是将成人基础生命支持、高级生命支持、复苏后生命支持、康复，甚至包括特殊心律失常的处理，以及特殊情况下的复苏都整合成为一个主题，即"成人基础和高级生命支持"。心搏骤停的发生和心肺复苏的实施可能发生在不同的场景，包括多种可能的情况，在实际的抢救中，基础生命支持、高级生命支持、原发病因及其他特殊情况的处理往往并不是分开的步骤，而需要高度整合并与救治效果密切相关。这样的改变更有助于医务人员更新理念、更好地指导临床实践，对 CPR 方法学是革命性改变。

二、心肺复苏实施方法

（一）胸外按压（Circulation，C）

1. 移开床旁桌、椅子、病床，撤床头，复苏体位，患者取平卧位并且位于硬质平面上，解开衣服,暴露胸部,松开裤带,术者采用站或跪式紧靠患者右侧。

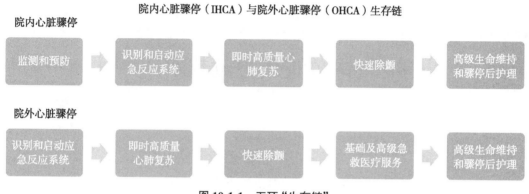

图 10-1-1 五环"生存链"

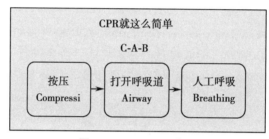

图 10-1-2 C-A-B 流程

2. **按压部位** 一只手的掌根部放在患者胸部中央(胸骨下 1/2),另一只手掌根部放在其上以双手重叠,手指上翘不接触胸壁,手臂无弯曲,按压深度至少 5cm;按压频率:100~120 次 /min,每次按压后胸廓完全回弹,身体避免在按压间隙过度倚靠在患者胸上,见图 10-1-4;按压过程中应避免按压中断(中断时间包括换人时间、除颤前后的时间、检查脉搏的时间和人工通气的时间等),避免过度通气,每 2 分钟更换一次按压员。判断减少按压中断的标准是按压分数(即胸外按压时间占整个 CPR 时间的比例)应 ≥60%。

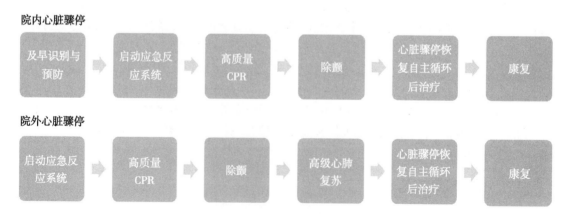

图 10-1-3 2020 版成人院内心脏骤停和院外心脏骤停生存链

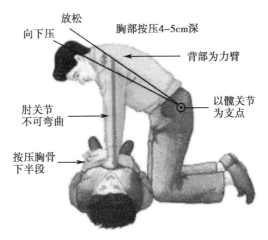

图 10-1-4　实施 CPR 时保证上身直立

（二）开放气道（Airway，A）

清除口鼻腔分泌物，取下义齿，可以采用仰头抬颏法等手法，见图 10-1-5。

（三）人工呼吸（Breathing，B）

1. 接墙壁氧源，EC 手法固定，见图 10-1-6，使用简易呼吸器时每次通气时间应 ≥ 1 秒，肉眼可见胸廓有起伏时，为有效通气。

2. 没有高级气道，应采用 30 : 2 的按压 - 通气比例（30 次按压时间应控制在 15~16 秒）。

3. 对于正在进行持续心肺复苏且有高级气道的患者，可以每 6 秒进行一次通气（10 次 /min），并持续进行胸外按压。

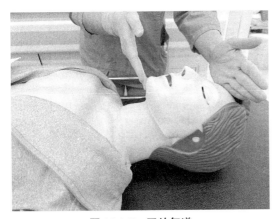
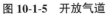

图 10-1-5　开放气道

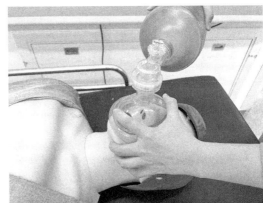

图 10-1-6　EC 手法固定，给予通气

三、心肺复苏步骤

2020 版《指南》的流程图强调了当发现疑似阿片类药物中毒，但患者存在正常呼吸时的及时合理处置（包括大声呼唤、开放气道、使用纳洛酮并持续评估患者反应和呼吸状况），而当患者正常呼吸消失时进入常规 CPR 流程（图 10-1-8）。阿片类药物中毒首先影响气道和

呼吸,及时处理避免患者进展至心搏骤停。新指南的建议体现了早期干预的意义,并采用流程图对具体方法进行梳理和展示,见图 10-1-7、图 10-1-8。

四、关键环节提示

(一)成人基础生命支持及心肺复苏质量

1. **识别** 如何识别心搏骤停和何时启动 CPR 2020 版《指南》给出了明确的推荐意见:对于旁观施救者,患者无意识 / 无反应,合并呼吸状态异常或无呼吸,即可假定为心搏骤停并启动 CPR;对于医务人员,在判断患者无意识 / 无反应,合并呼吸状态异常或无呼吸的同时,可进行脉搏检查(不超过 10 秒),如未扪及脉搏即可假定为心搏骤停并启动 CPR。

2. **启动 CPR** 与促进早期识别相同,2020 版《指南》建议在假定心搏骤停的同时即刻启动 CPR。但需强调 CPR 应首先开始进行胸外心脏按压,而非进行人工通气(即 C-A-B);其次,关于单纯按压的 CPR 和常规 CPR(按压联合人工通气),指南并未给出明确的优劣结论,只是从鼓励及时施救的角度,建议旁观施救者可考虑进行单纯按压 CPR(1 类推荐),受过专门培训的旁观施救者或医务人员进行常规 CPR 是合理的(2a 类推荐)。

3. **在启动 CPR 的最初阶段** 2020 版《指南》将施救者分为三类,即普通旁观者、受过一定程度培训的旁观者以及医务人员,对于不同的对象给出了不同的具体流程,包括单独施救者和可呼叫到其他施救者参与的情况,具体细则和 2015 指南并无区别,见表 10-1-1。

表 10-1-1 三类施救人员的施救流程

步骤	普通旁观者	受过培训的旁观者	医护人员
1	确认环境安全	确认环境安全	确认环境安全
2	检查患者反应	检查患者反应	检查患者反应
3	现场呼救,拨打 / 请他人拨打 120(电话调至免提状态)	现场呼救,激活急救反应系统,如有人回应,电话尽可能留在患者身边	现场呼救 / 激活复苏小组;施救者可在此时或在检查呼吸和脉搏后呼叫他人帮助
4	根据电话接线员指示施救	检查呼吸,如无正常呼吸,开始胸外心脏按压	检查有无正常呼吸和检查脉搏(同时进行)。在根据呼吸、脉搏判定心搏骤停后,施救者立即激活急救反应系统并获取 AED,或派遣第二名施救者执行
5	根据电话接线员提示检查呼吸	回答接线员问题,根据电话接线员提示施救	立即开始 CPR,并尽早使用 AED
6	根据电话接线员指示施救	如可获取帮助,让他人帮忙获取 AED	当第二名施救者到达现场后,实施双人 CPR 并使用 AED

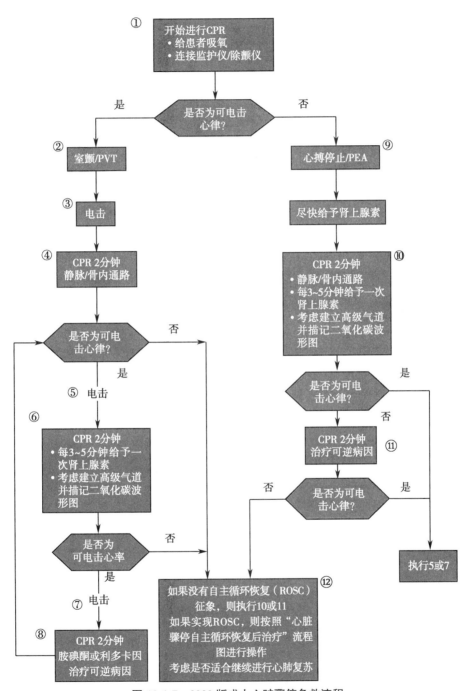

图 10-1-7　2020 版成人心脏骤停急救流程

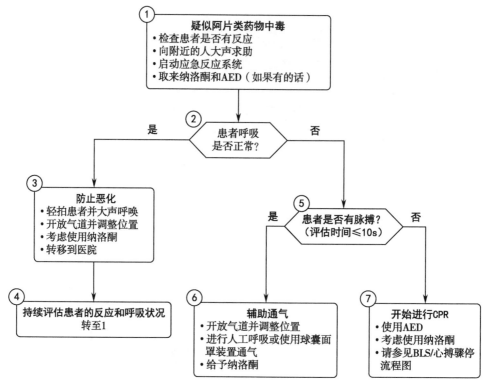

图 10-1-8 疑似阿片类药物中毒急救流程

（二）除颤注意事项

1. **除颤的时机** 对于未监测的心搏骤停,在初始心律分析和给予除颤之前(用于安放电极、心律分析和充电等过程的时间)给予一段时间的 CPR 是合理的,对于持续监测下或目击发生的短时间心室颤动/无脉性室性心动过速(ventricular fibrillation/pulseless ventricular tachycardia, VF/PVT),立即给予除颤是合理的。建议对目测有心脏骤停患者,如果除颤器或 AED 已经到达,就应立即施行除颤。若除颤器或 AED 未到达现场,就先施行 CPR 再除颤。

2. 对于细颤型室颤者,先进行心脏按压,氧疗及药物治疗后,使之变为粗颤,再进行电击,以提高成功率。

3. 患者较瘦或皮肤不平整,可用盐水纱布替代导电膏,电击时任何人不得接触患者及病床,以免触电,电极板涂导电膏时不可将两电极板相互摩擦涂抹,患者体内如有植入性装置,除颤时电击板应避开 2.5cm 以上,避开起搏器 10cm 以上。

4. **除颤器电极板放置位置** 心尖部:左乳外侧,腋前线第五肋间;心底部:胸骨右缘第二肋间,避开内置起搏器位置(图 10-1-9)。

5. 2020 版《指南》中关于除颤的能量建议

（1）双向波优于单向波。

（2）在无持续监测时,单次除颤可能优于多次除颤的策略。

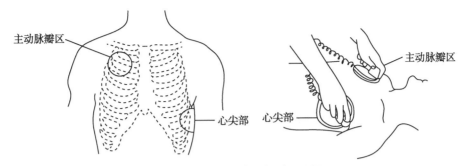

图 10-1-9　除颤仪电极板放置位置

（3）在怀疑顽固性心律失常时，根据除颤器不同品牌的说明进行能量选择（单次电击能量、能量递增或固定能量策略），如无说明可考虑选择最大能量作为初始能量。

6. **监测除颤的效果**　2020 版《指南》指出与之前的除颤后暂停 CPR 进行心律检查相比，除颤后立即恢复 CPR 是合理的。除颤后应进行 5 个循环的心肺复苏术，然后进行评价。室颤：除颤→2 分钟心肺复苏术→只检查心律；室速：除颤→2 分钟心肺复苏术→检查心律及脉搏。

（三）给予 CPR 后，非低温治疗患者以下症状提示了患者神经系统的预后不良

1. 心脏骤停后 72 小时或以上无瞳孔对光反射。

2. 心脏骤停后最初 72 小时内出现肌阵挛状态（不同于单独的肌肉抽动）。

3. 心脏骤停或恢复体温 24~72 小时后，无 N20 体感诱发电位皮质波。

4. 心脏骤停 2 小时后，脑部 CT 显示灰质 - 白质比显著减少。

5. 心脏骤停后 2~6 天脑部 MRI 出现广泛的 DWI 高信号改变。

6. 心脏骤停 72 小时 EEG 对外部刺激持续无反应。

7. 恢复体温后，EEG 持续暴发抑制或难治性癫痫持续状态无机体活动、伸展姿势或肌阵挛等症状，不能单独用来判断预后。

8. 心肺复苏 72 小时后，GCS 评分≤2T 分，可作为预测患者不良预后的指标。

（四）目标温度管理（TTM）

关于 TTM 的指征，2020 版《指南》明确建议：在心搏骤停患者自主循环恢复（return of spontaneous circulation，ROSC）后不能遵从指令的任何初始心律的 OHCA 患者实施 TTM；对不能遵从指令的初始为不可除颤心律或可除颤的 IHCA 患者实施 TTM。文献指出，在所有心搏骤停后恢复自主循环的昏迷未成年患者都应采用 TTM。目标温度选定在 32~36℃，并至少维持 24 小时，复温时应将升温速度控制在（0.25~0.50）℃ /h。具体实施策略：在 TTM 中将体温维持并稳定于 32~36℃（1 类推荐）；在达到目标温度后维持至少 24 小时是合理的（2a 类推荐）；在 TTM 后对昏迷患者积极预防发热可能是合理的（2b 类推荐）；不建议常规采用快速静脉输注冰水的方法进行院前低温治疗（3 类推荐，无益）。

五、文献或经验分享

2020 版在《指南》中明确提到，在可行的情况下使用动脉血压或 PETCO$_2$ 等生理参数来监测和优化 CPR 质量可能是合理的。AHA "遵循指南 - 复苏" 数据显示，使用 PETCO$_2$ 或舒张压监测 CPR 质量时自主循环恢复的可能性将会提高。该监测取决于存在气管插管

(ETT)或动脉置管的相应情况。调整按压目标使 PETCO$_2$ 值至少为 10mmHg,理想情况下为 20mmHg 或更高,作为 CPR 质量标记可能很有用。心肺复苏后的临床建议采用 77M 进行脑保护,防止高颅压、脑疝发生。

从古人的唤醒和刺激复苏法,到口对口人工呼吸法、胸外按压人工循环法及体外心脏电除颤法,三大要素构成的现代复苏术,均是人类对死亡发生机制逐步认识的结果。《2016 中国心肺复苏专家共识》指出,随着时代进步与医学科技的发展,人们对死亡的认知与复苏方法的认识相向而行永无止境。

第二节　颅内压监测技术

一、监测依据

颅内压(intracranial pressure,ICP)是指颅内容物(脑组织、脑脊液、血液)对颅腔壁的压力。Munro-Kelly 假说认为,颅骨(60% 为水,40% 为固体)组织是不可压缩的,因此体积的增加会导致内在压力快速的上升,引起空间储备代偿和脉冲幅度,ICP 监测可以实时、动态、精准地反映 ICP 的变化,指导治疗决策。因此,准确监测 ICP 变化,合理确认 ICP 干预界值,有效控制 ICP,是降低病死率改善神经功能预后的核心。

二、监测方法

(一) 有创 ICP 监测

通过颅骨钻孔或开颅手术后,将压力传感器植入颅内(图 10-2-1),使压力信号转换成电信号,再经电信号处理装置将信号放大后在监护仪显示 ICP 压力数值和波形(图 10-2-2),并在纸上连续记录,从而及时、动态观察 ICP 变化。根据传感器放置部位不同,将 ICP 监测分为脑室内、蛛网膜下、硬脑膜下、硬脑膜外、脑实质内测压。其中脑室内 ICP 监测由于准确性高被称为 ICP 监测的"金标准"。有创 ICP 监测优选顺序为:脑室内、脑实质、硬膜下、硬膜外(2~3 级证据,B 级推荐);颅脑外伤首选脑室内 ICP 监测,脑出血首选同侧脑室内 ICP 监测,大脑半球大面积脑梗死可选对侧脑室内或脑实质 ICP 监测(2~3 级证据,B 级推荐)。常见监测不同特点见表 10-2-1。

表 10-2-1　常见有创 ICP 监测位置的不同特点

监测方法	测压部位	传感器放置	准确性	并发症	持续时间
脑室内	侧脑室前角内	颅外	好	颅内感染、颅内出血、脑脊液漏	<1 周
硬脑膜下	硬脑膜下	颅外	好	同上	<1 周
硬脑膜外	硬脑膜外	硬脑膜外	易受影响	少	长
脑实质	非优势半球额叶	脑实质内	好	脑组织损伤、颅内出血	较长

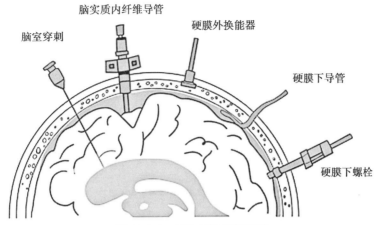

图 10-2-1　多种 ICP 监测方法

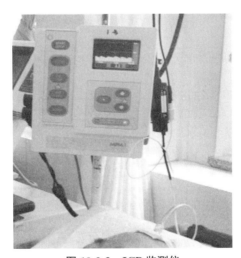

图 10-2-2　ICP 监测仪

（二）无创 ICP 监测

通过各种监测仪器来测定 ICP 的一种非创伤性的监测方法，包括颅内多普勒、前囟测压法、脑电图、脑诱发电等方法进行监测并记录。

三、监测步骤

（一）有创 ICP 监测

可使用 2 种方式进行监测：一种为颅内压监测仪器进行监测（表 10-2-2），如果无此仪器时，可连接压力传导阻，在监护仪上进行 ICP 监测（表 10-2-3）。

表 10-2-2 有创 ICP 使用颅内压监测仪进行监测步骤

步骤	监测过程	图示
1	准备阶段—患者:剃头 医生:定位、戴手套、穿隔离衣、戴口罩帽子 护士:准备无菌物品及抢救用物 家属:签署知情同意书	图 10-2-3
2	用颅骨钻孔或开颅方法将导管或光导纤维传感器放在手术部位	图 10-2-4
3	确定传感器位置	图 10-2-5
4	缝合皮肤,固定,无菌敷料覆盖伤口	图 10-2-6
5	传感器与三通或压力套装连接,监护仪进行零点校正,测压	图 10-2-7

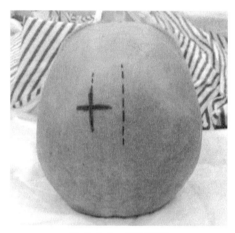

图 10-2-3 穿刺定位

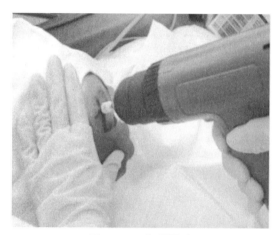

图 10-2-4 颅骨钻孔

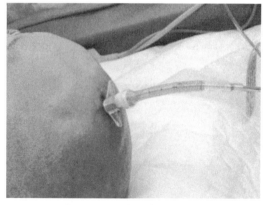

图 10-2-5 确定传感器位置

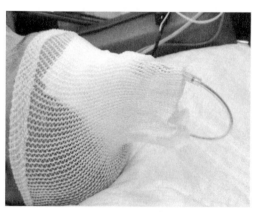

图 10-2-6 固定传感器

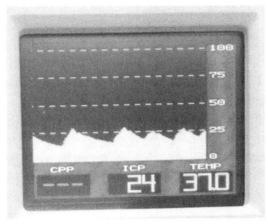

图 10-2-7　测压

表 10-2-3　应用中心监护仪进行 ICP 监测步骤

步骤	监测过程	图示
1	医生给予患者脑室穿刺引流术后,且引流管通畅。遵医嘱在引流管三通处连接压力传感阻进行 ICP 的监测	
2	压力套件与 0.9% 氯化钠溶液的输液器相连并排气,将其通过传感器与监护仪相连,通过三通与脑脊液引流管相连	图 10-2-8
3	调节 "零" 点位置:与外耳道水平, "零" 点校正。关闭脑脊液引流管,固定传感器,将传感器三通调至与大气相通的位置后进行 "零" 点校正	图 10-2-9~10-2-11
4	测压:将传感器三通调至与引流管相通的位置进行测压,读取压力数值	图 10-2-12
5	监测完毕,关闭大气三通,打开脑脊液引流管进行持续引流	图 10-2-13

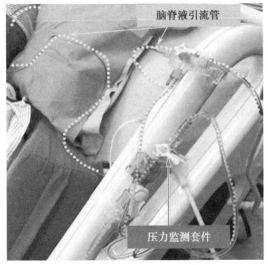

图 10-2-8　压力套件与脑室引流管连接

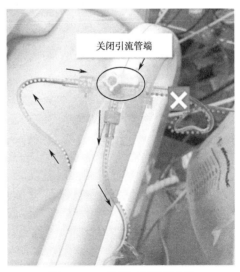

图 10-2-9　校零:关闭引流端

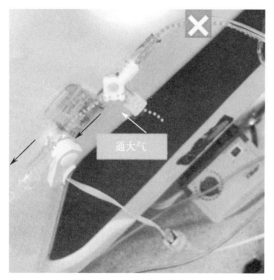

图 10-2-10　校零：通大气

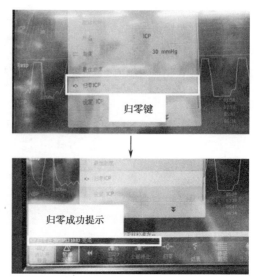

图 10-2-11　监护仪校零成功

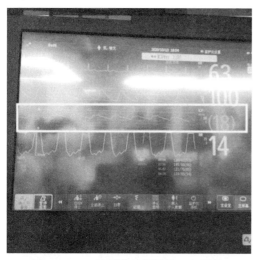

图 10-2-12　读取监护仪显示 ICP 数值

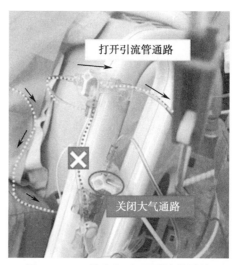

图 10-2-13　关大气、打开引流管引流

（二）无创 ICP 监测

临床中无创 ICP 监测方法较多，有视神经鞘直径、视网膜静脉压或动脉压、经颅多普勒超声、光视觉诱发电位、无创脑电阻抗监测、近红外光谱技术等方法，使用仪器或影像学监测间接推算实际 ICP 值，此种方法对患者无损害，但由于监测的准确性、稳定性不理想，制约了其在临床的开展应用。因此，目前临床上危重症患者的 ICP 监测多选用有创性颅内压监测。如若做无创 ICP 监测，一般要做好患者的准备工作，医生给予仪器的检查，并与家属进行沟通；让患者仰卧，粘贴电极，将传感器固定于相应部位，不可加压。护士协助医生进行头部的固定，保持患者头部位置，做好监测。

四、关键环节提示

(一) 评估

1. ICP 压力监测分级　见表 10-2-4。

表 10-2-4　颅内压力分级量表

分级	ICP/mmHg
正常	5~15
轻度增高	15~20(一般以 20mmHg 作为降颅压的临界值)
中度增高	21~40
重度增高	>40

2. ICP 波形

(1) 正常一个 ICP 波由 3~4 个小波构成(图 10-2-14):P1 称搏击波,由心室收缩产生;P2 称潮汐波,形成原因不明,反映了脑组织的顺应性;P3 称重搏波,由大血管回弹形成,该波增高可能与全脑的低灌注有关。波形受心动周期、呼吸动作、血压波动影响。

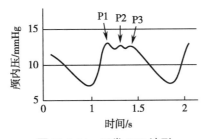

图 10-2-14　正常 ICP 波形

(2) 异常 ICP 波形:见表 10-2-5、图 10-2-15。

表 10-2-5　异常 ICP 波形的表现与意义

波形	图形表现	临床意义
a	为高原波,指平台波形突然急剧升高,可达 6.67~13.33kPa,持续 5~20 分钟后突然下降	与脑血管突然扩张,脑容量急剧增加有关,提示颅内严重疾病,预后凶险
b	ICP 短时间的增加,持续半分钟左右,压力波动 3~7kPa	该波与 ICP 增高最明显的区别是上升的时间不足 5 分钟
c	正常或接近正常压力波型,压力曲线较平坦,存在与呼吸、心跳相一致的小的起伏	与不稳定的全身动脉压引起的 ICP 波动有关

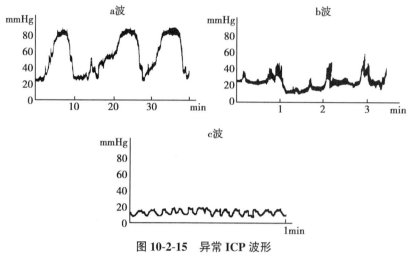

图 10-2-15 异常 ICP 波形

(二)注意事项

1. 安装与撤除监护装置需要严格无菌操作,尤其是经液体传导脑室内压监护的导管衔接、三通开关、储液瓶等必须严格消毒。

2. ICP监护期间,保持接头的连接紧密和管道通畅。注意由于导管损坏、导管折叠受压、脑脊液渗漏、监护仪零点漂移等因素所致的误差。

3. 脑室引流患者测压前先关闭引流管、确定"零"点位置并进行"零"点校正。测量时保持患者头部处于正中位(头下垫软枕)、保持管路通畅。患者体位改变时均需重新进行"零"点校正,传感器位置在外耳道水平,并固定在床档上,如果出现ICP持续负值或不稳定,应检查监护仪各接头是否衔接牢固,有无漏气、漏液的发生。

4. 护士应定时观察ICP变化,若ICP超过20mmHg或反复出现"高原"波(a波),应及时报告医师。光纤颅压探头不能直接放置在减压处下方,以免造成ICP波动不准确,应放置在骨窗周围骨缘下方。

5. 保持患者ICP<20mmHg,研究证明将床头抬高30°可降低ICP,安全使用镇静药物,保证患者的ICP处于正常状态;甘露醇处方在0.25~1.0g/kg,常规首选甘露醇降低ICP,高渗盐降低ICP幅度和持续时间比甘露醇更具优势,亦可选择高渗盐降颅压(2级证据,B级推荐),但需注意药物不良反应;针对已确诊瘫痪的患者,需要给予降温、镇静剂、甘露醇缓解ICP增高;维持大脑温度在36~37℃,采用降温措施,防止寒战;按照指示准备进行开颅手术。

6. 测量脑灌注压(CPP,正常值50~70mmHg)的计算公式:CPP=MAP−ICP(MAP平均动脉压)。要保证患者的MAP的正常,防止出现MAP的增高;较高的CPP提示患者肺水肿和呼吸窘迫综合征;保持患者身体位置与颈部伸直,保持身体水平,以维持静脉血流;确保对人工气道进行安全固定,松紧适宜,减少颈后皮肤的破损,医生为患者进行脑室引流监测。

7. **影响ICP变化的因素** 常见的颅内压引流管受压、呼吸道梗阻、尿道梗阻、高热、翻身、叩背、尿潴留、引流管阻塞、患者躁动、脑脊液漏等,均可以引起ICP数值的变化。因此,护士需要每隔1~2小时对传感器校零,零点一般参照位于外耳道水平的位置,如果出现ICP

持续负值或不稳定,应检查监护仪各接头是否衔接牢固,有无漏气、漏液。

五、文献或经验分享

1. 在 ICP 轻度增高及中度增高的早期,生命体征(脉搏、血压及呼吸等)、神志、瞳孔尚无明显变化的时侯,ICP 监测已明确显示压力数值,可早期发现 ICP 增高,对高颅压后迟发性血肿及术后复发血肿,需要早期处理。

2. 脑血流量大小取决于 CPP,而 CPP 与平均动脉压(mAP)、平均 ICP、脑血管阻力等因素密切相关。当 ICP>40mmHg,CPP<50mmHg 时,脑血管自动调节机制失调,脑血管不能相应扩张,脑血流量急剧下降。当 ICP 上升接近 mAP 水平时,颅内血流几乎完全停止,患者处于严重脑缺血状态,并可以在 20 秒内进入昏迷状态,4~8 分钟可发生不可逆脑损害、甚至死亡。

3. 在监测 ICP 的同时监测 mAP,获得 CPP 信息,有可能防治不可逆脑缺血缺氧发生。因此 ICP 监测对指导治疗颅内高压有重要意义,医师可根据 ICP 的客观资料随时调整治疗方案。特别是对于甘露醇使用、亚低温治疗、是否行去骨瓣减压有十分重要价值。

4. ICP 监测技术能早期预测重型颅脑创伤患者的预后,对于临床医生有重要的指导作用。但是有文献报道,NCU 护士监测 ICP 的正确率仅仅为 45.6%,经常出现测压前未关闭脑室引流、未校零、零点位置不准确、护理操作前后立即测压、患者头部未在正中位、管路不通畅等不规范的行为,因此,持续严谨的护理培训与管理对于准确监测 ICP 有着非常重要的意义。

5. 尽可能缩短(<30 分钟)ICP 增高患者胸肺部物力护理(气管内吸痰、振动排痰、体位引流、叩背)时间,以避免 ICP 进一步增高(1 级证据,B 级推荐),为此,进行胸肺部护理时要注意动作轻柔,尽可能在应用脱水药物后立即给予,防止 ICP 增加。

第三节　脑疝急救技术

一、急救依据

脑疝(brain herniation)是 ICP 增高的严重后果,是部分脑组织因颅内压力差而造成移位,当移位超过一定的解剖界限时称为脑疝,如不及时发现或救治,可直接危及生命。临床上最常见的是小脑幕切迹疝,最危险的是枕骨大孔疝。因此,及时、准确地发现 ICP 升高的症状及体征,积极采取措施缓解颅内压力,减少脑疝发生,是 ICU 护士必备的急救技术。

二、脑疝的急救方法

快速脱水降颅压,保持呼吸道通畅,给予冬眠、低温、镇静、脑室引流,必要时手术治疗。

三、脑疝急救流程

见图 10-3-1。

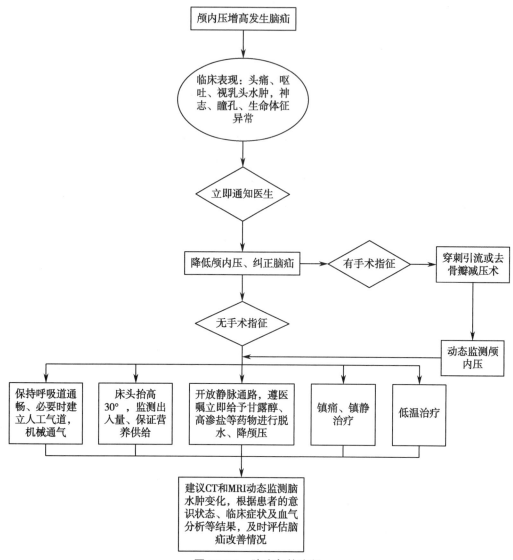

图 10-3-1 脑疝急救流程

四、关键环节提示

（一）脑疝的分型

见图 10-3-2。

（二）ICP 增高三主征

头痛、喷射性呕吐和视乳头水肿。

（三）脑水肿、脑疝发生的具体部位

根据脑水肿、脑疝发生的具体部位不同,可分为小脑幕切迹疝、枕骨大孔疝、小脑幕切迹上疝和大脑镰下疝。小脑幕切迹疝与枕骨大孔疝具体的临床鉴别特点,见表 10-3-1。小脑幕切迹上疝又称小脑蚓部疝,多与枕骨大孔疝同时存在,临床表现与小脑幕切迹疝类似。大脑镰下疝又称扣带回疝,出现对侧下肢运动和深感觉障碍及排便障碍等。大脑镰下疝常与小脑幕切迹疝并发,仅根据临床表现不易做出诊断,一般依靠辅助检查进行准确判断。

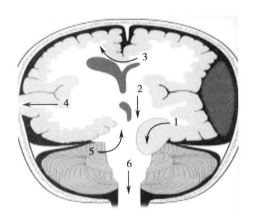

图10-3-2 脑疝的分型

幕上疝:1. 钩回疝;2. 下行性小脑幕疝;3. 大脑镰下疝;4. 颅外疝;

幕下疝:5. 上行性小脑幕疝;6. 小脑扁桃体疝

表10-3-1 小脑幕切迹疝与枕骨大孔疝的临床鉴别特点

项目	小脑幕切迹疝	枕骨大孔疝
病变部位	大脑半球	小脑、大脑半球
移位组织	颞叶钩回	小脑扁桃体
受压组织	大脑脚	延髓
ICP	升高明显	升高明显
意识改变	早	晚
瞳孔改变	典型表现:早期单侧瞳孔变化 早:患侧缩小光反应(+) 中:患侧放大光反应(−) 晚:双侧散大光反应(−)	两侧瞳孔先缩小后散大 光反应(−)
锥体束征	单侧	双侧
生命体征	*Cushing 反应	生命体征变化出现较早 先呼吸减慢、脉搏细速,血压下降

*Cushing 反应:急性 ICP 增高引起血压上升、心率减慢、呼吸减慢(两慢一高)等表现

五、文献或经验分享

1. NCU 对于脑疝患者可通过早期的脑血肿穿刺技术、脑室引流技术、去骨瓣减压术、低温技术等预防高颅压脑疝的发生,详见第十章。

2. **重点提示**

(1)去骨瓣减压术后护理时需要动态观察骨窗张力:可直接判断 ICP 的变化,轻触去骨瓣部位感受骨窗张力。骨窗张力可分 3 级:Ⅰ级:触唇感,骨窗张力低;Ⅱ级:触鼻感,骨窗张力中等；Ⅲ级：触额感，骨窗张力高。应结合患者的意识状态、瞳孔和生命体征监测情况，及时通知医生给予对症处理。

（2）低温治疗方式选择：全身体表低温为无创性低温技术，包括传统体表低温技术和新型体表低温技术。传统体表低温技术有水循环降温毯、空气循环降温毯、水垫、冰袋、冰水或酒精擦浴等；血管内低温技术；生理盐水静脉输注低温技术；头/颈表面低温技术，见图 10-3-3。

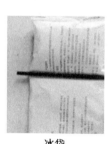

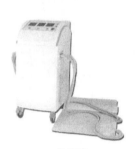
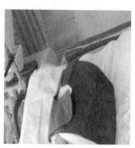
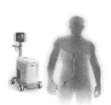

| 冰袋 | 控温毯 | 冰帽 | 血管内热交换 |

图 10-3-3 常见低温方式

第四节 脱水治疗技术

一、治疗依据

脱水治疗是 NCU 患者重要的治疗措施之一，可以改善血流的流动性，引起脑组织脱水而降低颅内压，使脑灌注压升高，发挥脑保护的作用。由于 NCU 经常收治重症脑卒中患者，症状重，致残率、致死率高，经常会出现高颅内压引起脑疝的发生，如果能积极、恰当地使用降颅压药物，避免脑疝形成，对早期挽救患者生命，提高患者生活质量很重要，但若使用不当易导致患者水、电解质平衡失调，加重病情。因此，脱水治疗后的观察及护理十分重要。

甘露醇和高渗盐水（HS）均是 2018 年《难治性颅内压增高的监测与治疗中国专家共识》推荐治疗脑水肿、颅高压的一线药物。临床常用脱水药包括甘露醇、甘油果糖、人血白蛋白、呋塞米、七叶皂苷钠等。

二、常用脱水药物治疗方法

见表 10-4-1。

表 10-4-1 常用脱水药物的治疗方法

药物名称	应用范围	操作方法	注意事项
20% 甘露醇	各种原因引起的 ICP 增高，脑水肿	125~250ml，快速静脉滴注，20~30 分钟内滴完	1. 药液保存在 20℃室温，否则易出现结晶 2. 选用粗大血管，必要时深静脉置管 3. 可引起肾功能衰竭，注意监测肾功能指标；低血压状态禁用或慎用，需严密监测血压 4. 建议在 ICP 监测下使用

续表

药物名称	应用范围	操作方法	注意事项
甘油果糖	急、慢性颅内压增高和脑水肿等症。起效时间缓慢,但持续时间长,作用稳定	250~500ml,静脉滴注,每日1~2次,1~3小时滴完	1. 严重循环功能障碍、尿毒症和糖尿病患者病患者慎用 2. 定时监测各项检验指标
呋塞米	心源性、肾源性水肿,功能或血管障碍引起的全身性水肿	20~40mg,静脉推注,每日1~2次,可与甘露醇交替使用,辅助高渗性脱水剂的降低颅内压作用	1. 禁用于严重肾病和无尿、少尿及电解质紊乱的患者 2. 易出现低血钾,应用过程中定期监测 3. 可诱发痛风,使血糖增高,大量使用可出现暂时性视觉障碍 4. 呋塞米应避免与酸性药物配伍,不应与多巴胺、胰岛素、氨溴索等药物同时静脉推注
血清白蛋白	血容量不足、低蛋白血症的颅内高压、脑水肿患者	20%白蛋白50ml,静脉滴注,15~30滴/min。联合应用白蛋白可以减少甘露醇用量及不良反应	1. 冰箱冷藏保存,应放置室温后再使用 2. 心功能不全者严密观察生命体征
七叶皂苷钠	脑水肿、创伤或手术引起的肿胀	20~40mg溶于500ml生理盐水中静脉缓慢滴注	1. 禁止肌内注射或皮下注射 2. 应选用粗大血管进行静脉滴注,必要时深静脉置管 3. 因刺激血管产生疼痛,应缓慢滴注

三、脱水治疗步骤

1. 对急性脑水肿伴有高颅内压患者,首选高质量静脉通道,例如 CVC 置入或 PICC 应用,避免使用外周静脉给予脱水药物。

2. 遵医嘱给予脱水药物,对于甘露醇有速度要求时,需在 20~30 分钟内滴注完毕,保障脱水效果。

3. 核对患者,正确给药。快速给予脱水药物时,对于外周静脉避免使用输液泵进行输注,防止输液泵压力控制下,容易导致药物外渗,或药液外渗时由于药液输入通畅输液泵不会报警,故护理人员容易忽略。

4. 严密观察脱水治疗效果及患者病情变化,监测并及时处理用药不良反应。

5. 准确记录出入量,监测电解质。

四、关键环节提示

重症脑损伤患者脱水治疗期间存在多种并发症而加重病情,若护理人员观察病情不仔细,不按规范使用脱水药,各项生理指标监测不严密,未能及时监测到患者出现脱水治疗并发症的先兆,可导致患者病情加重或延长治疗时间甚至死亡,因此颅脑外伤患者脱水治疗期间的护理监测尤为重要。

（一）监测尿量

使用脱水药物后，可通过尿量来观察降颅压的效果及是否出现并发症。当药物注入后，应准确记录尿量，如甘露醇作用快捷，静脉注射后 20 分钟内起作用，2~3 小时降压作用达到高峰，持续 4~6 小时，应用 20% 甘露醇 250ml 4 小时应有尿量 500~600ml，平均每小时应有尿量 100ml 以上，才能达到降颅内压目的。如果每小时尿量 <60ml，说明降颅压效果不佳或患者有严重脱水。如应用后 2~4 小时无尿排出，应考虑是否尿潴留或合并肾功能衰竭。呋塞米：静脉注射 2~5 分钟生效，维持 2~3 小时。因此，应根据不同的药物来观察尿量，对于尿量减少的患者，及时寻找原因，既要防止过量输液引起脑水肿加重，又要保证输入量。对 ICP 增高的患者，一日输液量一般不要超过 1 500ml，对脱水患者，应尽量从消化道补充水分。

（二）监测意识状态及生命体征

ICP 增高患者常表现为剧烈头痛、恶心、呕吐、嗜睡，甚至昏迷，应用脱水治疗后，上述症状可减轻，说明降颅压效果良好。经脱水治疗后 1~2 天如果未能及时补充水电解质，可出现水电解质紊乱，表现为非颅压增高性躁动，脉搏细速，血压降低，脑细胞因脱水萎缩，可进一步加重神经功能受损，意识状态可逐渐加深。当合并应激性血糖增高，可诱发非酮性渗透压高血糖脑病，患者表现为高度脱水，并有意识障碍、抽搐、偏瘫加重、血糖增高，因此需限制糖量的摄入。

（三）心功能监测

甘露醇快速注入体内，短期内可使血容量骤增，心脏负荷加重，已有心功能不全的患者，易诱发心衰，用药后如发生呼吸困难、烦躁不安、心率增快，应及时停止使用甘露醇并报告医生。对心功能不全者，推荐使用呋塞米脱水。因为呋塞米不增加容量负荷，对脑水肿合并左心衰者尤为适用。遇有心功能不全，但又因病情需要用高渗性脱水剂时，可给利尿剂，然后再给予高渗性脱水剂，但更须注意水电解质平衡。

（四）高渗盐水使用的监测

用药过程可能出现短时高钠血症，使用过程中应严密监测电解质情况，长期处于低钠血症的患者，应用高渗盐水使低钠血症迅速被纠正，可能会导致中枢性脑桥脱髓鞘病变。

五、文献或经验分享

脱水治疗时应严格掌握药物使用的注意事项与配伍禁忌，当室温 <15℃时甘露醇易产生微粒或结晶，静脉输注后有引起静脉炎或血栓的危险。临床上常使用热水浴、热接触、蒸汽 / 干热、微波等物理方法溶解结晶；每次静脉滴注时间不宜过短，避免短时间内高浓度甘露醇在肾脏堆积；此药外渗可发生局部组织肿胀，热敷后可消退，也可用 50% 硫酸镁溶液均匀洒在纱布上敷于患处，可使血管舒张，促进炎性反应吸收；可用多磺酸黏多糖软膏涂抹患处，有抗炎、抗渗出、缓解疼痛、促进局部血液循环及刺激受损组织再生的功能；除此之外还可以给予水胶体敷料使用，减少输液治疗引起的静脉炎发生率，甘露醇注射不可与青霉素配伍。

有研究表明，使用高渗盐水降低 ICP，一般无血容量不足和低血压的表现。如甘露醇效果不佳，伴发低钠血症、血压下降或休克、出现肾功能不全又需要降颅压，高渗盐水有可能作为甘露醇的一种替换性治疗，对颅内压增高同时伴有低钠血症、低血容量或肾功能不全者，建议首选;但如患者本身已存在高钠血症,则应当慎重。高渗盐水在NCU得到广泛应用,但应针对不同病种以及个体化差异选择合适的浓度与剂量。

第五节　肌力评定技术

一、评定依据

肌力是指肌肉收缩时产生的最大力量。肌力测试是肌肉功能评定的重要方法,在特定体位下让患者做标准动作,通过触摸肌腹、观察肌肉对抗肢体自身重力及由检查者用手法施加的阻力,了解患者完成动作的能力,从而评定患者的肌力。其对肌肉骨骼系统病损、以及周围神经病患者的功能评定十分重要。同时,肌力也可作为评定康复治疗疗效的重要指标之一。

二、评估方法

肌力评定技术有多种方法,其中常用评定方法为徒手肌力检查法、等长肌力测试和等速肌力测试。徒手肌力检查法最为常用,通过正确摆放患者的体位及被检测部位的位置,充分暴露患者的受测试部位,固定近端肢体,检查测试部位的轮廓,必要时测量两侧肢体的周径大小。如肌肉收缩不能引起关节活动时,依靠目测或触诊肌肉有无收缩进行判断。

三、评估步骤

(一)上肢肌力评估

见表10-5-1。

表 10-5-1　上肢肌力评估步骤

步骤	评估内容	图示
1	检查5~3级,被检者坐位,两臂自然放松于体侧	图10-5-1
2	检查者一手固定被检者上臂,另一手置于前臂远端,向肘关节伸展方向施加阻力,令被检者肘关节屈曲	图10-5-2
3	能对抗最大阻力完成全关节活动范围的运动为5级,仅能对抗中等阻力完成以上运动为4级	图10-5-3
4	能克服重力完成全关节活动范围的运动为3级	图10-5-4
5	检查2~0级,被检者坐位,肩关节外展90°,检查者一手置于被检者上臂远端,另一手置于前臂远端支托	图10-5-5
6	令被检者肘关节屈曲,能完成关节活动范围的运动为2级	图10-5-6
7	检查者手置于被检者肘关节前方触诊肱二头肌肌腱,有活动为1级,无活动为0级	图10-5-7

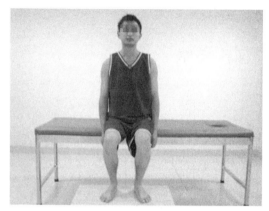

图 10-5-1　自然放松

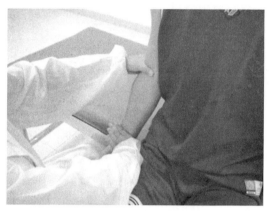

图 10-5-2　肘关节屈曲

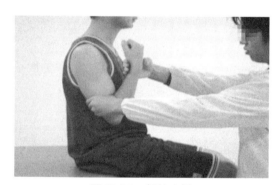

图 10-5-3　抵抗力量

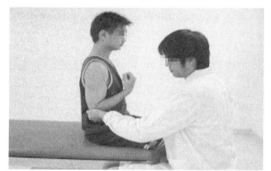

图 10-5-4　克服重力

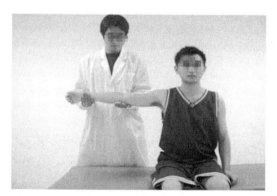

图 10-5-5　肩关节外展

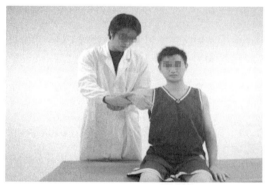

图 10-5-6　肘关节屈曲

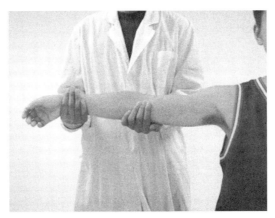

图 10-5-7 触诊肱二头肌肌腱

（二）下肢肌力评估

见表 10-5-2。

表 10-5-2 下肢肌力评估步骤

步骤	评估内容	图示
1	检查 5~3 级,被检者仰卧位,小腿于诊疗床边下垂	图 10-5-8
2	检查者一手固定被检侧骨盆,另一手置于股骨远端向髋关节伸展方向施加阻力。令被检者髋关节屈曲	图 10-5-9
3	能对抗最大阻力完成全关节活动范围的运动为 5 级,仅能对抗中等阻力完成以上运动为 4 级	图 10-5-10
4	能克服重力完成全关节活动范围为 3 级	图 10-5-11
5	检查 2 级,被检者对侧卧位,被检侧下肢伸展,对侧下肢屈曲。检查者一手固定被检侧骨盆,另一手置于股骨远端支托	图 10-5-12
6	令被检者屈髋屈膝,能完成关节活动范围的运动为 2 级	图 10-5-13
7	检查 1~0 级,被检者仰卧位,检查者一手置于被检侧小腿支托,另一手置于腹股沟处触诊腰大肌,有收缩为 1 级,无收缩为 0 级	图 10-5-14

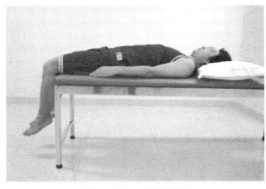

图 10-5-8 小腿下垂

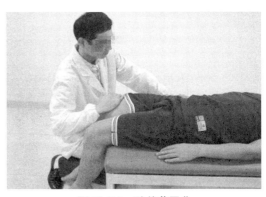

图 10-5-9 髋关节屈曲

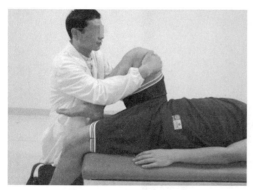

图 10-5-10　对抗阻力

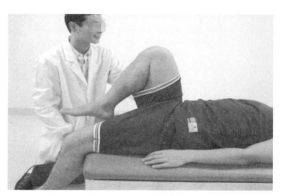

图 10-5-11　克服重力

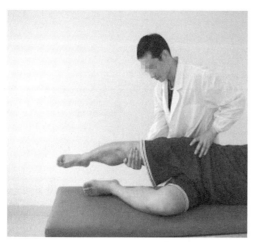

图 10-5-12　下肢伸展对侧屈曲

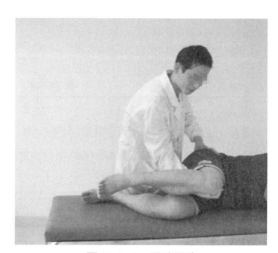

图 10-5-13　屈髋屈膝

四、关键环节提示

（一）评估

1. 与患者做好沟通，检查前向患者说明检查目的、步骤、方法和感受，消除患者的紧张，取得最佳配合。

2. 选定合适的测试时机，在运动后、疲劳时或饱餐后不宜做肌力的评估。

3. 关节不稳、骨折未愈合又未做内固定、急性渗出性滑膜炎、严重疼痛、关节活动范围极度受限、急性扭伤、骨关节肿瘤等患者不可行肌力评定。

（二）评定标准

常用手法肌力检查的评定标准，见表 10-5-3。

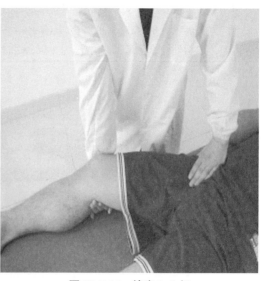

图 10-5-14　检查 0~1 级

表 10-5-3 常用手法肌力检查的评定标准

级别	英文简写	特征
5	N	能对抗的阻力与正常相应肌肉的力量相同,且能做全关节范围的活动
5⁻	N⁻	能对抗阻力与5级同,但关节活动范围<100%,而>50%
4	G	能对抗阻力,但其大小达不到5级的水平
4⁺	G⁺	在活动的初、中期能对抗的阻力与4级相同,但在末期能对抗5级阻力
4⁻	G⁻	能对抗的阻力与4级同,但关节活动范围<100%,而>50%
3	F	能对抗重力运动,且能完成100%的关节活动范围,但不能对抗任何阻力
3⁺	F⁺	情况与3级相仿,但在运动末期能对抗一定的阻力
3⁻	F⁻	能对抗重力运动,但关节活动范围<100%,而>50%
2	P	不能对抗重力,但在消除重力影响后能做全范围活动
2⁺	P⁺	能对抗重力运动,但关节活动范围<50%
2⁻	P⁻	消除重力影响下能活动,但范围<100%,而>50%
1	T	触诊能发现有肌肉收缩,但不能引起任何关节活动
0	Z	无任何肌肉收缩

(三) 注意事项

1. 为了准确把握施加阻力的大小,应首先检查健侧肌力。

2. 保持正确检测位置,确保正确判断肌力级别。防止替代动作出现错误的肌力评定。

3. 施加阻力时,注意阻力的方向应与肌肉或肌群牵拉力的方向相反;施加阻力的点,应在肌肉附着处的远端部位上。

4. 在消除重力影响方面,可采用让肌肉或肌群在水平而光滑的表面上活动;或用悬吊带将测试部位吊起悬空,随肌肉活动而同步地做水平运动。

5. 检查中如有疼痛、肿胀或痉挛,应在结果记录中注明。

6. 在同一体位完成所需检查的肌力情况,以减少患者因不断变换体位带来的不便。

五、经验或文献分享

徒手肌力评定法操作简便,对检查者的经验以及受检者的配合程度要求很高,不同的检查者和同一检查者在不同时期的检查很可能造成评定结果的明显差异,重复性较差,敏感性不高,较难客观、准确地反映受检者的肌力水平。据文献报道,对于3级以上的肌力,常因检查者的不同而导致检查结果的不同。为了进一步作较准确的定量评定,可借助专门的器械进行肌力评定,从而直接获得肌力的定量指标。另外,测试体位对测试结果有显著影响,研究显示,选择仰卧位测试具有适合几乎所有患者的优势,在临床上有更大的应用范围。

第六节　外周中心静脉导管置入技术

一、置入依据

NCU 患者常有意识障碍以及躁动等精神症状,需要长期卧床,且病情重,高龄患者血管循环较差,住院时间长。需要在患者入住 ICU 时给予评估血管的状况,发病早期根据患者的情况建立中心静脉置管,减少患者因输注高渗药物、血管刺激性药物,急救药物等引起不良事件的发生,同时为急救患者早期建立静脉通路起到了关键的作用,因此,建议给予患者不易感染、能够留置更多时间的外周中心静脉导管(peripherally inserted central catheter,PICC),便于 NCU 患者使用强刺激性药物、肠外营养、pH 低于 5 或高于 9,以及渗透压>900mOsm/L 的液体。PICC 导管置入静脉穿刺经常选择贵要静脉、肘正中静脉、头静脉等外周静脉作为穿刺位点,其尖端定位于上腔静脉。PICC 置管为患者提供了一种安全、方便、有效的静脉给药途径,解除了患者反复穿刺的痛苦,减轻了护士的工作量,方便输入各种药物。

二、置入的方法

目前临床上应用广泛的 PICC 置管技术包括传统的 PICC 置管术、改良塞丁格技术(modified Seldinger technique,MST)PICC 置管术、超声引导下 PICC 置管术、超声引导下 MST-PICC 置管术等。塞丁格技术是经皮穿刺并用导丝交换方式置入各种导管的技术,于1953 年由瑞典一位名叫塞丁格的放射科医师发明。改良塞丁格技术是将原塞丁格技术中单一功能的扩张器改变为扩张器、插管鞘组件,便于从外周血管置入插管鞘送入 PICC 导管。超声引导下 MST-PICC 置管术是国际上广泛应用的 PICC 穿刺技术,操作者很清楚地观察到血管的状态,避开血管内的不良因素,如静脉瓣、分支静脉,使送管过程非常顺利,减少组织损伤,能提高局部血管条件差(如肥胖、水肿、反复治疗等)患者置管成功率,减少穿刺针对患者的刺激,减轻患者的痛苦,减少置管并发症。

三、置入的步骤

见表 10-6-1。

表 10-6-1　PICC 置入的步骤

步骤	放置过程	图示
1	护士着装整洁,洗手,戴口罩,核对医嘱,确认患者,评估病情、局部血管、意识、心理状态,合作程度讲解目的,并签署《知情同意书》,备齐用物并合理放置	图 10-6-1
2	操作时再次确认患者,将患者安置平卧位,穿刺侧手臂外展 90° 选择部位贵要静脉、肘正中静脉、头静脉,肘关节下 2 横指为穿刺点,测量长度从预穿刺点沿静脉走向至右胸锁关节再垂直向下至第 3 肋间无菌区域,开穿刺包,戴无菌手套,建立无菌区,手臂下垫治疗巾,以穿刺点为中心消毒皮肤,范围以穿刺点上下 15cm,两侧至臂缘,各擦 3 遍更换手套,铺孔巾扩大无菌区	图 10-6-2 图 10-6-3

续表

步骤	放置过程	图示
3	预充导管生理盐水冲导管,润滑导丝,外撤导丝短于预定长度0.5~1cm,从预定长度处剪断导管,去除多余导管,实施穿刺,助手扎止血带超声引导下置管	图10-6-4
4	转动针芯,与皮肤呈15°~30°进针见回血后降低角度再进0.2~0.5cm,松开止血带退出针芯,送入导丝	图10-6-5
5	送入导管鞘,拔出导丝,将PICC置管从导管鞘逐渐送入静脉,用力均匀,送至肩部时,患者头转向护士侧低头,以便插入PICC置管送至预定长度后指压静脉稳定导管,撤出并撕裂导入鞘	图10-6-6 图10-6-7 图10-6-8
6	进行穿刺置管,将PICC送入至接近预置管长度时,用无菌导联线将右臂电极(RA)与PICC支撑导丝连接。缓慢匀速送管,判断心腔内电图导管尖端位置 ①随着导管在SVC内缓慢送入,心腔内电图的P波振幅逐渐高尖;②继续送管,心腔内电图显示P波最大振幅;③继续送管,心腔内电图显示P波呈负正双向时,描记心电图;回撤导管至P波最大振幅后再回撤0.5~1cm,确定导管位置,描记心电图	图10-6-9
7	正压封管用生理盐水注射器抽回血,脉冲式冲管,连接无针密闭式输液接头,连接后正压封管,固定导管消毒穿刺点周围皮肤,妥善固定,并用透明贴膜加压覆盖穿刺点导管	图10-6-10
8	X线定位导管尖端位于上腔静脉下1/3处或右心房上2~3cm,观察病情,穿刺部位无红肿压痛,敷料干洁,无渗血、渗液,管道通畅,生命体征,安置患者,物品处理分类放置,统一处理,正确记录在贴膜上和护理记录中记录置入日期、时间、导管型号、长度、X线片结果,护理人员洗手,脱口罩	图10-6-11

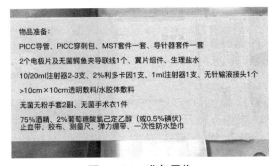

图10-6-1　准备用物

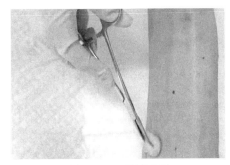

图10-6-2　消毒皮肤

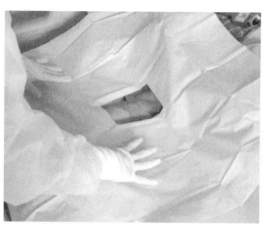

图 10-6-3　铺无菌洞巾

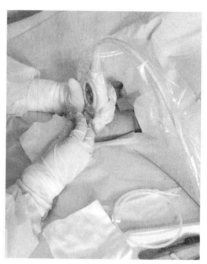

图 10-6-4　超声引导下置管

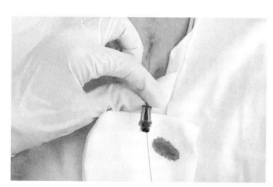

图 10-6-5　送入导丝

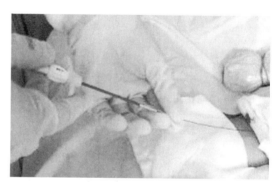

图 10-6-6　送入导管鞘

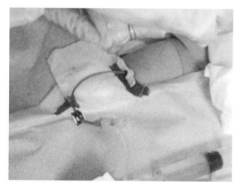

图 10-6-7　送入导管

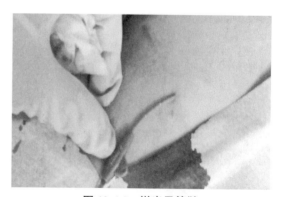

图 10-6-8　撤出导管鞘

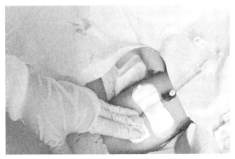
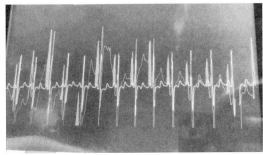

图 10-6-9 送管及观察 P 波

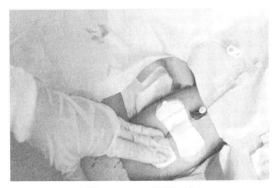

图 10-6-10 固定导管

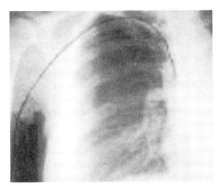

图 10-6-11 线确认位置

四、关键环节的提示

（一）评估

1. **患者评估** 患者病情、年龄、意识状态、心肺功能以及出凝血情况；患者局部皮肤组织及血管的情况；患者有无特殊需要（排尿、便等）；患者的合作程度；患者的心理反应。

2. **适应证** 输液疗程>2周以上的长期输液患者，但外周静脉条件差或者不易穿刺成功者；高渗性、浓度较高药物、毒性和刺激性药物/溶液的输注；需要每日多次采血；有锁骨下或颈内静脉插管禁忌证。

3. **禁忌证** 穿刺部位有感染或损伤；穿刺侧有外伤史、血管外科手术史、放射治疗史、静脉血栓形成史或乳腺癌根治术后患侧上肢；肘部血管条件差、无法确定穿刺部位者或局部组织因素影响导管稳定性或通畅者；患者身体条件不能承受置管操作者，如有严重的凝血机制障碍，免疫抑制者；已知或怀疑患者对导管所含成分过敏者。

（二）PICC 维护的安全性

1. **正确的手法**

（1）撕开贴膜时，用手固定住穿刺点，将贴膜四周 0 角度揭开，然后左手按住穿刺点，右手将贴膜抻起撕开，以免将导管带出体外。

（2）冲洗导管时必须应用脉冲式冲管方法，以保证导管内壁附着的药液全部冲洗干净，避免堵管。封管液选择使用 10U/ml 的肝素盐水，封管液的量为导管和输液附加装置的容量增加 20%。PICC 可用 0~10U/ml 的肝素溶液封管，导管冲管液量应以冲净导管及附加装置腔内药物为目的,原则上应为导管及附加装置内腔容积总和的 2 倍以上。封管液量应为导管及附加装置管腔容积的 1.2 倍。当药物与氯化钠不相容时,先使用含 5% 的葡萄糖的水,然后用不含防腐剂的 0.9% 氯化钠溶液(美国药典)。由于葡萄糖可为生物被膜生长提供营养,所以需冲洗导管内腔,但不使用无菌水冲洗血管通路装置。

(3)封管时用正压式封管法封管,以防止血液反流进入导管。

2. 正确的时间

(1)置管后 24 小时更换敷料,以后每周更换 1~2 次,穿刺点有渗血、渗液,贴膜松动、卷边时及时更换。

(2)敷料内如果放置纱布,需要 48 小时更换 1 次。

(3)任何原因取下输液接头后,必须立即更换。

3. 正确的消毒方法

(1)消毒剂选择氯己定。

(2)消毒时以穿刺点为中心环形消毒,共消毒三遍。消毒方式以顺 - 逆 - 顺时针的方向进行消毒。第一个棉球先消毒固定翼上面,第二个消毒固定翼下面,再取下固定翼。固定翼下面有凹槽,需要用一个棉球消毒固定翼凹槽处。

(3)消毒范围为穿刺点上下 15cm,两侧至壁缘。

(4)消毒时间>1 分钟,消毒部位充分待干,切忌扇干、吹干。

4. 正确的固定方法 严格无菌操作,手不可触及无菌透明敷料覆盖区域内的皮肤;必须用 10cm×12cm 的透明敷料,不能用小贴膜代替;消毒液待干后方可贴透明敷料;体外导管放置成 S 形弯曲固定,以降低导管的拉力,避免导管在体外移动;贴无菌透明敷料时,先沿导管捏压无菌透明敷料进行塑形,使导管与无菌敷料黏附,再将整片敷料按压牢固,采用无张力粘贴法进行;标明无菌敷料的日期与时间。

(三) 注意事项

1. 穿刺前评估患者静脉,避免在瘢痕和静脉瓣处穿刺,避免穿刺过深而损伤神经,避免穿刺针进入动脉。

2. 上肢血管通路装置继发的深静脉血栓,不建议绝对制动。对于诊断导管相关血栓并进行抗凝、溶栓治疗的患者,应动态检测血常规及凝血功能,以评估治疗的安全性,并为部分药物效果评估提供依据。

(1)血栓后拔除导管时机:考虑到导管相关血栓与导管的密切关系,拔除导管最有利于血栓的完全溶解。但仍然需要使用导管时,拔除导管后另选部位新置入的导管会有高达 86% 的风险出现新发部位的导管相关血栓,因此在仍有使用导管需要的患者,拔除导管毫无意义。如果患者需要,可在抗凝治疗下继续保留导管,并正常用于临床治疗。

(2)对导管相关血栓的患者,若有症状提示,应注意排除有无导管相关血流感染。指南均不建议在血栓急性期的初始阶段拔管,建议在接受一段时间抗凝治疗后再拔管,有利于血栓的稳定,从而降低拔管时血栓脱落引起肺栓塞的风险。建议在导管相关的深静脉血栓急性期抗凝治疗 2 周后再考虑拔除导管,则更为安全。

(3)拔管指征:治疗不需要该导管;导管功能已丧失;导管位置异常;合并导管相关性血流感染。

3. 有出血倾向时,穿刺后加压包扎止血,可行绷带压迫止血,是最基本的护理手段。

（1）置管后采用网状管型弹力绷带加压穿刺点，既能达到止血目的，又可避免穿刺侧上肢肿胀，并提高患者舒适度。

（2）对有出血倾向的患者，弹力绷带加压包扎24小时并沙袋压迫8小时，效果较好。

（3）冰袋压迫止血：冰袋降温可以使血液稠度增加，流速减慢，低温使血管收缩、血管通透性降低，有利于穿刺点止血。如果渗血明显，可在穿刺点覆盖5cm×5cm藻酸盐敷料，再用透明贴固定。

4. 输入血浆等高渗液体后，及时用生理盐水冲管，防止导管堵塞。导管完全堵塞时，应该使用20ml生理盐水配制10万U尿激酶（浓度为5 000U/ml），再用20ml注射器抽取10ml疏通堵塞导管，当完全性堵塞不能缓解时将导管拔除。

5. 避免在置管肢体测量血压。

6. 严禁用小于10ml的注射器冲管和静脉推注，防止导管破裂。当PICC导管体外断裂时，应立即在无菌操作条件下自断裂处剪断远端的导管，消毒后重新接上连接器和输液接头，然后脉冲冲管，拍片定位，最终确认导管尖端位置正常后可继续使用。当导管体外部分断裂时，如果不能通过修复，要及时拔除导管。当导管体内断裂时，需要通过手术或者介入的方法取出断裂部分。

7. 选用>10ml的注射器，输液后进行脉冲式冲管、正压封管，减少药物在管腔内残留。

五、文献或经验分享

PICC的留置为NCU患者带来了最为舒适的静脉使用，但是会由于神经疾病的重症特点导致PICC导管出现一些并发症。例如患者意识模糊、躁动，造成穿刺侧肢体肌张力过高，凝血功能异常，以及置管前长期使用阿司匹林，导致患者出现穿刺处出血的现象；其次就是在血管周围经常会由于患者的卧床、肢体的瘫痪、制动而导致导管外壁出现血栓，尤其是出现了下肢静脉血栓的患者，此时需要遵医嘱给予注射用低分子肝素钙进行注射，一周后再次给予超声的监测，血栓消失后，给予导管的拔除。在置入PICC导管前使用超声测量患者静脉直径，选择导管/静脉比例为45%或更低的导管，可以有效降低静脉血栓的发生率。

第七节　中心静脉压监测技术

一、监测依据

中心静脉压（central venous pressure，CVP）是上、下腔静脉进入右心房处的压力，可通过置入中心静脉导管直接测量。CVP主要反映右心室前负荷和血容量，受右心泵血功能、循环血容量及体循环静脉系统血管紧张度。临床上常用此法监测外周循环与心泵功能状态，连续观察其数值变化，对处理休克，了解血容量、右心功能、心包填塞有着重大意义。

二、监测方法

目前临床上常用的中心静脉压监测技术有简易中心静脉测压和心电监护仪测压两种，操作时通过三通关闭中心导管，使静脉通道与测压管相连，归零后关闭静脉通道，打开中心静脉导管,使测压管与中心静脉导管相通测得 CVP 值。CVP 是测量近心端大静脉的压力,临床上危重症患者常用心电监护仪测压法监测外周循环与心泵功能状态,连续观察其数值变化。

三、操作步骤

(一)简易中心静脉测压

见表 10-7-1。

表 10-7-1　简易中心静脉测压步骤

步骤	操作方法	图示
1	评估患者病情,根据患者情况准备物品。标尺零点对准平卧时第四肋间的腋中线水平。定测压零点:零点为右心房水平,即平卧时腋中线第四肋间	图 10-7-1
2	导管的衔接:挂液体,输液器下端连接三通管,一端接中心静脉导管,另一端接测压管并固定于输液架上。先将中心静脉端关闭,打开连接输液器的导管	图 10-7-2
3	开始测压,测压结束,关闭患者端三通	图 10-7-3

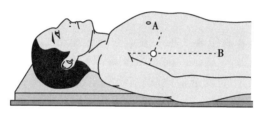

图 10-7-1　校零点
A. 第四肋间;B. 腋中线

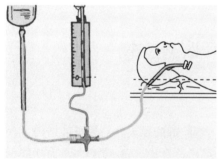

图 10-7-2　连接测压管

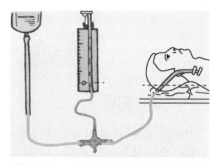

图 10-7-3　开始测压,结束后关闭三通

(二)心电监护仪测压

见表 10-7-2。

表 10-7-2　心电监护仪测压法

步骤	操作方法	图示
1	评估患者病情、临床表现、用药及置管情况、合作程度,准备用物	
2	连接压力监测套件,使用肝素稀释液并排尽管道内及压力套间内气体,挂于输液架上,通过压力换能器将静脉导管连接到监护仪上,妥善固定	图 10-7-4 图 10-7-5
3	协助患者取体位,打开三通与大气相通,校准"0"点	图 10-7-6
4	关闭大气相通口,保持压力换能器与第四肋间腋中线水平。电子监护仪显示的数值即为中心静脉压	

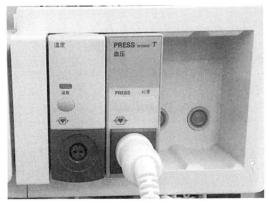

图 10-7-4　连接压力监测套件

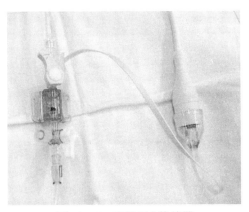

图 10-7-5　连接压力换能器

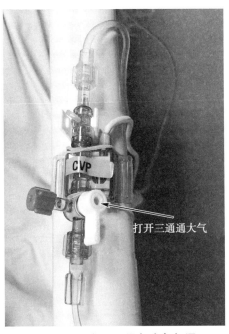

图 10-7-6　打开三通与大气相通

四、关键环节的提示

(一) 评估

1. CVP 正常值为 5~12cmH$_2$O,是临床评估心脏前负荷的指标,常用于临床上指导液体治疗的补液速度和补液量。CVP<5cmH$_2$O 表示血容量不足;>15cmH$_2$O 提示心功能不全、静脉血管床过度收缩或肺循环阻力增高,若 CVP>20cmH$_2$O 时则表示充血性心力衰竭。CVP 与血容量和补液的关系,见表 10-7-3。

表 10-7-3　CVP 与血容量和补液的关系

CVP	血压	原因	处理原则
低	低	血容量严重不足	充分补液
低	正常	血容量不足	适当补液
高	低	心功能不全或血容量相对过多	给强心药,纠正酸中毒,舒张血管
高	正常	容量血管过度收缩	舒张血管
正常	低	心功能不全或血容量不足	补液试验

2. **零点定位**　测定 CVP 前,需要校正零点,应与右心房在同一水平线上,即平卧位时腋中线第四肋间交点,半卧位时锁骨中线第三肋间交点,坐位时平右侧第二肋间。为减少误差,尽量采取平卧位测压更为准确。根据个体需求,建议固定统一体位,并标记零点,尽量使误差降至最小。注意吸痰、翻身、液体输注后,均应再次校零来确保读数的准确。

3. **溶液的选择**　宜用 0.9% 氯化钠注射液、5% 葡萄糖等渗液体,避免用胶体液、血液、血浆或浓度大的液体测压,亦禁用抗生素、血管活性药物等液体测压,以保证数值的准确性,避免不必要的药物不良反应。

(二) 注意事项

1. 心电监护仪测压时请注意先将换能器充满肝素盐水,排净空气,然后通过换能器上的三通开关使换能器与大气相通,按“归零”键。当监护仪显示归零完成时,转动三通开关,使之与大气隔绝而与患者的静脉插管相通,稳定后读数。此时监护仪显示所测压力的波形与数值。

2. 用加压袋打气至 300mmHg,确保肝素盐水能够以每小时 2ml 速度进入,防止血液凝固导致阻塞。

3. **正确放置中心静脉导管**　保证 CVP 导管的长度,如果导管插入过深,插入心房或心室,则 CVP 值偏高,患者偶尔会出现心悸等不适;如果导管插入过浅,CVP 值降低。

4. 长期置管,输注肠外营养液或封管不正确导致导管阻塞、附壁血栓形成,CVP 偏高;测定 CVP 的液体黏稠度大,会影响压力传导,导致 CVP 偏高。

(三) 使用及维护

1. 严格无菌操作,置管部位每周换药一次,观察局部有无红肿、疼痛等异常情况,一旦发生立即拔除导管。

2. 数值或波形异常变化时,除观察病情变化外,注意观察有无咳嗽、腹腔压力增高,观察机械通气参数及应用血管活性药物等情况。

3. 测压管留置时间<5 天,时间过长易发生静脉炎或静脉血栓,为防血栓形成需每天用封管液冲洗。

五、经验或文献分享

1. 实施 CVP 监测是加强患者生命体征监测的有效手段,对降低 ICU 危重患者死亡率有积极意义。实施 CVP 监测便于观察患者的血流动态情况,能够更好地对患者进行血容量扩张,避免患者血容量出现不足或过量的弊端,这对提高临床疗效价值很高。

2. **CVP 波形及意义** ① a 波位于心电图(ECG)的 P 波之后,反映右心房收缩功能,其作用是在右心室舒张末期向右心室排血;② c 波位于 QRS 波之后,是右心室收缩,三尖瓣关闭并向右心房突入,导致右心房压一过性增高;③ x 波在 c 波之后,随着右心室的继续收缩,右心房开始舒张,使右心房压快速下降;④ v 波位于 x 波之后,是由于右心房舒张,快速充盈的结果;⑤ y 波位于 v 波之后,是由于三尖瓣开放,右心房快速排空。CVP、ECG 波形见图 10-7-7。

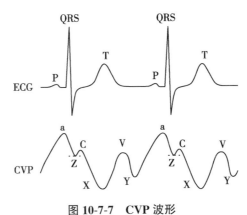

图 10-7-7　CVP 波形
ECG:心电图;CVP:中心静脉压

3. 留置深静脉导管长度,管道护理中存在由于操作者技术不熟练以致延长置管时间、置管后不能及时接通液体或抽回血,或测压后未及时打开输液通道而引起导管阻塞形成血栓,输入高渗营养液或输血制品等黏度较大的液体或管道接头松动、漏液,上述情况均会使 CVP 值降低。

第八节　有创动脉压监测技术

一、监测依据

有创血压(IBP)监测是 NCU 患者常见的直接监测动脉内血压的重要途径,适用于循环功能不全、低温治疗,严重低血压、休克,心梗、心衰、多器官功能障碍综合征(MODS)等高危情况下的监护。无创动脉血压监测存在一定的限制,不能动态地、准确地反映患者实际的血压水平,此时可采用 IBP 监测,经动脉穿刺置管后直接测量动脉血压,保证血压监测的稳定性、连续性及准确性。

二、监测方法

（一）监测系统

有创动脉血压监测系统包括两个组件：电子系统和充液导管系统。穿刺成功后将动脉导管与充液导管系统相连，然后通过换能器将充液系统与电子监测系统相连接，调零后即可直接连续测量动脉血压了。

（二）具体穿刺的部位

1. **桡动脉**　为首选途径，位置表浅且相对固定，穿刺易于成功，并发症少。常用左侧，短时测压（1~3 天），侧支丰富。但应进行 Allen 试验。

2. **股动脉**　遇有动脉穿刺困难时可选用，其搏动清晰、易于穿刺，应注意预防感染和加强固定，保留时间短。

3. **尺动脉**　Allen 试验证实手部供血以桡动脉为主者，选用尺动脉提高安全性，但成功率低。

4. **足背动脉**　是下肢胫前动脉的延伸，较细，极少栓塞，常作为备用血管，足背动脉保留方便，不易随患者的活动而使留置针脱出。

5. **肱动脉**　穿刺点在肘窝部，并发症少，数值可靠，临床少用，出血概率大，有阻塞前臂和手部血供的危险。

6. **颞浅动脉**　血管扭曲，置管困难，多用于小儿置管。

7. **腋动脉**　位置隐藏，但易于定位，并发症少，可长期使用，多应用于大面积烧伤患者。

三、监测步骤

见表 10-8-1。

表 10-8-1　有创动脉压监测过程

步骤	过程	图示
1	向患者或家属做好解释，选择穿刺部位，检查穿刺部位皮肤及动脉搏动情况，行桡动脉穿刺置管术需行 Allen 试验，Allen 试验阴性者即可行桡动脉穿刺	图 10-8-1
2	连接好有创血压冲洗测压管道，彻底排空管道内的空气，调节压力换能器平齐于腋中线第四肋间水平，即相当于心脏水平	图 10-8-2
3	通常选用左手。患者取平卧位，前臂伸直，抬高，略向外展，掌心向上并固定，将手指固定在托手板上，腕部垫一小枕手背屈曲 60° 使穿刺部位皮肤绷紧	图 10-8-3
4	触摸桡动脉搏动点，消毒穿刺处皮肤，面积大于 15cm×15cm，术者戴无菌手套，铺洞巾，清醒的患者可在桡动脉搏动最清楚的远端做浸润局麻至桡动脉两侧，防止桡动脉痉挛。左手中指触摸波动处，示指远端轻轻牵拉皮肤，穿刺点在波动最清楚远端 0.5cm 处，进针角度应为 30°~40°，见血后继续进针，拔出针芯，缓慢推套管，见血后放低角度置入针芯，固定针芯，置入套管，拔出针芯前压迫血管远端，松开后见血液流出，则可连接冲洗测压管道	图 10-8-4 图 10-8-5 图 10-8-6

续表

步骤	过程	图示
5	局部再次消毒后无菌敷料贴覆,胶布固定。校正压力零点,观察患者动脉压波形情况及血压情况,并与检测无创血压的对比	图 10-8-7 图 10-8-8

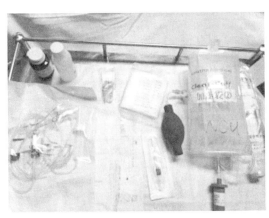

图 10-8-1　物品准备

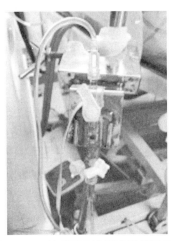

图 10-8-2　换能器平齐腋中线第四肋间

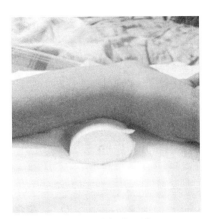

图 10-8-3　腕部背屈曲 60°

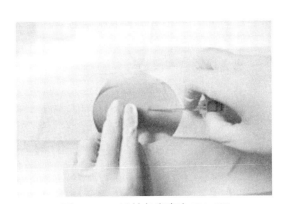

图 10-8-4　进针角度应为 30°~40°

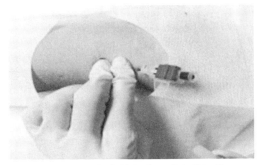

图 10-8-5　拔出针芯前压迫血管远端

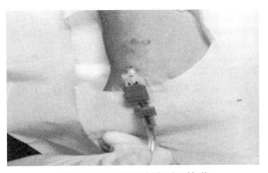

图 10-8-6　连接冲洗测压管道

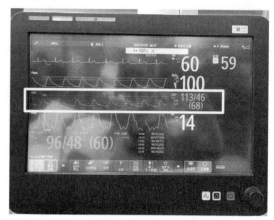

图 10-8-7 妥善固定图   图 10-8-8 观察动脉压波形

四、关键环节的提示

(一) 评估

置管前需严格评估患者行有创血压监测的必要性与可行性,不可盲目置管,对穿刺部位或其附近存在感染,凝血功能障碍,已使用抗凝剂患者,最好选用浅表且处于远端血管。患有血管疾病的患者如脉管炎等、手术操作涉及同一部位、Allen 试验阳性患者等,均不宜行有创血压监测。

1. Allen 试验 检查尺动脉侧支循环情况,具体方法:①抬高上肢,检查者用手指同时压迫患者桡动脉和尺动脉以阻断血流;②让患者放松,握拳动作数次,待静脉充分回流后将手伸展,此时手掌肤色发白;③放平上肢,操作者手指松开解除对尺动脉的压迫,观察患者手部颜色恢复情况,0~6 秒表示尺动脉侧支循环良好,7~14 秒属可疑,≥15 秒属尺动脉侧支循环不良,禁止桡动脉穿刺置管。Allen 试验简单方便,适合于临床应用,但由于检查中主观因素过多,所以存在一定的"假阴性"和"假阳性",应双人同时观察。

2. 改良 Allen 试验 即血氧饱和度检查,把血氧饱和仪指套接于患者待测手掌拇指上,首先记录基础血氧饱和度波形图,举高穿刺手,然后双手同时压迫尺、桡动脉以阻断尺、桡动脉血流并观察此时血氧饱和度数值及波动曲线,显示平线和数字消失。放低手,松开尺动脉,屏幕出现波形和数字,即为正常,表明尺动脉供血良好;如不显示即为异常。也可以在拇指携带血氧饱和仪的情况下进行 Allen 试验,在松开尺动脉后,观察血氧饱和度的恢复情况,以协助判断桡、尺侧代偿情况。

(二) 注意事项

1. 位置选择 首选左手桡动脉,Allen 试验阳性者,需改右手用同样方法试验,或改足背动脉穿刺监测。有创血压数值随距离心脏的位置而变化,越远则收缩压越高而舒张压越低,直接测压所得数值较无创血压高(5~20mmHg)。

2. 穿刺点定位

(1)常规法:手掌横纹上 1~2cm 的动脉搏动处。

(2)十字定位法:从桡骨茎突向前臂内侧中线作一水平线,再以此水平线的中点作一垂直平分线；垂直线与第 2 或第 2 腕横交点处为穿刺点。对于血压偏低时或过于肥胖的患者不易触摸波动位置时可采用此法。

3. **有创血压冲洗测压管道**

(1) 应用加压袋使肝素液持续滴注，24 小时更换 1 次肝素盐水和输液器，肝素盐水压力 >300mmHg，以达到 2~4ml/h 的自动冲洗效果。

(2) 连接管道：大口径尽可能短的硬质导管，口径最好 >3mm，长度为 60cm 最佳，最多不超过 100~120cm。

(3) 必须彻底排空管道内的空气，否则导致收缩压偏低，舒张压偏高和波形失真。

(4) 凝血机制正常的患者，应用普通肝素盐水溶液持续冲洗动脉留置导管，对于凝血机制较差的患者可根据具体情况选用生理盐水或较低浓度的肝素（8U/ml）溶液冲洗动脉留置导管。稀释肝素液：0.9% 氯化钠注射液 500ml+ 肝素 2 500U。

(5) 首次测压前要先调试监测仪零点，用肝素盐水冲洗导管，然后校正压力零点，调节压力换能器平齐于腋中线第四肋间水平，即相当于心脏水平，保证数据准确，低或高均可造成压力误差。

(三) 使用及维护

1. **严防动脉内血栓形成**　除以肝素盐水持续冲洗测压管道外，尚应做好以下几点。

(1) 每次经测压管抽取动脉血后，均应立即用肝素盐水进行快速冲洗，以防凝血。

(2) 管道内如有血块堵塞时应及时予以抽出，切勿将血块推入，以防发生动脉栓塞。

(3) 动脉置管时间也与血栓形成成正相关，在患者循环功能稳定后，应及早拔出。

(4) 防止管道漏液，测压管道的各个接头应连接紧密，压力袋内肝素生理盐水袋漏液时，应及时更换，各个三通应保持良好性能等。

2. **保持测压管道通畅**

(1) 妥善固定套管、延长管及测压肢体，防止导管受压或扭曲。

(2) 应使三通开关保持在正确的方向。

(3) 不能有任何气泡和凝血块，最好持续冲洗。条件不允许则 2 小时冲洗一次。

3. **严格执行无菌技术操作**

(1) 穿刺部位 24 小时用安尔碘消毒及更换敷料 1 次，并用无菌透明贴覆盖，防止污染。

(2) 自动脉测压管内抽血化验时，导管接头处应用安尔碘严密消毒，不得污染。

(3) 测压管道系统应始终保持无菌状态。

4. **防止气栓发生**　在调试零点、取血等操作中严防气体进入桡动脉内造成气栓形成。

5. **防止穿刺针及测压管脱落**　穿刺针与测压管均应固定牢固，尤其是患者躁动时，应严防被其自行拔出。

6. **有创血压监测置管留置时限**　桡动脉置管一般时间为 2~3 天，不超过 7 天，做好动脉置管拔管的动态评估，当患者的病情逐渐好转，血流动力学稳定的患者应考虑尽早拔管，采用无创血压监测。

7. **拔除动脉置管时注意事项**　协助患者采取舒适的卧位，解除外固定，减去肝素盐水的压力，置管处垫治疗巾，解除敷料，左手使用无菌纱布按压穿刺口，右手快速拔除管道，检查管道的完整性（若管道断裂，立即制动置管侧肢体，并通知医生处理）；动脉置管拔除后，需用无菌纱布按压大于 5 分钟，之后用无菌纱布加压固定，外贴无菌敷料，防止形成空气栓子。

(四)有创动脉血压并发症护理

1. **远端肢体缺血** 引起远端肢体缺血的主要原因是血栓形成,其他如血管痉挛及局部长时间包扎过紧等也可引起。血栓的形成与血管壁损伤、导管太硬太粗及置管时间长等因素有关,监护中应加强预防,具体措施如下:

(1)穿刺动作轻柔稳准,避免反复穿刺造成血管壁损伤,必要时予桡动脉穿刺置管。

(2)选择适当的穿刺针,切勿太粗及反复使用。

(3)密切观察术侧远端手指的颜色与温度,当发现有缺血征象如肤色苍白、发凉及有疼痛感等异常变化,应及时地拔管。

(4)固定置管肢体时,切勿行环形包扎或包扎过紧。

2. **局部出血血肿** 穿刺失败及拔管后要有效地压迫止血,尤其对应用抗凝药的患者,应压迫5分钟以上,并用宽胶布加压覆盖。必要时局部用绷带加压包扎,30分钟后予以解除。

3. **感染** 动脉置管后可并发局部感染,严重者也可引起血液感染,应积极预防。

(1)所需用物必须经灭菌处理,置管操作应在严格的无菌技术下进行。

(2)置管过程应加强无菌技术管理。

(3)加强临床监测,每日至少监测体温4次,如出现高热寒战,应及时寻找感染源。必要时取创面物培养或做血培养以协助诊断,并合理应用抗生素。

五、文献或经验分享

目前临床上无创血压监测仍是NCU患者最常用的监测血压情况的重要途径,不推荐常规使用有创动脉压监测。但对于血流动力学不稳定的患者,行有创血压监测既准确,又能动态监测患者的血压波动。

第九节 血浆置换技术

一、治疗依据

血浆置换(plasma exchange,PE)是一种常用的血液净化方法,其原理是将患者的血液引出,通过血浆置换器将血浆和细胞成分分离,弃去血浆或血浆中致病因子,而将细胞成分和等量的血浆替代品输回体内,以清除体内致病因子(如自身抗体、免疫复合物、与蛋白相结合的毒物等)来治疗使用一般疗法无效的多种疾病,从而缓解或解除症状。血浆置换能广泛应用于临床各科疾病,尤其对神经系统的自身免疫性疾病的治疗效果更为明显。

二、治疗方法

血浆置换包括单重和双重血浆置换。以下主要介绍单重血浆置换术,采用透析机治疗。单次置换剂量以患者血浆容量的1~1.5倍为宜,不建议超过2倍。置换液为新鲜血浆及浓度为4%~5%人白蛋白溶液,并在治疗前评估患者凝血状态和选择适宜的抗凝药物。血浆置换频度取决于原发病、病情的严重程度、治疗效果及所清除致病因子的分子量和血浆中的浓度,应根据患者病情制订治疗方案,一般血浆置换疗法的频度是间隔1~2天,5~7次为1个疗程,穿刺部位首选右颈内静脉其次是股静脉。血浆置换模拟图见10-9-1。

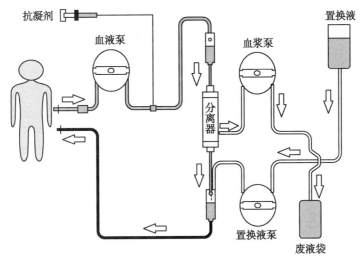

图 10-9-1　血浆置换模式图

三、治疗步骤

1. **准备用物**　AVF 管、M 管、滤器、废液袋、2 000ml 肝素盐水及 0.9% 氯化钠 500ml 各 2 袋、抗凝药物。

2. 医生建立血管通路。

3. **管路安装**　选择 MPS 治疗方式,根据仪器图示依此连接滤器、AVF 管、废液袋及 M 管。

4. **管路预冲**　膜内预冲(膜内排气),超滤预冲(膜外排气)。

5. 血浆灌注。

6. **治疗开始**　检查血管通路;无血凝块后与 AVF 管的动、静脉端连接;开始治疗;遵医嘱调节各项参数,观察生命体征及仪器工作状态,及时处理报警。

7. **治疗结束**　血浆回输、回血、盐水冲管及肝素封管、回顾各项参数,关机。

四、关键环节的提示

(一) 评估

1. 评估操作环境,首选单间病房;大房间保证床间距大于 1m,周围尽量减少人员走动。

2. 评估患者的生命体征、凝血功能、异常化验结果;了解患者有无药物过敏史。

3. 自身免疫性脑炎患者,需评估患者有无躁动及不自主运动症状以及发作的特点,遵医嘱给予镇静药物,保证置换过程顺利。

4. 评估双腔大口径状况,确保管路的通畅。

5. 评估用药,在血浆置换期间,药物被清除的程度由药物本身的药代动力学特性、血浆置换的起始时间和血浆置换的模式等因素所决定。抗生素等用药尽量在血浆置换后给予输入,以减少血浆置换对药物清除的影响。

(二) 注意事项

1. 医护人员向家属解释血浆置换治疗目的、方法及需配合事项,取得家属理解与合作。

2. 操作人员需具备血液净化专科护士资质。

3. 操作者与主治医生共同参与并制订个体化治疗方案,确定治疗的时间及频次、置换总量、置换液配方、置换顺序;明确抗凝方案;设定各项参数。

（三）护理要点

1. 严格执行查对制度,遵医嘱处方给予治疗,备好抢救用物。

2. 严格执行输血查对制度,保证患者安全。

3. 严格执行无菌操作,接触双腔大口径置管时戴无菌手套,确保所有管路连接紧密,开关正确,通畅、无漏液;断开连接时勿暴力拧开以免接头变形。

4. 严密监测生命体征,每小时记录一次,正确使用仪器天平,准确记录出入液量。

5. 严密观察仪器的工作状态,按要求准确记录各项压力值,及时排除故障,出现异常时及时通知医生,调整治疗方案。

6. 加强躁动、不自主运动患者的观察,可给予针对性的护理。如使用牙垫防止舌咬伤、四肢进行保护性约束、同时在肘部及踝部给予护具保护,防止皮肤破损;在治疗过程中集中护理操作,避免刺激患者,妥善固定各种管路,防止受压、打折影响治疗,对于持续躁动者遵医嘱给予镇静药,防止非计划性拔管的发生,保证血浆置换治疗过程的顺利。

7. **常见并发症护理**　见表 10-9-1。

表 10-9-1　常见并发症及护理对策

并发症	原因及表现	预防及护理
过敏及变态反应	与输入血液制品有关,表现为皮疹,畏寒,发热严重时过敏性休克	治疗前了解过敏史;遵医嘱给予预防用药;严格执行输血查对制度;密切观察有无过敏反应并及时通知医生
出血	与使用抗凝剂有关,表现为各部位出血	评估患者凝血功能;遵医嘱给予抗凝剂使用;观察患者局部出血情况
低血压	与血浆置换治疗有关	严密观察生命体征,设定合适的血流速度;遵医嘱补液及应用血管活性药物
低钙血症	与输入新鲜血浆有关,表现为口周麻木,小腿肌肉抽搐	评估患者血钙情况;密切观察患者有无低钙血症症状;遵医嘱给予补充钙剂

8. **常见报警识别与处理**　见表 10-9-2。

表 10-9-2　常见报警识别与处理方法

报警信息	原因	处理方法
动脉压(低) Arterial pressure	1. 报警界限设置不当 2. 动脉血路梗阻 3. 导管位置异常 4. 动脉血流量不足或血泵速率太高 5. 动脉压力传感器(红色)进水或血	1. 重新设定报警限 2. 解除管路梗阻原因,避免患者躁动 3. 检查并调整导管位置,上机时注意观察血流量 100ml/min 时,动脉压应接近 0 点 4. 冲洗导管或调整血泵速率 5. 轻轻松动压力传感器回抽液体或更换压力传感器

续表

报警信息	原因	处理方法
动脉压(高) Arterial pressure	1. 报警界限设置不当 2. 血泵前输入液体 3. 血泵前管路渗漏	1. 重新设定报警限 2. 停止血泵前输液、输血 3. 确保管路连接紧密,有漏液及时更换
静脉压(低) Venous pressure	1. 报警界限设置不当 2. 静脉管路系统渗漏、管路与导管连接松脱 3. 静脉压力传感器(蓝色)进水或血 4. 血流量过低 5. 滤器阻塞(管路扭结或滤器凝血)	1. 重新设定报警限 2. 检查导管位置,确保连接紧密,有渗漏及时更换 3. 使用▽键推出传感器中水或血液,或更换静脉压力传感器 4. 调整血泵速率或导管位置 5. 检查管路、更换滤器
静脉压(高) Venous pressure	1. 报警界限设置不当 2. 静脉血管路梗阻 3. 导管位置异常(管路贴壁) 4. 滤器凝血 5. 静脉壶滤网出现血块阻塞 6. 患者腹压高等自身因素	1. 重新设定报警限 2. 解除管路打折、扭曲或静脉夹夹闭以及接口变形等梗阻因素,排除导管内血栓形成,避免患者躁动 3. 检查调整导管位置 4. 冲洗管路或更换管路 5. 更换系统 6. 非导管因素,静脉压能稳定可继续治疗
跨膜压(低) TMP	1. 报警界限设置不当 2. 管路系统渗漏或滤器前管路打折阻塞 3. 滤出液压力传感器(黄色)或滤器前压力传感器(白色)进水	1. 重新设定报警限 2. 确保管路连接紧密无打折,渗漏时更换管路 3. 不关血泵用止血钳夹闭测压管取下传感器,连接无菌注射器,松开止血钳,缓慢推出液体,重新连接传感器。传感器破损或过湿须更换
跨膜压(高)	1. 报警界限设置不当 2. 滤器凝血 3. 血泵速率 / 超滤率之比过大	1. 重新设定报警限 2. 冲洗或更换滤器 3. 调整血流速及超滤率
过滤器前压力(低) Pressure before filter	1. 滤器前压力传感器(白色)进水阻塞 2. 管路系统渗漏或滤器前管路打折阻塞 3. 动脉壶内无液体	1. 不关血泵用止血钳夹闭测压管取下传感器,连接无菌注射器,松开止血钳,缓慢推出液体,重新连接传感器 2. 确保管路连接紧密无打折,渗漏时更换管路 3. 松动动脉壶上端的小帽,可见壶内液面上升
过滤器前压力(高) Pressure before filte	1. 滤器阻塞(凝血) 2. 滤器后管路回输系统阻塞或打折	1. 冲洗或更换管路 2. 解除梗阻,保证管路通畅
空气报警 Air detector	1. 检测器检测到空气或静脉壶液位不足 2. 静脉壶滤网上附着小气泡 3. 置换液袋已空,置换液管路吸入空气 4. 动脉系统液体渗漏,动脉血管路打结	1. 提升静脉壶水位 2. 取出静脉壶,轻弹起泡 3. 进入换袋程序,选择排除置换液管路气体 4. 更换或调整动脉管路系统

续表

报警信息	原因	处理方法
漏血检测器报警 Blood leak detector	1. 滤器破膜漏血 2. 溶血、高血脂所致的血浆浑浊	1. 立即停止,更换滤器/管路系统 2. 如有必要,重新校正漏血检测器

(四)双腔大口径置管维护

1. 每日记录管路深度,观察穿刺点有无渗血,以及穿刺点周围皮肤情况。渗液明显时通知医生并及时予以换药。

2. 治疗期间每周予以穿刺点换药一次,每日给予冲封管路一次。若患者凝血异常,遵医嘱增加冲封管频次。

3. **冲封管方法** 严格无菌操作,由有资质人员进行操作。

(1)用5ml注射器分别于动脉端及静脉端回抽2ml血液打在无菌纱布上观察有无凝血块,若可见凝血块,再回抽2ml血液观察,若三次均可见凝血块通知医生遵医嘱给予尿激酶使用。

(2)若无血凝块用20ml注射器抽生理盐水20ml,分别对动脉端及静脉端进行脉冲式冲管。

(3)用5ml注射器抽取肝素原液1.3ml及1.4ml分别对动脉端及静脉端进行脉冲式封管,无菌纱布包裹接头处,再用无菌小巾包裹管路后妥善固定。

4. 严禁自此管路进行抽血及输液。

5. **防止导管脱落** 每次换药时必须观察导管固定缝线是否断开或脱落,如有应立即告知医生予以再次缝线固定。对于有拔管倾向患者,遵医嘱予以手套式保护性约束,并做好交接。

6. 治疗疗程结束后第2天由医生拔除管路,并按压穿刺点10~20分钟。

五、文献或经验分享

目前血浆置换在神经系统疾病治疗中取得了良好的效果,免疫系统疾病、副肿瘤综合征患者的主要治疗措施为免疫治疗和肿瘤切除,一线免疫治疗方法包括大剂量激素冲击治疗联合静脉输注丙种球蛋白、血浆置换(plasma exchange,PE)。2016年美国血液净化学会(American Society for Apheresis,ASFA)指南推荐:抗N-甲基-D-天冬氨酸受体脑炎早期血浆置换治疗或静脉注射丙种球蛋白(IVIG)治疗后再行血浆置换治疗可改善患者预后(推荐级别1C)。有回顾性研究发现,与单纯使用激素相比,血浆置换治疗后再使用激素治疗可使更多患者的临床症状得到改善,症状改善的时间一般在第3~5次血浆置换治疗后。此症患者多数(75%)病情较重,需要在NCU监护和治疗,且多伴有自主神经功能异常、不自主运动、血流动力学不稳定等。从我科为此类患者进行血浆置换治疗的结果分析,PE可有效治疗自身免疫性脑炎,并且安全可行。患者在血浆置换术前、术中、术后进行积极有效的护理工作,控制患者的不自主运动,有助于治疗的顺利进行,减少并发症的发生,对缓解患者症状,促进患者康复具有积极作用。

第十节　血管内热交换技术

一、治疗依据

治疗性低温可以有效改善脑功能预后,具有显著的脑保护作用。低温治疗的原理是利用具有中枢神经系统抑制作用的药物,使患者进入睡眠状态,再配合物理降温减少脑耗氧量和能量代谢,从而降低颅脑损伤患者的 ICP。

治疗性低温技术是 NCU 利用各种方法将患者的体温降低到预期水平,从而进行脑保护的体温管理技术。其中最常用的是 CoolGard3000 系统和 Icy 导管,它的工作原理是采用股静脉有创穿刺方法将温度控制导管插入下腔静脉,经导管的球囊与下腔静脉内的血液进行热交换,达到温度调控(将闭合的冷盐水循环管路置入静脉系统内进行降温)。低温治疗可改善缺血所诱发的细胞凋亡、线粒体功能障碍、血脑屏障受阻等机制的发生,预防或减轻重度脑缺血患者神经功能的永久性损伤。心肺复苏后缺血缺氧性脑病经早期低温治疗后,预后显著改善。NCU 患者经低温治疗有所获益。

二、热交换原理及方法

将中心静脉导管通过股静脉置入下腔静脉中,再由血管内热交换低温治疗仪把冷却的无菌生理盐水泵入导管末端 3 个密闭球囊里,与静脉内血液充分接触进行热交换,再经导管流出通道回到降温仪中,形成一个密闭循环系统,并通过置入膀胱内的温度探头导尿管测定核心温度。

三、血管内热交换技术实施步骤

血管内热交换技术实施步骤见表 10-10-1。

表 10-10-1　血管内热交换技术实施步骤

步骤	放置过程	图示
1	操作前患者的准备:给予患者留置测温导尿管、中心静脉导管、热交换导管、鼻肠管,建立人工气道及进行颅内压监测,连接心电监护。给予患者镇静、肌松、抗寒战等药物治疗	图 10-10-1 图 10-10-2 图 10-10-3、10-10-4
2	仪器准备:血管内热交换低温治疗仪,控温毯,呼吸机,核心体温、CVP、ICP 监测插件	图 10-10-5 图 10-10-6
3	开始实施:将血管内热交换治疗仪与患者连接,打开电源开关,设置目标温度。用控温毯维持体表温度在 36.5~37℃	图 10-10-7

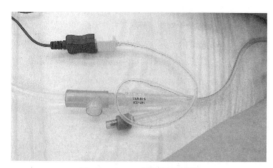

图 10-10-1　测温导尿管

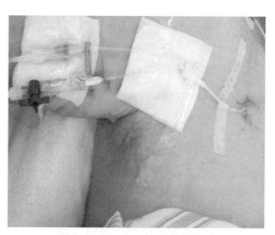

图 10-10-2　中心静脉导管置入

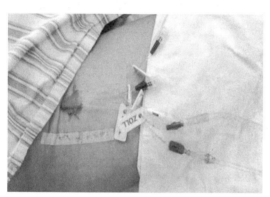

图 10-10-3　热交换导管置入

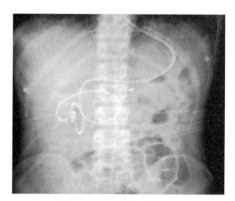

图 10-10-4　鼻肠管置入

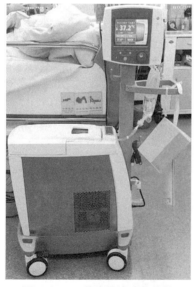

图 10-10-5　热交换治疗仪连接

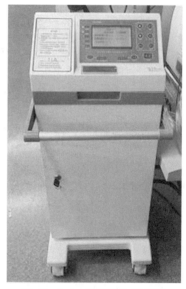

图 10-10-6　控温毯体表保温

四、关键环节的提示

(一) 评估

行血管内低温治疗前需严格评估不可盲目进行,对于脑电无活动的昏迷或认知功能障碍、凝血功能障碍、妊娠、复苏时间>30 分钟、有气管插管的禁忌证、肝肾功能衰竭、血氧饱和度<85% 持续 15 分钟以上、年龄>65 岁的老人或<3 岁的儿童、失血性休克、活动性出血、严重心肺疾病等患者,均不宜使用血管内低温治疗。其次因治疗费用较高,预后不可估计,需要与患者家属做好详细的沟通。

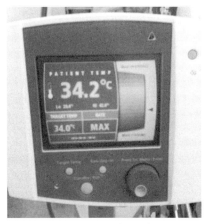

图 10-10-7 目标温度图

(二) 注意事项

1. 要明确血管内低温治疗的目的,根据治疗目的设置目标温度。准备时应关闭门窗,注意保护患者隐私,保证室内温度适宜,恒定在 25℃,减少人员流动,做好集中护理。

2. **留置带温度探头尿管手法** 与留置普通导尿管一致,注意做好无菌操作,不要随意折叠或弯折尿管,以免损坏温度探头,留置尿管成功后即可与低温治疗仪连接。

3. **冷却液的配制** 按所配备的极化液要求按比例配制(注射用水与极化液 1:1 配制),缓慢搅拌均匀不可大力摇晃,配制好未使用的冷却液应做好标示,防止与极化液原液混淆,3 个月更换一次。

4. **低温治疗目标温度的选择** 目前国际上将低温划分为:轻度低温(33~35℃)、中度低温(28~32℃)、深低温(17~27℃)、超深低温(4~16℃)。其中轻度低温和中度低温临床应用最为普遍。多数研究表明,33~35℃是低温治疗最合适的温度,对缺血损伤脑保护效果较好。

5. **低温治疗的时间和治疗窗口** 低温治疗越早、降温速度越快,其治疗效果越好。脑缺氧耐受时限只有 5 分钟,应尽早实施低温治疗,建议颅脑损伤、心肺复苏后昏迷的患者应在 6 小时内开始治疗。由于各种原因超过 6 小时未能启动低温治疗者,也应在条件满足后尽早开始实施。研究证实,颅脑损伤后 24 小时内接受低温治疗仍然可以取得更多的临床获益。诱导低温时长尽可能缩短,最好 2~4 小时达到目标温度。目标低温维持时长至少 24 小时,或根据颅内压(<20mmHg)确定。复温速度采取主动控制,并根据疾病种类在 6~72 小时内缓慢达到常温。

6. 核心体温监测的"金标准"是肺动脉导管温度,其与脑部温度最接近。核心体温监测部位也可选择直肠、膀胱、鼓膜、食管、阴道等。这些部位温度与脑或肺动脉温度差异较小,膀胱温度和直肠温度略低于脑温,神经重症患者,首选膀胱或直肠温度监测技术,以发挥其无创、易操作和最接近脑温的优势。

7. **血管内热交换治疗的观察与记录**

(1)随时观察患者病情变化、体温、血压、心率、严格的记录出入量。进行动态生命体征的监测,观察患者心率/律的改变,尤其心率减慢时,护士在进行翻身、叩背以及气道吸引时,动作应轻柔,防止出现一过性心率下降,导致心律失常。输注的药液严格控制速度,每 2 小时监测一次尿量,防止低温期间的多尿。心率<50 次/min、平均动脉压<60mmHg、脑灌

注压<40mmHg应立即报告医生及时处理。在低温治疗期间的患者,尤其是复温时期,护士应加强观察瞳孔的频率为每小时1次。

(2)随时观察寒战反应,对于镇静、肌肉松弛药物,采用双通道轮换法更换泵用药物,保证药物浓度、速度的稳定。选择体表主动保温方式(提高室温、加用控温毯等)和被动保温方式如肢端佩戴手套穿棉袜、盖棉被等,并与抗寒战药物联合应用。出现寒战,立刻上报医生处理。床侧寒战评估量表(bedside shiver assessment scale,BSAS)作为国际化的寒战评定标准已被广泛接受,2015中国神经重症专家共识推荐使用BSAS来指导寒战治疗。BSAS分为4级:0级,无寒战;1级,轻度寒战,仅局限于颈部和/或胸部抖动;2级,中度寒战,上肢、颈部和胸部明显抖动;3级,重度寒战,躯干和四肢明显抖动。

(3)密切观察颅内压变化情况,为此患者更换体位、床单时,移动身体幅度与动作要小,同时一名护士要观察有创颅内压的数值变化,保持平卧头正位,床头抬高25°~30°,气道吸引时间应控制在15秒;进行集中护理,即患者应用甘露醇降颅压后,集中进行气道湿化、振动排痰、气道吸引等操作,同时观察颅内压波动。

(4)观察患者皮肤情况,严格交接班制度,防止冻伤。对骨突处皮肤、耳廓、受压部位可给予敷料进行保护,定时进行Braden压疮风险评估,当评分≤12分时给予警示牌提示。患者由于体位固定,骶尾部、枕部易发生压疮,须早期给予保护。使用体表降温时,须避免冰袋长时间直接接触患者皮肤,血管内低温冷水导管与中心静脉导管的连接处应用无菌巾包裹,防止直接与皮肤接触出现冻伤,见图10-10-8。

(5)遵医嘱进行血生化各系统的化验标本留取,动态监测各种指标,防止电解质紊乱,注意查看治疗仪的工作状态,及时排除报警、故障、保证降温效果。在复温期,镇静药应用与剂量逐渐减少,患者意识逐步恢复,非计划性气管拔管会随之发生,合理的安全措施、适当使用镇静剂、适时脱机以及评估,可以明显降低非计划性拔管的发生率。

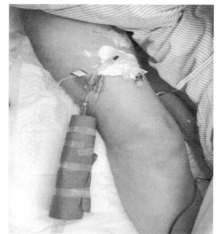

图10-10-8　血管内热交换冷水导管
小巾包裹

(三)血管内低温治疗的并发症

1. **呼吸道感染**　低温状态抑制了机体的免疫功能,对细胞免疫具有明显的抑制作用;冬眠合剂的抗组胺作用可使呼吸道分泌物变得黏稠,使用肌松剂均可抑制咳嗽排痰,导致患者的肺部感染症状加重。在此期间需重视人工气道的管理,加强拍背,定时、及时吸痰,清除呼吸道分泌物,保持呼吸道通畅,同时应重视人工气道的湿化及温化,纠正、维持患者水平衡,防止呼吸道分泌物潴留,肺部感染发生,痰栓形成及缺氧。

2. **心律失常**　心律失常在低温治疗中较常见,但其发生率与常温组相比并无明显差异,说明并非低温所致,与原发性脑损伤有关。复温过快会导致脑水肿反弹、加重颅脑损伤,引起缺氧、心律失常等并发症。整个治疗过程中必须严密监测患者的心律以及血压变化,保证各器官供血正常。

3. **凝血功能障碍**　低温使血小板变形,储存入肝窦、脾脏等,使血小板减少,易发生凝血障碍,需定时监测患者凝血功能。在患者采血后,需要延长按压时间,避免因凝血异常导致穿刺部位出血。

4. 高血糖　低温时胰岛素分泌减少且组织对胰岛素敏感性降低,从而容易导致高血糖,应严密监测血糖变化。

5. 电解质紊乱　使用低温治疗容易导致电解质丢失,因此需定时监测血镁、钾、钙的变化,防止电解质紊乱。

6. 血管内热交换治疗期间患者易发生胃潴留,尤其是大面积脑梗死低温治疗时胃肠功能障碍(胃残留量>200ml)占95.5%,患者低温治疗前应提前放置鼻肠管,保证较早进行肠内营养支持,肠内营养初始速率为30~50ml/h,每4小时抽吸胃内残留一次,残留>100ml,通知医生进行处理。

7. 血管内热交换治疗期间患者卧床时间长,肢体不能自主运动,凝血机制紊乱等,易发生静脉血栓栓塞症。指南推荐应用间歇气压治疗(又称循环驱动治疗),可促进静脉回流,减轻淤血和水肿;应用抗凝药物,预防深静脉血栓形成。

(四) 静脉管路使用及维护

见第十一章第二节。

(五) 保证仪器正常运转

电源线预留长度,并防止因抻拉造成断电。防止低温仪器意外运转,造成患者温度波动。2020年亚低温脑保护中国专家共识中梳理了颅脑损伤患者的亚低温治疗流程,见表10-10-2。

表 10-10-2　亚低温治疗流程

步骤	实施内容及方法	
1. 低温治疗前准备	医生	患者治疗准入判定;检查结果判读(心电、动脉血气分析、头颅CT、化验检查);准备呼吸机以及参数设置;准备气管插管
	护士	1. 基础体温测定(腋下);连接心电、开放外周及中心静脉通路;送检血液标本(血常规、电解质、肝肾功能、凝血功能、心肌标志物、NT-proBNP、血糖、血清淀粉酶等)
		2. 准备冰帽、水毯,预冷生理盐水,水毯温度设置为12~18℃,目标肛温33℃;准备镇静、肌松剂等药物;有创动脉压力监测,中心静脉压监测;尿管、鼻胃管以及胃肠减压
2. 低温诱导(目标:病情允许情况下,3小时内肛温降至33℃)	1. 药物使用:氯丙嗪50mg,异丙嗪50mg,哌替啶50~100mg加生理盐水稀释至50ml,4~5ml/h静脉泵入,生命体征正常稳定后,泵速为0.5~2.0ml/h;或使用咪达唑仑(初始剂量2mg静脉注射,维持剂量为2mg/h静脉泵入),阿曲库铵(25mg静脉注射),根据患者的生命体征调整药物用量	
	2. 头部冰帽、身下水毯,腋温>38℃,将冰块外包毛巾置于腋下、腹股沟等大血管处	
	3. 水毯体表降温(水毯温度设置为12~18℃,设定直肠温度33℃),肛温<33℃,调整水毯温度,维持目标温度33℃	
	4. 冷水输注法:4℃生理盐水,300mmHg加压输注(外周粗大血管),目标剂量为30~40ml/kg,每输注500ml记录1次体温、心率、血氧饱和度、血压、中心静脉压等生命体征,体征不平稳时停止输注	

步骤	实施内容及方法
3. 低温维持阶段（根据情况维持低温治疗时间 3~5d，32~35℃）	1. 以监测直肠温度 33℃为靶向管理目标，调整水毯温度设置 2. 药物方案：咪达唑仑用法同上，当目标体温<33℃，停止阿曲库铵或减量至 8mg/h 静脉泵入，根据患者体温、烦躁情况使用冬眠合剂 3. 到达目标体温出现寒战处理方案：以最大剂量（10mg/h）泵入咪达唑仑，并维持 1 小时，随后给予阿曲库铵（初始剂量 25mg 静脉注射，维持剂量 32mg/h 静脉泵入），持续静脉泵入阿曲库铵直到复温阶段，如果寒战持续存在，考虑停止亚低温治疗 4. 监测指标：每 1 小时监测 1 次生命体征（血压、呼吸、心率、脉搏、血氧饱和度）、中心静脉压、直肠温度、血糖，每 4~6 小时监测 1 次心电图、血气分析、血常规、电解质、凝血、肝肾功能、尿量等，持续或间断监测脑电图 5. 患者意识恢复，遵从指令，终止亚低温治疗并开始复温
4. 缓慢复温（12~24 小时内复温到 36~37℃）	1. 去除降温装置、停用冬眠合剂等药物，给患者加盖保暖衣物或调高变温水毯复温，药物治疗 2. 现有速度泵入咪达唑仑，若出现寒战、烦躁、原因不明的心动过速、高血压时，每隔 15 分钟，根据需要推注咪达唑仑 2mg 或加大泵入剂量，若最大剂量仍存在镇静不足，可加用其他药物（例如丙泊酚等） - 温度达到 36℃停用阿曲库铵，温度达到 37℃且肌张力恢复，停用咪达唑仑； - 生命体征平稳，调整呼吸机参数，过渡、停机

五、文献或经验分享

目前低温治疗方法有较多种，低温治疗越早，降温速度越快，其治疗效果越好。目前低温技术按其原理分为药物降温和物理降温。

1. **药物降温**　一般通过服用各种退热药物来控制体温，使用方便，但是降温效果有限，常用于发热患者退烧或其他低温技术的辅助降温措施。

2. **物理降温**　根据其途径不同又分为体表降温、体腔降温、血液降温。体表降温简单易行但是达到治疗温度所需要的时间很长，易导致寒战、难以控制复温速度和复温中的病情反跳等这些都显著影响了低温的疗效，且加大了护理工作强度。体腔降温操作上有一定的难度，而且冰水直接接触心脏会发生心室颤动或其他心律失常等严重并发症，故不常用。

3. **血液降温**　静脉输液法是一种简便可行的方法，能显著降低核心温度而不引起肺水肿，但不能准确控制体温的变化，且输液量受心功能限制，对使用造成一定困难；体外循环法降温迅速，容易控制，效果确实，可以结合血滤技术清除血液内一些有害物质，治疗脑水肿，但需要复杂的设备和准备，有创伤大，副作用多，对患者的心、肺、肾功能造成巨大挑战，故不推荐，仅用于心血管大手术的心脑保护。

4. **血管内热交换法**　降温迅速可靠，中心温度迅速可控地降低，降温稳定、精确，目标温度可控，创伤较体外循环降温小，无皮肤损伤，复温容易且可控。因此，在临床中，血管内低温治疗是目前较为理想的控制降温方法，达到保护和治疗脑神经细胞的温度条件，进行脑功能保护措施的技术。Cool Gard3000 血管内热交换控制仪这一系统由四部分组成，包括具有降温作用的体外机、密闭式导管、插入深静脉内具有热交换作用的 Icy 管及带有中心体温探头的导尿管。CoolGard 温度控制系统和导管构成了一个封闭的循环系统,冷却液不会进入到患者的循环血液中。它的特点是降温迅速可靠,创伤较体外循环降温小,临床经验表明该系统降温速度平均达到 3.0~6.0℃ /h,温度控制精确度为 0.1℃。

第十一节　急性缺血性脑卒中溶栓技术

急性缺血性脑卒中(acute ischemic stroke,AIS)是最常见的脑卒中类型,目前我国脑卒中的发病率正以每年增长 8.7% 的速度上升,其中缺血性脑卒中占全部脑卒中的 87%。脑卒中已成为我国城市和农村人口第一位致残和死亡原因,严重威胁着人们的健康和生命。超早期的溶栓治疗已经成为急性缺血性脑卒中患者最主要和最有针对性的治疗方法,是能够改善患者临床结局,降低病死率和致残率的有效手段,已被我国和许多国家临床指南推荐。目前,早期血管再通方法有静脉溶栓、动脉内溶栓、非支架机械取栓治疗、支架机械取栓治疗等。

静脉注射重组组织型纤溶酶原激活剂(recombinant tissue plasminogen activator,rt-PA)的溶栓治疗是目前改善缺血性脑卒中不良结局的最有效手段之一。rt-PA 静脉溶栓治疗受到时间窗的限制,超过时间窗便会造成救治的延迟。国内外脑卒中管理指南推荐患者到院至用药的时间(door-to-needle time,DNT)应控制在 60 分钟之内。相关研究显示,DNT 每缩短 15 分钟,可降低 5% 的院内病死率。由此可见,急性缺血性脑卒中溶栓绿色通道的建立可以明显缩短 DNT 的时间,为抢救患者的生命赢得时间,降低病死率、改善预后。

一、静脉溶栓技术

(一) 静脉溶栓依据

脑卒中(stroke)又称脑血管意外,是一组由脑部血液循环障碍引起的,以局灶性神经功能缺失为共同特征的脑血管疾病。临床上按照病理过程的后果区分为缺血性卒中及出血性卒中,其中缺血性卒中占卒中分类的 80%,是临床常见的急症。有临床研究报道,缺血性脑卒中梗死部位通常由中心坏死区、缺血半暗带以及正常脑组织 3 部分构成。缺血半暗带区域内的脑组织通常处于缺血缺氧状态而导致部分神经功能受损缺失,但由于该区域内的神经细胞处于尚未完全坏死状态,一旦及时接受静脉溶栓治疗,可以在一定程度上促进该区域内血供恢复,预防脑组织发生缺血性坏死,促进脑组织功能恢复。溶栓治疗是建立再灌注的有效治疗手段,静脉溶栓已成为缺血性卒中的常规治疗,是各大急性缺血性卒中指南及治疗规范推荐的首选治疗方式。

(二) 静脉溶栓的方法

静脉溶栓是通过静脉通道应用纤溶酶原激活剂一类的溶栓药物,直接或间接地使血栓中的纤维蛋白溶解,从而使被阻塞的血管再通,这种治疗方法称为静脉溶栓疗法。静脉溶栓是溶栓疗法中最常用的一种,溶栓方案应根据患者的病情而定,通常使用的药物是尿激酶(UK)及重组人组织型纤溶酶原激活物(rt-PA)。

(三) 静脉溶栓的步骤

1. 溶栓前医生准备

(1)快速判断脑卒中。

(2)确定起病时间。

(3)身体检查(OCSP分型、NIHSS评分、生命体征)。

(4)化验检查(血常规、血型、出凝血功能、生化检查、ECG、CT检查等)。

(5)与家属谈话,签署知情同意书。

(6)通知病房准备,确定溶栓方案。

2. 溶栓前护士准备

(1)病情评估(意识、生命体征),心电监护,吸氧。

(2)留取血标本送检,建立两条静脉通道(选择肢体功能较好侧的上肢血管,血管充盈,弹性好)。

(3)对患者及家属进行宣教及心理护理。

(4)物品准备:监护仪、注射泵、溶栓药物、抢救用物等。

3. 用药护理

(1)发病4.5小时内选择全身静脉溶栓,推荐使用rt-PA;发病4.5~6小时内可选择尿激酶(UK)静脉溶栓治疗。

(2)rt-PA:静脉剂量为0.9mg/kg(最大剂量90mg),静脉推注10%(时长1分钟),其余90%的剂量溶于生理盐水100ml中持续静脉泵注(时长60分钟)。

(3)尿激酶(UK)100~150万U,加入0.9%生理盐水100ml,静脉泵注30分钟。

(4)药物现配现用,保证在规定时间内使用。

4. 溶栓过程中及溶栓后的护理

(1)生命体征监护:溶栓2小时内,15min/次;溶栓2~6小时,30min/次;溶栓6~24小时,60min/次。

(2)NIHSS评分:溶栓1小时内30min/次;溶栓1~24小时内1h/次。

(3)观察患者有无出血情况,皮肤黏膜、注射部位、消化道出血、血尿、颅内出血可表现为意识障碍加重。

(4)监测血常规、出凝血功能:溶栓后1小时、溶栓后2小时、溶栓后4小时、次日进行抽血化验。

(5)防止损伤与出血,24小时避免留置胃管等有创操作。

(6)加强针对患者的基础护理及心理护理。

(四)关键环节的提示

1. 评估

(1)静脉溶栓适应证:①年龄<75~80岁;②无意识障碍,但对于基底动脉血栓形成者,由于预后极差,即便昏迷较深也不禁忌;③脑CT排除颅内出血,且无明显神经系统功能缺损相对应的低密度阴影;④溶栓治疗在发病6小时内进行,若为进展性脑卒中,可延长至12小时;⑤患者或家属签字同意者。

(2)静脉溶栓的禁忌证:①患者有颅内出血的证据;②怀疑患者有蛛网膜下腔出血;③近期的(3个月内)颅内或脊柱内的手术、严重的头部外伤或曾有脑卒中病史;④颅内出血的病史;⑤血压不能得到控制(SBP>180mmHg或DBP>110mmHg);⑥脑卒中发生时伴癫痫发作;⑦活动性的内出血;⑧颅内新生物、动静脉畸形、动脉瘤;⑨已知有出血体质。

（3）护理评估

1）评估患者生命体征、神志、配合情况，如患者不能完全配合视情况给予镇静药物及肢体约束。

2）评估患者排尿情况，尽量采取假性导尿；如需留置尿管，视患者溶栓效果，溶栓30分钟后进行操作。

2. 注意事项

（1）**静脉溶栓时间窗**

1）急性缺血性卒中血管内治疗中国指南2018：有血管内治疗指征的患者应尽快实施治疗，当符合静脉rt-PA溶栓标准时，应接受静脉溶栓治疗，同时直接桥接机械取栓治疗（Ⅰ类推荐，A级证据）。

2）多个临床试验研究结果认为有效抢救半暗带组织的时间窗为4.5~6小时，rt-PA的有效时间窗为4.5小时内，发病6小时内的如考虑不能使用rt-PA可以使用尿激酶。

（2）**溶栓药物及剂量**

1）理想的溶栓药物应具备以下特点：对血栓选择性高，血浆半衰期短，作用迅速，快速清除，不持续产生代谢毒性产物，无免疫反应性，引起颅内出血并发症的作用轻微。

2）目前国内常使用的溶栓药物有rt-PA、尿激酶（UK），推荐使用UK100~150万U，rt-PA 0.9mg/kg，总剂量不超过90mg，最佳剂量及灌注率仍需进一步研究论证。

（3）**溶栓前的护理**

1）缩短发病至溶栓的时间是溶栓成功的关键，做好溶栓的护理观察是确保患者安全的前提条件。

2）尽可能将患者送至神经重症监护病房或者卒中单元进行监护。

（4）**溶栓过程中的护理**：①静脉输液过程中应有专人守护，保持静脉通路绝对通畅，持续匀速泵注，保证药物在规定时间滴注完毕；②部分患者溶栓过程中肢体功能明显恢复，安抚患者，嘱患者绝对卧床休息，情绪稳定有利于更好的恢复；③溶栓治疗过程中严密观察并记录病情变化，有无寒战、发热、皮疹等过敏反应，牙龈黏膜皮肤有无出血倾向，大、小便色泽，呕吐物颜色；④特别注意头痛呕吐，出现时需立即停药，告知医生，如出现严重头痛、高血压、恶心或呕吐，应立即停用溶栓药物并行头颅CT检查。

（5）**溶栓后的护理**

1）病情变化及疗效观察：护士应密切观察并记录患者的意识、瞳孔、生命体征及肢体活动的变化情况；在最初的6小时内每15~30分钟观察一次瞳孔和意识；血压一般控制在（140~160）mmHg/（75~90）mmHg较为适宜；进行持续全功能心电监护，配合医生进行神经功能评分。

2）主要并发症的观察：溶栓的主要并发症有出血，主要是脑出血、再灌注损伤和血管再闭塞；在静脉溶栓术后第一个24小时内，禁止做动脉穿刺，以减少局部继发出血的风险，溶栓结束后30分钟内不放置导尿管，溶栓治疗第一个24小时内尽可能不下胃管，以减少胃肠道、泌尿道的损伤；溶栓后过度灌注造成脑水肿，可形成颅内高压，神经功能损伤加重，密切观察患者血压、呼吸、意识水平、理解能力、语言功能、面部运动、肢体肌力变化，以及时发现患者是否有再灌注脑损伤和血管再闭塞的症状，如发现神经功能障碍症状有加重，而头颅检查未见出血灶时，应考虑为再灌注损伤，应给予脱水治疗；溶栓治疗后应加强对溶栓再闭塞的预防及观察,若发现患者意识水平变化,再次出现偏瘫,或者原有症状加重,应立即报告医生,及时脱水降低颅内压。

(6)心理和康复护理。急性期的心理护理要点是尽可能使患者稳定情绪,平安度过急性期。患者均存在不同程度对溶栓治疗的顾虑,担心不成功及并发症,应向患者或家属耐心解释,同时讲明可能出现的不良反应和预防措施,使其以最佳状态配合治疗与护理;溶栓2小时内绝对卧床休息,24小时内在医护人员指导下以床上活动为主,不宜过早离床,做好卫生宣教;协助患者康复训练。

(五)文献或经验分享

目前临床针对急性缺血性脑卒中患者最有效的治疗手段即静脉注射重组组织性纤溶酶原激活剂(rt-PA)进行溶栓治疗。有研究报道,早期静脉溶栓能够迅速促进缺血半暗带区域供血恢复,改善其神经缺损情况,挽救患者生命。但是该方法治疗效果受严格的时间窗限制,一旦错过最佳治疗时间,会严重影响疗效及预后。美国心脏病学会/卒中委员会2018年指南建议卒中患者到达医院急诊并接受溶栓治疗时间(DNT)应控制在1小时内,但有调查数据显示,我国卒中患者溶栓前院内等待时间平均在2小时左右,发病3小时溶栓治疗率约为11%。急性脑卒中患者入院至接受静脉溶栓治疗时间每延长60秒可导致1 900 000个神经元与1亿4千万个神经突触受损坏死,严重影响患者预后及生活质量。如何有效地缩短DNT,提升缓和溶栓治疗率成为急诊医护人员共同关注的热点问题之一。

二、血管内治疗

(一)血管内治疗的依据

急性缺血性脑卒中(acute ischemic stroke,AIS)治疗的关键在于尽早开通阻塞血管,挽救缺血半暗带。静脉溶栓随机对照研究的汇总分析进一步证实发病4.5小时内静脉rt-PA溶栓有明确获益,而且溶栓时间越早,获益越大。由于静脉溶栓具有严格的时间窗限制,能够通过其获益的患者不到3%。相关研究提示,静脉溶栓后3~6个月死亡率未明显降低,高达17.9%,且2/3的患者依然遗留有不同程度的残疾。指南明确推荐,有血管内治疗指征的患者应尽快实施治疗。此节中主要介绍动脉溶栓相关内容。

(二)动脉溶栓的方法

动脉溶栓技术依靠介入技术通过微导管在血栓附近或者穿过血栓直接给予溶栓药物,提高局部血液的药物浓度,减少药物用量,降低颅内及全身出血的风险。

(三)动脉溶栓的步骤

见表10-11-1。

表 10-11-1 动脉溶栓过程

步骤	动脉溶栓过程
1	术前准备: (1)术前谈话签手术同意书,通知病房和急诊室以及造影室紧急准备 (2)留取血标本急查血常规、凝血,心电图,备皮

步骤	动脉溶栓过程
2	手术操作及配合： (1)建立静脉通道，监测生命体征，吸氧，导尿，控制血压，必要时使用镇静药物 (2)物品准备：手术单、器械包、碘伏消毒液、导管鞘包、造影导管、鞘管、加压输液装置、肝素钠注射液、鱼精蛋白注射液、造影剂等 (3)腹股沟消毒铺巾，股动脉穿刺，置鞘管，连接加压输液装置 (4)全身肝素化 (5)连接造影导管，经鞘管送入股动脉达主动脉弓行弓上造影，更换造影导管进行全脑血管造影，对病变部位作出诊断、进行治疗评估 (6)选定目标动脉，将导管送至梗死部位，如目标部位有困难或危险则尽量靠近 (7)进行溶栓治疗，溶栓过程中做好病情观察，溶栓过程中进行造影评估溶栓效果 (8)溶栓治疗结束，拔除鞘管，局部按压10分钟，加压固定穿刺点部位，送患者至监护病房
3	术后处理： (1)抗凝、抗血小板药物治疗 (2)扩容、提高脑灌注，促进造影剂排出 (3)溶栓后24小时需进行CT或DSA复查 (4)观察穿刺部位有无活动性出血，右下肢(或穿刺肢体)制动6小时以上，每小时观察足背动脉搏动情况

（四）关键环节的提示

1. 评估

（1）动脉溶栓适应证：①年龄 18~85 岁；②前循环动脉溶栓在发病 6 小时内，后循环和延长至发病 24 小时内；③临床诊断急诊缺血性卒中，存在与疑似闭塞血管支配区域相应的临床症状和局灶伸进功能缺损，且神经功能损害症状及体征超过 60 分钟不缓解；④ NIHSS 评分在 8~25 分之间，后循环进展性卒中可不受此限；⑤影像学评估：CT 排除颅内出血，脑实质低密度改变，或者脑沟消失范围<1/3 大脑中动脉供血区域，或后循环低密度范围未超过整个脑干及单侧小脑半球的 1/3，有条件的医院建议行头颈部 CTA 或 MRA 检查，证实闭塞的责任血管；有条件的医院建议性头颅 CTP 检查，证实存在缺血半暗带；⑥患者或患者家属理解并签署知情同意书。

（2）动脉溶栓的禁忌证：①最近 3 周内有颅内出血病史，既往发现脑动静脉畸形，或动脉瘤未行介入或手术治疗；②药物无法控制的顽固性高血压（收缩压≥185mmHg 或者舒张压持续≥110mmHg）；③已知造影剂过敏；④血糖<2.8mmol/L 或>22mmol/L；⑤急性出血体质，包括患有凝血因子缺陷病，国际标准化比值（INR）>1.7 或血小板计数<100×10⁹/L；⑥最近 7 天内有不可压迫的动脉穿刺史，最近 14 天内有大手术或者严重创伤病史，最近 21 天内有胃肠道或者尿道出血，最近 3 个月内存在增加出血风险的疾病，入严重颅脑外伤、严重肝脏疾病、溃疡性胃肠道疾病等，既往 1 个月内有手术、实质性器官活检、活动性出血；⑦可疑脓毒性栓子或细菌性心内膜炎；⑧生存预期寿命<90 天；⑨严重肾功能异常。

（3）护理评估：①评估患者生命体征、神志、配合情况，如患者不能完全配合视情况给予镇静药物及肢体约束；②评估患者排尿情况，及时留置尿管或进行假性导尿。

2. 注意事项

(1)动脉溶栓时间窗：①将机械取栓时间窗由原来 6 小时扩展到 24 小时，同时也应遵循个体化原则，结合患者的病变部位、侧支循环、影像学结果，特别是 MRI 上缺血半暗带的情况来决定是否进行动脉溶栓治疗；②相关研究较多在经过筛选的前循环大血管急性缺血性卒中患者中，以机械取栓为主的血管内治疗可带来明确获益；③动脉溶栓还可用于静脉溶栓无效的患者，也可用于重症脑卒中不适合静脉溶栓的患者，但尚无大量的临床证据。

(2)溶栓药物及剂量：①理想的溶栓药物应具备以下特点：对血栓选择性高，血浆半衰期短，作用迅速，快速清除，不持续产生代谢毒性产物，无免疫反应性，引起颅内出血并发症的作用轻微；②单纯动脉溶栓建议选择 rt-PA 或尿激酶，目前最佳剂量和灌注速率尚不确定，推荐动脉溶栓 rt-PA 给予 1mg/min，总剂量不超过 40mg，或尿激酶(1~3)万 U/min，总剂量不超过 100 万 U。静脉溶栓后的患者，动脉溶栓时 rt-PA 不超过 30mg 或尿激酶不超过 40 万 U。当造影显示血管再通或者对比剂外渗时，应立即停止溶栓。

(3)术后的监护及处理：①将患者送至 NCU 或者卒中单元进行 24 小时心电、血压监护。②观察动脉穿刺局部敷料是否清洁干燥，患者双侧足背动脉搏动是否正常，2 小时内，15min/ 次；2~6 小时，30min/ 次。③定期进行神经功能评估：术后 12 小时内：NIHSS 评分 1 次 /30min；术后 12~24 小时内：NIHSS 评分 2h/ 次；如果出现严重的头痛、高血压、恶心、呕吐，应随时行 NIHSS 评分，行头颅 CT 检查。④血压的监测及控制，目前临床应用多参数监护仪对患者进行生命体征连续动态的监护，溶栓前血压应控制在 <180/105mmHg 以下，对于溶栓后血管开通(mTICI 2b/3 级)后建议收缩压控制在 140mmHg 以下；血压过低会影响血流灌注，导致脑缺血或溶栓后血管再闭塞以及其他重要脏器缺血的症状，因此，要避免血压过低。⑤血糖的控制，约有 40% 的脑卒中患者存在高血糖，对预后不利，应对患者进行高血糖控制；卒中后低血糖的发生率较低，低血糖可导致脑缺血损伤和水肿加重，要尽快纠正低血糖；推荐血糖超过 11.1mmol/L 进行胰岛素治疗，血糖低于 2.8mmol/L 时考虑给予 10%~20% 葡萄糖口服或注射治疗(Ⅱb 类推荐，C 级证据)。⑥抗血小板治疗前应复查头颅 CT 排除颅内出血，抗血小板药物应在静脉溶栓后 24~48 小时开始使用(Ⅰ类推荐，A 级证据)。对阿司匹林耐受者，可以考虑选用氯吡格雷等抗血小板药物治疗。⑦对于术后脑灌注不足的患者，建议扩容治疗。⑧大脑半球大面积脑梗死(massive cerebral hemispheric infarction，MCHI)定义为大脑中动脉供血区域 ≥ 2/3 的梗死，伴或不伴有大脑前动脉 / 大脑后动脉供血区域的梗死。病情危重可根据病情进行血管内热交换治疗，通过低温脑保护达到降低 MCHI 患者病死率和改善神经功能预后的目的。

(4)并发症及处理

1)再灌注损伤：高灌注综合征是指闭塞脑动脉再通后，缺血脑组织重新获得血液灌注，同侧脑血流量显著增加，从而造成脑水肿甚至颅内出血发生。高灌注综合征患者需要收 NCU 进行密切监护，给予适当镇静、有效控制血压、适当脱水治疗及其他相关并发症的预防，对合并有颅内血肿伴有占位征象者，必要时需要神经外科实施去骨瓣减压等处理。

2)穿刺部位相关并发症：依据神经介入诊疗常规执行。

3)颅内出血：依据神经外科相应指南执行。

(五) 文献或经验分享

急性大血管闭塞后脑组织的缺血区从外向内依次包括：①良性缺血区：可自行恢复功

能的区域;②缺血半暗带区:除非积极有效的治疗,否则进展为不可逆损伤的区域,是临床治疗及研究的焦点;③梗死核心区。梗死核心和半暗带体积在临床预后上有独立的预测作用,在伴有大的半暗带体积时,血管再通治疗具有特别重要的作用。

动脉溶栓开始时间越早临床预后越好,需要在有多学科协作的急诊绿色通道及神经介入条件的医院实施;可以在足量静脉溶栓基础上对部分适宜患者进行血管内治疗;发病6小时内的大脑中动脉供血区的AIS,当不适合静脉溶栓或静脉溶栓无效且无法实施机械取栓时,可严格筛选实施动脉溶栓,急性后循环动脉闭塞患者,动脉溶栓时间窗可延长至24小时。

第十二节 数字减影血管造影术

一、数字减影血管造影术的原理

数字减影血管造影(digital subtraction angiography,DSA),是20世纪70年代以来应用于临床的一种崭新的X线检查新技术,通过计算机把血管造影片上的骨与软组织的影像消除,仅在影像片上突出显示血管的一种摄影技术,是目前诊断脑血管狭窄或闭塞的"金标准"。DSA不但能清楚地显示颈内动脉、椎基底动脉、颅内大血管及大脑半球的血管图像,还可测定动脉的血流量,目前已被应用于脑血管病检查,特别是对于动脉瘤、动静脉畸形等定性定位诊断,更是最佳的诊断手段。其不但能提供病变的确切部位,而且对病变的范围及严重程度,亦可清楚地了解,为手术提供较可靠的客观依据。由于它是一种创伤性检查,所以对脑血管病不应作为首选或常规检查方法,需要掌握好适应证和禁忌证,并做好有关准备工作。

二、数字减影血管造影实施方法

DSA应用计算机程序进行两次成像,在注入造影剂之前,首先进行第一次成像,并用计算机将图像转换成数字信号储存起来。注入造影剂后,再次成像并转换成数字信号。两次数字相减,消除相同的信号,得知一个只有造影剂的血管图像。这种图像较以往所用的常规脑血管造影所显示的图像,更清晰和直观,一些精细的血管结构亦能显示出来。

常见的为经股动脉插管进行DSA检查,优先选择右侧股动脉,Seldinger穿刺技术及其改良方法操作简便,损伤小,同期置入血管鞘可避免反复置入造影导管损伤血管,目前已成为DSA的基本操作技术,在腹股沟韧带股动脉搏动最明显处下方1.5~2cm处作为穿刺点,消毒皮肤,给予利多卡因局部麻醉,将穿刺针与皮肤呈30°~45°刺入股动脉,将导丝送入血管20cm左右,撤出穿刺针,迅速沿导丝置入导管鞘或导管,撤出导丝,在电视屏幕上将导丝送入靶动脉后注入少量造影剂后造影。

三、数字减影血管造影实施步骤

具体见表10-12-1。

表 10-12-1 DSA 实施步骤

步骤	具体实施内容
1	术前予 DSA 相关知识宣教,完善各项术前检查,签署知情同意书;术前 1~2 天指导患者练习床上翻身、排便;如果预计手术时间较长或术后不能配合平卧位排尿,可以提前留置导尿;建议对于清醒且能够配合的患者一般不要求禁饮食;双侧腹股沟区备皮;佩戴腕带;建立静脉通路
2	术前备好手术器械消毒包,备足所需药品、各类抢救药品及抢救器械等;术前 30 分钟予苯巴比妥 0.1g 肌内注射;调节室温,患者去枕平卧于造影床上,充分暴露穿刺部位;连接监护仪
3	穿刺部位消毒,用利多卡因局部麻醉;术中严格无菌操作,手术者集中注意力在显示屏上,护士要密切观察患者生命体征、神志、瞳孔,并随时询问患者有无心慌、头痛等不适,观察患者的语言、肢体活动度等,有无造影剂过敏、血管痉挛等症状
4	术毕拔鞘管后,按压时,手指着力点位于股动脉穿刺内口或其近端,同时注意暴露外口,以便观察有无活动性出血。按压时间一般为 10~20 分钟,解除压力后确认外口无渗血,方可将无菌敷料置于内口上,以弹力绷带交叉加压包扎,沙袋压迫穿刺点 6~8 小时,绝对卧床 24 小时
5	术后 24 小时之内心电监护监测生命体征;2 小时之内,每 15 分钟观察患者神志、瞳孔、语言、肢体活动度、足背动脉搏动、术侧肢体皮温及颜色;每 30、60 分钟观察上述内容;6 小时后根据患者情况,遵医嘱进行间断的观察
6	术后嘱患者多饮水,4 小时内饮水 1 000ml,24 小时内饮水 2 500ml,促进造影剂排出;肢体制动期间,注意按摩术侧肢体,防止深静脉血栓发生;术后 24 小时如无异常,可去除弹力绷带,消毒穿刺点,并予无菌纱布覆盖;24 小时后可下床适当活动

四、关键环节的提示

(一) 评估

DSA 对脑血管病诊断是一种有效方法。由于它是一种创伤性检查,所以对脑血管病不应作为首选或常规检查方法,需要掌握好适应证和禁忌证,并做好有关准备工作。由于知识缺乏,患者术前常出现焦虑、恐惧、紧张等心理,这些心理反应往往导致生理反应,如心率加快、血压升高等,不利于手术的进行。因此术前应做好患者心理及生理评估,针对患者情况给予心理护理尤为重要。针对术中及术后可能出现的紧急情况、并发症和不良反应制定预防措施和抢救方案,并备好抢救药品及器械。协助患者完成相关辅助检查,针对患者的病变特点准备介入器材和相关设备。通过术前准确评估及采取有效措施,保证操作顺利进行,减少相关并发症发生。

(二) 注意事项

1. 术前

(1)目前所使用的非离子型造影剂一般不要求常规进行造影剂过敏试验,但术前应详细询问患者的过敏史,尤其是造影剂过敏史,对于有造影剂过敏史或碘过敏史的患者,术前应做造影剂过敏试验。

(2)术前应进行详细的神经功能评估,以便术中万一出现新的神经系统症状和体征时,能及时发现并与病前比较。

(3)如果患者紧张焦虑情绪较明显,可遵医嘱给予地西泮 5~10mg 静脉注射或咪达唑仑 10mg 静脉注射,确保患者在手术过程中镇静,防止因躁动影响操作过程和造影质量。患者推注镇静药物时间>5分钟,并需医生床旁观察。

2. 术中

(1)术中肝素化是预防血栓形成的有效手段,术中决定肝素使用剂量的原则是使活化凝血时间(ACT)保持在250秒以上。若操作时间超过肝素半衰期(一般为90分钟),应追加肝素剂量。患者操作若超过1小时,则应在第2个一小时再追加肝素剂量,因此应尽量争取在1小时内完成操作,减少肝素用量,降低出血风险。

(2)术中怀疑有脑出血或内脏出血,应及时对血液进行去肝素化,可采用静脉注射鱼精蛋白的方法。由于鱼精蛋白可能与造影剂反应并引起沉淀,因此不应通过造影导管注射。

3. 术后

(1)穿刺部位血肿是血管内穿刺插管最常见的合并症,出血量大会出现压迫症状。因此术后要密切观察穿刺部位敷料包扎情况及有无渗血、瘀斑及血肿,并做好记录,如有异常及时汇报医生。

(2)术后24小时内绝对卧床,术侧肢体制动,每2小时按摩制动肢体,预防深静脉血栓。

(3)肾脏是造影剂排出的唯一途径,术后嘱患者多饮水,促进造影剂排出防止肾衰竭。

(4)保持大便通畅,剧烈咳嗽或用力排便时,用手按压穿刺部位,防止出血。

(5)监测生命体征变化,关注患者主诉,术后前6小时,每小时触术侧肢体足背动脉搏动及皮温,观察术侧肢体皮肤颜色及活动度,并做好记录。

4. DSA 是目前被国内外学者公认的评价脑血管状况的"金标准"。但该手术技术要求高,作为一项有创检查,存在许多操作风险及术后并发症。临床常见的并发症通常分为以下几类:

(1)穿刺点相关并发症:常见有穿刺部位血肿、穿刺点出血及皮肤瘀斑等,引起此类并发症的原因可能与反复穿刺、压迫止血方法不当、下肢制动欠佳、凝血异常等有关。

(2)局部或周围血管并发症:在手术过程中,导丝及导管对血管壁产生刺激,或造影剂的注射过程中对血管壁产生一定的影响而引起局部或远端血管出现痉挛。一般来说,此类并发症主要表现为新发的局部狭窄情况,通常在予以解痉治疗或停止穿刺后症状缓解。

(3)神经系统并发症:发生的原因主要为血栓的形成及动脉粥样硬化斑块的脱落,引起患者出现脑梗死。操作过程反复将导管导丝进行更换,导管对血管内膜产生损害,引起血管内出现血栓或使动脉粥样硬化斑块发生脱落。此外造影剂注射时推注力过大,亦可导致血管附壁的斑块出现脱落。

(4)动脉夹层:发生于股动脉或髂动脉的夹层多由于穿刺针或导管、导丝进入内膜下而未及时发现,因内膜破口位于血管夹层的远心段,而血管夹层位于近心段,为逆行夹层,不易继续扩大,一般数小时或数天后可自行愈合。如血管夹层延伸过深可能累及对侧大血管供血,应及时行局部血管造影,必要时请外科协助处理。

(5)皮质盲:皮质盲表现为双眼视力丧失,瞳孔对光反射正常,也可伴有遗忘、肢体偏瘫、头痛等其他症状,多见于椎动脉造影后,其他脑血管或冠状动脉造影后也可出现。发病机制与脑血管痉挛、血脑屏障破坏有关,脑血管造影后的皮质盲无特效处理,需完善头颅影像学检查排除后循环脑栓塞,可适当补液,促进造影剂排泄,同时给予血管解痉药物。皮质盲通常预后良好,数小时或数天内可完全恢复。

(6)假性动脉瘤:股动脉穿刺后,血液可通过损伤的壁破裂口进入血管周围组织,形成腔隙,造成假性动脉瘤。

(7)其他并发症:在拔出血管鞘时及拔鞘后加压包扎时患者可能出现血压低、心律减慢、心律失常及迷走反射等情况;造影剂相关反应;肾功能衰竭。

五、文献或经验分享

DSA 是介入治疗过程中用到的影像设备,临床功能上偏治疗多于诊断。相对 MRI、CT 和超声等影像诊断类设备,DSA 和医生的互动(治疗)时间更长,因此 DSA 的开发除了要考虑到治疗需要的成像功能,还要考虑操作体验流畅,放射剂量更低,甚至可以帮助缓解患者的紧张情绪。DSA 术后要加压包扎穿刺点,穿刺侧肢体制动 24 小时,因患肢制动时间过长,患者处于一种强迫体位,全身肌肉不能放松,易引起腰背酸痛,后期较多引起患者焦虑等症状,为此需要早期进行沟通与交流,解除患者的顾虑。

第十三节　颅内血肿微创穿刺技术

一、颅内血肿微创穿刺技术依据

经研究证实,脑出血后血肿周围组织水肿的体积可以超出血肿本身体积的数倍。血肿的占位效应,血脑屏障受损,血肿分解产物的神经毒性作用,以及脑组织受损后释放的血管活性物质的作用可能是脑水肿的主要原因。血肿穿刺引流治疗,在急性期可部分降低颅内压,同时可以减轻血浆中凝血酶引起的细胞毒性脑水肿,冲洗液还可以稀释或拮抗细胞毒性物质;在亚急性期,这种治疗可以减轻血红蛋白及其崩解产物亚铁离子等的神经毒性作用。

二、颅内血肿微创穿刺术的方法

颅内血肿微创穿刺粉碎清除技术是治疗颅内血肿的一种有效的方法,代替开颅手术达到清除血肿的目的。清除血肿安全、可靠、无盲区、无附加损伤,效果显著,在治疗上突破了对患者年龄及身体状况的限制,是目前治疗颅内血肿特别是高血压性脑出血的一种理想方法,极大地提高了脑出血的治疗效果,减少了死亡率,减轻了致残率,提高了患者的生存质量,而且方法简单,费用低廉。

三、穿刺的步骤

见表 10-13-1。

表 10-13-1　颅内血肿微创穿刺过程

步骤	穿刺过程	图示
1	术前准备:血生化、胸片、心电图、血糖肾功,行头颅 CT 扫描;剃头、画线、定位、局部消毒	图 10-13-1
2	铺无菌巾、洞巾;检查穿刺点下是否有血管搏动,穿刺时避开血管;穿刺点局部浸润麻醉;压迫止血	图 10-13-2

续表

步骤	穿刺过程	图示
3	一次性颅内血肿粉碎穿刺针装入颅钻并调试稳固;旁开穿刺点,钻透皮层后移至颅骨穿刺点;调整颅钻方向,钻透颅骨	图 10-13-3
4	连接侧管,拔出针芯,插入圆钝头塑料针芯;针体缓慢进入至血肿边缘时见暗红色血从针体后孔溢出;拔出塑料针芯,旋紧针体后端盖帽	图 10-13-4
5	打开侧管上的开关,从侧管抽出暗红色血肿液;把抽出的血液放入量杯后,继续缓慢抽吸;抽出一定比例血肿液后停止抽吸	图 10-13-5
6	取掉针尾盖帽,装置针形血肿粉碎器;用冲洗液冲洗血肿腔,注入液化剂。液化引流操作方法:适量液化剂注入引流管,2ml 生理盐水冲洗并关闭引流管,使用尿激酶或 rt-PA 与血凝块充分接触,1 小时后开放导管,重力作用下引流清除血肿。尿激酶剂量:每次 20 000~400 000IU,1~2 次 /d。rt-PA 剂量:每次 0.5~1.0mg,1~2 次 /d,总量<4.0mg	图 10-13-6
7	关闭两个血肿通道,灭菌敷料包扎	图 10-13-7

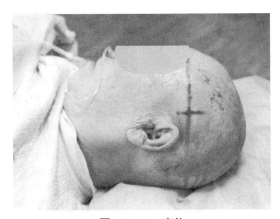

图 10-13-1　定位

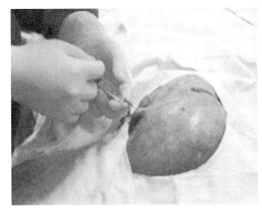

图 10-13-2　局部浸润麻醉

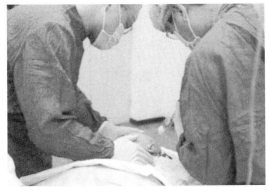

图 10-13-3　穿刺

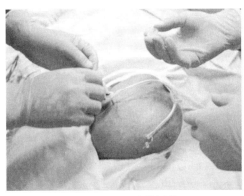

图 10-13-4　连接侧管

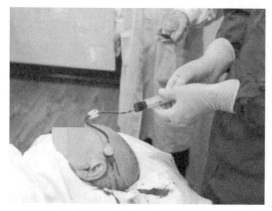

图 10-13-5　抽出暗红色血肿液

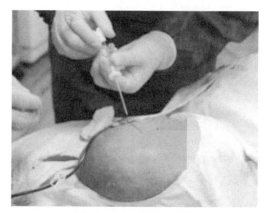

图 10-13-6　冲洗血肿腔

四、关键环节的提示

(一) 评估

术前评估患者的全身情况、能否耐受手术,进行严密的观察和仔细的分析判断,特别是要注意保持呼吸道通畅、血压及颅内压合理控制等问题,目的在于改善患者的基本状况,使其能顺利完成手术。一旦决定手术,应在最佳时间内完成。对出现脑疝的患者,应以最快的速度准备和进行手术。

(二) 注意事项

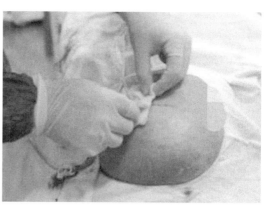

图 10-13-7　敷料包扎

1. 严格掌握微创穿刺术的适应证,对于出血量极大或动脉瘤及血管畸形或凝血障碍患者应不予考虑微创手术。

2. 严格无菌操作,穿刺针留置时间不宜长,避免颅内感染。

3. 严格控制血压,应<200/110mmHg,最好在150/90mmHg左右,并避免一次抽血过多、过快导致脑血流量突然增高引起再出血,烦躁者需给予镇静治疗。

4. 关于手术最佳时期,目前意见尚未统一。部分文献报道在高血压脑出血超早期(4~6小时)进行颅内血肿微创穿刺术能够达到满意的临床治疗效果,利于患者神经功能的恢复,提高患者术后生活质量。2019年中国脑出血诊治指南推荐:对于大多数原发性脑出血患者,微创治疗是安全的、有助于降低病死率;出现神经功能恶化或脑干受压的小脑出血者,无论有无脑室梗阻致脑积水的表现,都应尽快手术清除血肿;发病72小时内、血肿体积20~40ml、GCS≥9分的幕上高血压脑出血患者,在有条件的医院,经严格选择后可应用微创手术联合或不联合溶栓药物液化引流清除血肿;病因未明确的脑出血患者行微创手术前应行血管相关检查(CTA/MRA/DSA)排除血管病变,规避和降低再出血风险。

5. 穿刺点的选择原则

(1)避开重要血管和功能区。

(2)表浅血肿穿刺点应尽量选择在靠近血肿的颅骨部位。

（3）硬膜外及硬膜下血肿穿刺点选择在血肿最厚处。

6. 穿刺过程切勿随意反复进出，以免造成不必要的损伤。抽吸时不宜用力过猛、负压过大，这样易引起再出血或者导致颅内积气。

7. **防止并发症的发生**　预防再出血、颅内积气、脑脊液漏、穿刺部位及颅内感染等。

8. 手术后需要复查头颅CT，确定穿刺针位置、深度、判断有否血肿扩大和是否应用液化剂引流。

五、文献或经验分享

国外研究表明，血肿在脑出血后20~30分钟内即可形成，6~7小时后由于血肿的占位效应使血肿周围正常脑组织发生海绵变性、坏死和脑水肿等病理改变，24~48小时明显加重。因此，尽早解除血肿对脑组织压迫十分重要。目前，国内脑出血治疗手段主要包括外科去骨瓣减压术、小骨窗开颅血肿清除术、微创血肿抽吸、碎吸术以及内科保守治疗。穿刺清除术采用局麻，手术时间短，损伤小，适用于丘脑、脑深部血肿尤其适合年老体弱或对开颅手术有抵触患者。内科保守治疗病死率极高，一般在患者家属不愿承担风险时采用。微创穿刺术较传统内科治疗脑出血患者，可更有效降低病死率，改善并发症发生情况，且不会增加患者感染率。微创穿刺术因价格较为便宜、对设备的要求不高、手术操作时间短，值得在基层医院推广普及。但值得注意的是，微创手术也存在一定的缺陷，如不能对出血点进行直视止血、存在损伤重要部位或诱发再出血的可能。

第十四节　脑室穿刺引流技术

一、脑室穿刺引流技术的依据

脑室持续引流术是经颅骨钻孔行脑室穿刺后或在开颅手术中将引流管前端置于脑室内，末端接一无菌引流袋，将脑脊液引出体外的一项技术，是神经科常见的抢救技术，用于急救或诊断某些颅内压增高疾病，通过穿刺放出脑脊液以抢救脑危象和脑疝；同时引流脑室内的肿瘤液、炎性液、血性液，能有效地减轻其对脑室的刺激，以减轻症状，为继续抢救和治疗赢得时机。临床适应证有：颅内压增高出现脑危象或脑疝；颅内感染须经脑室注药；先天性脑积水、术后脑水肿、蛛网膜下腔出血、脑室内出血、颅内占位性病变（尤其是中线部位、颅后窝肿瘤）等，开颅术中或术后颅内压监测，脑室液标本留取以及脑室内药物治疗。

二、脑室穿刺引流技术的方法

脑室系统包括位于两侧大脑半球内对称的左右侧脑室，位于脑幕上中线部位，经室间孔与两侧脑室相通的第三脑室，中脑导水管以及位于颅后窝小脑半球与脑桥延髓之间的第四脑室，脑室穿刺仅指穿刺两侧侧脑室。脑室引流穿刺部位选择，见表10-14-1。病变导致脑室移位时需根据头CT结果做方向上的调整。

表 10-14-1 脑室引流穿刺部位选择

穿刺部位	位置	注意点	深度
脑室前角穿刺（Kocher 点）	位于鼻根后 10~11cm，即中线旁 2.5cm、冠状缝前 1cm 处	最常选择非优势半球的额叶入路，因其他原因不宜穿刺时，可改为左侧对称点入路，偶尔可双侧置管引流	一般不超过 7cm
后角穿刺	穿刺点在枕外隆凸上 5~6cm，中线旁 3cm	穿刺方向对准同侧眉弓外端	7~10cm
侧脑室下角穿刺	在耳廓最高点上方 1cm		
三角部穿刺	在外耳孔上方和后方各 4cm 处。垂直进针，深度为 4~5cm	引流管经皮下潜行后引出，可有效减少颅内感染风险，延长脑室外引流（EVD）放置时间	潜行长度不短于 3cm

三、颅骨钻孔穿刺、引流

（一）穿刺引流步骤

见表 10-14-2。

表 10-14-2 颅骨钻孔穿刺、引流的步骤

步骤	放置过程	图示
1	用甲紫或亚甲蓝液在头皮上划出正中矢状线，再以选定的穿刺点为中点划出头皮切口线，切口长度一般为 3cm。皮肤以 0.5% 碘伏消毒液两次，覆以无菌手术巾，并用切口膜或缝线固定于头皮上	图 10-14-1
2	用 0.5% 普鲁卡因做局麻。全层切开头皮及骨膜，用骨膜剥离器向两侧分离后，以乳突牵开器牵开。做颅骨钻孔，电灼硬脑膜后十字形切开	图 10-14-2
3	以脑室穿刺针或带芯引流管按预定方向穿刺入侧脑室。针头或引流管穿过脑室壁时可感到阻力突然减小，拔出针芯可见脑脊液流出。如需保留导管引流，则用镊子固定引流管，以中号丝线将引流管结扎固定于头皮上	图 10-14-3
4	间断缝合帽状腱膜和皮肤切口。引流管接消毒过的脑室引流瓶。切口及引流管各连接处以消毒纱布妥善包扎，防止污染	图 10-14-4

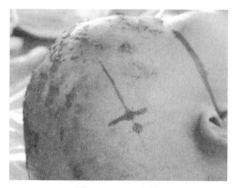

图 10-14-1 定位

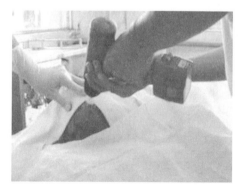

图 10-14-2 钻孔

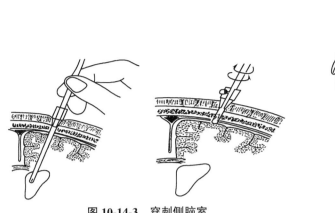

图 10-14-3　穿刺侧脑室

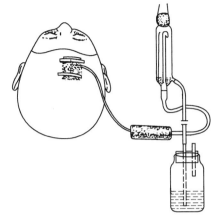

图 10-14-4　连接引流管

（二）引流管放置的位置与时间

见表 10-14-3。

表 10-14-3　引流管放置的位置与时间

引流方式	引流袋高度	引流管保留时间
脑室引流管	脑室引流瓶悬挂于床头,引流管最高点高于侧脑室平面 10~15cm(平卧:外眦与外耳道连线中点的水平面;侧卧:正中矢状面)	5~7 天
硬膜外引流管	引流管与血肿腔处于同一水平或低于切口	引流量<50ml,术后 1~2 天可拔除
硬膜下引流管	引流袋低于创腔	2~3d 拔管
皮下引流管	引流管与血肿腔处于同一水平或低于切口	<36 小时,一般 24 小时拔出
血肿腔引流管	颅内血肿引流袋低位引流,低于穿刺部位 20cm;血肿破入脑室,引流袋最高点高于穿刺点 15~20cm	血肿清除干净后
腰池引流管	高于外耳道平面 15~20cm	7~10 天,不应超过 2 周

建议:引流持续时间为 7~10 天,不应该超过 2 周。若必须延长引流时间,可拔管另选穿刺位置重新置管。计划拔管前 24 小时常规实施夹闭试验,密切观察患者意识、瞳孔及呼吸节律等变化,复查头颅 CT 以确保拔管成功。

（三）引流液类型及性状表现

见表 10-14-4。

表 10-14-4　引流液类型及性状表现

类型	性状	图示
正常	无色透明无沉淀	图 10-14-5
术后 1~2 天	血性、淡血性、橙黄色	图 10-14-6
感染	混浊呈毛玻璃状有絮状物	图 10-14-7
出血	血性脑脊液颜色逐渐加深	图 10-14-8

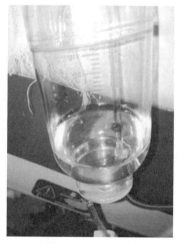

图 10-14-5　正常

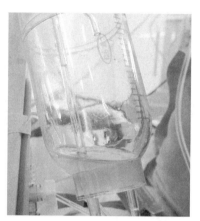

图 10-14-6　术后 1~2 天

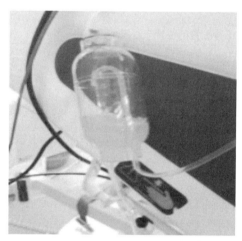

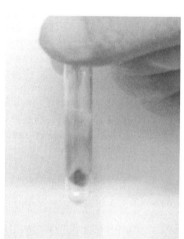

图 10-14-7　感染

四、关键环节的提示

(一) 评估

评估患者目前病情、意识状态、生命体征,有无恐惧心理反应;术前对神志清醒者及家属交代病情的危害性和此项手术的目的、方法和必要性,使能够配合治疗,禁食 4~6 小时,尽快剃头,完善各项辅助检查;对于昏迷危重患者应立即剃头,完善必要检查,为抢救患者生命赢得时间。评估颅内病变的性质、部位,是否为适应证,有无操作禁忌证,凝血障碍或血小板减少等疾病,不宜进行穿刺,中线过度偏移;脑室外引流术会导致更严重的脑偏移。硬脑膜下积脓或脑脓肿患者,脑室穿刺可使感染向脑内扩散,且有脓肿破

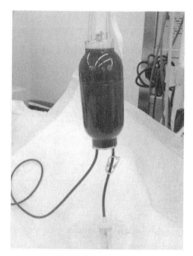

图 10-14-8　出血

入脑室的危险。脑血管畸形,特别是巨大或高流量型或位于侧脑室附近的血管畸形患者,脑室穿刺可引起出血。弥散性脑肿胀或脑水肿,脑室受压缩小者,穿刺困难,引流也很难奏效。严重颅内高压,视力低于 0.1 者,穿刺需谨慎,因突然减压有失明危险。

（二）注意事项

1. **引流管通畅的观察**　引流管内水柱随呼吸上下波动,波动幅度为 10mm 左右;增加腹压,嘱患者咳嗽或按压颈静脉,观察水柱有无上升;调节高度,观察有无脑脊液流出。

2. **引流量管理**　脑室引流瓶应悬挂于床头,引流管最高点高于侧脑室平面 10~15cm（平卧:外眦与外耳道连线中点的水平面;侧卧:正中矢状面）。每天脑脊液引流一般不超过500ml（正常人分泌 400~500ml/d）,多数控制在全天引流量在 200ml 左右,引流速度平均为15~20ml/h。当引流速度过快时,可导致颅内出血甚至脑疝。

3. **移动患者或变动体位时的管理**　须先夹闭引流管,防止因体位变动引起引流量异常变动、逆流及脱出。回到病房时应及时开放引流管,观察患者引流管是否脱出,引流管最高点、引流量及引流速度有无改变,患者意识水平、瞳孔及生命体征有无异常。转运途中应备齐生命支持仪器及必要的抢救设备,持续进行生命体征监测。

4. 穿刺部位用无菌敷料包裹,保持清洁干燥,如有渗出及时更换;放置引流管及倾倒引流液过程中要严格执行无菌操作原则,保持引流系统的密闭性。

5. 密切观察患者意识、瞳孔、生命体征,观察了解术中情况,引流后再出血一般发生在术后 1~2 天,术后注意患者的意识状态、瞳孔大小、有无头痛、呕吐等颅高压症状。

6. 准确记录脑脊液引流量、性状。正常脑脊液无色透明、无沉淀,术后 1~2 天略带血性,以后转为橙色。若术后脑脊液颜色加深、血性,提示有脑室内出血,应通知医生行止血处理;脑脊液混浊,呈毛玻璃状或有絮状物,提示发生感染,并送标本化验,配合医生抗感染处理;引流的脑脊液量多时应注意及时补充水、电解质。

7. **及时拔管**　引流管留置时间过长是导致发生颅内感染的危险因素。持续引流时间一般不超过 2 周,拔管前 24 小时,应实施夹闭实验,并观察患者意识、瞳孔、呼吸节律的变化,以便了解是否有再次颅内压升高。拔管后切口如有脑脊液漏应及时缝合,以免引起感染。

8. **预防感染**　严格无菌操作、避免引流管漏液和逆流、防止脑脊液逆流及外出检查时必须夹闭引流管;引流管留置时间 <7 天,采用经皮下隧道式放置脑室引流管等,都是预防颅内感染的重要环节。美国神经科学护士协会推荐的《患者接受颅内压监护 / 脑室外引流或腰大池引流的护理指南》针对导管维护操作:伤口每 48 小时更换无菌纱布,操作过程着重强调手卫生、无菌手套及口罩的使用;脑室外引流装置三通阀使用碘伏消毒,持续 3 分钟;引流袋液体超过 3/4 时及时更换等。

五、文献或经验分享

脑脊液外引流是神经科临床最常用的治疗技术之一,特指将脑室或腰大池内的脑脊液向体外密闭系统持续引流,包括脑室外引流（EVD）和腰大池外引流（LD）。

1. **以下情况可实施 EVD**　发生意识改变的脑室出血患者,有监测 ICP 指征的急性颅脑创伤患者,中枢神经系统感染患者。

2. **以下情况可实施 EVD 联合 LD**　发病早期的脑室出血可以在 EVD 灌注溶血酶的基

础上同时给予 LD。

3. 以下情况可实施 LD　细菌性脑膜炎患者,可在规范抗生素应用基础上,根据患者病情选用持续 LD。但由于尚无一种抗菌药物明确在说明书上标明可以进行鞘内治疗,应慎重使用鞘内抗生素注射。

第十五节　去骨瓣减压技术

一、去骨瓣减压术实施依据

去骨瓣减压术是针对颅内压增高造成继发性脑损害在药物无法控制下进行的一种救治手段,即通过外科手术切除部分颅骨,旨在为特定的创伤性脑损伤患者降低升高的颅内压,以期改善结果。但是,去骨瓣减压术毕竟是损伤性较大的手术,应严格掌握手术时机,推荐适用于:①重型颅脑创伤瞳孔散大的脑疝患者,CT 显示脑挫裂伤、出血、脑水肿、脑肿胀和脑梗死等占位效应明显(中线移位、基底池受压);② ICP 进行性升高、>30mmHg 持续 30min 的重型颅脑创伤患者;③进行性意识障碍的急性颅脑创伤患者,CT 显示脑挫裂伤出血、脑水肿、脑肿胀和脑梗死等占位效应明显(中线移位、基底池受压)、经渗透脱水利尿药物等一线治疗方案颅高压无法控制的患者。

一般临床均以意识障碍加重或脑疝的发生作为手术的指征,并强调手术的及时性。现有文献报道,由部分颅骨切除术及硬脑膜成形组成的减压术会提高生存率,减少幸存者的残障率,大面积脑梗死患者单纯脱水、利尿难以缓解高颅内压状态,且易导致电解质紊乱及肾功能损害,如果生命体征平稳,应在脑疝发生之前尽早解除颅内压增高。去骨瓣减压术救治大面积脑梗死疗效确切,早期手术是提高手术成功率和术后功能恢复的关键,但术后病情复杂,易出现脑水肿、中枢性高热、肺部感染等并发症,严重影响手术成功率和术后功能恢复,所以术后的观察与护理显得尤为重要。

二、去骨瓣减压术实施的方法

常用手术方法包括单侧大脑半球损伤患者采用一侧标准外伤大骨瓣减压,双侧大脑半球损伤患者行双侧标准外伤大骨瓣减压术或冠状前半颅减压术,颞底减压必须充分。根据颅高压程度可切除颞肌增加颅腔代偿容积。提倡颞肌筋膜与硬脑膜减张缝合,也可采用人工硬脑膜行减张缝(粘)合。目前研究报道额颞部的大骨瓣减压术(不小于 12cm × 15cm 或直径 15cm)优于额颞小骨瓣减压术,可减少重型颅脑损伤患者的死亡率并改善神经功能评分。去骨瓣减压术后建议行颅内压监测技术,指导术后治疗和预后判断。

三、去骨瓣减压术后护理实施的步骤

见表 10-15-1。

表 10-15-1 去骨瓣减压术后护理实施

步骤	护理过程	图示
1	观察伤口敷料有无渗血渗液,查看骨窗处皮肤的颜色及血运情况、脑组织膨出高度、皮肤紧张度	图 10-15-1
2	检查头部引流管有无牵拉扭曲,确保引流通畅,严密观察引流液的量、色、性质,作好记录。妥善固定管路	图 10-15-2
3	动态观察患者病情,给予心电监护,密切观察生命体征、瞳孔、意识变化,防止脑疝发生	
4	做好人工气道管理,保持呼吸道通畅,加强患者翻身叩背排痰,做好气道湿化	
5	术后 6h 生命体征平稳即可抬高床头 15°~30°,缓解脑水肿。每 2 小时翻身一次,防止压疮发生。头偏向健侧,与仰卧位交替,骨窗向上,避免脑组织受压,头部垫脂肪垫并铺无菌巾保护	
6	术后次日行胃肠内营养,做好鼻饲管护理,保持通畅,妥善固定,每 4 小时监测胃内容物,防止误吸。如意识转清醒无吞咽困难者,应以高蛋白、高维生素、低糖、易消化食物为主	

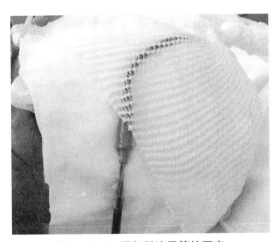

图 10-15-1 局部引流导管的固定

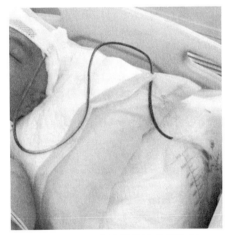

图 10-15-2 观察引流液性质与量

四、关键环节的提示

(一) 评估

评估是否有脑疝发生,应动态观察患者意识、瞳孔及生命体征的变化。如患者意识清醒发展为朦胧或嗜睡,由安静转为烦躁不安,昏迷转意识清楚后出现剧烈头痛和频繁呕吐,意识障碍逐渐或突然加重时,或者伴有一侧瞳孔扩大、对光反射消失时,均为颅内血肿脑疝先兆。一侧瞳孔散大,对光反射减弱或消失可能有沟回疝;如呼吸不规则出现潮式呼吸或呼吸停止,伴双侧瞳孔散大,可能有枕骨大孔疝;脑干损伤时则双侧瞳孔缩小呈"针尖样"瞳孔。出现以上情况应及时通知医生,开放静脉通路,立即予脱水药物如 20% 的甘露醇快速静滴,积极做好急查 CT 及手术的准备。

（二）注意事项

1. 避免诱发颅内高压因素　颅内压监测过程中除了脑水肿导致的高颅内压外，还有许多诱发因素。应做好常见因素的干预：当患者烦躁不安、尿潴留或留置导尿管折曲、翻身、吸痰等均可使颅内压升高。因此，护士操作时要注意动作轻柔，有血压增高时先排除各种管道的影响；呼吸道梗阻时可使颅内压进一步增高，故应及时吸除呼吸道分泌物，针对有呼吸暂停或舌后坠的患者，及时应用口咽或鼻咽通气道，保证呼吸道通畅，使血氧饱和度达到 95% 以上；剧咳及便秘可使腹压骤然增高而导致脑疝形成，因此应做好患者的饮食指导，避免上述症状的发生。

2. 骨窗张力观察　术后应 15~30 分钟进行骨窗张力的评估。早期有纱布缠绕伤口，不易观察骨窗的位置，可以要求手术医生在纱布的外部用甲紫画出区域，便于临床护理与监测。观察骨窗部位的颅内压时，可用手轻轻触摸的方法来感受骨窗的张力：触唇感者说明颅内压基本正常，触鼻尖感者颅内压力轻微升高，触额骨感并可见骨窗膨出，说明颅内压明显升高。术后骨窗张力逐渐降低，说明患者处于恢复期。针对骨窗部位观察不明显者，护士应有意识地注意脱水药给予前后血压波动、骨窗膨出、脑疝前驱症状、肢体的症状等表现是否有所变化，必要时通知医生。

3. 术后护理要点　术后密切观察患者意识状态、生命体征。GCS 评分是判断病情的重要指标，如评分进行性下降，说明脑水肿加重或出血或缺血缺氧，应及时纠正和排除原因并报告医生做相应处理。患者术后意识障碍逐渐加深表明患者有严重脑水肿或者颅内再次出血；双侧瞳孔不等大，对光反应较前迟钝或消失时表明患者颅内压急剧增高；脉搏、呼吸减慢，血压升高时提示有颅内高压存在；有进行性的语言功能障碍及肢体肌力下降偏瘫等提示病情加重。应立即告知医师，及时处理。

4. 体温的控制　患者容易在术后 12~48 小时内出现中枢性高热，高热会增加脑细胞代谢和脑氧耗，加重脑水肿和脑细胞损害，需采用冰袋、冰帽物理降温，将其放于去骨瓣处，每 2 小时更换一次冰袋，冰帽内用无菌小巾包裹头部，防止头皮直接接触冰帽引起压疮与冻伤（图 10-15-3）。

（三）并发症的预防护理

1. 常见并发症和后遗症　包括硬脑膜下积液、脑积水、颅内出血、感染、切口嵌顿、癫痫和颅骨缺损等。大多数硬膜下积液可以自行吸收、不需要外科手术干预，有明显占位效应的硬膜下积液需要穿刺引流、腰大池引流或分流等外科治疗。广泛性脑萎缩导致的脑室代偿性扩大不需要外科处理、进展性和梗阻性脑积水等需要行外科分流手术。去骨瓣减压术后患者的颅内压降至正常范围、病情允许的条件下，建议尽早行颅骨成形术。

2. 压疮　去骨瓣减压术后应给予适当的卧位，禁止压迫骨窗部位。如果侧翻时可用水球保护局部创口。用气垫床保护全身皮肤。有文献报道，重症脑功能损伤伴有低蛋白血症时压疮的发生率较高，因此，应预防性地做好皮肤保护，避免压疮的发生。

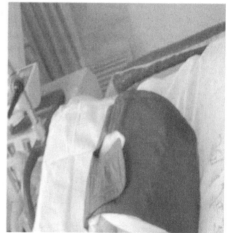

图 10-15-3　冰帽使用

3. **感染**　为了防止肺部感染,应保持气道通畅。做好呼吸机应用与护理管理工作,及时排痰,必要时应用振动排痰仪,并定时给予雾化吸入,防止痰液结痂。遵医嘱给予抗生素治疗,控制感染的发生。

4. **营养供给**　术后患者处于高代谢状态,易导致营养障碍及免疫力下降,极不利于患者的恢复。早期肠内营养有利于能量补给,可防止应激性溃疡的发生,术后行胃肠内营养,起始营养液输注 20~50ml,次日增至 80~100ml,3~5 天增至患者所需目标全量。低蛋白血症是导致重度颅脑损伤患者机体免疫功能低下、易感性增强的重要因素,是重症脑功能损伤患者的早期并发症。应监测患者检验报告数值,观察患者肢体有无水肿,皮肤有无破溃等情况发生。

5. **康复与心理护理**　是恢复期患者生活质量提高的关键,应早期给予被动肢体的训练,同时制订康复计划,术后 24 小时进行被动肢体功能锻炼,正确摆放良知位,每日锻炼20~30 分钟,防止失用综合征的发生。由于给予去骨瓣减压术后,减压窗会随着病情好转逐渐凹陷,且越来越明显。此时应做好患者的心理护理,减少自卑、抑郁、烦躁等异常情绪的发生。

五、文献或经验分享

在临床上去骨瓣减压术被广泛应用于治疗颅脑损伤及开颅手术引起的恶性颅内高压,手术中可能要将骨瓣去除,势必会遗留颅骨部分缺损,而在颅骨缺损期间还有存在很多问题,比如康复问题,焦虑、恐惧的心理问题等。因此,针对这类患者应给与更多的社会支持和专业支持,帮助他们渡过这个时期,正确应对出院后问题,以提高患者的生活质量。

第十六节　机械通气技术

一、机械通气依据

呼吸泵衰竭是常见的急危重症。神经疾病患者常因为呼吸泵功能障碍或气道保护能力下降,而发生呼吸泵衰竭或肺衰竭,两者既可以同时并存也可单独存在,危及 NCU 患者的生命安全。机械通气是纠正呼吸衰竭的有效手段,是高级生命支持的重要组成部分,通常以有创机械通气或无创机械通气技术实现,尤其在 NCU,机械通气使用率可高达 35%~50%,是医护人员必须掌握的技术。

二、机械通气类型

根据是否需要建立有创人工气道(invasive artificial airway),又可分为有创通气(invasive ventilation)和无创通气(non-invasive ventilation)。根据呼吸机的不同类型,分为正压通气(positive pressure ventilation)、负压通气(negative pressure ventilation)和高频通气(high-frequency ventilation),根据患者自主呼吸情况及病情设定呼吸机通气模式。

(一)有创机械通气
采用经鼻、口、气管切开三种方法建立人工气道。
1. **适应证**　呼吸形式与呼吸肌力量严重异常:呼吸频率>35~40 次 /min,或<6~8 次 /min、

节律异常、自主呼吸微弱或消失；严重氧合障碍：$PaO_2 < 50mmHg$，尤其是充分氧疗后仍 $< 50mmHg$；严重通气障碍的患者：$PaCO_2$ 进行性升高，伴有血 pH 下降。

2. **禁忌证** 机械通气无绝对禁忌证，但可能会加重病情。张力性气胸：机械通气在胸腔闭式引流后进行，同时需要适当降低气道峰压和 PEEP，并积极促进气胸的愈合。但是对于张力性气胸合并低氧血症时，可随时出现心跳呼吸骤停，此时可在机械通气改善氧合的同时防止胸腔闭式引流；肺大疱：机械通气为正压通气，可能诱发肺大疱破裂导致气胸；肺出血或严重误吸：在机械通气前，需清理出血和误吸物。

（二）无创机械通气

1. **适应证** 神经肌肉疾病导致的高碳酸血症；心源性肺水肿合并低氧血症；氧疗效果不佳的重症肺炎；轻中度 ARDS；有创机械通气的撤机过渡。

2. **禁忌证**

（1）绝对禁忌证：面部创伤、烧伤；上呼吸道梗阻；呕吐；未经胸腔闭式引流的气胸。

（2）相对禁忌证：近期面部、上呼吸道或上消化道手术，气道分泌物过多，严重低氧血症，循环衰竭，意识障碍，肠梗阻。

三、机械通气操作

（一）有创机械通气

1. **基本通气模式** 见表 10-16-1。

表 10-16-1 基本通气模式

通气模式	适应证	参数选择项目
辅助/控制通气（A/C）	适用于各种原因引起的呼吸衰竭，尤其是严重呼吸肌疲劳、呼吸及其微弱或完全停止、呼吸频率过快等	频率；潮气量、吸气流速、吸气波形；压力支持、吸气时间；触发灵敏度；吸氧浓度；PEEP
同步间歇指令通气（SIMV）	适用于各种原因引起的呼吸衰竭，尤其是有自主呼吸但通气不足的患者。常用于脱机前过度	频率；潮气量、吸气流速、吸气波形；压力支持、吸气时间；触发灵敏度；吸氧浓度；PEEP
压力支持通气（PSV）	适用于有一定呼吸能力的呼吸衰竭患者，常用于脱机前过渡或人机对抗时	压力支持；呼气触发灵敏度；触发灵敏度；吸氧浓度；PEEP

2. **参数设置** 频率：目标 12~16 次/min，最低目标 < 35 次/min；潮气量：6~8ml/kg（标准体重）；吸气流速：40~60L/min；呼吸比：1:(1.5~3)；吸气时间：0.8~1.2 秒；压力支持：根据实际潮气量决定，通常为 7~16cmH$_2$O，目标潮气量 6~8ml/kg（标准体重）；触发灵敏度：分为压力触发和流量触发。压力触发灵敏度为 -2~-0.5cmH$_2$O，流量触发灵敏度为 1~3L/min；吸氧浓度：通常设置范围：21%~60%；PEEP：根据氧合选择适宜 PEEP，通常 0~6cmH$_2$O，严重氧合障碍患者可适当增加 PEEP 值。

3. **呼吸机报警处理流程** 见图 10-16-1。

（二）无创机械通气

操作方法

（1）选择适合的连接装置：包括面罩、鼻罩、鼻通道和接口器 4 种连接装置，最常用的是面罩和鼻罩，对急性呼吸衰竭患者，面罩效果更佳。

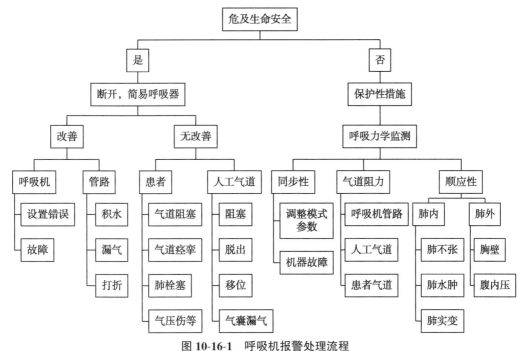

图 10-16-1 呼吸机报警处理流程

（2）连接无创呼吸机管路。

（3）选取通气模式，通常选择辅助 / 控制通气模式。

（4）设置初始参数：吸气压力：10~15cmH₂O；呼气压力：4~5cmH₂O；触发灵敏度：最灵敏；后备通气频率：12~16 次 /min；后备通气呼吸比为 1 : 3。

（5）连接氧气，氧流量 5L/min。

（6）妥善固定面罩，并连接呼吸机，开始通气。

（7）患者适应 5 分钟后调节参数

（8）评估患者对治疗的反应，包括舒适程度、意识状态、呼吸运动、呼吸频率、人机协调、心率、血氧饱和度等，根据血气分析结果调整参数。

（9）无创呼吸机使用效果不佳，及时给予人工气道建立，使用有创机械通气。

四、关键环节的提示

（一）评估

1. 评估患者意识状态、生命体征，特别是有无自主呼吸，呼吸幅度、节律，监测患者血氧饱和度是否正常等，以及时选择使用无创还是有创机械通气治疗。

2. 评估患者配合程度，疼痛程度及不适感，如患者不能配合呼吸机辅助呼吸模式，可给予药物镇静，并定时评估患者 RASS 评分，以判定镇静水平，达到理想的通气效果，并可以有效预防非计划性拔管。

3. 评估患者痰液性质，气道湿化效果。稀释黏稠的痰液，恢复黏膜纤毛的运动能力，弥补咳嗽反射消失的缺陷，具有较好的促排痰效果。但痰液稀释松解后，要及时有效地清除，才能起到预防痰痂和肺部感染的作用，充分的湿化加上适时的吸痰是人工气道患者分泌物管理的关键。

（二）注意事项

1. 对于有创机械通气患者,注意给予后氧合的状态是否达标,通气状况是否改善,经有创呼吸机应用后,PCO_2 应维持在正常范围(35~45mmHg),无呼吸性酸中毒或碱中毒。

2. 有创呼吸机的并发症较多,需要早期进行干预,预防并发症发生。

（1）呼吸机相关性肺炎（VAP）: 早期建立预防 VAP 的风险意识,做好医护配合,防控 VAP 发生。

（2）机械通气相关肺损伤:气胸、血胸、纵隔气肿、皮下气肿等。

（3）循环血容量不足: 正压通气可能会导致血压下降,需要注意补足循环血容量,并适当降低压力支持和 PEEP。

（4）颅内压增高:PEEP 可以影响到颅内压,对高颅压患者,需进行 ICP 监测,并给予减轻脑损伤与肺损伤的有效策略。

3. 无创机械通气患者需要采取半卧位,建议在吸氧状态下将其与接口器连接,摆好体位,头带松紧度以面颊旁轻松插入 1~2 指为宜,在连接呼吸机管道,避免较高的吸气压力状态下佩戴面罩。

（1）监测生命体征、血氧、痰液黏稠度、口腔湿润度。

（2）鼻塞、口腔干燥、排痰不畅、鼻窦与耳部疼痛、眼部刺激、胃胀气等不适。

（3）治疗 1~2 小时后评估相应症状改善,并持续评估。

（4）遇咳嗽、咳痰或呕吐等紧急情况迅速摘除。

（5）记录仪器参数:通气模式、通气压力、潮气量、氧气流量、漏气量。

（6）及时查看处理报警; 及时倾倒管道内冷凝水。

（7）治疗失败立即启动有创机械通气进行纠正。

4. 护理维护要到位　按照护理常规给予呼吸机外管路的维护和管理,预防 VAP 发生。机械通气患者停止呼吸机使用后,应先将电源开关关闭,再拔电源插头,应保持整机清洁,及时对呼吸机进行消毒和清洁,预防患者间的交叉感染。呼吸机外管路每 7 天更换一次,如为隔离患者需每 3 天更换一次,污染管路送到供应室进行彻底消毒灭菌。每日用含氯消毒液擦拭外观,防止物品表面交叉感染或其他杂质落入仪器内。

五、文献或经验分享

NCU 下呼吸道感染在医院感染中发病率居第一位,死亡率居首位,可高达 50%。使用呼吸机的患者可因吸痰致气管黏膜损伤,呼吸道黏膜干燥致痰液黏稠,雾化吸入不当、雾化装置及呼吸机管道消毒不彻底或再污染致感染概率增高。为预防 VAP 的发生,呼吸机的管理尤为重要。成立呼吸机管理中心,是一种科学的管理模式,有利于提高呼吸机使用率,保证呼吸机时刻处于良好的性能状态或完好的备用状态。呼吸机集中管理,采用超声波加温、加压清洗,去污步骤简化,避免环境污染,保障呼吸机去污、处理流程各环节质量,杜绝呼吸机管路干燥不彻底、消毒不到位等弊端,实现对呼吸机集中去污流程中全面的质量监控,提高呼吸机消毒灭菌质量综合管理水平。同时,呼吸机集中管理,统一调配,既保障了应急使用,又降低了医院感染的发生率。

第十七节 呼气末二氧化碳分压监测技术

一、使用依据

NCU 患者病情危重且需要机械通气辅助呼吸、或者机械通气患者在间断脱机过程中，都会使用呼气末二氧化碳分压（end-tidal carbon dioxide partial pressure，PETCO₂）监测技术，实时动态监测患者二氧化碳分压的趋势。动脉血气的测定是反映患者呼吸状态、调节呼吸机参数的主要依据，而动脉血气的测定是一种有创操作，反复动脉穿刺给患者带来一定痛苦，费用昂贵，耗费人力，不便动态监测。PETCO₂ 是指人体在一次呼吸中呼气末呼出二氧化碳气体的浓度或压力，是一种无创监测技术，具有连续、直观、操作简便等特点，在国际上已被誉为"第六个基本生命体征"，广泛应用于机械通气的患者和撤机期间监测，可以反映患者的肺通气、肺血流及循环功能，已经广泛应用于 ICU、心肺复苏、院前急救、临床麻醉等方面。

二、监测方法

最常用的 PETCO₂ 监测仪是利用红外线吸收光谱的原理设计而成，用以测定呼出气体中 CO₂ 的浓度，当气流通过红外线传感器时，红外线光源的光束透过气体样本，红外线检测器测定红外线的光束量，因 CO₂ 能吸收特殊波长的红外线，光束量衰减程度与 CO₂ 浓度呈正比。最后通过微电脑处理得出 CO₂ 的浓度，并以数字和图形的形式表达出来。

根据气体的采样方法不同，PETCO₂ 主要有主流型和旁流型两种。主流型是将红外线传感器直接连接于气管导管 Y 型接头上，使呼吸气体直接与传感器接触。因此，主流型仅能用于建立人工气道的患者。旁流型是由有流量调节的抽气泵把气体样本送至红外线测量室，气流速度为 20~300ml/min，所需气体量小、测量敏感度高、反应快（85ms）。旁流型和主流型相比，旁流型不需要建立人工气道，因此可用于无人工气道的镇痛或镇静患者的呼吸监测中，监测患者呼吸末 CO₂ 浓度，但较主流型精确度差。因此，主流型临床应用更多见。

三、操作步骤

具体见表 10-17-1。

表 10-17-1 呼气末二氧化碳分压监测步骤

步骤	使用过程	图示
1	评估患者意识、心率、血压、血氧、人工气道、呼吸机参数，清醒患者告知注意事项。检查监护仪、PETCO₂ 监测仪处于正常功能状态	图 10-17-1
2	将 PETCO₂ 模块安装至监护仪，PETCO₂ 传感器与监护仪相连	图 10-17-2
3	将 CO₂ 测量设置为开，根据患者动脉血气中的 PaCO₂ 合理设置报警限值。设置成功后，将测量窗置于空气中，对测量窗进行标定。标定后，用酒精棉片对测量窗进行消毒	图 10-17-3

续表

步骤	使用过程	图示
4	将 CO_2 传感器与 CO_2 测量窗相连,然后再连接在接近人工气道侧的呼吸机管路上,注意监测呼吸末 CO_2 分压的波形变化、数值准确性及患者的状况	图 10-17-4 图 10-17-5
5	显示波形	图 10-17-6
6	清洁及终末消毒:每日接班时,进行传感器校 0,并用酒精棉片每日进行消毒。停止使用后,用酒精棉片消毒后妥善放置	

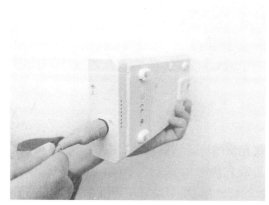

图 10-17-1 将传感器导线与模块相连接

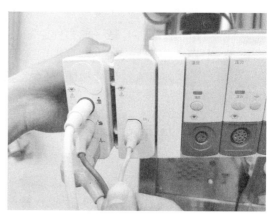

图 10-17-2 将监测模块与监护仪连接

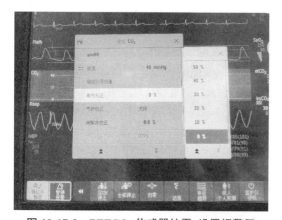

图 10-17-3 $PETCO_2$ 传感器校零,设置报警限

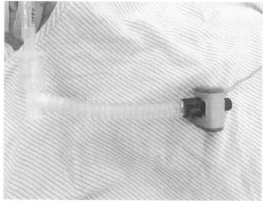

图 10-17-4 连接二氧化碳传感器

四、关键环节的提示

(一)注意事项

1. **调零和标定** 使用前应常规将测量窗通大气调零,使基线位于零点,同时应定期用标准浓度 CO_2 气体标定,以保证仪器测定准确性。

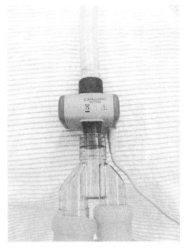

图 10-17-5　将二氧化碳传感器与
呼吸机连接

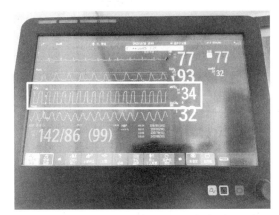

图 10-17-6　监护仪上显示出波形

2. **呼吸频率影响**　呼吸频率快时,呼气不完全,肺泡气不能完全排出,呼出气不能代表肺泡气,特别是当测量窗反应时间大于患者呼吸周期时,都可致对 $PETCO_2$ 监测值偏低。

3. **避免测量窗堵塞**　水蒸气、分泌物和治疗用气雾液积聚在测量窗内可形成结晶使测量窗变狭窄或堵塞,使传感器失灵,因此应将测量窗放置在高于患者的位置,测量窗堵塞时应及时清洗或更换。

(二) $PETCO_2$ 波形

见图 10-17-7,应重点关注以下 5 方面。

1. **基线**　吸入气的 CO_2 浓度,一般应等于零。

2. **高度**　代表 $PETCO_2$ 值。

3. **形态**　正常 CO_2 的波形与异常波形。

4. **频率**　呼吸频率即二氧化碳波形出现的频率。

5. **节律**　反映呼吸中枢或呼吸功能。

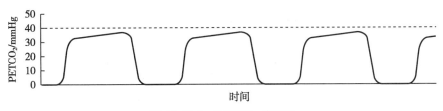

图 10-17-7　$PETCO_2$ 波形图

(三) $PETCO_2$ 临床应用的意义

1. 监测通气功能,无明显心肺疾病的患者 V/Q 比值正常。一定程度上 $PETCO_2$ 可以反映 $PaCO_2$,故 $PETCO_2$ 逐渐增高是反映通气不足。

2. **确定气管导管的位置**　目前公认证明气管导管在气管内的正确方法有三种:①看到导管在声门内;②纤维支气管镜技术是判断导管位置的"金标准",但因其使用费时费力,费用较贵,临床不做首选;③在监护仪上看到 PETCO$_2$ 的波形。

3. 及时发现呼吸机的机械故障 如接头脱落,呼吸回路漏气,气管导管扭曲、导管阻塞、活瓣失灵以及其他机械故障等,都可通过 PETCO$_2$ 的变化来及时发现。

4. 调节呼吸机参数和指导呼吸机的撤除

(1)调节通气量。

(2)选择最佳 PEEP 值,一般来说最小 PETCO$_2$ 值的 PEEP 为最佳 PEEP 值;PETCO$_2$ 为连续无创监测,可用以指导呼吸机的暂时停用,当自主呼吸时 SpO$_2$ 和 PETCO$_2$ 保持正常,可以撤除呼吸机。应注意异常的 PETCO$_2$ 存在,必要时应用动脉血气进行对比分析。

(3)监测体内 CO$_2$ 产量的变化:静脉输注大量 NaHCO$_3$,体温升高,突然放松止血带以及恶性高热,均使 CO$_2$ 产量增多,PETCO$_2$ 增加,PETCO$_2$ 迅速增高是恶性高热的早期敏感指标。

(4)了解肺泡无效腔量及肺血流量变化。PaCO$_2$ 为有血液灌注肺泡的 PaCO$_2$,PETCO$_2$ 为有通气的 PaCO$_2$,若 PETCO$_2$ 低于 PaCO$_2$,PETCO$_2$ 增加或 CO$_2$ 波形上升呈斜形,说明肺泡无效腔量增加及肺血流量减少。

(5)监测循环功能。发生休克、心搏骤停及肺梗死时,可导致肺血流减少或停止,CO$_2$ 浓度迅速为零,CO$_2$ 波形消失。因此,PETCO$_2$ 可作为心肺复苏急救时,心前区挤压是否有效的重要无创监测指标。

五、文献或经验分享

文献研究显示,PETCO$_2$ 与 PaCO$_2$ 呈一定相关性,但部分因素的改变可使其相关性较差。当 PEEP 大于 5mmHg 时,两者的相关性较差,且随着 PEEP 的增大,两者的偏差增大。当患者初始 GCS 评分越低时,两者的相关性也将变差。当患者的体温降低时,如应用冰毯物理降温的患者,应对血气分析仪进行体温的校正,否则有可能导致 PETCO$_2$ 增高。当患者的血气中的 pH 越低时,PETCO$_2$ 与 PaCO$_2$ 的相关性也将变差。pH 会随着 PaCO$_2$ 的上升而下降,PaCO$_2$ 每增加 10mmHg 时,pH 可下降 0.08。因此,在临床护理工作中,应正确应用 PETCO$_2$ 监测技术,充分考虑 PETCO$_2$ 的影响因素,结合 PaCO$_2$ 对患者的病情做出正确的评估及处理。

国外相关指南指出,呼气末二氧化碳浓度远高于消化道,当浓度高于 15mmHg(1mmHg=0.133kPa)时,表明胃管可能误入气道;当浓度低于 10mmHg 时,可排除胃管在气道内的可能。因此 PETCO$_2$ 可作为迅速识别胃管在呼吸道还是消化道的依据。当监护仪显示有突起的高浓度二氧化碳波形或 PETCO$_2$ 数值>15mmHg 时,表明可能误入气道,就要停止进管,调整胃管方向后再继续插入。二氧化碳浓度曲线低平或 PETCO$_2$ 数值<10mmHg,表示胃管置入位置正确,继续置入使其达到胃部。采用 PETCO$_2$ 测定法指导鼻胃管置管,操作简单,缩短了置管时间、降低了误插发生率,减少了患者的痛苦。

第十八节 呼吸机撤离技术

一、撤离依据

呼吸机撤离技术作为机械通气的最后环节非常关键,撤离呼吸机过早可使呼吸衰竭再度恶化或呼吸肌疲劳,使撤机困难和延迟,撤机过迟可造成机械通气并发症增多、对呼吸机依赖性增高、治疗时间和费用增加。撤机成功率与研究群体、医师的判定能力、使用的撤机指标及撤机失败的判定标准等因素有关。呼吸机撤离一般是由医生根据呼吸机支持水平决定，以自主呼吸试验（spontaneous breathing trial，SBT）作为最终决策依据。目前指南建议最好的肺保护性通气策略是及时、恰当的撤机，强调撤机过程应避免延误，应对患者自主呼吸能力早期判断和识别，以及对拔管可能性进行系统评估。

二、撤机的方法

呼吸机撤离是在机械通气的过程中，患者原发疾病得到控制，肺部的通气与换气功能得到改善，逐渐降低机械通气水平，恢复患者自主呼吸，最终脱离呼吸机的过程。正确标准的SBT 可提供患者是否能成功撤离的可靠信息，SBT 结果良好的患者撤机成功率高。在临床工作中常应用部分支持通气技术来完成 SBT，并逐渐给予患者试脱机。常用的呼吸机撤离方案有以下几种：

1. **间歇应用自主呼吸（T 管试验）和完全支持通气**　通过自主呼吸和呼吸机支持通气逐步完成患者的脱机过程。

2. **同步间歇指令通气（SIMV）模式，或 SIMV 和低水平（5~10cmH$_2$O）压力支持通气（PSV）模式**　通过 SIMV 模式，逐渐降低呼吸频率，以致患者需要更多的自主吸气努力来维持每分通气量，保证有效通气的同时，让呼吸肌得到锻炼。

3. **逐渐降低压力支持水平的 PSV 模式**　当患者通过自发的吸气触发呼吸机给予设定的压力支持，来帮助患者完成此次呼吸，通气时所有的呼吸由患者触发，通过逐渐降低呼吸参数，来完成患者的撤机。

4. **适时的采用无创机械通气模式**　通过有创与无创通气相结合，逐步撤机的过程。

5. **通过电子计算机开发的各种新的通气模式**　如压力调节容量控制通气（PRVC）、适应性支持通气（ASV）、神经调节性辅助通气（NAVA）、气道压力释放通气（APRV）等模式，这些模式立足于保留患者的自主呼吸功能，改善人机协调性，降低呼吸功耗，避免并发症的发生。

三、撤机步骤

具体见表 10-18-1。

表 10-18-1　呼吸机撤离过程

步骤	撤机过程
1	撤机前的准备：充分治疗引起患者急性呼吸衰竭的直接原因，改善患者的呼吸功能，使患者有充分的心理准备，降低呼吸功负荷。补充营养，提高患者血浆白蛋白的水平，增强呼吸肌群的强度。机械通气 ≥ 24 小时的急性住院成人，早期予以动员性康复训练。对于胃肠胀气患者，经鼻腔或口鼻处予以减压，减少膈肌对呼吸肌的压迫
2	撤机筛查：满足以下条件的患者可进行自主呼吸试验 （1）导致机械通气的病因好转或去除 （2）氧合指标：氧合指数 > 150~300；PEEP ≤ 5~8cmH$_2$O；FiO$_2$ ≤ 0.4~0.5；pH ≥ 7.25 （3）血流动力学稳定：无活动的心肌缺血，临床上无显著的低血压［血管活性药物 < 5~10μg/(kg·min)］

步骤	撤机过程
2	(4)有自主呼吸能力:稳定的心血管系统(如HR≤140次/min)、无高热、无明显的呼吸性酸中毒、血色素≥8~10g/dl、足够的精神活动(如:可唤醒GCS≥13,没有连续的镇静剂输注);稳定的代谢状态。应个性化地评估患者情况,患者不满足上述条件时,应考虑是否具备撤机能力,不可机械性地应用撤机指标。对于怀疑拔管后存在喘鸣的高风险患者应进行气囊漏气试验。如果未通过测试,则在拔管前4小时至少给予全身性类固醇,并做好再插管的准备
3	SBT:符合筛查标准的患者并不一定能够成功撤离,因此需要对患者的自主呼吸能力作出进一步判断,其主要包含三个阶段: (1)第一阶段(3min):给予患者T管试验或CPAP或PSV 5cmH$_2$O试验,医护人员床旁密切观察患者的生命体征,当超出以下情况时,应立即终止试验。①浅快呼吸指数(RVR)<105;②呼吸频率>8次/min或<35次/min;③自主呼吸:潮气量>4ml/kg;④心率<140次/min或变化<20%没有新发的心律失常;⑤氧饱和度:>90% (2)SBT试验成功后,继续自主呼吸30~120分钟,如果患者能够耐受则可以预测撤机成功,准备拔除气管插管。此阶段需评估: 1)患者动脉血气:FiO$_2$<40%,SPO$_2$≥85%~90%,PaO$_2$≥50~60mmHg,pH≥7.32,PaCO$_2$增加≤10mmHg 2)无新发意识改变或呼吸困难、大汗、呼吸做功增加 3)气道评估:①气道通畅度评价,即机械通气时,将气管插管的气囊放气以检查有无气体泄漏(气囊漏气试验),用以评估患者气道有无狭窄或水肿;②气道保护能力评价:咳痰时的力度、分泌物的量和吸痰频率(>2h/次),在神经肌肉病变和脊髓损伤者,有较好的咳嗽能力时预示可以拔管

四、关键环节的提示

(一)常见撤机失败原因

1. 神经系统因素 脑干病变引起的呼吸中枢功能障碍,镇痛镇静麻醉状态。

2. 呼吸系统因素 失用性肌萎缩,严重的神经性疾病或药物导致的肌病,严重的感染、肺水肿、炎症、肺纤维化导致的肺顺应性下降,支气管狭窄、炎症、气管插管狭窄导致的气道阻力增加。

3. 代谢性因素 营养、电解质紊乱、激素都可影响患者呼吸肌功能,营养不良可导致蛋白质分解增加和肌肉功能的减退,阻碍患者脱机。摄食过多可导致体内CO$_2$生成增多,增加了患者的呼吸负担。

4. 心功能 对于心功能较差的患者,降低呼吸机参数可诱发心肌缺血,这是因为自主呼吸时增加了机体的代谢,加重了循环负担,膈肌的收缩使部分血液由腹腔转移至胸腔,同样增加了患者的循环负担,增加了心力衰竭的风险。

5. 心理因素 过分的焦虑和恐惧可导致脱机失败。

6. 撤机前气道分泌物未能充分排除干净,未保持气道通畅。

7. GCS评分≥8分,肥胖、误吸高危及绝大多数人工气道患者。

(二)常用评价呼吸功能的指标

通过以下指标评价患者呼吸肌群的强度和耐力,用以指导临床患者脱机。

1. 每分钟通气量(MV) 是潮气量与每分钟呼吸频率的乘积,5~10L/min为理想指标。

2. **最大每分钟通气量（MMV）**　正常值 50~250L/min，用以评估呼吸储备能力。

3. **潮气量（VT）**　是患者维持肺泡通气量的能力，大于 300ml 较为理想。

4. **肺活量（VC）**　表通气储备和强度，正常 65~75ml/kg，反映患者做深呼吸、咳嗽、清除呼吸道分泌物和防止肺不张的能力。

5. **最大吸气压力（MIP）**　代表深呼吸能力，当患者的最大吸气压力大于 20cmH$_2$O 考虑给予患者试撤机。

6. **呼吸频率（RR）**　<25 次/min，过快或过慢的呼吸频率在临床工作中都要警惕。

7. **浅快呼吸指数（f/VT）**　正常值 40~60。<80 患者撤机较为容易，80~105 需要谨慎，>105 的患者试撤机较为困难。

（三）护理干预

1. **撤机前准备工作**　撤机前护理人员应严密监测患者的病情变化及相关指标，做好各项基础护理工作。重点要保持患者气道通畅，定时为患者翻身、拍背、吸痰，预防感染。

2. **心理护理**　在撤机前，应对患者进行心理疏导，缓解其恐惧情绪。尤其是对于较长时间使用呼吸机的患者，其对呼吸机已经产生依赖，心理上对接受撤机相对困难，因此更要在撤机前对患者进行耐心的解释疏导工作。对呼吸机形成依赖的患者，尽管其呼吸功能已经达到撤机标准，但受到心理因素的影响，撤机后患者会出现极度的不适，出现类似于呼吸功能不全的症状，从而需要再次恢复使用呼吸机。

3. **呼吸监测**　在停机时，给患者吸氧，观察四肢末梢红润、肢体干燥、温暖、胸廓起伏良好，患者呼吸平稳，两肺呼吸对称，可选择继续停机；如患者出现呼吸频率改变，呈明显增快或减慢状态，呼吸幅度表浅，心率明显增加，胸式呼吸减弱，胸腹运动不协调，出冷汗，神情烦躁，发绀，大量分泌物潴留呼吸道，患者鼻翼快速扇动等，应立即通知医生，配合给予机械通气，以避免引起呼吸肌过度疲劳，导致呼吸衰竭发生。

4. **血流动力学监测**　撤机前后应对患者的心率、血压以及血氧饱和度等进行持续监测，在呼吸加快及血压升高时，可出现二氧化碳分压升高，应及时给予处理；若患者存在心电图变化，如 S-T 段抬高或降低，则可能有氧分压下降现象，应立即进行动脉血气分析。

5. **营养支持**　长期应用呼吸机的患者，全身营养状态往往较差，患者机体又处于高代谢状态，在蛋白质供应不足时，相关呼吸肌群易被分解、消耗。在停机后，患者呼吸肌易出现肌无力反应，通气受限，造成患者再次缺氧，引起撤机的失败。应给予肠内营养，改善机体营养状况。

五、文献或经验分享

撤机前的准确、充分评估是撤机能否成功的重要环节。撤机前应充分考虑患者原发疾病是否好转，严重并发症是否得到控制，引起呼吸中枢抑制的因素是否去除，自主呼吸是否恢复，呼吸驱动力是否足够患者维持自主呼吸。脑出血、脑炎、脑外伤的患者一般逐渐撤离呼吸机，可采用 PSV 和 SIMV 模式。中毒和麻醉意外的患者疾病恢复较快，撤机过程中一般无需部分机械通气过度。原发肺部疾病和呼吸肌功能不全的患者，当肺部解剖结构和病理生理得到改善时，导致呼吸机损害的因素得到有效的控制后，即可给予患者进行试撤机。

在撤机前评估患者自主呼吸试验失败时，应立即寻找失败原因，患者是否有镇痛、镇静剂使用不足、血容量不足、支气管痉挛和心肌缺血。当失败原因解决后,每日可进行 1 次 SBT,因为患者呼吸系统功能极少能在一天内恢复。SBT 失败后应给予恒定的机械通气支持水平,以保证患者的呼吸肌得到充分的休息,24 小时内应让肌肉休息、舒适,而不是积极降低患者机械通气的水平。在撤机过程中密切观察患者是否发生了撤机危象,患者可表现为呼吸停止或呼吸过慢,严重心律失常发生,脱机过程中大汗、血压升高、血氧饱和度下降。若出现以上情况应给予患者恢复机械通气,有效清理呼吸道。一旦出现撤机过程中的呼吸急促、潮气量降低都是患者不耐受撤离呼吸机的指征。

(张 鑫 李 苗 刘雪芳 李 艳)

第十一章

NCU 常见医护配合技术

第一节　腰椎穿刺技术

一、穿刺依据

腰椎穿刺术(lumbar puncture)是 NCU 最常用的诊疗操作之一,通过刺入蛛网膜下腔获取脑脊液以协助临床诊断、治疗,操作简便易行,也较为安全。腰椎穿刺术是在局麻下进行的一项创伤性检查,中枢神经系统任何部位发生器质性的病变,都会导致脑脊液成分发生变化。因此,腰椎穿刺脑脊液检查对神经系统疾病,尤其是颅内感染性疾病的诊断、鉴别及预后具有重要意义,在治疗上进行椎管给药,脑脊液置换、引流都起到了很好的效果。在腰椎穿刺时患者保持良好的姿势和体位,积极主动地配合腰椎穿刺术,缩短操作过程所需的时间,提高穿刺成功率,减少因穿刺姿势不当而造成的韧带和肌膜损伤。

二、穿刺方法

通常取弯腰侧卧位,自腰 2 至骶 1(以腰 3~4 为主)椎间隙穿刺。局部常规消毒及麻醉后,戴无菌手套,用 20 号穿刺针(小儿用 21~22 号)沿棘突方向缓慢刺入,进针过程中针尖遇到骨质时,应将针退至皮下待纠正角度后再进行穿刺。成人进针约 4~6cm(小儿约 3~4cm)时,即可穿破硬脊膜而达蛛网膜下腔,抽出针芯流出脑脊液,测压和缓慢放液后(不超过 2~3ml),再放入针芯拔出穿刺针。穿刺点稍加压止血,敷以无菌棉球并用胶布固定。术后平卧 4~6 小时。若初压超过 2.94kPa(300mmH$_2$O)时则不宜大量放液,防止出现脑疝发生,仅取测压管内的脑脊液送检查即可。

三、护士配合的步骤

具体见表 11-1-1。

表 11-1-1　腰椎穿刺技术护士配合步骤

步骤	穿刺过程	图示
1	术前检查评估患者,取得配合。物品准备:腰穿包、2% 利多卡因、消毒液(碘伏或洗必泰)等	图 11-1-1

续表

步骤	穿刺过程	图示
2	整理床单位,环境安静清洁,保障患者隐私。体位摆放:嘱患者侧卧,背部与床面垂直,头向前胸部屈曲,两手抱膝紧贴腹部,使躯干呈弓形;或由助手在术者对面用一手抱住患者头部,另一手挽住双下肢腘窝处并用力抱紧,使脊柱后凸以增宽椎间隙,便于进针	图 11-1-2
3	确定穿刺点,以髂嵴连线与后正中线的交接处为穿刺点,取第 3~4 腰椎棘突间隙,有时也可在上一或下一腰椎间隙进行	图 11-1-3
4	常规消毒皮肤后戴无菌手套铺孔巾,护士配合抽取 2% 利多卡因,医生进行局部皮肤浸润麻醉	图 11-1-4(A~D)
5	护士站在患者对侧扶住患者保持前屈的体位,观察患者面色及生命体征变化。术者用左手固定穿刺点皮肤,右手持穿刺针以垂直背部的方向缓慢刺入。当针头穿过韧带与硬脑膜时,可感到阻力突然消失有落空感。此时可将针芯慢慢抽出(防止脑脊液迅速流出,造成脑疝),即可见脑脊液流出。在放脑脊液前先测量初压力,最后测量末压。正常侧卧位脑脊液压力为 0.69~1.764kPa 或 40~50 滴 /min	图 11-1-5
6	撤去测压管,收集脑脊液 2~5ml 送检;如需做培养,应用无菌操作法留标本。护士将装有脑脊液的试管按先后顺序标 1、2、3,作为生化和临检的标记,操作后敷料固定覆盖穿刺处	图 11-1-6
7	操作后:标本及时送检,并继续观察患者生命体征,备好抢救用品,做好一切抢救准备;术后患者去枕平卧 4~6 小时,3 天禁沐浴(注意可以适当侧卧位);鼓励患者多饮水防止头痛,观察局部敷料有无渗出,有无不适主诉	图 11-1-7

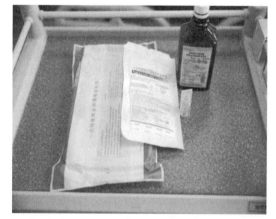

图 11-1-1　物品准备

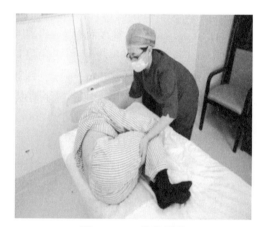

图 11-1-2　体位摆放

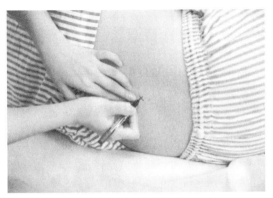

图 11-1-3　确认穿刺点位置

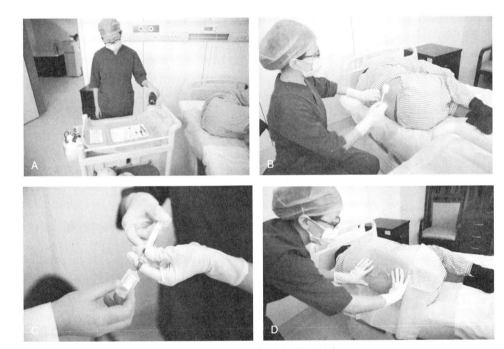

图 11-1-4　配合医生进行麻醉

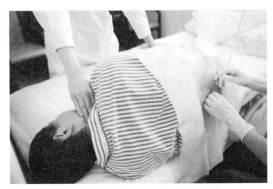

图 11-1-5　脑脊液引出,测量压力

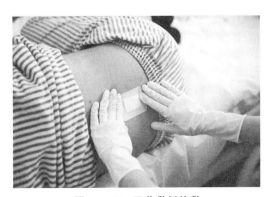

图 11-1-6　无菌敷料外敷

四、关键环节提示

(一) 适应证与禁忌证

1. 适应证

(1) 中枢神经系统炎症性疾病的诊断与鉴别诊断:包括化脓性脑膜炎、结核性脑膜炎、病毒性脑膜炎、真菌性脑膜炎、乙型脑炎等。

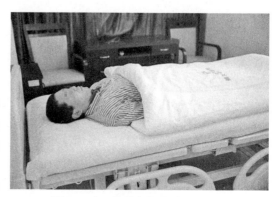

图 11-1-7 给予去枕平卧 4~6 小时

(2) 脑血管意外的诊断与鉴别诊断:包括脑出血、脑梗死、蛛网膜下腔出血等。

(3) 肿瘤性疾病的诊断与治疗:用于诊断脑膜白血病,并通过腰椎穿刺鞘内注射化疗药物治疗脑膜白血病。

(4) 测定 ICP 和了解蛛网膜下腔是否阻塞等。

(5) 椎管内给药。

2. 禁忌证

(1) 可疑颅高压、脑疝。

(2) 可疑颅内占位病变。

(3) 休克等危重患者。

(4) 穿刺部位有炎症。

(5) 有严重的凝血功能障碍患者,如血友病患者等。

(二) 注意事项

1. 护士要站在穿刺者的对面,协助患者保持体位不动,当医生穿刺时,叮嘱患者疼痛时深呼吸放松,穿刺时观察患者如出现呼吸、脉搏、面色异常等症状时,立即通知医生停止操作,并作相应处理。

2. 当医生测压时协助医生按压患者颈动脉或腹部的腹主动脉,来判断脑脊液回流是否通畅,压颈时注意不要用力过猛。

3. 若了解蛛网膜下腔有无阻塞,可做 Queckenstedt 试验,即在测定初压后,由护士配合先压迫一侧颈静脉约 10 秒,然后再压另一侧,最后同时按压双侧颈静脉(正常时压迫颈静脉后,脑脊液压力立即迅速升高一倍左右,解除压迫后 10~20 秒,迅速降至原来水平,称为梗阻试验阴性,示蛛网膜下腔通畅;若压迫颈静脉后,不能使脑脊液压力升高,则为梗阻试验阳性,示蛛网膜下腔完全阻塞;若施压后压力缓慢上升,放松后又缓慢下降,示有不完全阻塞。凡 ICP 增高者,禁做此试验。

4. 鞘内给药时,应先放出等量脑脊液,然后再等量转换性注入药液。

(三) 并发症的护理

1. 低颅压综合征 指侧卧位脑脊液压力在 0.58~0.78kPa(60~80mmH$_2$O) 以下,较为常见,多因穿刺针过粗,穿刺技术不熟练或术后起床过早,使脑脊液自脊膜穿刺孔不断外流所致。患者于坐起后头痛明显加剧,严重者伴有恶心,呕吐或眩晕、晕厥,平卧或头低位时头痛等即可减轻或缓解。少数尚可出现意识障碍、精神症状、脑膜刺激征等。故应使用细针穿刺,术后去枕平卧(最好仰卧)4~6 小时,并多饮白开水(忌浓茶、糖水),还可静滴 5% 葡萄糖盐水 500~1 000ml,1~2 次 /d,也可再次腰穿在椎管内或硬脊膜外注入生理盐水 20~30ml,消除硬脊膜外间隙的负压以阻止脑脊液继续漏出。

2. **脑疝形成**　在 ICP 增高(特别是后颅凹和颞占位性病变)时,当腰穿放液过多过快时,可在穿刺当时或术后数小时内发生脑疝,故应严加注意和预防。必要时,可在术前先快速静脉输入 20% 甘露醇液等脱水剂后,以细针穿刺,缓慢滴出数滴脑脊液进行化验检查。如一旦出现脑疝,应立即采取相应抢救措施。

3. **原有脊髓、脊神经根症状的突然加重**　多见于脊髓压迫症,因腰穿放液后由于压力的改变,导致椎管内脊髓、神经根、脑脊液和病变之间的压力平衡改变所致,可使根性疼痛、截瘫及大小便障碍等症状加重,在高颈段脊髓压迫症则可发生呼吸困难与骤停。上述症状不严重者,可先向椎管注入生理盐水 30~50ml,疗效不佳时应急请神经外科进行手术。此外,并发症中,还可因穿刺不当发生颅内感染和马尾部的神经根损伤等。

五、文献或经验分享

操作后通常要求去枕平卧 4~6 小时。但从临床来说,平卧和侧卧可交替进行,特别是儿童,腰穿术后可以根据腰穿所测得的颅内压值,颅内压 ≥ 70mmH$_2$O 时,术后可采取垫枕卧位,颅内压 <70mmH$_2$O 的患者,采取去枕平卧并将时间由原来的 4~6 小时缩短到 2 小时,没有增加术后头痛的发生,平卧位 6 小时,患者反而会出现腰痛。NCU 患者,根据临床经验发现,腰穿压力末压 >200mmH$_2$O,可以给予床头抬高 30°,未见脑疝等不良反应的发生。

第二节　中心静脉导管置入技术

一、置管依据

中心静脉导管(central venous catheter,CVC)广泛应用于重症 ICU 患者,其置管方式有锁骨下置管、颈内置管、股静脉置管以及外周中心静脉导管(peripherally inserted central catheter,PICC),适用于重创伤、休克以及急性循环功能衰竭等危重患者、胃肠外营养(TPN)治疗、需接受大量、快速输血补液的患者、危险性较大或引起血流动力学显著变化、长期输液或静脉抗生素、高渗溶液或强酸强碱类药物者、长期或间隔静脉化疗者、接受血液净化或自体干细胞移植、经导管安置心脏临时起搏器者以及外周穿刺困难的患者。CVC 导管分为单腔、双腔和三腔导管,其中双腔导管最为常用。

二、置管的方法

CVC 是一种经锁骨下静脉、颈内外静脉、股静脉插入并开口于上腔静脉、下腔静脉的导管。PICC 置入方法见第十章第六节。

三、锁骨下中心静脉导管置入步骤

见表 11-2-1。

表 11-2-1 锁骨下中心静脉置管步骤

步骤	置管过程	
1	物品准备：静脉置管包、无菌手套、抗菌敷料、2% 葡萄糖酸氯己定醇皮肤消毒液、0.9% 氯化钠、中心静脉导管、注射器、无菌接头、利多卡因	图 11-2-1
2	患者取头低肩高位，常规备皮消毒手术野，建立最大无菌屏障	图 11-2-2（A-B）
3	静脉穿刺成功后，置入导引钢丝，应用皮肤扩张器扩皮肤，置入静脉留置导管	图 11-2-3
4	缝针固定，护士给予无菌敷料覆盖	图 11-2-4~11-2-5
5	导管末端安装无菌输液接头，生理盐水冲管、封管，无菌纱布包裹输液接头，无菌敷料下缘粘贴标签，注明置管日期、时间、深度	图 11-2-6 图 11-2-7

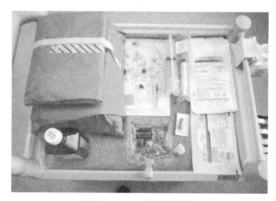

图 11-2-1 物品准备

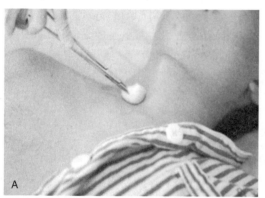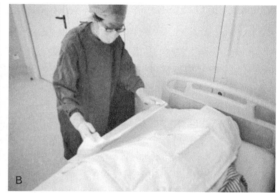

图 11-2-2 消毒穿刺部位（A），建立最大无菌屏障图（B）

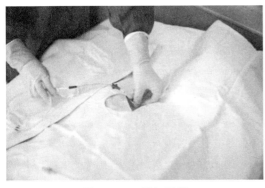

图 11-2-3 置入导管

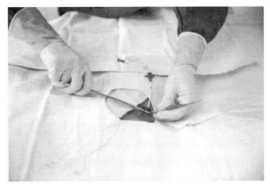

图 11-2-4 缝合固定导管

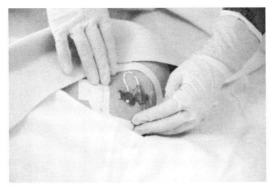

图 11-2-5 粘贴无菌敷料

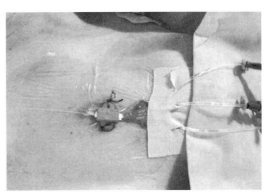

图 11-2-6 固定多腔导管

四、关键环节的提示

1. 在选择置管前,须权衡降低感染并发症和增加机械损伤并发症(如气胸、刺入锁骨下动脉、锁骨下静脉裂伤、锁骨下静脉狭窄、血胸、血栓形成、空气栓塞、置管错位)的利弊。

2. 成人避免选择股静脉作为穿刺点。

3. 当成人进行非隧道式中心静脉置管操作时,应选锁骨下静脉而非颈内静脉或股静脉以减少感染的风险。

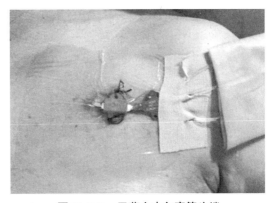

图 11-2-7 无菌小巾包裹管头端

4. 隧道式 CVC 最佳的置入部位尚无明确的推荐部位。

5. 应在超声引导下进行中心静脉置管(如果条件允许),减少反复穿刺频率防止机械损伤。超声引导应由经过资质认证人员置入。

6. 尽可能选用能满足患者治疗所需的最少接口数或腔体数的 CVC。

7. 如有可能,应尽早拔除所有血管内导管。

8. 穿刺过程中观察患者心律、心率、经皮血氧饱和度,及早发现是否诱发心律失常及穿刺造成气胸,必要时在心电监护、超声引导下穿刺,术后常规 X 线观察导管位置。

9. 持续微量泵入丙泊酚时,需要每 12 小时更换泵入管路,防止感染发生。

五、文献或经验分享

1. 留置中心静脉导管容易出现导管相关性感染,详见第四章第九节。

2. 护士应做好穿刺点局部的评估,即敷料的完整性,有无空气、破损,是否潮湿;穿刺点周围的皮肤是否有湿疹、红肿;导管是否脱出,深度是否适合;导管内有无回血,导管是否通畅,接头处无血迹,无禁忌证的患者使用肝素盐水封管。目前也有文献报道,用生理盐水封管可以代替肝素盐水的封管,但是容易增加患者的住院天数、阿替普酶的用量、导管阻塞率和拔管率,同时也增加了血栓形成的概率。

3. **并发症的预防**　空气栓塞是中心静脉置管最严重的并发症,一旦输液装置脱离,空气将随着患者的呼吸快速进入血液,造成肺动脉栓塞等严重后果。

第三节　脑电图监测技术

一、脑电图监测依据

脑电图(electroencephalogram,EEG)是临床最常用的脑功能监测手段,可对皮层及皮层下脑功能作出迅速判断。20 世纪 50 年代脑电图技术开始应用于 NCU,并可达到判断痫性发作、判定脑损伤程度、指导脑保护治疗和预测预后或结局的目的。其优势在于脑电图具有很好的时间分辨率(ms)和较好的空间分辨率(mm),能够实时动态监测,并易于床旁操作;能够协助鉴别痫性与非痫性发作,尤其是能够发现非惊厥性痫性发作;能够敏感地发现脑功能变化,并据此在临床征象变化之前做出好转或恶化的判断;能够早期预测昏迷患者的预后,并据此提供医疗决策依据;准确地反馈治疗信息,并据此调整治疗方案。

二、脑电图监测方法

脑电图监测使用独立电源,必要时使用稳压器,也可暂停其他可能干扰脑电图记录的医疗仪器设备(如输液泵、振动排痰仪、防压疮气垫泵等)。常规脑电图监测采用国际 10-20 系统安装 16 导联盘状电极,部分患者因有创颅内压监测、部分颅骨缺损、颅骨钻孔引流而影响电极安放,此时,应在保证左、右两侧对称的基础上适当减少电极。对于应用长程(数天)脑电图监测患者,24~48 小时后暂停脑电图监测(暂停时间为 12~24 小时),以清洁电极处皮肤,如患者不能暂停脑电图监测,可微调电极位置,以避免头皮破溃或感染。脑死亡评估至少安装 8 个记录导联,即额极 Fp_1、Fp_2、中央 C_3、中央 C_4、中颞 T_3、中颞 T_4、枕 01、枕 02。头皮脱脂至电阻达到最小($100\Omega<$电阻$<5k\Omega$),双侧电极阻抗基本匹配,参考电极位于耳垂或乳突,接地电极位于 FPz,公共参考电极位于 Cz,高频滤波为 30~75Hz,低频滤波为 0.5Hz,敏感度为 $2\mu V/mm$(图 11-3-1)。昏迷患者应给予强烈躯体感觉或视觉、听觉刺激,观察脑电图反应性,脑死亡患者的反应性消失。

三、脑电监测步骤

具体见表 11-3-1。

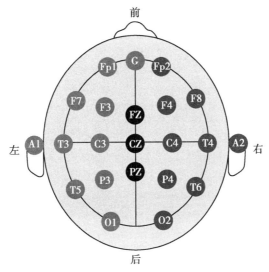

图 11-3-1　脑电图电极监测图示

表 11-3-1　脑电监测步骤

步骤	操作过程	图示
1	脑电图仪、盘状电极、棉签、95% 酒精、安尔碘、磨砂膏和导电膏。开机并输入患者一般资料,检查脑电图仪参数设定、仪器校准	图 11-3-2
2	安放电极,电极安放前,先用 95% 酒精棉球脱脂,必要时使用专业脱脂膏(磨砂膏)脱脂,然后涂抹适量导电膏,使电阻达到最小	图 11-3-3 图 11-3-4
3	电极固定牢固,尽量避免电极脱落,如果电极脱落,则及时安放完整	图 11-3-5
4	仪器连通患者后,检查各导联图象监测是否清晰、基线是否稳定等,脑电图描记至少 30min。检查结束,停止记录,轻轻取下患者头上盘状电极,清除电极膏,消毒、干燥备用	图 11-3-6

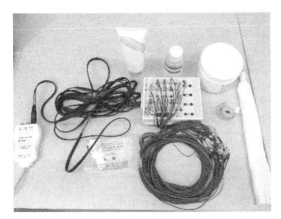

图 11-3-2　准备用物图

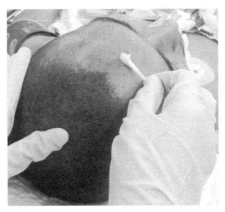

图 11-3-3　磨砂膏脱脂

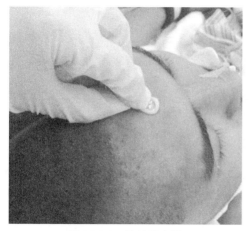

图 11-3-4 涂抹导电膏

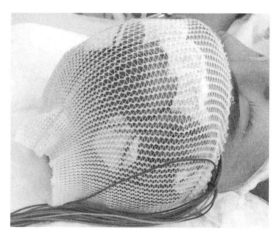

图 11-3-5 电极固定牢固

四、关键环节提示

（一）脑电图监测对象

癫痫持续状态、重症脑梗死、重症蛛网膜下腔出血、重症颅脑外伤、心肺复苏后昏迷、脑死亡、植物状态等其他重症神经疾病。目前,如中枢神经系统感染或免疫介导的相关脑病尚缺乏脑电图监测的文献证据。

（二）脑电图监测仪器设备

NCU 应用的脑电图根据机型分为便携式

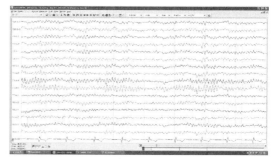

图 11-3-6 脑电图描记

脑电图、可移动台式脑电图和脑电图工作站；根据是否能够实行脑电视频记录又分为视频脑电监测和非视频脑电监测。通常需要根据患者病情选择合适的机型或视频。视频脑电图更有助于同步记录患者的临床癫痫发作。NCU 的脑电图仪器使用和养护需专人负责,以确保其正常运行。

（三）脑电图监测开始时间

对 SE 患者需尽早开始视频脑电图监测,对脑损伤后昏迷患者可选择发病后 1~7 天开始短程脑电图监测。

（四）脑电图监测持续时间

短程脑电图监测时间需要 0.5~2 小时,多用于昏迷患者的预后评估；长程脑电图（continuous EEG）监测时间至少为 24~48 小时,主要用于 CSE 或 NCSE 的诊治。2013 年中国脑死亡判定标准与技术规范规定脑电图判定脑死亡时间至少为 30 分钟。

（五）脑电图监测护理

1. 患者翻身时应尽量避免电极脱落,如果电极脱落,则及时按照图示进行粘贴。

2. 对 SE 患者应加强生命体征监测,并适当予以约束,防止舌咬伤、肢体碰伤和坠床。监测过程中,要定期观察仪器运行是否正常,保持室内安静,避免有人走动及各种外界干扰。

3. 视频监测患者需保持目标体位,并注意遮挡隐私部位,例如暴露出颜面部、双手、双脚等部位,以利于早期发现患者的抽搐发生。

4. 根据患者的监测时间以及 Braden 评估结果,给予不同时间的电极位置移动,减少患者头皮的破损,见图 11-3-7 脑电监测护理流程。

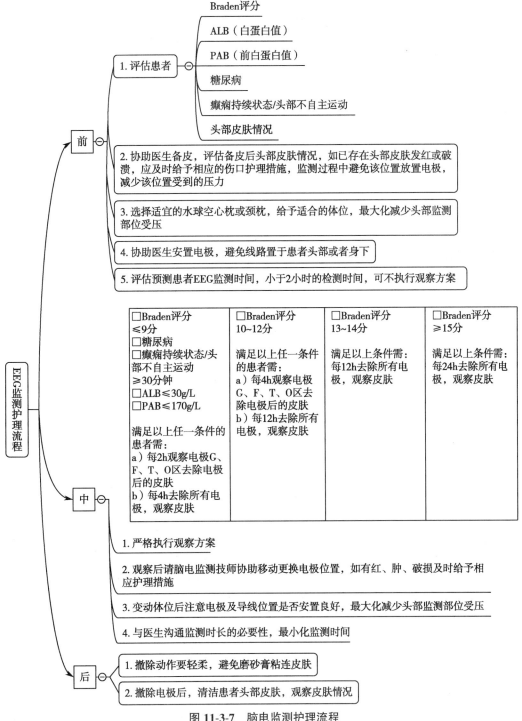

图 11-3-7 脑电监测护理流程

5. 为了给予患者脑电电极更好的固定,可采取弹力套进行固定,减少电极脱落(图 11-3-8)。

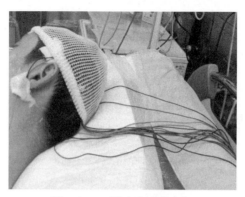

图 11-3-8 弹力套固定电极

（六）脑电监测影响因素

见表 11-3-2。

表 11-3-2 脑电监测影响因素

分类	影响因素
药物	麻醉药物、镇静药物、抗癫痫药物、抗精神病药物等
低温	核心温度<34℃
低血压	平均动脉压低于 50mmHg
严重代谢或内分泌功能障碍	肝性脑病、肾性脑病、低血糖或高血糖性脑病等
描记伪差	生理学伪差:心电、肌电、眼动、瞬目、呼吸和出汗等、仪器设备和电极伪差、环境和电磁伪差等

五、文献或经验分享

在 NCU 评价重症脑功能损伤方面,运用持续床旁脑电监测可替代动态脑电图,并能实时反映脑功能状况,为预后评估提供及时、准确的脑电生理信息。持续性数字脑电图常规用于研究不明原因的精神状态以及无神经疾病的 ICU 患者,可预测癫痫发作形式。由于 NCU 患者可发生非惊厥性癫痫持续状态,临床表现不易被察觉,监测脑电可发现重症患者的脑功能变化,并且其对药物过量(如头孢吡肟、巴氯芬、三环抗抑郁剂等)或药物戒断(苯二氮䓬类、阿片类、酒精或抗癫痫药)的患者很有价值。相关文献报道,脑电抑制以及脑电活动缺乏是昏迷重症患者死亡的重要因素,所以脑电监测显得尤为重要。

第四节 脑死亡评估技术

一、评估依据

脑死亡(brains death,BD)是指包括脑干在内的全脑功能丧失的不可逆转的状态。1968

年,美国哈佛大学死亡定义审查特别委员会首次提出了脑死亡判断标准,全世界至今已有80多个国家和地区陆续建立了脑死亡标准,一些国家还制定了相应的脑死亡法,也有国家采用的是脑死亡和心脏死亡标准并存的方式。2014年我国推出《脑死亡判定标准与技术规范(成人质控版)》。相比国外一些脑死亡判定的标准,我国脑死亡的判定标准是最严格的,应用的是全脑死亡的概念。因此,在进行脑死亡测试时,常针对昏迷原因明确、排除各类原因的可逆性昏迷患者进行评估。

二、判定方法

(一) 判定的先决条件

1. 昏迷原因明确。

2. 排除了各种原因的可逆性昏迷。

(二) 临床判定

1. 深昏迷。

2. 脑干反射消失。

3. **无自主呼吸**　依赖呼吸机维持通气,自主呼吸激发试验证实无自主呼吸。

提示:以上三项临床判定必须全部符合。

(三) 确认试验

1. **脑电图(EEG)**　脑电图显示电静息。

2. **短潜伏期体感诱发电位(SLSEP)**　正中神经SLSEP显示双侧N9和/或N13存在,P14、N18和N20消失。

3. **经颅多普勒超声(TCD)**　显示颅内前循环和后循环血流呈振荡波、尖小收缩波或血流信号消失。

提示:以上三项确认试验至少具备两项。

三、判定步骤

见表11-4-1。

表 11-4-1　脑死亡判定步骤

步骤	内容	符合判定标准
1	脑死亡临床判定	符合判定标准(深昏迷、脑干反射消失、无自主呼吸)的进入下一步
2	脑死亡确认试验	至少2项符合脑死亡判定标准的进入下一步
3	脑死亡自主呼吸激发试验	验证无自主呼吸

上述3个步骤均符合脑死亡判定标准时,确认为脑死亡

四、判定次数

在满足脑死亡判定先决条件的前提下,3项临床判定和2项确认试验完整无疑,并均符合脑死亡标准时,即可确认为脑死亡。如果临床判定缺项或有疑问,再增加一项确认试验项

目(共 3 项)并在首次判定 6 小时后再次判定(至少完成一次自主呼吸激发试验并证实无自主呼吸),复判结果符合脑死亡判定标准,即可确认为脑死亡

五、关键环节的提示

1. **确认试验顺序**　优选顺序依次为 EEG、SLSEP、TCD。确认试验应至少 2 项符合脑死亡判定标准;如果 EEG 或 SLSEP 与 TCD 联合,可降低判定的假阳性率,提高判定的一致性。如果 TCD 检查受限,可参考 CT 血管造影或数字减影血管造影检查结果。

2. 实施脑死亡判定的医师至少 2 名,并要求为从事临床工作 5 年以上,通过规范化脑死亡培训后的执业医师。

3. 成人与儿童脑死亡评估技术中有差异。

六、文献或经验分享

脑死亡有别于"植物人"、昏迷。"植物人"的脑干功能依然存在,昏迷只是由于大脑皮层受到严重损害或处于突然抑制状态,患者可以有自主呼吸、心跳和脑干反应;而脑死亡则无自主呼吸,是永久的、不可逆的状态。

第五节　支气管镜吸引技术

一、应用依据

支气管镜在 NCU 的使用越来越受到重视,因为 NCU 患者的疾病特点,以及严重的并发症,可能会导致患者病情的加重、住院日的增加,此时仅仅靠护理的振动排痰、气道吸引、体位引流以及大量抗生素的应用等措施不能及时改善患者的感染加重的程度。为此,支气管镜的应用,为医疗诊断提出了高效、便捷的方式。很多患者经支气管镜吸引治疗后,意识状况迅速改善,为 NCU 提供了较好的救治途径,为此当 NCU 患者出现肺不张、肺部感染严重时,给予早期支气管镜联合胸肺部护理以及抗生素针对性的治疗是 NCU 患者救治的较好方案。

二、应用方法

(一) 支气管镜主要应用于诊断与治疗方面两部分

1. **诊断方面**　为确定肺部感染的性质留取标本进行培养以及怀疑有食管 - 气管瘘的确诊。

2. **治疗方面**

(1)取出支气管异物。

(2)清除气道内异常分泌物,包括痰液、脓栓、血块等。

(3)引导气管插管:对插管困难者可通过支气管镜引导进行气管插管。

(二) 实施步骤

见表 11-5-1。

表 11-5-1 支气管镜操作过程

步骤	操作过程	图示
1	物品准备:仪器、冷光源是否正常、负压吸引装置、吸痰管、生理盐水、治疗碗、注射器、石蜡油、局麻药物等是否备齐。检验支气管镜是否能够正常使用,并给予操作前麻醉	图 11-5-1 图 11-5-2
2	整理床单位,环境安静清洁,保障患者隐私。体位:多选用仰卧位,病情需要可选用半卧位或坐位;给患者盖上眼帘,降低患者恐惧和焦虑	图 11-5-3 图 11-5-4
3	应使用丁卡因胶浆润滑纤维支气管镜	图 11-5-5
4	插入途径:一般经鼻(推荐)或经口插入;连接负压吸引管至纤维支气管镜侧孔,遵医嘱适时给予生理盐水冲洗,必要时配合吸痰	图 11-5-6 图 11-5-7
5	直视观察:应有顺序地全面窥视可见范围的鼻、咽、气管、隆突和支气管,然后再重点对可疑部位进行观察 检查亚段支气管,以免遗漏小的病变	图 11-5-8 图 11-5-9
6	操作后留取的标本及时送检,协助医生整理用物,详细记录护理记录单	图 11-5-10

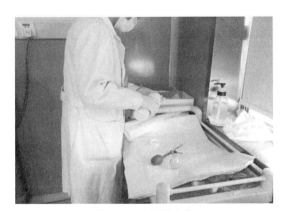

图 11-5-1 物品准备

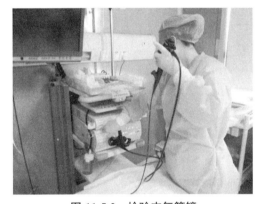

图 11-5-2 检验支气管镜

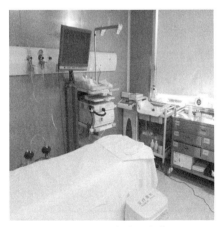

图 11-5-3 床单位准备

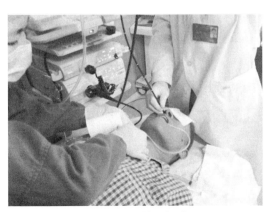

图 11-5-4 体位摆放

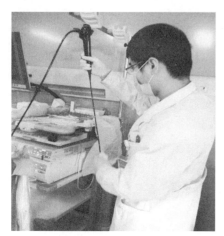

图 11-5-5 润滑支气管镜

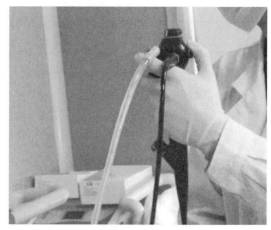

图 11-5-6 连接吸痰管

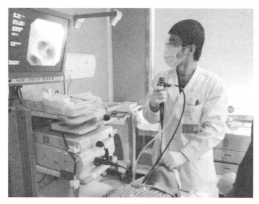

图 11-5-7 选择经鼻或经口进行操作

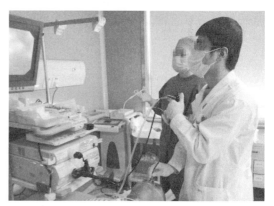

图 11-5-8 直视观察整个气道

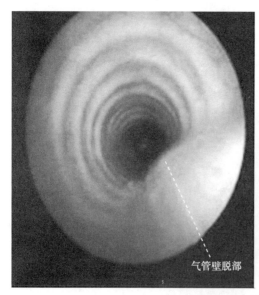

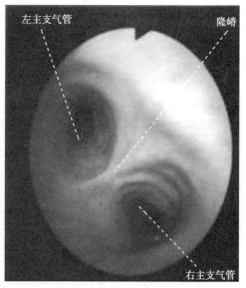

图 11-5-9 亚段的观察

通过声门将镜送入气管,在徐徐送镜时观察气管黏膜及软骨环,直至隆嵴,观察其是否锐利及活动情况

三、关键环节的提示

（一）相对禁忌证

1. 严重心、肺功能不全,严重呼吸衰竭,心绞痛或急性心肌梗死,未控制的高血压及心律失常患者。

2. 出凝血机制障碍或者长期应用华法林等抗凝药物者。

3. 哮喘急性发作者。

4. 主动脉瘤有破裂危险者。如果出现致命性气道病变,以上均为相对禁忌证。

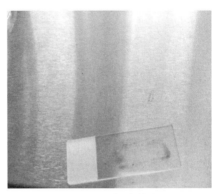

图 11-5-10　标本的留取

（二）操作前做好评估

1. 询问患者病史、用药以及心脏、肝功情况；评估患者药物(局麻、镇静)过敏史,生命体征的的稳定情况,通过正 / 或侧位片、CT 片、听诊胸部呼吸音等影像结果确定病变部位。

2. **取得患者配合**　与医生核实确定签署知情同意书,并向家属或患者解释操作过程、注意事项,以取得术中配合。

3. **术前禁食**　禁食 2 小时(胃肠功能弱的患者可适当延长禁食时间),胃肠减压。

（三）操作过程中注意观察

观察患者的表情、呼吸、咳嗽、氧和情况,有无憋气、胸闷、呼吸困难等不适,如患者治疗过程中出现明显的生命体征变化,应立即通知医生,停止操作,开始实施抢救。

（四）保证充足负压吸引

操作过程中常见有冲洗过程,冲洗后需要大量的负压将冲洗盐水及气道分泌物吸出,所以,进行前必须给予充足的负压吸引保障。培养标本:接痰液收集器取痰标本；如痰液少,不足达到培养标准量,可注生理盐水 20ml 后经负压吸出送培养。

（五）纤维支气管镜清洗消毒规程(化学法)

纤维支气管镜采取了初清洗、酶洗、次清洗、浸泡消毒(采用 2% 的碱性戊二醛浸泡消毒)、末次清洗、酒精灌洗、干燥等多步骤进行消毒,保证了患者的安全使用。

（六）支气管镜临床应用的并发症

1. **喉、气管、支气管痉挛**　出现该情况应立即停止检查,并吸氧,待缓解后再酌情决定是否继续进行操作。

2. **出血是最常见的并发症**　一般血量不大,可自行缓解,偶尔有大出血,甚至引起窒息危及生命。检查前要了解患者是否有凝血功能障碍,活检时要避开血管。出血较多可给予 1∶10 000 肾上腺素和 / 或 10U/ml 凝血酶局部止血,并保持出血侧低位,防止血液灌入健侧,并充分抽吸凝血块,以防窒息,内镜下见出血停止后方可退镜。

3. **心律失常、心搏骤停**　是支气管镜操作时的刺激引起迷走神经反射和缺氧所致,此时应立即进行抢救。

四、文献或经验分享

术前禁食水 4~6 小时,经胃肠管给予肠内营养者,术前将胃内容物抽吸干净。为减少患者的痛苦和并发症,如无禁忌证,可给予镇静剂,通常使用短效苯二氮䓬类镇静药咪达唑仑,具体用法:60 岁以下患者的初始剂量为 2.5mg,在操作开始前 5~10 分钟给药;静脉注射咪达唑仑应缓慢,约为 1mg/30s;如果操作时间长,必要时可追加 1mg,但总量不宜超过 5mg;年龄超过 60 岁的患者、衰弱及慢性病患者药量应酌减。对这些患者初始剂量应减为 1~1.5mg,也在操作前 5~10 分钟给药;根据需要可追加 0.5~1mg,但总量不宜超过 3.5mg。或给予丙泊酚镇静:术前给予丙泊酚 2mg/kg 缓慢静推,至睫毛反射消失后行支气管镜检查,术中若烦躁明显可追加剂量至满意。术中动态监测患者生命体征,确保稳定;持续机械通气者可连接一个三通连接管带机操作,操作中给予较高的吸入氧浓度,但需将潮气量和呼气末正压降低,避免压力损伤。术后嘱患者 2 小时内禁食水,避免误吸;置入人工气道者,在气囊充盈的前提下,可以即刻给予肠内营养;如全身麻醉,要等胃肠功能恢复后才能进食;术后患者有胸闷症状或持续低氧血症者,做胸部影像学检查排除气胸。

第六节 人工气道撤离技术

一、人工气道撤离的依据

人工气道是将导管经鼻 / 口腔插入鼻咽 / 口咽部及气管内,或者气管切开所建立的气体通道,是保证气道通畅的有效手段。研究表明人工气道建立时间过长,一定程度上损伤和破坏了机体正常的生理功能,还会妨碍主动排痰功能,增加肺部感染的机会,原有肺功能不全的患者对呼吸机会产生依赖,给脱机带来困难。因此当患者的自主呼吸能耐受呼吸负荷,并具有气道保护能力,呼吸泵的功能较好时,人工气道建议拔除。在临床中撤机是指两个分开但又密切相关的过程,即脱机和撤离人工气道。要确定患者何时撤机,研究显示维持自主呼吸是最直接的评价方法,当患者自主呼吸恢复良好,临床医师可根据患者情况决定拔除人工气道。依据患者的精神状态、气道防御机制、咳痰能力以及气道分泌物的特征来进行判断,合理撤离呼吸机、拔除气管插管或气切套管,是呼吸机治疗成功的关键。

二、撤离方法

脱离呼吸机患者并不意味着已具备撤离人工气道的条件,人工气道不仅可以连接呼吸机,还有保持气道通畅、防止误吸及便于清除气道分泌物的作用。因此拔管前应确认患者咳嗽吞咽反射能力,有效的清除气管内分泌物,无明显的舌后坠和喉水肿等上气道梗阻的临床倾向方可拔管。因此必须对患者通过自主呼吸试验(SBT)和气囊漏气试验(CLT)及白卡试验(white card test),做好人工气道撤离前的充分评估。

三、撤离步骤

(一)气管插管撤离技术
见表 11-6-1。

表 11-6-1　气管插管撤离技术

步骤	撤离过程	图示
1	床边备气管插管包,拔管后氧疗装置以及抢救用药	图 11-6-1
2	拔管前半小时遵医嘱给激素药品,防止患者出现喉头水肿;其次停止胃肠营养,如留置胃管患者,拔管前应用负压吸引将胃内容物清除	图 11-6-2
3	充分评价患者的气道保护能力及上气道的通畅情况(白卡试验阳性、气囊漏气试验阳性)	图 11-6-3
4	给予患者半坐卧位,至少 60°	图 11-6-4
5	吸入纯氧 5 分钟,增加体内氧储备,松开经口气管插管固定带,充分吸痰后,再将吸痰管插入气管导管内,放气囊,边吸引边将气管内导管拔出,嘱患者咳嗽,让其发音,给予氧疗	图 11-6-5

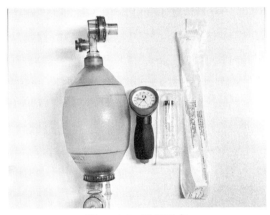

图 11-6-1　物品准备

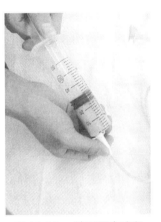

图 11-6-2　抽吸胃内残留

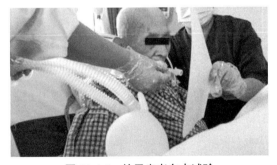

图 11-6-3　给予患者白卡试验

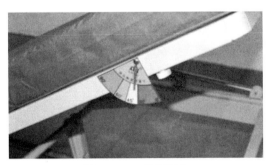

图 11-6-4　抬高床头

（二）气管切开套管撤离技术

见表 11-6-2。

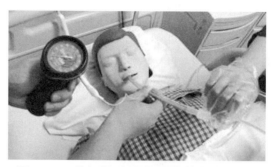

图 11-6-5　放气囊,边吸引边将气管内导管拔出

表 11-6-2　气管切开套管撤离技术

步骤	撤离过程	图示
1	准备用物:同时准备同等型号的气切套管 清洁患者气管切开周围皮肤	图 11-6-6
2	进行囊上与气道吸引	图 11-6-7
3	抽空气囊,再次进行气道分泌物彻底吸引后,剪掉气切存带,由医生将堵全管的气切套管拔出,并观察拔管后患者有无局部出血、分泌物增多、血氧降低与自主呼吸异常的状况	
4	将蝶形胶布绷紧固定在气管切开处,伤口较大时可以先给予缝合,再进行固定	

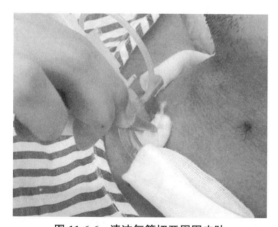

图 11-6-6　清洁气管切开周围皮肤

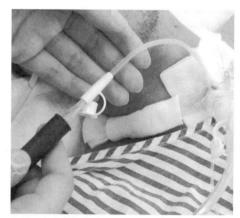

图 11-6-7　进行囊上吸引

四、关键环节提示

(一) 评估

人工气道撤离前需要对患者进行充分的评估,把握撤离最佳时机。拔管前需评价自主呼吸、自主咳痰咳嗽能力,判断有无呼吸道梗阻。临床常将自主呼吸试验(SBT)和气囊漏气试验(CLT)及白卡试验(white card test,WCT)作为人工气道撤离成功预测指标。

1. 自主呼吸试验

(1)操作前评估。有创机械通气>24 小时;实验前评估(9 条标准):①发病得到控制;

②氧合状况良好;③血流动力学稳定;④较强的自主呼吸及咳嗽能力;⑤无高热;⑥无明显酸中毒;⑦血色素水平不低于8g/dl;⑧精神状态良好;⑨代谢状态稳定。

(2)操作流程

1)试验方法选择:①T管实验:吸痰;清除气囊上滞留物,根据患者气道保护能力决定是否将气囊完全放气;脱开呼吸机;T管加温加湿吸氧。②低水平CPAP:选择5cmH₂O压力;FiO₂不变;③低水平PSV:选择5~7cmH₂O压力,具体大小根据人工气道的长度及直径决定,FiO₂不变。

2)试验持续时间(30分钟~2小时):慢性阻塞性肺疾病患者2小时,心衰、急性呼吸窘迫综合征、肺炎、老年患者30分钟。

3)试验过程评价:①3分钟试验失败标准:Vt<5ml/kg,RR>35次/min;②在规定的试验时间内,患者满足下列7条标准中任何一条,且持续一段时间(3~5分钟)则达到试验终止标准,试验失败,反之试验成功。试验终止标准:肺泡气体交换功能恶化;血流动力学状态恶化;呼吸形式恶化;明显精神状态恶化;明显主观感觉不适;明显发汗;明显呼吸功增加。试验结束后立即查血气分析,将呼吸机恢复原来模式及参数设置。自主呼吸试验SBT是目前应用最广泛的程序化脱机试验,它综合评价了患者的氧合、血流动力学、呼吸形式、精神状态和主观感受等指标。但有部分患者通过SBT拔管失败(10%~20%),这是因为SBT未对患者的气道保护能力和痰液量等作评价,一些患者在拔管后出现痰液潴留、气道阻塞,导致拔管失败。

2. 气囊漏气实验

(1)目的:用于评估上气道梗阻。原理:使用容量控制通气,在气囊充盈和塌陷时分别测定呼出端潮气量,上气道通畅时,潮气量必然存在一定差异,差异量定为多少尚无定论,大多选择88~140ml(110ml最常见)或10%~15.5%(15.5%最常见)。气道状况良好,拔管后不易出现上气道梗阻。

(2)操作前准备。

1)用物准备:简易呼吸器、10ml注射器、吸痰管、气囊测压表。

2)患者准备:充分清除口鼻腔及气囊上分泌物。

(3)操作流程

1)将模式更换为V-A/C,根据患者情况设置合理参数,Vt:10ml/kg。

2)将波形更换为容量-时间曲线,检测呼入和呼出潮气量,保证呼入和呼出潮气量之差<20ml。

3)将气囊完全放气,待患者稳定后,连续记录5~6次呼出潮气量大小,取其中最小3个数的平均值。

4)计算吸呼潮气量的差值或相差率,并判断气囊漏气试验是否为阳性。

(4)结果评判:气囊漏气实验阳性标准(成人):吸-呼潮气量差值<110ml;(吸气潮气量－呼气潮气量)/吸气潮气量<15%。

(5)操作要求:注意监测患者生命体征、呼吸力学及主观感受,如有不适及时停止。气囊漏气试验是目前认为较好的评价上气道通畅度的无创方法。

(6)白卡试验(WCT)。

1)目的:评价患者自主咳嗽的力量。

2)操作流程:①用一张白纸放在距离气管插管开口约1~2cm处。②鼓励患者咳嗽,重复3~4次,如果分泌物喷到卡片上既为阳性。③主观判断患者的咳嗽能力为0~5级:0级,无咳嗽;1级,气管插管内可闻及气流声但无咳嗽;2级,可闻及咳嗽但很弱;3级,清晰的咳嗽;4级强有力的咳嗽;5级,多次强有力的咳嗽。④根据测试者观察及参考护士近4~6小时痰液吸引的结果将分泌物量分为四个等级:没有、少量、中量、大量;即24小时量20~50ml为小量,50~100ml为中量,>100ml为大量。综合患者咳嗽能力及分泌物的量判断患者成功拔管的概率。有研究提出WCT阳性者拔管成功率是阴性者的3倍。

(7)气管切开患者拔管前评估有无喉梗阻。气管切开术后至少7天以上才能考虑拔管,当患者气管切开原因已解除,喉疾病及呼吸功能恢复,全身情况好转即可拔管。

1)喉梗阻而行气管切开术者,拔管前必须先堵管,确保呼吸道通畅,咳嗽反射良好,吞咽功能正常,肺功能正常。拔管前可采用逐渐堵管法,先用橡皮塞或硬木塞做成堵栓,堵住气管套管口1/2(图11-6-8)。堵栓要有细线绳做栓尾,固定于气囊套管上,以防滑入气管内造成气管异物。堵管后24小时无呼吸困难,改堵套管口3/4(图11-6-9),最后全堵管(图11-6-10)。全堵管48小时后患者活动、睡眠均无呼吸困难即可拔管。注意如用皮塞堵管,必须将气囊放气后才能堵管,否则会造成气道梗阻,引起窒息危及生命。

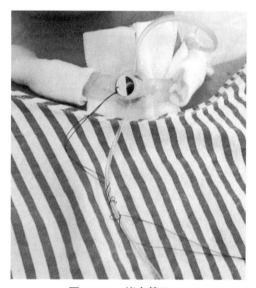

图11-6-8 堵套管口1/2

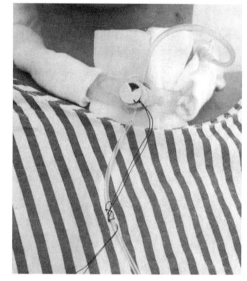

图11-6-9 堵套管口3/4

2)无梗阻患者拔管则不用堵管,如切开目的已达到,可直接拔除气管套管,密切观察患者呼吸情况,如必要时重新插入套管。拔管后用蝶形胶布将切口两侧皮肤向中线拉拢,并固定。一般不需缝合,1~2天后多自愈。拔管时间宜选择在上午,便于观察病情变化。拔管后48小时内应该注意呼吸,同时在床旁备好气管切开包及合适的套管,以备急用。

(二)注意事项

1. 怀疑气道损伤或水肿(如反复插管、躁动等)患者,可在拔管前给予糖皮质激素,以缓解上气道梗阻。糖皮质激素可以增加拔管成功率,当漏气试验阳性时使用糖皮质激素,可减少气道的喘息发生。但糖皮质激素起效慢,需在拔管前4小时给药。

2. **人工气道气囊的管理** 若气管切开患者神志清楚可自行进食无呛咳等,可将气囊完全放气或更换为无气囊的气管切开套管,这样患者可部分通过上气道呼吸,气道阻力降低。研究证实,对气道保护能力较好且撤机的气管切开患者,将气囊完全松开可明显缩短撤机时间、降低呼吸系统感染以及促进患者吞咽能力的恢复。

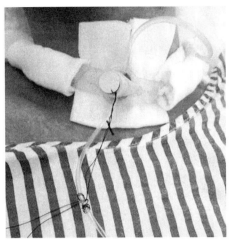

图 11-6-10　堵全管

3. 人工气道撤离后护理尤为重要　拔管后 24 小时严密监测生命体征的变化,查看患者有无喉头水肿及喉梗阻情况,发现异常及时通知医生,给予紧急气管插管或者气管切开套管重新置入,启动紧急人工气道建立流程。鼓励并协助患者咳嗽咳痰,给予雾化吸入稀释痰液,加强叩背等促进气道分泌物的排除,以利于人工气道撤离后的康复。

4. 人工气道撤离后,需观察呼吸运动与形式,有无呼吸困难等;1 小时后测血气分析;禁食 2 小时,可以吞咽者可试饮水,观察是否有呛咳;预防误吸;预防并发症,防止再插管;在床旁保留有创呼吸机至少 24 小时,备好气管插管包。

五、文献或经验分享

目前临床上有计划的人工气道撤离技术的失败率仍在 10%~20%,再插管的患者需要更长的 ICU 治疗时间和医院住院日和急症护理,但拔管失败预后不佳的原因还存在争议。近年来,一些研究表明早期的物理治疗及作业疗法可增加存活时间,对于拔管前 $PaO_2/FiO_2 \geqslant 300$ 的患者,使用高流量鼻导管可明显降低再插管率;NCU 患者在意识加重的情况下,应避免延长插管;在机械通气患者中,通过转变护士在镇静方案实施中的角色,让护士参与制订镇静计划,随时调整镇静药物剂量并进行每天间断唤醒方案,以维持患者处于最佳的镇静状态,这使得计划拔管成功率高于被动执行组。

ICU 患者理想的镇静水平是既能保证患者安静入睡又容易被唤醒。应在镇静治疗开始时给予镇静水平定时、系统的评估和记录,并随时调整镇静用药(表 11-6-3),以达到并维持所需镇静水平。ICU 患者镇痛镇静常使用 RASS 评估量表(见第五章第二节七),镇静过程中实施每日唤醒计划,每天早上 7 :00—7 :30 停药,记录开始清醒时间,评估后以原剂量半量泵入,逐渐调整剂量至满意镇静状态,躁动或不配合可给予镇静药物应用。

表 11-6-3　常用镇静药物的负荷剂量与维持剂量参考

药物名称	负荷剂量 /(mg/kg)	维持剂量 / [mg/(kg·h)]
咪达唑仑	0.03~0.30	0.04~0.20
劳拉西泮	0.02~0.06	0.01~0.10
地西泮	0.02~0.10	
丙泊酚	1.00~3.00	0.50~4.00
右美托咪定	0.000 5~0.001	0.000 2~0.000 7

(苗凤茹　刘雪芳　刘　芳)

第十二章

NCU 相关共识或指南的文献指引

　　NCU 相关的共识或指南在近五年有了突破性的进展,为了方便迅速查找,故将近五年国内外与 NCU 相关的共识或指南进行了文献梳理,便于医护人员应用。

第一节　国内相关共识或指南的文献指引

- 中华医学会神经病学分会神经重症协作组.难治性颅内压增高的监测与治疗中国专家共识[J].中华医学杂志,2018,98(45):3643-3652.
- 中华医学会创伤学分会神经创伤专业学组.颅脑创伤患者肠内营养管理流程中国专家共识(2019)[J].中华创伤杂志,2019,35(3):193-198.
- 宿英英,潘速跃,彭斌,等.神经系统疾病肠内营养支持中国专家共识(第二版)[J].中华临床营养杂志,2019,27(4):193-203.
- 中国吞咽障碍康复评估与治疗专家共识组.中国吞咽障碍评估与治疗专家共识(2017 年版)第一部分评估篇.中华物理医学与康复杂志,2017,39(12):881-892.
- 中华医学会肠外肠内营养学分会.成人口服营养补充专家共识[J].消化肿瘤杂志(电子版),2017,9(3):151-155.
- 曹岚,张丽娜,王小亭,等.重症护理超声专家共识[J].中华现代护理杂志,2020,26(33):4577-4590.
- 中华医学会消化病学分会胃肠动力学组功能性胃肠病协作组.中国慢性便秘专家共识意见(2019,广州)[J].中华消化杂志,2019,39(9):577-598.
- 中华医学会老年医学分会.老年人慢性便秘的评估与处理专家共识[J].中华老年医学杂志,2017,4(2):7-15.
- 中国研究型医院学会危重医学专业委员会,中国研究型医院学会危重医学专委会护理研究学组.基于循证的成人床旁超声护理专家共识.中华危重病急救医学,2020,32(9):1029-1039.
- 中国医师协会急诊医师分会.中国急性胃黏膜病变急诊专家共识[J].中国急救医学,2020,35(9):769-775.
- 米元元,黄海燕,尚游,等.中国危重症患者肠内营养支持常见并发症预防管理专家共识(2021 版)[J].中华危重病急救医学,2021,33(8):897-912.

- 中国医师协会急诊医师分会,中国医师协会急诊医师分会循环与血流动力学学组,中华医学会急诊医学分会,等.中心静脉压急诊临床应用中国专家共识(2020)[J].中国急救医学,2020,40(5):369-376.

- 中心静脉血管通路装置安全管理专家组.中心静脉血管通路装置安全管理专家共识(2019 版)[J].中华外科杂志,2020,58(4):261-272.

- 中国病理生理危重病学会呼吸治疗学组.重症患者气道廓清技术专家共识[J].中华重症医学电子杂志,2020,6(3):272-282.

- 汤铂,王小亭,陈文劲,等.重症患者谵妄管理专家共识[J].中华内科杂志,2019,58(2):108-118.

- 中国医师协会急诊医师分会,中华医学会急诊医学分会,全军急救医学专业委员会,等.急性上消化道出血急诊诊治流程专家共识[J].中国急救医学,2021,41(1):1-10.

- 中国医师协会急诊医师分会,中华医学会急诊医学分会,中国急诊专科医联体,等.急诊成人经鼻高流量氧疗临床应用专家共识[J].中国急救医学,2021,41(9):739-749.

- 中国医师协会神经外科学分会神经重症专家委员会,上海卒中学会,重庆市卒中学会.脑卒中病情监测中国多学科专家共识[J].中华医学杂志,2021,101(5):317-326.

- 中国腹腔重症协作组.重症患者腹内高压监测与管理专家共识(2020 版)[J].中华消化外科杂志,2020,19(10):1030-1037.

- 中国研究型医院学会神经再生与修复专业委员会心脏重症脑保护学组,中国研究型医院学会神经再生与修复专业委员会神经重症护理与康复学组.亚低温脑保护中国专家共识[J].中华危重病急救医学,2020,32(4):385-391.

- 中国医师协会呼吸医师分会危重症专业委员会,中华医学会呼吸病学分会危重症医学学组,《中国呼吸危重症疾病营养支持治疗专家共识》专家委员会.中国呼吸危重症患者营养支持治疗专家共识[J].中华医学杂志,2020,100(8):573-585.

- 中华医学会呼吸病学分会呼吸危重症医学学组,中国医师协会呼吸医师分会危重症医学工作委员会.成人经鼻高流量湿化氧疗临床规范应用专家共识[J].中华结核和呼吸杂志,2019,42(2):83-91.

- 中华医学会神经外科学分会小儿学组,中华医学会神经外科学分会神经重症协作组,《甘露醇治疗颅内压增高中国专家共识》编写委员会.甘露醇治疗颅内压增高中国专家共识[J].中华医学杂志,2019,99(23):1763-1766.

- 中国康复医学会重症康复专业委员会呼吸重症康复学组,中国老年保健医学研究会老龄健康服务与标准化分会,《中国老年保健医学》杂志编辑委员会,等.中国呼吸重症康复治疗技术专家共识[J].中国老年保健医学,2018,16(5):3-11.

- 倪莹莹,王首红,宋为群,等.神经重症康复中国专家共识(上)[J].中国康复医学杂志,2018,33(1):7-14.

- 倪莹莹,王首红,宋为群,等.神经重症康复中国专家共识(中)[J].中国康复医学杂志,2018,33(2):130-136.

- 倪莹莹,王首红,宋为群,等.神经重症康复中国专家共识(下)[J].中国康复医学杂志,2018,33(3):264-268.

- 中华医学会神经病学分会神经重症协作组,中国医师协会神经内科医师分会神经重症专业委员会.难治性颅内压增高的监测与治疗中国专家共识［J］.中华医学杂志,2018,98(45):3643-3652.

- 中国卒中学会急救医学分会,中华医学会急诊医学分会卒中学组.卒中相关性肺炎诊治中国专家共识(2019 更新版)［J］.中国急救医学,2019,39(12):1135-1143.

- 中华医学会创伤学分会神经创伤专业学组.颅脑创伤患者肠内营养管理流程中国专家共识(2019)［J］.中华创伤杂志,2019,35(3):193-198.

- 中国医师协会神经内科分会癫痫专委会.成人全面性惊厥性癫痫持续状态治疗中国专家共识［J］.国际神经病学神经外科学杂志,2018,45(1):1-4.

- 中华医学会神经病学分会神经重症协作组.惊厥性癫持续状态监护与治疗(成人)中国专家共识［J］.中国现代神经疾病杂志,2015,15(11):844-851.

- 中华医学会神经病学分会脑电图与癫痫学组.非惊厥性癫痫持续状态的治疗专家共识［J］.中华神经科杂志,2013,46(2):133-137.

- 中华医学会神经病学分会神经重症协作组.大脑半球大面积梗死监护与治疗中国专家共识［J］.中华医学杂志,2017,97(09):645-652.

- 中华医学会神经病学分会神经重症协作组.自发性大容积脑出血监测与治疗中国专家共识［J］.中华医学杂志,2017,97(09):653-660.

- 中华医学会神经病学分会神经重症协作组.心肺复苏后昏迷评估中国专家共识［J］.中华神经科杂志,2015,48(11):965-968.

- 中国医师协会神经外科医师分会重症专家委员会.重症动脉瘤性蛛网膜下腔出血管理专家共识(2015)［J］.中国脑血管病杂志,2015,12(04):215-224.

- 中华医学会神经病学分会神经重症协作组.神经重症低温治疗中国专家共识［J］.中华神经科杂志,2015,48(06):453-458.

- 中华医学会神经病学分会神经重症协作组,中国医师协会神经内科医师分会神经重症专业委员会.呼吸泵衰竭监测与治疗中国专家共识［J］.中华医学杂志,2018,98(43):3467-3472.

- 中华医学会神经外科学分会,中国神经外科重症管理协作组.中国神经外科重症管理专家共识(2020 版)［J］.中华医学杂志,2020,100(19):1443-1458.

- 中华医学会神经外科学分会,中国神经外科重症管理协作组.中国神经外科重症患者感染诊治专家共识(2017)［J］.中华医学杂志,2017,97(21):1607-1614.

- 中华医学会神经病学分会神经康复学组,中国微循环学会神经变性病专业委员会康复学组,中国康复医学会帕金森病与运动障碍康复专业委员会.帕金森病康复中国专家共识［J］.中国康复理论与实践,2018,24(7):745-752.

- 中华医学会肠外肠内营养学分会神经疾病营养支持学组.神经系统疾病经皮内镜下胃造口喂养中国专家共识［J］.肠外与肠内营养,2015,22(03):129-132.

- 中国医师协会急诊医师分会,中国研究型医院学会休克与脓毒症专业委员会.中国脓毒症/脓毒性休克急诊治疗指南(2018)［J］.临床急诊杂志,2018,19(09):567-588.

- 中国医师协会急诊医师分会.急性循环衰竭中国急诊临床实践专家共识［J］.中华急诊医学杂志,2016,25(02):146-152.

- 中华医学会呼吸病学分会感染学组.中国成人医院获得性肺炎与呼吸机相关性肺炎诊断和治疗指南(2018 年版)［J］.中华结核和呼吸杂志,2018,41(04):255-280.

- 中国医师协会神经外科学分会神经重症专家委员会 . 脑卒中病情监测中国多学科专家共识 [J]. 中华医学杂志，2021，101（05）：317-326.
- 中华医学会神经病学分会，中华医学会神经病学分会脑血管病学组 . 中国急性缺血性脑卒中早期血管内介入诊疗指南 2018 [J]. 中华神经科杂志，2018，51（09）：683-691.
- 中华医学会神经病学分会，中华医学会神经病学分会脑血管病学组 . 中国脑出血诊治指南（2019）[J]. 中华神经科杂志，2019（12）：994-1005.
- 中华医学会神经病学分会，中华医学会神经病学分会脑血管病学组 . 中国蛛网膜下腔出血诊治指南 2019 [J]. 中华神经科杂志，2019（12）：1006-1021.
- 中华医学会神经病学分会，中华医学会神经病学分会脑血管病学组 . 中国颅内静脉系统血栓形成诊断和治疗指南 2015 [J]. 中华神经科杂志，2015，48（10）：819-829.
- 中国免疫学会神经免疫分会 . 中国重症肌无力诊断和治疗指南（2020 版）[J]. 中国神经免疫学和神经病学杂志，2021，28（01）：1-12.
- 中国高血压防治指南修订委员会，高血压联盟（中国），中华医学会心血管病学分会 . 中国高血压防治指南（2018 年修订版）[J]. 中国心血管杂志，2019，24（01）：24-56.
- 黄绍光，康健，林江涛，等 . 慢性气道炎症性疾病气道黏液高分泌管理中国专家共识 [J]. 中华结核和呼吸杂志，2015，38（10）：723-729.
- 中华护理学会重症专业委员会，北京医学会肠外肠内营养学分会护理学组 . 神经重症患者肠内喂养护理专家共识 . 中华护理杂志，2022，57（3）：261-264.

第二节　国外相关共识或指南的文献指引

- Mehta NM, Skillman HE, Irving SY, et al. Guidelines for the provision and assessment of nutrition support therapy in the adult critically ill patient: Society of Critical Care Medicine and American Society for Parenteral and Enteral Nutrition. JPEN J Parenter Enteral Nutr, 2017, 41 (5): 706-742.
- Singer P, Blaser AR, Berger MM, et al. ESPEN guideline on clinical nutrition in the intensive care unit [J]. Clin Nutr, 2019, 38 (1): 48-79.
- Reintam Blaser A, Starkopf J, Alhazzani W, et al. Early enteral nutrition in critically ill patients: ESICM clinical practice guidelines [J]. Intensive Care Med, 2017, 43 (3): 380-398.
- Taylor BE, Mcclave SA, Martindale RG, et al. Guidelines for the Provision and Assessment of Nutrition Support Therapy in the Adult Critically ill Patient: Society of Critical Care Medicine (SCCM) and American Society for Parenteral and Enteral Nutrition (A. S. P. E. N.). JPEN J Parenter Enteral Nutr, 2016, 44 (2): 390-438.
- Bounoure L, Gomes F, Stanga Z, et al. Detection and treatment of medical inpatients with or at-risk of malnutrition: Suggested procedures based on validated guidelines [J]. Nutrition, 2016, 32 (7/8): 790-798.
- Cheng JY. Latency to treatment of status epilepticus is associated with mortality and functionalstatus [J]. J Neurol Sci, 2016, 370: 290-295.
- Weimann A, Braga M, Carli F, et al. ESPEN guideline: Clinical nutrition in surgery [J]. Clin

Nutr, 2017, 36 (3): 623-650.

- Mc Clave SA, Di Baise JK, Mullin GE, et al. ACG clinical guideline: nutrition therapy in the adult hospitalized patient [J]. Am J Gastroenterol, 2016, 111 (3): 315-334.
- Karcioglu O, Topacoglu H, Dikme O, et al. A systematic review of safety and adverse effects in the practice of therapeutic hypothermia [J]. Am J Emerg Med, 2018, 36 (10): 1886-1894.
- Madden LK, Hill M, May TL, et al. The implementation of targeted temperature management: an evidence-based guideline from the neurocritical care society [J]. Neurocrit Care, 2017, 27 (3): 468-487.
- Papazian L, Aubron C, Brochard L, et al. formal guideline: management of acute respiratory distress syndrome [J]. Ann Intensive Care, 2019, 9 (1): 1-18.
- Sacco TL, LaRiccia B. Interprofessional Implementation of a Pain/Sedation Guideline on a Trauma Intensive Care Unit [J]. J Trauma Nurs, 2016, 23 (3): 156-164.
- Padilha KG, Stafseth S, Solms D, et al. Nursing Activities Score: an updated guideline for its application in the Intensive Care Unit [J]. Rev Esc Enferm USP, 2015, 49 (Esp): 131-137.
- Rafinazari N, Abbasi S, Farsaei S, et al. Adherence to stress-related mucosal damage prophylaxis guideline in patients admitted to the Intensive Care Unit [J]. J Res Pharm Pract, 2016, 5 (3): 186-192.
- Attridge RT, Frei CR, Pugh MJ, et al. Health care-associated pneumonia in the intensive care unit: Guideline-concordant antibiotics and outcomes [J]. J Crit Care, 2016 (12): 265-271.
- Sequeira HR, Mohamed HE, Hakimi N, et al. A Guideline-Based Policy to Decrease Intensive Care Unit Admission Rates for Accidental Hypothermia [J]. JIntensiveCare Med, 2020, 35 (1): 91-94.
- Practice guidelines for central venous access 2020: all updated report by the Americal Society of Anesthesiologists Task Force on central venous access [J]. Anesthesiology, 2020, 132 (1): 8-43.
- Casaubon LK, Boulanger JM, Glasser E, et al. Canadian Stroke Best Practice Recommendations: Acute Inpatient Stroke Care Guidelines, Update 2015 [J]. International Journal of Stroke, 2016, 11 (2): 239-252.
- Saez De La Fuente I, Saez De La Fuente J, Quintana Estelles MD, et al. Enteral Nutrition in Patients Receiving Mechanical Ventilation in a Prone Position [J]. JPEN J Parenter Enteral Nutr, 2016, 40 (2): 250-255.
- Mozaffarian D, Benjamin EJ, Go AS, et al. Heart disease and stroke statistics-2015 update: a report from the American Heart Association [J]. Circulation, 2015, 131 (4): e29-322.
- Agizew TB, Ashagrie HE, Kassahun HG, et al. Evidence-Based Guideline on Critical Patient Transport and Handover to ICU [J]. Anesthesiol Res Pract, 2021, 5: 1-9.
- Kane-Gill SL, Dasta JF, Buckley MS, et al. Clinical Practice Guideline: Safe Medication Use in the ICU [J]. Crit Care Med, 2017, 45 (9): e877-e915.
- Breeding J, Welch S, Buscher H, et al. A retrospective audit of insulin infusion management involving a locally developed dynamic insulin infusion guideline in a tertiary ICU [J]. Aust Crit Care, 2015, 28 (3): 149-159.
- Saller T, Dossow VV, Hofmann-Kiefer K, et al. Knowledge and implementation of the S3

guideline on delirium management in Germany [J]. Anaesthesist, 2016, 65 (10): 755-762.

- Rafinazari N, Abbasi S, Farsaei S, et al. Adherence to stress-related mucosal damage prophylaxis guideline in patients admitted to the Intensive Care Unit [J]. J Res Pharm Pract, 2016, 5 (3): 186-192.
- Kane-Gill SL, Dasta JF, Buckley MS, et al. Executive Summary: Clinical Practice Guideline: Safe Medication Use in the ICU [J]. Crit Care Med, 2017, 45 (9): 1546-1551.
- Heim M, Draheim R, Krupp A, et al. Evaluation of a Multidisciplinary Pain, Agitation, and Delirium Guideline in Mechanically Ventilated Critically ill Adults [J]. Hosp Pharm, 2019, 54 (2): 119-124.
- Aldecoa C, Bettelli G, Bilotta F, et al. European Society of Anaesthesiology evidence-based and consensus-based guideline on postoperative delirium [J]. Eur J Anaesthesiol, 2017, 34 (4): 192-214.
- Koontalay A, Sangsaikaew A, Khamrassame A, et al. Effect of a Clinical Nursing Practice Guideline of Enteral Nutrition Care on the Duration of Mechanical Ventilator for Critically Ill Patients [J]. Asian Nurs Res, 2020, 14 (1): 17-23.
- Khan AD, Elseth AJ, Brosius JA, et al. Multicenter assessment of the Brain Injury Guidelines and a proposal of guideline modifications [J]. Trauma Surg Acute Care Open, 2020, 5 (1): e000483.
- Strickland SL, Rubin BK, Haas CF, et al. AARC Clinical Practice Guideline: Effectiveness of Pharmacologic Airway Clearance Therapies in Hospitalized Patients [J]. Respir Care, 2015, 60 (7): 1071-1077.
- Qaseem A, Etxeandia-Ikobaltzeta I, Fitterman N, et al. Appropriate Use of High-Flow Nasal Oxygen in Hospitalized Patients for Initial or Postextubation Management of Acute Respiratory Failure: A Clinical Guideline From the American College of Physicians [J]. Ann Intern Med, 2021, 174 (7): 977-984.
- Gkolfakis P, Arvanitakis M, Despott EJ, et al. Endoscopic management of enteral tubes in adult patients-Part 2: Peri-and post-procedural management. European Society of Gastrointestinal Endoscopy (ESGE) Guideline [J]. Endoscopy, 2021, 53 (2): 178-195.
- Boddi M, Peris A. Deep vein thrombosis in intensive care [J]. Adv Exp MedBiol, 2017, 906: 167-181.
- Bugaev N, Bhattacharya B, Chiu WC, et al. Antimotility Agents For The Treatment Of Acute Non-Infectious Diarrhea In Critically ill Patients: A Practice Management Guideline From The Eastern Association For The Surgery Of Trauma [J]. J Trauma Acute Care Surg, 2019, 87 (4): 915-921.
- Hashimoto S, Sanui M, Egi M, et al. The clinical practice guideline for the management of ARDS in Japan [J]. J Intensive Care, 2017, 5: 50.
- Safdar N, Musuuza JS, Xie A, et al. Management of ventilator-associated pneumonia in intensive care units: a mixed methods study assessing barriers and facilitators to guideline adherence [J]. BMC Infect Dis, 2016, 16: 349.
- Muniz CF, Shenoy AV, Connor KLO, et al. Clinical Development and Implementation of an Institutional Guideline for Prospective EEG Monitoring and Reporting of Delayed Cerebral Ischemia [J]. 2016, 33 (3): 217-226.

（王晓英　杨倩倩　杨亭）

参考文献

1. 许静涌，杨剑，康维明，等．营养风险及营养风险筛查工具营养风险筛查 2002 临床应用专家共识 (2018版)[J]. 中华临床营养杂志，2018, 26 (3): 131-135.

2. 中国研究型医院学会神经再生与修复专业委员会心脏重症脑保护学组，中国研究型医院学会神经再生与修复专业委员会神经重症护理与康复学组．亚低温脑保护中国专家共识 [J]. 中华危重病急救医学，2020, 32 (4): 385-391.

3. 陈丽娟，孙林利，刘丽红，等．2019 版《压疮 / 压力性损伤的预防和治疗：临床实践指南》解读 [J]. 护理学杂志，2020, 35 (13): 41-43.

4. 赵琳，杨荣利，姜秋红，等．气垫床对 ICU 中度压疮危险患者翻身间隔时间的影响研究 [J]. 护士进修杂志，2017, 32 (17): 1626-1628.

5. 张玉坤，王钰炜，王飒，等．成人 ICU 患者疼痛管理的最佳证据总结 [J]. 护理学报，2021, 28 (11): 40-45.

6. 谢春燕，李铮，盘丽娟，等．两种压疮预防管理制度对降低院内压疮发生率的影响 [J]. 循证护理杂志，2020, 6 (9): 988-992.

7. 刘芳，龚立超，魏京旭，等．成人重症患者经鼻肠管喂养的护理实践总结 [J]. 中华现代护理杂志，2021, 27 (15): 1973-1979.

8. 林靖，阿斯楞，王婧超，等．Nutric 评分与改良 Nutric 评分在成人重症患者营养评估中的应用进展 [J]. 临床和实验医学杂志，2020, 19 (15): 1674-1676.

9. 张震，刘桂平，马丽．住院患者营养评估单的临床应用 [J]. 中国临床护理，2018, 10 (1): 75-77.

10. 苗旺，张书语，郭俊爽，等．神经重症急性期患者深静脉血栓形成因素分析 [J]. 中国实用神经疾病杂志，2020, 23 (17): 1525-1529.

11. 张鑫，刘芳，龚立超，等．神经内科 ICU 患者下肢不同肌力对深静脉血栓形成的影响 [J]. 中国实用护理杂志，2019, 35 (30): 2352-2357.

12. 王若云，郭蓉蓉．神经内科重症患者下肢不同肌力对预防深静脉血栓形成的影响 [J]. 血栓与止血学，2021, 27 (4): 673-674.

13. 王培，李迪，李深．表现为低美国国立卫生研究院卒中量表评分的前循环大血管闭塞的急性缺血性卒中治疗进展 [J]. 中华神经科杂志，2020, 53 (9): 727-731.

14. 中国吞咽障碍康复评估与治疗专家共识组．中国吞咽障碍评估与治疗专家共识 (2017 年版) 第一部分评估篇 [J]. 中华物理医学与康复杂志，2017, 39 (12): 881-892.

15. 王晓艳，李牧玲，谢亭平，等．神经外科患者腰椎穿刺术后最佳卧床时间的循证实践 [J]. 护理学报，2021, 28 (4): 31-35.

16. 刘国菊，丁芸，程阅凤，等．洼田饮水试验联合吞咽训练对脑梗死吞咽障碍患者治疗效果的影响 [J]. 实用临床医药杂志，2018, 22 (2): 5-8.

17. 汤娟辉，郑映娜，欧瑶．以容积黏度吞咽试验为基础的喂养策略在脑出血吞咽障碍管理中的应用价值 [J]. 中西医结合护理 (中英文), 2020, 6 (11): 189-191, 196.

18. 肖玲玉，刘金梅，陈江杰，等．观察 V-VST 试验背景下早期摄食训练对急性脑卒中后留置胃管患者的干预效果 [J].实用临床护理学电子杂志，2020, 5 (34): 101, 111.

19. 潘世琴，王丽，王玉宇．危重症患者肌力评定方法的研究进展 [J].中国康复理论与实践，2019, 25 (9): 1052-1056.

20. 吴文娟，马耀，任节．脑电双频指数对心肺复苏术后患者接受不同亚低温治疗策略的疗效评估 [J].临床急诊杂志，2020, 21 (3): 198-203.

21. Nobre De JG, Freitas F, Fernandes SM, et al. Post-intubation tracheal laceration [J]. Intensive Care Med, 2019, 45: 521-522.

22. 项丽君，曹猛，宋学梅，等．人工气道气囊压力监测装置及技术研究进展 [J].护理研究，2021, 35 (13): 2362-2366.

23. Harvie DA, Darvall JN, Dodd M, et al. The minimal leak test technique for endotracheal cuff maintenance [J]. Anaesth Intensive Care, 2016, 44 (5): 599-604.

24. 黄玲，张丽凤，蒙丽英，等．手持测压表间断测压致气管导管套囊内压力损失的原因分析 [J].中华护理杂志，2016, 51 (12): 1501-1503.

25. 黄玲，张丽凤，蒙丽英，等．改进气囊内测压方法预防呼吸机相关性肺炎的应用研究 [J].中华危重病急救医学，2019, 31 (8): 1024-1027.

26. 倪莹莹，王首红，宋为群，等．神经重症康复中国专家共识（中）[J].中国康复医学杂志，2018, 33 (2): 130-136.

27. 何延波，张艳，宿英英．重症吉兰巴雷综合征患者机械通气及出院 6 个月预后影响因素分析 [J].中国全科医学，2017, 20 (18): 2227-2231, 2236.

28. Jamal A, Sankhyan N, Jayashree M, et al. Full Outline of Unresponsiveness score and the Glasgow Coma Scale in prediction of pediatric coma [J]. World J Emerg Med, 2017, 8 (1): 55-60.

29. Schnakers C, Monti MM. Disorders of consciousness after severe brain injury: therapeutic options [J]. Curr Opin Neurol, 2017, 30 (6): 573-579.

30. Wade DT. Using best interests meetings for people in a prolonged disorder of consciousness to improve clinical and ethical management [J]. J Med Ethics, 2018, 44 (5): 336-342.

31. 中华医学会神经病学分会神经重症协作组，中国医师协会神经内科医师分会神经重症专业委员会．难治性颅内压增高的监测与治疗中国专家共识 [J].中华医学杂志，2018, 98 (45): 3643-3652.

32. Kamine TH, Elmadhun NY, Kasper EM, et al. Abdominal insuflation for laparoscopy increases intracranial and intrathoracic pressure in human subjects [J]. Surg Endosc, 2016, 30 (9): 4029-4032.

33. 吴志萍，吴丹，任江艳，等．侧俯卧位结合床头抬高对重型颅脑损伤患者颅内压的影响研究 [J].中国药物与临床，2020, 20 (23): 3997-3999.

34. Cariou A, Payen J F, Asehnoune K, et al. Targeted temperature management in the ICU: Guidelines from a French expert panel [J]. Anaesthesia Critical Care&Pain Medicine, 2017, 37 (5): 70.

35. Madden L K, Hill M, May T L, et al. The Implementation of Targeted Temperature Management: An Evidence-Based Guideline from the Neurocritical Care Society [J]. Neurocritical Care, 2017.

36. Liou LS, Chung CH, Wu YT, et al. Epidemiology and prognostic factors of inpatient mortality of Guillain-Barré syndrome: A nationwide population study over 14 years in Asian country [J]. J Neurol Sci, 2016, 369: 159-164.

37. 中华医学会神经病学分会神经重症协作组，中国医师协会神经内科医师分会神经重症专业委员会．呼吸泵衰竭监测与治疗中国专家共识 [J].中华医学杂志，2018, 98 (43): 3467-3472.

38. 宿英英．呼吸泵衰竭监测与治疗的难点 [J].中华医学杂志，2018, 98 (43): 3465-3466.

39. 马俊秀，李振伟，蒋佳维，等．影响危重症患者胃肠功能障碍的危险因素分析 [J].中国中西医结合急救杂志，2019, 26 (5): 569-572.

40. Chen H, Zhang H, Li W, et al. Acute gastrointestinal injury in the intensive care unit: a retrospective study [J].

Ther Clin Risk Manag, 2015, 11: 1523-1529.

41. 刘芳，高岱佺，龚立超，等 . 9 例重症脑损伤伴胃潴留患者鼻肠管置入方法的探讨 [J]. 中华现代护理杂志 , 2018, 24 (28): 3357-3361.

42. 宿英英，曾小雁，姜梦迪，等 . 重症神经疾病病人肠内营养能量预测目标值与实际供给值比较 [J]. 肠外与肠内营养 , 2016, 23 (4): 193-197.

43. 中华医学会肠外肠内营养学分会神经疾病营养支持学组，中华医学会神经病学分会神经重症协作组，中国医师协会神经内科医师分会神经重症专业委员会，等 . 神经系统疾病肠内营养支持中国专家共识 (第二版)[J]. 中华临床营养杂志 , 2019, 27 (4): 193-203.

44. 中国吞咽障碍康复评估与治疗专家共识组 . 中国吞咽障碍评估与治疗专家共识 (2017 年版) 第二部分治疗与康复管理篇 [J]. 中华物理医学与康复杂志 , 2018, 40 (1): 1-10.

45. 倪莹莹，王首红，宋为群，等 . 神经重症康复中国专家共识 (上)[J]. 中国康复医学杂志 , 2018, 33 (1): 7-14.

46. 郑秀丽，张小倩，刘旭，等 . 认知训练联合人文护理对脑卒中认知功能障碍的干预效果分析 [J]. 中国基层医药 , 2021, 28 (7): 1110-1113.

47. 乔雨晨，常红，杨璇，等 . 基于护理工作室的认知训练对轻度认知障碍患者的效果研究 [J]. 护士进修杂志 , 2021, 36 (2): 157-161.

48. Wang W, Jiang B, Sun H, et al. Prevalence, Incidence, and Mortality of Stroke in China: Results from a Nationwide Population-Based Survey of 480 687 Adults [J]. Circulation, 2017, 135 (8): 759-771.

49. Wang D, Liu J, Liu M, et al. Patterns of Stroke Between University Hospitals and Nonuniversity Hospitals in Mainland of China: Prospective Multicenter Hospital-Based Registry Study [J]. Word Neurmosurg, 2017, 98: 258-265.

50. 中国静脉介入联盟，中国医师协会介入医师分会外周血管介入专业委员会 . 抗凝剂皮下注射护理规范专家共识 [J]. 介入放射学杂志 , 2019, 28 (8): 709-716.

51. 常红，杨莘，梁潇，等 . 缺血性脑卒中患者静脉溶栓院内流程优化研究 [J]. 中国护理管理 , 2017, 17 (8): 1081-1086.

52. Powers WJ, Rabinstein AA, Ackerson T, et al. 2018 Guidelines for the Early Management of Patients With Acute Ischemic Stroke. A Guideline for Healthcare Professionals From the American Heart Association/ American Stroke Association [J]. Stroke, 2018, 49 (3): 46-110.

53. 中华医学会神经病学分会，中华医学会神经病学分会脑血管病学组，中华医学会神经病学分会神经血管介入协作组 . 中国急性缺血性脑卒中早期血管内介入诊疗指南 2018 [J]. 中华神经科杂志 , 2018, 51 (9): 683-691.

54. 黄光 . 心源性卒中的病因和风险 [J]. 中国卒中杂志 , 2019, 14 (5): 410-413.

55. 中华医学会老年医学分会老年神经病学组，心源性卒中诊断中国专家共识撰写组 . 心源性卒中诊断中国专家共识 (2020)[J]. 中华老年医学杂志 , 2020, 39 (12): 1369-1378.

56. 杨继鲜，周心连，杨云凤，等 . 新发难治性癫痫持续状态研究进展 [J]. 中华神经科杂志 , 2021, 54 (6): 607-611.

57. 张敏 . 癫痫持续状态的定义分类及药物治疗进展 [J]. 儿科药学杂志 , 2018, 24 (10): 54-58.

58. Jessica F W, Thomas B. Treatment of Established Status Epilepticus [J]. Journal of Clinical Medicine, 2016, 5 (5): 49.

59. 中国医师协会神经内科分会癫痫专委会 . 成人全面性惊厥性癫痫持续状态治疗中国专家共识 [J]. 国际神经病学神经外科学杂志 , 2018, 45 (1): 1-4.

60. 张未迟，龚立超，刘芳 . 优化首次给药流程在重症癫痫持续状态患者中的效果评价 [J]. 中国实用护理杂志 , 2021, 37 (12): 930-935.

61. 张赛，符锋 . 重型颅脑创伤规范化救治策略 [J]. 中华神经创伤外科电子杂志 , 2018, 4 (2): 122-124.

62. Ali A, Tetik A, Sabanci P A, et al. Comparison of 3% Hypertonic Saline and 20% Mannitol for Reducing

Intracranial Pressure in Patients Undergoing Supratentorial Brain Tumor Surgery: A Randomized, Double-blind Clinical Trial [J]. J Neurosurg Anesthesiol, 2017: 30.

63. 霍生杰, 张文岐, 刘金道, 等. 渗剂量 7.5% 高渗盐水和 20% 甘露醇降低颅内压的效果比较 [J]. 中国医药导报, 2019, 16 (26): 141-144.

64. 刘萌萌, 杨锐. 低钾血症和低钠血症对急性缺血性脑卒中溶栓患者短期预后的影响 [J]. 中风与神经疾病杂志, 2020, 37 (1): 45-48.

65. Zeynalov E, Jones S M, Seo J W, et al. Arginine-Vasopressin Receptor Blocker Conivaptan Reduces Brain Edema and Blood-Brain Barrier Disruption after Experimental Stroke in Mice [J]. Plos One, 2015, 10 (8): e0136121.

66. 朱威, 祝立勇, 杜铁宽. 抗 γ 氨基丁酸 β 受体脑炎误诊原因分析 (附 1 例报告及文献复习)[J]. 中国临床神经科学, 2019, 27 (3): 281-281.

67. 杨洋, 曾静, 画伟, 等. 中国隐球菌性脑膜炎诊疗现状 [J]. 中华传染病杂志, 2019, 37 (11): 692-695.

68. Spec A, Powderly WG. Cryptococcal meningitis in AIDS [J]. Handb Clin Neurol, 2018, 152: 139-150.

69. 刘正印, 王贵强, 朱利平, 等. 隐球菌性脑膜炎诊治专家共识 [J]. 中华内科杂志, 2018, 57 (5): 317-323.

70. 严乐, 陈祖仪, 刘帆, 等. 颅脑创伤后水、电解质紊乱的临床研究 [J]. 中华神经外科杂志, 2017, 33 (7): 677-681.

71. 史记, 赵帅, 张娜娜, 等. 盐酸右美托咪定对颅内动脉瘤介入手术患者血流动力学的影响 [J]. 中国临床药理学杂志, 2021, 37 (10): 1142-1145.

72. 李玉. 探讨颅内血肿微创清除术后行针对性脑室引流的护理方法 [J]. 实用临床护理学电子杂志, 2020, 5 (26): 7.

73. 中华医学会感染病学分会. 隐球菌性脑膜炎诊治专家共识 [J]. 中华传染病杂志, 2018, 36 (4): 193-199.

74. Dalmau J, Graus F. Antibody-Mediated Encephalitis [J]. New England Joumal of Medicine, 2018, 378 (9): 840-851.

75. 中华医学会神经病学分会. 中国自身免疫性脑炎诊治专家共识 [J]. 中华神经科杂志, 2017, 50 (2): 91-98.

76. 关鸿志, 崔丽英. 自身免疫性脑炎诊疗的规范化与个体化 [J]. 中华神经科杂志, 2020, 53 (1): 5-7.

77. 中国免疫学会神经免疫分会. 中国重症肌无力诊断和治疗指南 (2020 版)[J]. 中国神经免疫学和神经病学杂志, 2021, 28 (1): 1-12.

78. 何庆, 黄煜. 2020AHA 心肺复苏指南解读 (二)—成人基础和高级生命支持 (上)[J]. 心血管病学进展, 2020, 41 (12): 1333-1337.

79. 中华医学会神经病学分会, 中华医学会神经病学分会脑血管病学组. 中国重症脑血管病管理共识 2015 [J]. 中华神经科杂志, 2016, 49 (3): 192-202.

80. 陈志永, 王振兴, 刘爽. 不同程度及类型颅脑损伤中枢性低钠血症患者临床特点研究 [J]. 临床误诊误治, 2019, 32 (10): 80-84.

81. 宋怡瑶, 王志刚, 马浩源, 等. 神经重症诊疗中脑耗盐综合征的研究进展 [J]. 神经损伤与功能重建, 2020, 15 (4): 213-214.

82. 中国静脉介入联盟, 中国医师协会介入医师分会外周血管介入专业委员会. 抗凝剂皮下注射护理规范专家共识 [J]. 介入放射学杂志, 2019, 28 (8): 709-716.

83. 张博寒, 田莉, 焦帅, 等. 神经外科 ICU 患者误吸防治与管理的最佳证据总结 [J]. 中华现代护理杂志, 2020, 26 (6): 741-748.

84. 中华医学会肠外肠内营养学分会. 成人口服营养补充专家共识 [J]. 中华胃肠外科杂志, 2017, 20 (4): 361-365.

85. 中华医学会神经病学分会, 中华医学会神经病学分会神经康复学组, 中华医学会神经病学分会脑血管病学组. 中国脑卒中早期康复治疗指南 [J]. 中华神经科杂志, 2017, 50 (6): 405-412.

86. 刘芳, 龚立超, 杨亭, 等. 神经内科 ICU 老年患者下肢 DVT 的临床特点与护理 [J]. 中华现代护理杂

志 , 2019, 25 (25): 3195-3199.

87. 张鑫 , 刘芳 , 龚立超 , 等 . 神经内科 ICU 患者下肢不同肌力对深静脉血栓形成的影响 [J]. 中国实用护理杂志 , 2019, 35 (30): 2352-2357.

88. 刘芳 , 龚立超 , 杨亭 , 等 . 神经重症患者下肢深静脉血栓发生现状及其影响因素分析 [J]. 中国护理管理 , 2020, 20 (7): 1113-1117.

89. 程伟鹤 , 刘华平 , 史冬雷 , 等 . 机械通气患者腹内压与肠内营养喂养不耐受的相关性研究 [J]. 中国护理管理 , 2018, 18 (3): 361-367.

90. 程伟鹤 , 李桂云 , 袁媛 , 等 . 胶质瘤术后患者肠内营养过程中腹内压的影响因素分析 [J]. 中国护理管理 , 2019, 19 (7): 1101-1105.

91. 杨天琪 , 何冰峰 , 李晓娟 , 等 . 肠内营养不同递增输注速度对重症急性胰腺炎患者的影响 [J]. 护理学杂志 , 2019, 34 (15): 35-36.

92. 王玉杰 . 老年高血压脑出血患者术后并发症的临床护理体会 [J]. 中国医药指南 , 2016, 14 (27): 216.

93. 傅麒宁 , 吴洲鹏 , 孙文彦 , 等 .《输液导管相关静脉血栓形成中国专家共识》临床实践推荐 [J]. 中国普外基础与临床杂志 , 2020, 27 (4): 412-418.

94. 中国医师协会急诊医师分会 . 中国急性胃黏膜病变急诊专家共识 [J]. 中国急救医学 , 2020, 35 (9): 769-775.

95. 王泠 , 郑小伟 , 马蕊 , 等 . 国内外失禁相关性皮炎护理实践专家共识解读 [J]. 中国护理管理杂志 , 2018, 18 (1): 3-6.

96. Sumida K, Molnar MZ, Potukuchi PK, et al. Constipation and risk of death and cardiovascular events [J]. Atherosclerosis, 2019, 281: 114-120.

97. 潘怡 . 氧气雾化吸入与超声雾化吸入对神经外科重症 ICU 患者气道湿化的效果研究 [J]. 中国医疗器械信息 , 2020, 26 (3): 137-139.

98. Song BK, Kim YS, Kim HS, et al. Combined exercise improves gastrointestinal motility in psychiatric in patients [J]. World J Clin Cases, 2018, 6 (8): 51-57.

99. Bilski J, Mazurbialy AI, Magierowski M, et al. Exploiting significance of physical exercise in prevention of gastrointestinal disorders [J]. Current Pharmaceutical Design, 2018, 24 (18): 1916-1925.

100. 中华医学会老年医学分会 , 中华老年医学杂志编辑委员会 . 老年人慢性便秘的评估与处理专家共识 [J]. 中华老年医学杂志 , 2017, 36 (4): 371-381.

101. 中华医学会重症医学分会 .《中国重症患者转运指南 (2010)》(草案)[J]. 中国危重病急救医学 , 2010, 22 (6): 328-330.

102. 李巍 , 王亮 , 张途 , 等 . 气压式血液循环驱动器对脑卒中下肢深静脉血栓的预防作用探讨 [J]. 中国临床医生杂志 , 2019, 47 (7): 851-853.

103. 邓先锋 , 杨霞 , 喻姣花 , 等 . 急诊危重症患者院内转运安全管理最佳证据总结 [J]. 护理学杂志 , 2020, 35 (19): 56-60.

104. 王冉 , 刘芳 , 龚立超 . 协助神经重症患者翻身预防压疮的护理研究进展 [J]. 中国实用护理杂志 , 2019 (09): 713-717.

105. 祁静 , 蒋琪霞 . 南京军区南京总医院患者变换体位实践指南 [J]. 中华现代护理杂志 , 2010, 16 (8): 914-915.

106. 罗坚 , 肖淑宁 , 朱和坤 , 等 . Bobath 握手和双桥运动翻身法对护理人力成本的影响 [J]. 护理管理杂志 , 2016, 16 (10): 749-751.

107. 郝翔 , 苏慧 , 刘芬平 . 早期良肢位摆放对脑卒中病人瘫痪肢体功能康复的效果观察 [J]. 世界最新医学信息文摘 (连续型电子期刊), 2020, 20 (13): 67, 69.

108. 刘高 , 周鹭 , 王蕾 , 等 . 良肢位对脑卒中偏瘫患者肢体运动功能及日常生活能力影响的 Meta 分析 [J]. 中西医结合护理 (中英文), 2020, 6 (8): 38-44.

109. 宋彩霞 . 机械辅助排痰系统对 ICU 机械通气患者排痰效果的作用评价 [J]. 中国医疗器械信息 , 2021,

27 (4): 127-128.

110. 严玉娇, 丁娟, 刘晃含, 等. 成人危重症患者气道管理的最佳证据总结 [J]. 护理学报, 2021, 28 (3): 39-45.

111. 杨友刚, 张岩, 杨巍, 等. 声门下吸引的临床实用价值 [J]. 世界最新医学信息文摘 (连续型电子期刊), 2019, 19 (41): 115-116.

112. 詹梦梅, 王建宁, 熊丽琼. 声门下吸引预防呼吸机相关性肺炎的研究进展 [J]. 护理学杂志, 2018, 33 (22): 106-109.

113. 严玉娇, 丁娟, 刘晃含, 等. 成人危重症患者气道管理的最佳证据总结 [J]. 护理学报, 2021, 28 (3): 39-45.

114. 苏鑫阳, 许红梅, 王梅林, 等. 两种气道湿化液对气管切开患者气道湿化的效果研究 [J]. 中国实用护理杂志, 2015 (35): 2653-2657.

115. 王小玲, 李笑雨, 刘欣梅. 气管切开后不同湿化液对气道湿化的效果比较 [J]. 中国医药指南, 2019, 17 (35): 21-25.

116. 柳清霞, 王薇, 胡力云, 等. ICU 患者身体约束临床实践指南的质量评价与分析 [J]. 中国护理管理, 2018, 18 (5): 606-612.

117. 王海妍, 郭红, 赵菁, 等. 基于指南的 ICU 患者身体约束最佳证据的应用研究 [J]. 中国实用护理杂志, 2021, 37 (22): 1728-1735.

118. 刘研, 巴赫, 赵邓, 等. 基于头针的音乐疗法对卒中后抑郁疗效的静息态功能磁共振观察 [J]. 中国康复理论与实践, 2021, 27 (3): 282-289.

119. 李春燕. 美国 INS2016 版《输液治疗实践标准》要点解读 [J]. 中国护理管理, 2017, 17 (2): 150-153.

120. 杨林杰, 李素云, 王慧华. 提高痰培养标本质量的护理进展 [J]. 护理学杂志, 2016, 31 (09): 107-109.

121. 中华医学会重症医学分会重症呼吸学组. 急性呼吸窘迫综合征患者俯卧位通气治疗规范化流程 [J]. 中华内科杂志, 2020, 59 (10): 781-787.

122. 梅亚凡, 米元元, 黄海燕, 等. 危重症俯卧位通气患者压疮预防及管理研究进展 [J]. 中国临床护理, 2019, 11 (1): 90-92.

123. 宋征宇, 张鹏, 赵红梅, 等. 不同呼吸训练方式在脑卒中后疲劳治疗中的效果及对患者膈肌功能的影响 [J]. 中国临床医生杂志, 2018, 46 (12): 1450-1453.

124. 王前伟, 李春民. 压力治疗在下肢深静脉血栓防治中的应用 [J]. 中国医药, 2018, 13 (10): 1589-1592.

125. 张宜飞, 张阳阳. 间歇式充气压力泵的应用时间对预防重症脑卒中患者发生下肢深静脉血栓的效果观察 [J]. 临床研究, 2021, 29 (9): 171-172.

126. 龚立超, 刘芳, 杨亭. 延长间歇式充气压力泵应用时间在预防重症脑卒中患者下肢深静脉血栓形成中的应用效果 [J]. 中华现代护理杂志, 2019, 25 (22): 2829-2832.

127. 吴月明, 王杰, 侯晶. 医用注射泵阻塞报警误差影响因素分析 [J]. 仪表技术, 2020 (12): 39-41.

128. Jacques S, Howell M. An alarm management view of IT and biomed roles and responsibilities [J]. Biomed Instru & Technol, 2015, 49 (3): 174-180.

129. Hu SK, Zhu W, Liu SL, et al. RPN and RPoN based method for risk assessment of human error in clinical medical equipment. Proceedings of the Fifteenth National Academic Conference of Chinese Medical Association, 2015.

130. 王婧, 王建宁, 周松. ICU 医疗设备报警管理研究进展 [J]. 中国护理管理, 2017, 17 (12): 1682-1686.

131. 王蓓丽, 郭玮, 潘柏申. 卫生行业标准《WS/T 661—2020 静脉血液标本采集指南》解读 [J]. 中华医学杂志, 2021, 101 (21): 1610-1613.

132. 国家卫生健康委员会脑损伤质控评价中心, 中华医学会神经病学分会神经重症协作组, 中国医师协会神经内科医师分会神经重症专业委员会.《脑死亡判定实施与管理 : 专家指导意见 (2021)》. 中华医学杂志, 2021, 101 (23): 1766-1771.

133. 王爽. 痰培养标本管理的研究热点分析 [J]. 护理研究, 2020, 34 (17): 3125-3129.

134. 詹青，王丽晶 . 2016 AHA/ASA 成人脑卒中康复治疗指南解读 [J]. 神经病学与神经康复学杂志，2017，13 (1): 1-9.

135. 黄绍春，徐建珍，刘莉，等 . 直接摄食训练对脑卒中吞咽障碍患者吞咽功能恢复的影响 [J]. 中华物理医学与康复杂志，2019，41 (12): 920-923.

136. 李伦超，单凯，赵雅萍，等 . 2018 年欧洲肠外肠内营养学会重症营养治疗指南 (摘译)[J]. 临床急诊杂志，2018，19 (11): 723-728.

137. 洪涵涵，彭飞 . 中央导管相关血流感染防控最佳护理实践—《导管相关感染防控最佳护理实践专家共识》系列解读之二 [J]. 上海护理，2019，19 (12): 1-5.

138. 王立祥，孟庆义，余涛 . 中国 CPR 共识与美国 CPR 指南 [J]. 中华危重病急救医学，2017，29 (010): 865-870.

139. Panchal AR, Bartos JA, Cabaas JG, et al. Part 3: adult basic and advanced life support: 2020 American Heart Association Guidelines for Cardiopulmonary Resuscitation and Emergency Cardiovascular Care [J]. Circulation, 142 (16_suppl_2): S366-S468.

140. 陈永强 .《2015 美国心脏协会心肺复苏及心血管急救指南更新》解读 [J]. 中华护理杂志，2016，5l (2): 253-256.

141. 中国研究型医院学会心肺复苏学专业委员会 . 2016 中国心肺复苏专家共识 [J]. 解放军医学杂志，2017，42 (3): 243-269.

142. Carney N, Totten AM, O' Reilly C, et al. Guidelines for the management of severe traumatic brain injury, fourth edition [J]. Neurosurgery, 2017, 80 (1): 6-15.

143. 松奎，马修谭，邢树员，等 . 颅内压监测在特重型颅脑损伤患者中的临床应用 [J]. 临床神经外科杂志，2017，14 (3): 228-231.

144. 仲爱玲，张强，王海波，等 . 体位护理联合床头抬高角度干预对重症颅脑损伤病人颅内压及脑灌注压的影响 [J]. 护理研究，2018，32 (17): 2817-2819.

145. 杜伟，庞长河，薛亚轲，等 . 美国神经重症监护学会《大面积脑梗死治疗指南 (2015)》解读 [J]. 中华神经医学杂志，2016，15 (01): 2-5.

146. 江荣才，石广志，魏俊吉，等 . 神经外科脑脊液外引流中国专家共识 (2018 版)[J]. 中华医学杂志，2018，98，(21): 1646-1649.

147. 汪桂亮，刘亚云 . 24 例重型颅脑损伤病人行去骨瓣减压术的护理 [J]. 全科护理，2017，15 (008): 940-942.

148. 中华医学会神经外科学分会小儿学组，中华医学会神经外科学分会神经重症协作组，《甘露醇治疗颅内压增高中国专家共识》编写委员会 . 甘露醇治疗颅内压增高中国专家共识 [J]. 中华医学杂志，2019，99 (23): 1763-1766.

149. 杨伟科 . 人血白蛋白联合甘露醇及呋塞米治疗重度颅脑损伤疗效分析 [J]. 中国实用神经疾病杂志，2015 (3): 107.

150. 婉玲译，于瀛译，黄清海，译 . 自发性脑出血诊疗指南—美国心脏协会 / 美国卒中协会的健康职业者指南 [J]. 中国脑血管病杂志，2015 (9): 15.

151. 许红梅，皮红英，王建荣 . 高渗盐水在神经科疾病中的应用进展 [J]. 中国临床神经外科杂志，2019，024 (003): 188-190.

152. 陈元 . 风险护理在甘露醇治疗老年脑卒中患者护理中的应用研究 [J]. 实用临床护理学电子杂志，2019.

153. 张元鸣飞，吴同绚，周谋望，等 . 定量超声技术在肌力评定中的应用 [J]. 中国康复医学杂志，2018，33 (10): 1242-1245.

154. 中华医学会神经病学分会，中华医学会神经病学分会 . 神经血管介入协作组 . 脑血管造影术操作规范中国专家共识 [J]. 中华神经科杂志，2018，51 (1): 7-13.

155. 曹海强，陈天宝，曹阿丹 . 头颈部 3D-CT 血管造影术与数字减影血管造影影像融合技术在脑血管成

形术中的应用 [J]. 实用医学影像杂志，2020，02: 191-192.

156. 齐敬伟. 基于数字减影血管造影诊断缺血性脑血管疾病患者脑动脉狭窄的危险因素分析 [J]. 实用医学影像杂志，2020，21 (5): 551-553.

157. 韦宝军. DSA 图像质量影响因素及旋转 DSA 造影技术的应用价值 [J]. 中西医结合心血管病电子杂志，2020，8 (11): 65，86.

158. 邓水平，熊华花，邱喜雄，等. TCCD、CTA 及 DSA 诊断颅内动脉狭窄的比较 [J]. 广东医学，2017，38 (z1): 144-146.

159. 孙长霞，韩倩倩，丁桂兵，等. 数字减影血管造影技术在脑血管疾病诊断中的应用及护理 [J]. 中西医结合护理 (中英文)，2018，4 (5): 30-34.

160. 徐运. 中国脑血管病影像应用指南的更新 [J]. 中华神经科杂志，2020，53 (4): 241-243.

161. 中华医学会神经病学分会，中华医学会神经病学分会神经血管介入协作组. 急性缺血性脑卒中早期血管内介入治疗流程与规范专家共识 [J]. 中华神经科杂志，2017，50 (3): 172-177.

162. 中国医院协会血液净化中心分会血管通路工作组. 中国血液透析用血管通路专家共识 (第 2 版)[J]. 中国血液净化，2019，018 (006): 365-381.

163. 张艳，高岱佺，叶红，等. 血浆置换治疗抗 N- 甲基 -M- 天冬氨酸受体脑炎的安全性分析 [J]. 中华医学杂志，2015，95 (19): 1505-1508.

164. 王冉，刘芳，吴蕾，等. 抗 NMDA 受体脑炎患者行血浆置换术的护理观察 [J]. 护士进修杂志，2017 (1): 51-53.

165. 姚小英，管阳太. 血浆置换在神经免疫性疾病中的应用 [J]. 神经病学与神经康复学杂志，2018，14 (3): 117-125.

166. 中华医学会外科学分会血管外科学组. 深静脉血栓形成的诊断和治疗指南 (第三版)[J]. 中华普通外科杂志，2017，32 (9): 807-812.

167. 孙友桃，傅秀霞. 亚低温治疗导致的呼吸系统并发症及护理进展 [J]. 当代护士 (中旬刊)，2016 (12): 6-8.

168. Sinha S, Raheja A, Samson N, et al. A randomized placebocontrolled trial of progesterone with or without Hypothermia in patients with acute severe traumatic brain injury [J]. Neurol India, 2017, 65 (6): 1304-1311.

169. 高亮. 美国第四版《重型颅脑损伤救治指南》解读 [J]. 中华神经创伤外科电子杂志，2017，3 (6): 321-324.

170. 杨睿琦，甘秀妮，白雪，等. ICU 机械通气患者早期活动相关指南和共识的质量评价与内容分析 [J]. 护理学杂志，2021，36 (6): 5-10.

171. Fan E, Zakhary B, Amaral A, et al. Liberation from Mechanical Ventilation in Critically Ill Adults. An Official ATS/ACCP Clinical Practice Guideline [J]. Annals of the American Thoracic Society, 2017, 14 (3): 441.

172. 藏瑞，张艳，温亚. 呼气末二氧化碳分压监测在昏迷患者留置胃管中的应用 [J]. 中国护理管理，2021，21 (2): 307-310.

173. 中华医学会神经外科学分会，中国神经外科重症管理协作组. 中国神经外科重症患者气道管理专家共识 (2016)[J]. 中华医学杂志，2016，96 (21): 1639-1642.

174. 王叶，胡小春，柳书悦，等. 不同体位、卧床时间长短对腰椎穿刺后头痛影响的 Meta 分析 [J]. 中国实用护理杂志，2016，32 (7): 557-560.

175. 程小芳，邹美红. CVC 的标准化维护 [J]. 世界最新医学信息文摘 (连续型电子期刊)，2020，20 (10): 221-222，225.

176. 孙红，王蕾，聂正肖. 心电图引导 PICC 尖端定位的多中心研究 [J]. 中华护理杂志，2017，52 (8): 916-920.

177. 王靖，刘玥，王申. 前端开口外周静脉置入中心静脉导管心电图尖端定位的应用 [J]. 中西医结合急救杂志，2016，(23): 316-317.

178. 李桂英 . 标准化操作流程在中心静脉导管敷料维护中的应用 [J]. 中华现代护理杂志 , 2015, 21 (05): 588-589.

179. 国际血管联盟中国分会 , 中国老年医学学会周围血管疾病管理分会 . 输液导管相关静脉血栓形成防治中国专家共识 (2020 版)[J]. 中国实用外科杂志 , 2020, 5 (40): 377-383.

180. 中心静脉血管通路装置安全管理专家组 . 中心静脉血管通路装置安全管理专家共识 (2019 版)[J]. 中华外科杂志 , 2020, 58 (4): 261-272.

181. 王宽 , 许岩 , 王艳娟 , 等 . PICC 置管并发症的预防及护理研究进展 [J]. 中华现代护理杂志 , 2021, 27 (2): 276-280.

182. 中国医师协会急诊医师分会 , 中国医师协会急诊医师分会循环与血流动力学学组 , 中华医学会急诊医学分会 , 等 . 中心静脉压急诊临床应用中国专家共识 (2020)[J]. 中国急救医学 , 2020, 40 (5): 369-376.

183. 刘芳 , 龚立超 , 黄兴 , 等 . APACHE Ⅱ 和改良 NAS 在神经内科 ICU 护理人力资源配置中适应性研究 [J]. 中国护理管理杂志 , 2020, 20 (11): 1727-1731.

184. 国家卫生健康委员会脑损伤质控评价中心 , 中华医学会神经病学分会神经重症协作组 , 中国医师协会神经内科医师分会神经重症专业委员会 . 中国成人脑死亡判定标准与操作规范 . 中华医学杂志 , 2019, 9 (17): 1288-1292.

185. 中华护理学会 . 成人有创机械通气气道内吸引技术操作 : T/CNAS 10-2020 [S], 2021.

186. Drossman DA. 罗马 Ⅳ : 功能性胃肠病 (中文翻译版). 第 4 版 . 方秀才 , 侯晓华 , 译 . 北京 : 科学出版社 , 2016.

187. 宿英英 . 神经重症专科医师培训教程 [M]. 北京 : 人民卫生出版社 , 2021.

188. 窦祖林 . 吞咽障碍评估与治疗 [M]. 第 2 版 . 北京 : 人民卫生出版社 , 2017.

189. 杨艳 . 基于岗位胜任力的临床护理人员能级管理研究 [D]. 西安 : 第四军医大学 , 2015.

190. 李庆印 , 左选琴 , 孙红 , 译 . ACCCN 重症护理 . 第 3 版 . 北京 : 人民卫生出版社 , 2019.

191. 中华人民共和国国家卫生和计划生育委员会 . 静脉治疗护理技术操作规范 : WS/T433-2013 [S], 2013.

192. 北京市护理质量控制与改进中心 . 输液治疗护理质量评价标准 (2019 版), 2019.

193. 中华护理学会 . 住院患者身体约束护理 : T/CNAS 04-2019, 2019.

194. INS. Infusion therapy standards of practice. Journal of Infusion Nursing, 2016, 39 Suppl 1: s1-s132.

195. 陈香美 . 血液净化标准操作规程 : 2010 版 [M]. 北京 : 人民军医出版社 , 2010.

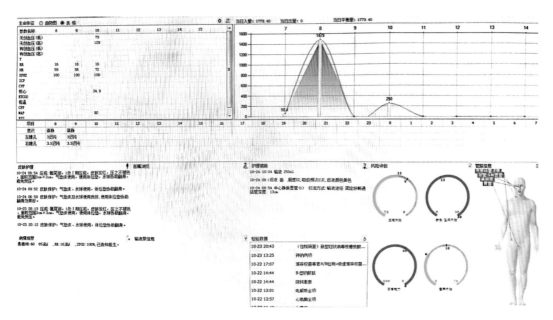

图 2-2-1 重症护理记录（Ⅰ）各项指标评估

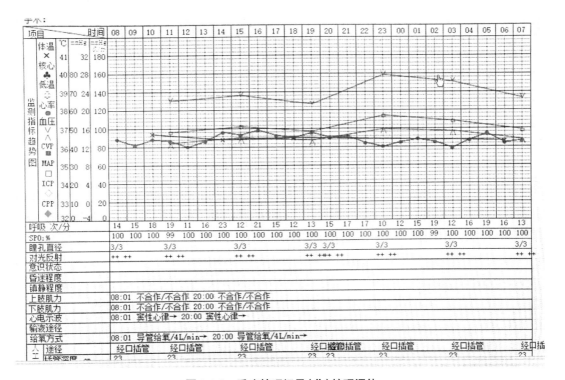

图 2-2-2 重症护理记录（Ⅱ）护理评估

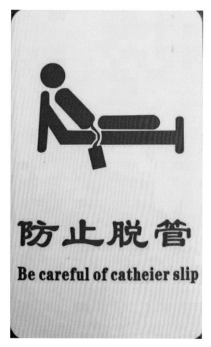

图 3-3-13　未发生不良事件警示牌

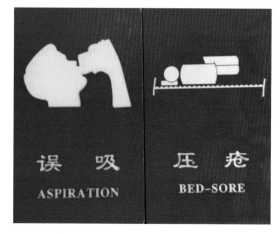

图 3-3-14　已发生不良事件警示牌

隔离要求提示卡

隔离种类	接触隔离	飞沫隔离	空气隔离	保护性隔离
隔离标识	✋	😷	🌀	↑
适用病种	多重耐药菌感染/定植、肠道感染、皮肤感染（脓疱病）、肝炎、HIV感染、梅毒、疱病毒感染、气性坏疽、破伤风等	流行性感冒、流行性脑脊髓膜炎、流行性腮腺炎、百日咳、白喉等	开放性肺结核、水痘、麻疹等	器官移植、粒缺、大面积烧伤等
隔离措施	共性措施： 1. 规范实施手卫生 2. 接触患者血液、体液、分泌物、排泄物时戴手套，手部有伤口时戴双层手套 3. 进行可能产生喷溅的诊疗操作时应戴护目镜/防护面罩，穿隔离衣/防护服 4. 听诊器、血压计、体温表、输液架等要专人专用，每日消毒 5. 轮椅、担架、床旁心电图机等不能专人专用的医疗器械、器具及物品每次使用后擦拭消毒 6. 物体表面用2000mg/L含氯消毒液擦拭消毒（多重耐药菌隔离应使用一次性消毒湿巾或1000mg/L季铵盐类消毒液或500 mg/L含氯消毒液），2～3次/d（多重耐药菌隔离4次/d） 7. 各种垃圾均放入双层黄色垃圾袋密闭送焚烧（多重耐药菌隔离隔离患者的垃圾处理同普通患者） 8. 患者转出/出院后隔离病室终末消毒 接触隔离个性措施： 1. 气性坏疽、破伤风患者必须单间隔离，分组护理 2. 其他病种首选单间隔离，无条件时可床边隔离 3. 诊护操作遵循"先普通患者，后隔离患者"的原则 4. 床边隔离时患者转出/出院后床单元终末消毒	飞沫隔离个性措施： 1. 单间隔离，分组护理 2. 患者戴外科口罩（可耐受时） 3. 医务人员戴帽子、戴医用防护口罩 4. 宜对室内空气进行持续消毒	空气隔离个性措施： 1. 首选尽快转送传染病院 2. 无法转院时应单间隔离，分组护理 3. 患者戴外科口罩（可耐受时） 4. 医务人员戴帽子、戴医用防护口罩 5. 宜对室内空气进行持续消毒	1. 首选单间保护性隔离 2. 加强空气及环境表面常规清洁与消毒工作 3. 规范实施手卫生 4. 严格控制探视人员，禁止患有感染性疾病尤其是呼吸道感染者探视 5. 严格控制进入室内的医务人员数量，治疗及护理操作尽量集中安排，以避免不必要的人员进出 6. 进入病房的医护人员、陪护人员、探视人员应戴外科口罩，必要时戴帽子、穿隔离衣、鞋套 7. 高度重视患者皮肤的清洁护理 8. 做好患者的餐具、义齿杯等清洗、消毒及清洁保存工作
解除隔离标准	多重耐药菌感染患者临床症状好转或治愈且相应标本"多重耐药菌"检测阴性可解除隔离 其他感染依疾病特点个性化确定			
备注	未列入此卡的其他传染病按具体疾病的主要传播途径开写隔离医嘱并采取相应的隔离措施			

图 3-3-16　相关隔离标识

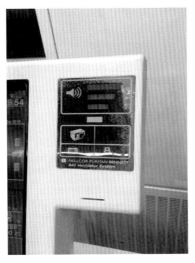

图 4-7-11　呼吸机报警

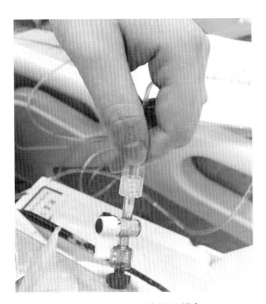

图 5-1-34　压力传导组排气

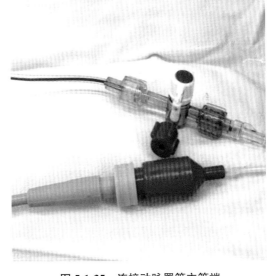

图 5-1-35　连接动脉置管主管端

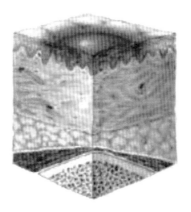

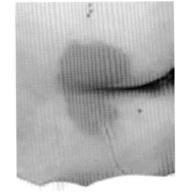

图 5-1-46　Ⅰ期

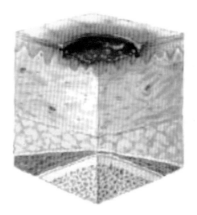 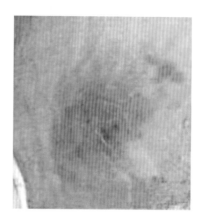

图 5-1-47　Ⅱ期

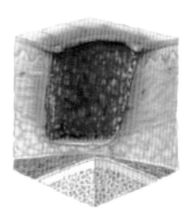 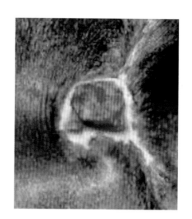

图 5-1-48　Ⅲ期

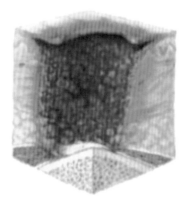 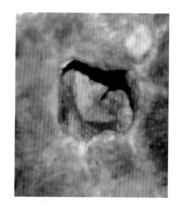

图 5-1-49　Ⅳ期

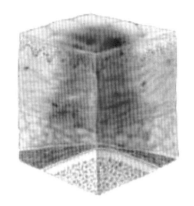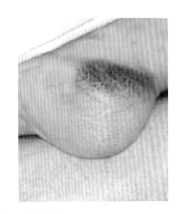

图 5-1-50 深部组织损伤期

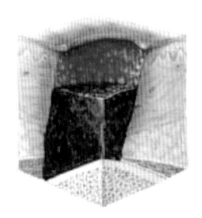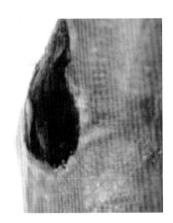

图 5-1-51 不可分期

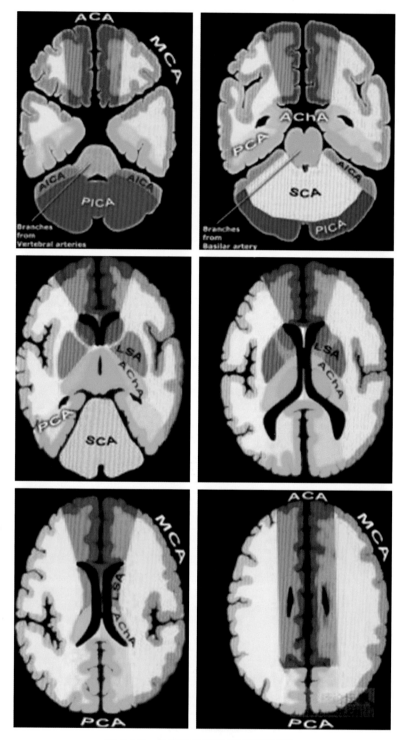

图 7-1-9 各主要血管供应脑组织部位

注：蓝色：小脑后下动脉；紫色：小脑前下动脉；灰色：小脑上动脉(SCA)；浅蓝：椎动脉分支；墨绿：基底动脉分支；天蓝：脉络膜前动脉；橙色：大脑中动脉穿支(MCA)；暗红：回返动脉；红色：大脑前动脉(ACA)；黄色：大脑中动脉；绿色：大脑后动脉(PCA)

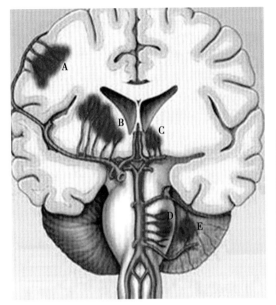

图 7-2-1 脑出血的常见部位

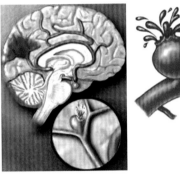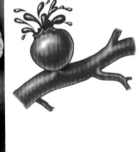

图 7-2-2 引起脑出血的动脉瘤图示

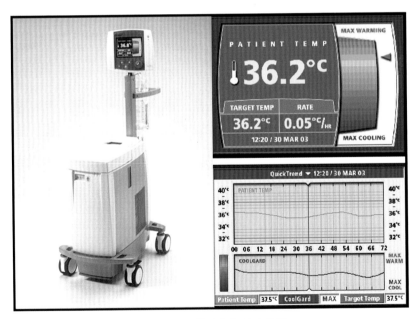

图 7-9-2 血管内低温治疗仪器

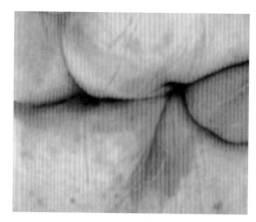

图 8-10-3　发红但皮肤完好（温和）

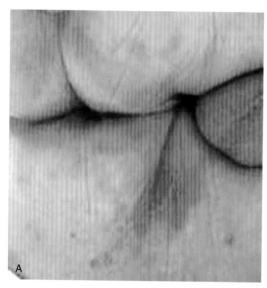

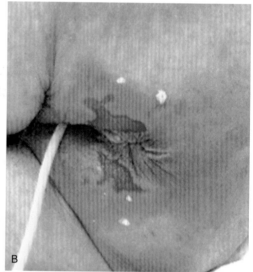

图 8-10-4　发红皮肤破裂（中重度）

A. 中度；B. 重度

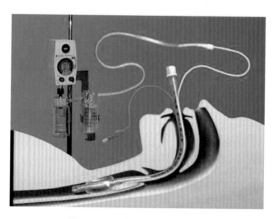

图 9-1-30　持续声门下吸引

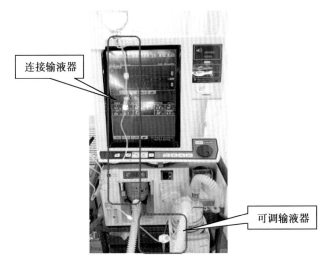

图 9-1-35　呼吸机加温加湿器注水图示

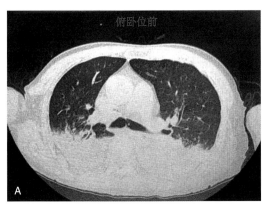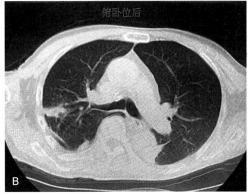

图 9-1-54　患者给予俯卧位前后比较效果图示

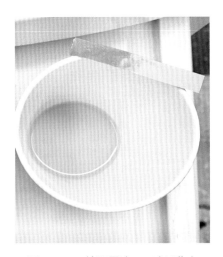

图 9-1-64　抽取胃液 pH 试纸鉴定

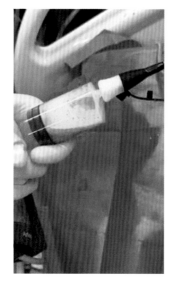

图 9-1-66　抽吸小肠液

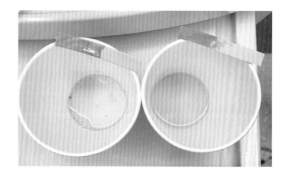

图 9-1-67　小肠液、胃液 pH 对比

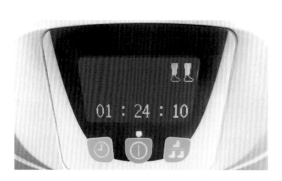

图 9-2-7　IPC 泵正常运转

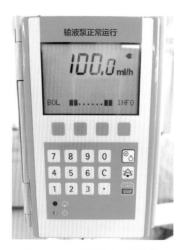

图 9-2-10　输液泵正常运行

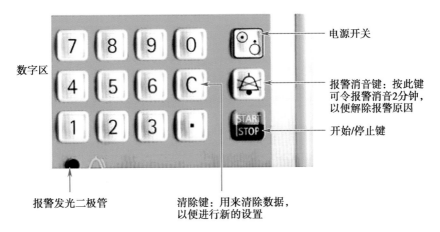

图 9-2-11 操作面板

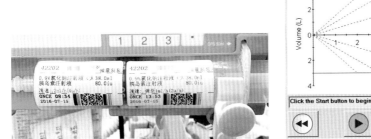

图 9-2-17 泵入药物条形码改良粘贴方法

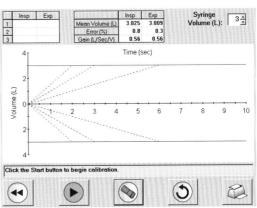

图 9-2-21 流量传感器标定界面

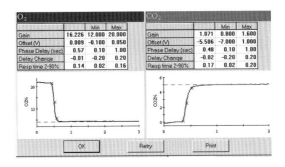

图 9-2-26 气体标定结果

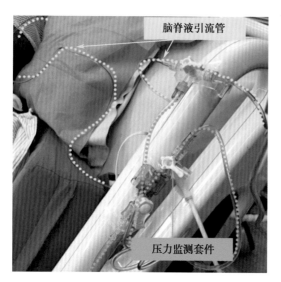

图 10-2-8 压力套件与脑室引流管连接

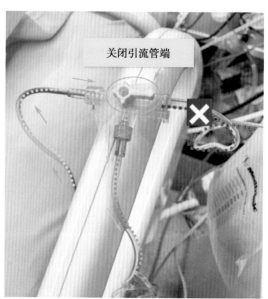

图 10-2-9 校零:关闭引流端

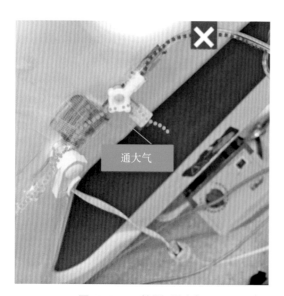

图 10-2-10 校零:通大气

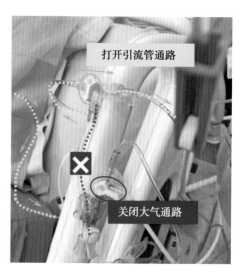

图 10-2-13 关大气、打开引流管引流

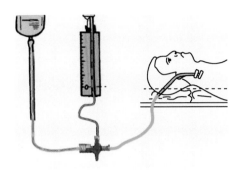

图 10-7-2　连接测压管

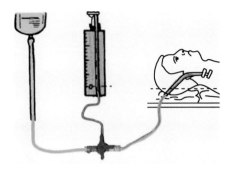

图 10-7-3　开始测压,结束后关闭三通

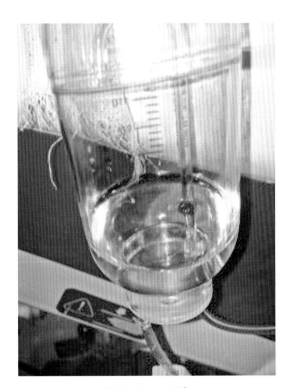

图 10-14-5　正常

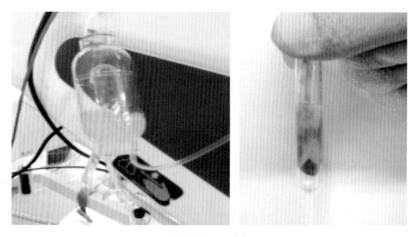

图 10-14-7　感染

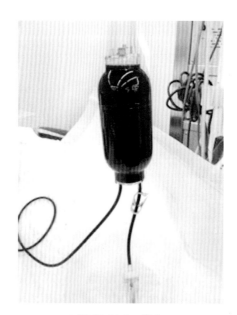

图 10-14-8　出血

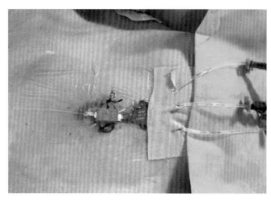

图 11-2-6　固定多腔导管

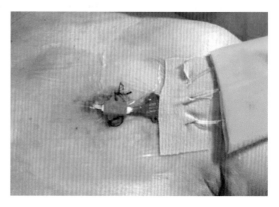

图 11-2-7　无菌小巾包裹管头端

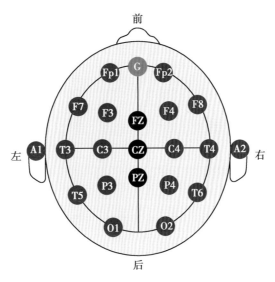

图 11-3-1 脑电图电极监测图示

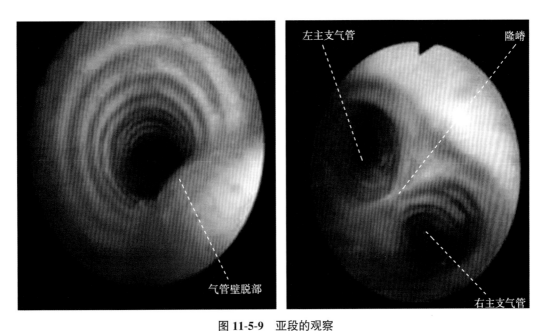

图 11-5-9 亚段的观察

通过声门将镜送入气管,在徐徐送镜时观察气管黏膜及软骨环,直至隆嵴,观察其是否锐利及活动情况